普通高等教育案例版系列教材

供护理学类专业使用
案例版

妇产科护理学

主　编　蒙莉萍　刘琼玲
副主编　张英艳　郭洪花　吴丽萍　杨　明　朴海善
编　委　（按姓氏笔画排序）

史　娟（延安大学医学院）　　　　朴海善（宁夏医科大学）
刘琼玲（广东医科大学）　　　　　刘惠贤（南京医科大学附属常州第二
杨　明（广州中医药大学）　　　　　　　　人民医院）
吴丽萍（北京协和医学院）　　　　吴筱婷（大连医科大学）
旷焱平（广东药科大学）　　　　　张英艳（齐齐哈尔医学院）
陈淑梅（郑州大学附属郑州　　　　周晨慧（广东医科大学）
　　　　中心医院）　　　　　　　徐　钦（福建医科大学）
高金玲（郑州大学）　　　　　　　郭洪花（海南医学院）
黄琼瑜（泉州医学高等专科　　　　蒙莉萍（海南医学院第一附属医院）
　　　　学校附属人民医院）　　臧　玲（三峡大学妇女儿童临床医学院）

编写秘书　张娇娇

U0282586

科学出版社
北　京

郑 重 声 明

为顺应教学改革潮流和改进现有的教学模式,适应目前高等医学院校的教育现状,提高医学教育质量,培养具有创新精神和创新能力的医学人才,科学出版社在充分调研的基础上,首创案例与教学内容相结合的编写形式,组织编写了案例版系列教材。案例教学在医学教育中,是培养高素质、创新型和实用型医学人才的有效途径。

案例版教材版权所有,其内容和引用案例的编写模式受法律保护,一切抄袭、模仿和盗版等侵权行为及不正当竞争行为,将被追究法律责任。

图书在版编目(CIP)数据

妇产科护理学 / 蒙莉萍,刘琼玲主编. —北京:科学出版社,2020.1

普通高等教育案例版系列教材

ISBN 978-7-03-059673-4

Ⅰ. ①妇… Ⅱ. ①蒙… ②刘… Ⅲ. ①妇产科学–护理学–医学院校–教材 Ⅳ. ①R473.71

中国版本图书馆 CIP 数据核字(2018)第 273136 号

责任编辑:李 植 / 责任校对:郭瑞芝
责任印制:李 彤 / 封面设计:陈 敬

科 学 出 版 社 出版
北京东黄城根北街 16 号
邮政编码:100717
http://www.sciencep.com

北京虎彩文化传播有限公司 印刷
科学出版社发行 各地新华书店经销
*
2020 年 1 月第 一 版 开本:787×1092 1/16
2022 年 11 月第四次印刷 印张:27 1/4
字数:634 000
定价:98.00 元
(如有印装质量问题,我社负责调换)

前　言

　　《妇产科护理学》（案例版）是普通高等教育案例版系列教材划教材，也是全国第一套案例版医学系列教材之一。教材遵循本科层次护理专业培养目标、教学大纲要求及学生学习特点，紧跟国家护士执业资格考试和研究生入学考试案例分析的命题方向，突出"三基"、"五性"和"三特定"，保留妇产科护理学教学大纲规定的全部理论知识内容，按照整体护理的理论和方法，教材中增加案例，在使用本教材组织教学时，既可以按传统模式讲授，以案例作为补充，供学生阅读使用；也可以案例为先导引导教学，丰富教学内容，提高学习效率。同时，在强化护理专业知识的同时简化医疗知识，将临床表现与护理评估中的身体状况合二为一，避免了不必要的内容重复。本书适用于护理学专业师生、助产学专业师生及在职护理人员等。

　　本书内容全面，注重妇产科护理理论的更新，插图表丰富，为读者全面了解妇产科护理学奠定了坚实的基础。本书共20章。每章节前都有学习目标，使学生明确所需掌握的知识、技能和所应具备的素质能力。章节内容包括案例（案例摘要、案例问题、案例分析）、概述、护理评估（健康史、身体状况、心理-社会支持状况、辅助检查、治疗原则）和计划护理（常见护理诊断/问题、护理目标、护理措施、护理评价），并在知识点中穿插对案例的分析与解答，便于培养学生的临床思维和临床分析问题、解决问题的能力。本书同时插入了一些视窗、知识拓展和链接，介绍本学科最新进展、历史经典发现及重要贡献、重要人物介绍及贡献、助记口诀等，丰富教材内容，增加人文温度。

　　本书编写人员共有17位，均是来自全国医学高等院校和临床教学医院第一线的妇产科护理中青年专家，其编写内容与编写人员的研究方向一致，而且所编写的案例均来自于临床一线真实案例。由于编写人员水平和经验有限，有不妥之处在所难免，敬请专家和广大读者批评指正，以便今后进一步修订和完善。

主　编

2019 年 11 月 12 日

目　　录

第一章 绪 论

【目标要求】

　　了解 妇产科护理学的定义及范畴；妇产科护理学的发展历史和新进展；妇产科护理学的主要内容和特点；明确学习任务。

【素质目标】

　　引导学生明确学习妇产科护理学的目的，掌握学习方法；通过学习和思考了解作为一名妇产科护士应具备的素质。

　　妇产科护理学是护理教育体系中的主干学科，它包括妇科护理学和产科护理学，是专门针对女性特有的生理、病理变化，对现存和潜在的健康问题进行诊断和处理，为妇女健康提供服务的科学。其研究对象包括女性不同生命阶段的生理、生活健康状况及相关的家庭和社会成员情况，是现代护理学的重要组成部分。妇产科护理学与妇产科学和医学总体发展密不可分。

第一节 妇产科护理学的发展新趋势

　　妇产科护理学最早源于产科护理，在人类社会发展进程中，女性承担着繁衍生息、照料后代的重大责任。自古以来女性怀孕和生产就具有风险，需要有经验的照顾者参与生育、生产过程，这就是早期产科护理的雏形。而在古代因受到多种因素的影响和制约，护理只作为医学的一个部分而非独立学科出现。随着近代社会分工的细化和医学技术的发展，护理学逐渐具有医学特征并不断发展成为医学领域的重要组成部分。妇产科护理学也由此得到进一步的发展，形成了日益完整的护理和相关理论体系，并逐渐成为一门独立的学科。

发展新趋势

　　至近代 20 世纪，随着社会的发展和妇产科医疗技术的提高，妇女的分娩场所逐渐由家庭转为医院，照护人员也逐渐由父母、子女、亲属等非专业人员转变为医院受过专业培训、具有特殊技能的妇产科护理人员。20 世纪 70 年代以来，我国高度重视妇女儿童保健工作，并开始将其引入围产医学，"儿童优生、母亲安全"引起了全社会关注。产前诊断技术不断创新和生殖生理学的迅速发展，促进了辅助生殖技术不断改进和成熟。而女性生殖内分泌学和妇科肿瘤学迅速发展，以及妇女保健学的建立，促使妇产科护理理念从单纯的"护理疾病"发展为"保障妇女生殖健康的护理"。妇产科护理学的护理重点也从"以疾病为中心"向"以病人为中心"发展。"以整体人的健康为中心"的护理模式是现代护理学的发展趋势。为适应医学模式转变和社会的发展及人们对生育、健康和医疗保健需求的变化，妇产科护理模式势必随现代护理学发展趋势做出相应调整。开展"以家庭为中心的产科护理"代表了妇产科护理的发展趋势。

（一）"以疾病为中心"的护理

　　在现代护理建立和发展初期，医学在逐步摆脱宗教和神学的影响后获得了空前的发展。生物医学的空前发展，也让人类对疾病有了更新的认识，形成了围绕疾病进行医疗行为的模式，即"以疾病为中心"的医学模式。在这种工作和认识模式下，护理工作的基本特征是协助医生诊断和治疗疾病，护理从属于医疗，护士是医生的助手。护理已经发展成为一个专门的职业，护士从业前必须经过专门的训练。护理工作的主要内容是执行医嘱和各项护理技术操作，并在实践中逐步形成了一套较规范的疾病护理常规和护理技术操作常规。护理教育者和护理管理者也把护理操作技能作为保证护理工作质量的关键。

（二）"以整体人的健康为中心"的整体护理

进入 21 世纪，由于自然科学的迅速发展，人们对疾病与健康的认识发生了改变，医学进入"4P"时代，即个体化（personalized）、预测性（predictive）、预防性（preventive）和参与性（participative）时代。护理学已成为一门以基础医学、临床医学、预防康复医学及与社会科学和人文科学相关的综合应用学科，从单纯的以"治病"为重点的疾病医学向集疾病预防和健康维护促进为一体的健康医学转变。妇产科疾病的诊治模式同样受益于这种改变，相应的妇产科护理模式也出现了调整，妇产科护理从单纯的护理疾病发展为保障人类健康的护理。护士的工作从着重于操作技术的执行式护理发展到对病人生理、心理状态、社会认知等全面评估的整体化护理。而且护理工作也由医院病房扩展到家庭社区和单位，从病人个体扩展到社会人群，护理行为更加关注疾病的预防与健康教育。护理模式从注重疾病、病人护理扩展到关注健康、提供生命健康全程护理，护士成为向社会提供初级卫生保健的主要力量。同时，护理教育进一步完善，形成了专科、本科、硕士、博士培养的完整体系，以满足当今社会健康的需求。

（三）"以家庭为中心"的产科护理

"以家庭为中心"的产科护理理念，是当代护理学发展中出现的最具典型意义的整体化护理，代表了妇产科护理发展的趋势。它要求确实对个案进行针对性研究，对病人个人、家庭和新生儿在生理、社会等方面的需求进行考虑，不断调试护理模式，为病人提供更安全、更高质量的健康照顾，尤其关注对促进家庭和谐和维护病人身体安全的母婴照顾。

1. 开展"以家庭为中心"的产科护理的优点　为护理对象提供连续性的健康照顾；及时获得个案及家庭的反馈信息；减少并发症；发挥护士的独立性角色功能，提高工作成就感；有利于建立养育和亲密的家庭关系；易于进入称职的父母角色；父母及新生儿之间易建立积极的相互依附关系（亲子关系）；有助于产生积极的生育思想和满足感；有助于父母建立自信心。

2. 开展"以家庭为中心"的产科护理的措施　鼓励家庭成员，甚至亲友积极参与孕妇的生育过程，包括自然分娩甚至剖宫产的全过程；设立类似家庭环境的待产、分娩场所；提倡自由体位分娩；强调产时父母与新生儿早期接触和产后"母婴同室"的护理方式；鼓励产妇尽早出院，并做好出院前指导；护士须提供高质量的产科照顾和有效的健康教育。

3. 开展"以家庭为中心"的产科护理的条件　父母及责任护士间具有良好的相互信赖关系；产妇无异常情况；父母对护理新生儿具有自信心；家庭中具有良好的相互信赖关系。

以"家庭为中心"的产科护理模式的开展，对孕产妇家庭和医护人员工作都起到了积极作用。妇科护理和产科护理具有共同的基础，妇科护理也存在对家庭成员、治疗环境和出院指导等相似的问题。

第二节　妇产科护理学的特点

一、妇产科护理学的主要内容

当今护理学已发展成为一门与基础医学、临床医学、预防康复医学、社会科学和人文科学相关的综合应用学科。妇产科护理学作为其主干学科，其内容主要包括女性生理、孕产妇护理、妇科疾病病人护理、计划生育指导和妇女保健等。它详细记述了对妇女妊娠期、分娩期、产褥期全过程及孕妇、产妇和胎儿的健康问题的评估和护理；同时，包含了对女性生育调控中避孕、绝育、优生优育的评估和护理；对妇女各时期的保健和生殖健康也做了全面的论述。

二、妇产科护理学的特点

妇产科护理学作为现代护理学的重要组成部分，不仅具有护理学科的专业特点，又因其服务对象的特殊性而与众不同。

首先，妇产科护理学包括妇科护理学和产科护理学两个子学科，但两者基于共同的生理基础即女性生殖系统，因此虽然人为地分为两个学科，但许多疾病互为因果。在现代整体护理理念中，女性生殖系统与机体整体密不可分，女性生殖健康与整体生理健康相互作用、相互影响。例如，神经内分泌系统通过调节激素分泌影响月经来潮和排卵，而反过来妊娠对循环系统、内分泌系统也有着深刻的影响。

其次，妇产科护理学关注的对象为处于生命各阶段不同健康状况的女性，除了妇产科疾病病人护理以外，还包括孕产妇指导、妇女保健、计划生育指导等"非治疗性"护理。例如，妊娠是女性生命过程中一个特殊生理阶段，正常孕产妇有自我护理的能力，此时应帮助孕产妇摆脱"病人"角色，在可承受范围内提高自我管理能力以利于产后恢复。同时，因服务对象为孕产妇，必须兼顾孕产妇和胎儿、新生儿，在考虑护理问题与护理措施时将其视为一体，既要保护孕产妇健康、安全，也要保障胎儿在宫内的正常发育及新生儿的健康。

最后，妇产科护理学的服务对象在心理、生理上有很大差异，甚至同一个体在不同孕周也有明显差异，女性在这一过程中尤其容易出现各种心理问题。当代社会，妊娠、分娩已不是孕妇的个人行为，而是她及其家庭支持系统共同参与的家庭行为，在护理过程中应考虑到对其家庭成员的护理支持，高度重视和体现人文关怀。

因此，综合全面地了解妇产科护理学的课程特点，对于今后的课程学习非常重要。

三、妇产科护理学的学习目的与方法

由于妇产科护理学护理对象具有特殊性、兼顾性和复杂性，这就要求护士能够综合考虑病人情况，充分做到以病人为中心，并围绕其生理、心理、社会、精神及文化等各层面的健康问题，采取科学有效的护理对策，针对性地解决问题，满足病人健康需要，恢复其社会角色。因此，妇产科护理学的学习目的，必须是以病人为中心，从整体护理角度出发，在学习和掌握理论知识及操作技能的基础上，运用专业知识和技能为病人实施整体护理，履行"促进健康，预防疾病，恢复健康和减轻痛苦"的职责。

本书为案例版教材，所选案例均来源于临床实践，通过结合案例使理论内容更生动、更真实，因此学习时应注重理论指导实践，提高实践能力。实践学习包括两种，实验室学习和临床实习。实验室学习是学习妇产科护理操作技术的重要方法之一，学生只有在实验室模拟的护理情景下才能够独立熟练地完成各项操作，达到教学要求，才能够到临床真实的病人身上实施各项护理操作技能。临床学习是提高妇产科操作技能的一种有效学习方法，通过临床学习不仅能使各项操作技能达到熟练的程度，还能促进其职业道德和职业情感的形成与发展。应注意在临床真实的护理情境中为病人实施各项操作之前，学生需借助临床导师的指导，再逐渐过渡到自己独立完成各项操作。

四、护士在妇产科护理中的主要角色

妇产科护理的工作内容多、涉及范围广，因此对专科护士在基础素质和专业素质方面都有较高要求。在基础素质方面，要求护士具备文化基础水平、专业的职业技能、工作经验、责任心和职业道德，并且具备医学基础学、社会人文学、护理学基础、内外科护理学和儿科护理学的相关知识。

专业素质方面,妇产科护理学是一门实践性强的学科,在学习过程中需要强调理论联系实际。因此,需要掌握并能将妇产科护理学中的理论熟练运用到临床实际中去。

只有当妇产科专科护士具备了较高的基础素质和专业素质,才能更好地承担妇产科护士的专业角色。护士在妇产科护理中的主要角色包括:

1. 护理者 护士应用自己的专业知识和技能,满足病人在治疗过程中的各项需求,尽可能地帮助病人恢复健康、减轻病痛、预防感染和维持健康。

2. 决策者、计划者 护士应用专业知识和技能,了解和收集病人资料,根据病人的病情做出护理诊断和护理计划,执行计划并做出评价。

3. 沟通者 为了给病人提供个体化整体护理,护士必须与病人、家属、医生、同事及其他健康工作者沟通,以确保更好地了解病人的需要和病情特点。

4. 管理者和协调者 即组织进行管理和病人护理的过程,通过协调各人员之间的关系以保障良好的护理质量。

5. 促进康复者 护士为病人提供康复指导与帮助,使病人最大限度地恢复健康,并达到最大限度的自主能力。

6. 教育者及咨询者 指护士向病人及家属讲授或解答有关预防疾病、维持健康、减轻病痛及恢复健康的问题。

思 考 题

1. 你认为哪些疾病/情况属于妇产科护理学的范畴。
2. 结合我国国情,你觉得我国的妇产科护理学将向什么方向发展。
3. 你已经学习/掌握的相关理论还有哪些适用于妇产科护理学?
4. 关于学习方法,你觉得怎样的实践学习更有效。

(蒙莉萍)

第二章 女性生殖系统解剖与生理概述

第一节 女性生殖系统解剖

一、骨盆

女性生殖系统以骨盆为中心，主要由内、外生殖器官组成。

骨盆（pelvis）由骨骼、关节和韧带构成，为生殖器官所在。女性骨盆是支撑躯干和保护盆腔脏器的重要器官，也是胎儿经阴道分娩时必经的骨性产道，其大小、形态对分娩有直接影响。

（一）骨盆的组成

1. 骨盆的骨骼 骨盆由左右2块髋骨、1块骶骨及1块尾骨组成。每块髋骨又由髂骨、坐骨及耻骨融合而成。骶骨由5～6块骶椎合成，尾骨由4～5块尾椎组成（图2-1）。

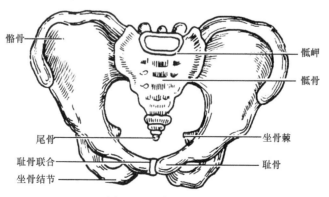

图 2-1 正常女性骨盆

2. 骨盆的关节 包括：①耻骨联合，两耻骨之间的纤维软骨；②骶髂关节，两髂骨与骶骨之间的连接处；③骶尾关节，骶骨与尾骨之间的联合处，具有一定活动度。

3. 骨盆的韧带 连接骨盆各部之间的韧带主要有 2 对。

（1）骶结节韧带：骶骨、尾骨与坐骨结节之间的韧带。

（2）骶棘韧带：骶骨、尾骨与坐骨棘之间的韧带。骶棘韧带宽度即坐骨切迹宽度，是判断中骨盆是否狭窄的重要指标。妊娠期受性激素影响，韧带变松弛，各关节之间的活动度也略有增加，利于分娩时胎儿通过骨盆。

（二）骨盆的分界与平面

以耻骨联合上缘、两侧髂耻缘及骶岬上缘的连线为界，将骨盆分为上下两部分。分界线以上部分为假骨盆，又称大骨盆，与分娩没有直接关系，临床上可通过直接测量其径线长短间接推测真骨盆的大小；分界线以下部分为真骨盆，也称小骨盆，是胎儿娩出的通道，其大小、形状与分娩密切相关，因此又称为骨产道。

真骨盆上为骨盆入口，下为骨盆出口，其间为骨盆腔。为便于学习了解分娩时胎先露部通过骨产道的过程，现人为地将骨盆腔假设分为以下三个假想平面。

1. 骨盆入口平面（pelvic inlet plane） 为真假骨盆的分界面，呈横椭圆形。前方为耻骨联合上缘，两侧为髂耻缘，后方为骶岬上缘（图 2-2）。

（1）入口前后径：为耻骨联合上缘中点至骶岬前缘正中的距离，平均值约 11cm。

（2）入口横径：为左右髂耻缘间的最大距离，平均值约 13cm。

（3）入口斜径：左右各一。左骶髂关节至右髂耻隆突间的距离为左斜径，右骶髂关节至左髂耻隆突间距离为右斜径，平均值约 12.75cm。

2. 中骨盆平面（pelvic midplane） 为骨盆最小平面，呈前后径长的纵椭圆形。前方为耻骨联合下缘，两侧为坐骨棘，后方为骶骨下端（图 2-3）。

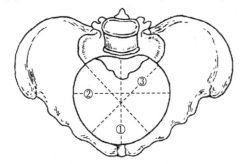

图 2-2 骨盆入口平面各径线
①前后径；②横径；③斜径

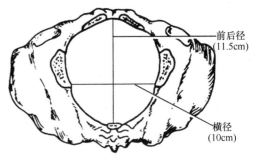

图 2-3 中骨盆平面各径线

（1）中骨盆前后径：为耻骨联合下缘中点通过两侧坐骨棘连线中点至骶骨下端间的距离，平均值约 11.5cm。

（2）中骨盆横径：也称坐骨棘间径，为两坐骨棘间的距离，平均值约 10cm。

3. 骨盆出口平面（pelvic outlet plane） 是由两个有共同底边而不在同一平面的三角形组成。前三角顶端为耻骨联合下缘，两侧为耻骨降支；后三角顶端为骶尾关节，两侧为骶结节韧带，坐骨结节间径为两个三角区共同的底边（图 2-4）。

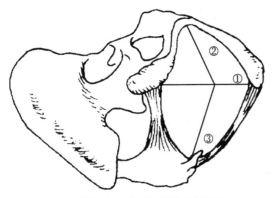

图 2-4 骨盆出口平面各径线（斜面观）
①出口横径；②出口前矢状径；③出口后矢状径

（1）出口前后径：为耻骨联合下缘至骶尾关节间的距离，平均值约 11.5cm。

（2）出口横径：也称坐骨结节间径，为两坐骨结节末端内侧缘间的距离，平均值约9cm。

（3）出口前矢状径：为耻骨联合下缘中点至坐骨结节间径中点间的距离，平均值约6cm。

（4）出口后矢状径：为骶尾关节至坐骨结节间径中点间的距离，平均值约8.5cm。若出口横径稍短，而出口后矢状径较长，两径之和＞15cm时，正常大小的胎头可通过后三角区娩出。

（三）骨盆的标记

1. 骶岬 第1骶椎向前突出形成，是骨盆内测量的重要依据点。

2. 坐骨棘 是坐骨后缘中点突出的部分，位于真骨盆的中部，肛诊或阴道检查可触及。

3. 耻骨弓 由耻骨两降支的前部相连构成，正常角度为90°～100°。

（四）骨盆的类型

骨盆的形态、大小因人而异，常见的有四种类型。

1. 女性型 为女性正常骨盆，最常见，在我国妇女中占52%～58.9%。骨盆入口平面呈横径较前后径稍长的横椭圆形。

2. 扁平型 较常见，骨盆入口平面呈横径大于前后径的扁椭圆形，在我国妇女中占23.2%～29%。

3. 类人猿型 骨盆入口平面呈前后径大于横径的纵椭圆形，两侧壁稍内聚，坐骨棘较突出，耻骨弓较窄，骨盆腔较深，在我国妇女中占14.2%～18%。

4. 男性型 少见，又称漏斗骨盆，骨盆入口略呈三角形，常易造成难产，在我国妇女中占1%～3.7%。

二、外 生 殖 器

女性外生殖器（external genitalia）又称外阴，是生殖器官的外露部分，位于两股内侧之间，前面为耻骨联合，后面为会阴，包括阴阜、大阴唇、小阴唇、阴蒂和阴道前庭（图2-5）。

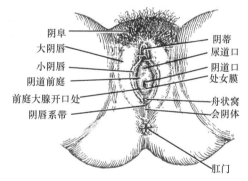

图2-5 女性外生殖器

1. 阴阜 为耻骨联合前面的皮肤隆起，富含脂肪。青春期该部位开始生长阴毛，呈倒三角形分布，其疏密、粗细、色泽因人或种族而异。

2. 大阴唇 为靠近两股内侧的一对纵形隆起的皮肤皱襞，起自阴阜，止于会阴，前端为子宫圆韧带的终点，后端在会阴体前融合形成阴唇后联合。大阴唇外侧面为皮肤，青春期长出阴毛；内侧面湿润似黏膜。大阴唇皮下脂肪层较厚，富含血管、淋巴管和神经，外伤时易出血形成大阴唇血肿。未婚妇女的两侧大阴唇自然合拢，遮盖阴道口及尿道外口；经产妇大阴唇向两侧分开；绝经后妇女的大阴唇呈萎缩状，阴毛稀少。

3. 小阴唇 为位于大阴唇内侧的一对薄皱襞，表面湿润、色褐、无毛，富含神经末梢，极敏感。两侧小阴唇前端相互融合，再分为前后两叶包绕阴蒂，前叶形成阴蒂包皮，后叶形成阴蒂系带。大、小阴唇的后端会合，在正中线形成一条横皱襞，称为阴唇系带。

4. 阴蒂 位于两侧小阴唇顶端的下方，类似男性的阴茎海绵体组织，有勃起性。

5. 阴道前庭 为两侧小阴唇之间的菱形区，前为阴蒂，后为阴唇系带。此菱形区内，前为尿道外口，后为阴道口，在前庭区内有以下结构。

（1）前庭球：又称球海绵体，位于前庭两侧，由具勃起性的静脉丛组织构成，前部与阴蒂相接，后部与前庭大腺相邻，表面为球海绵体肌覆盖。

（2）前庭大腺：又称巴多林腺，位于大阴唇后部，如黄豆大小，左右各一。腺管细长，为1～2cm，其内侧开口于前庭后方小阴唇与处女膜之间的沟内，性兴奋时分泌黄白色黏液起润滑作用。正常情况时不能触及此腺，如因感染致腺管口闭塞，可形成前庭大腺脓肿或囊肿，多可触及。

（3）尿道口：位于阴蒂头的后下方及前庭前部，为尿道的开口，略呈圆形，尿道口后壁有一对并列腺体，称尿道旁腺，常为细菌潜伏之处。

（4）阴道口及处女膜：阴道口位于尿道口后方的前庭后部，其大小、形状常不规则。阴道口周缘覆有一层较薄黏膜，称为处女膜。膜中央有一小孔，孔的形状、大小及厚薄因人而异。处女膜多在初次性交时破裂，受阴道分娩影响，产后仅留处女膜痕。

三、内 生 殖 器

女性内生殖器包括阴道、子宫、输卵管及卵巢，后两者称为子宫附件（图2-6）。

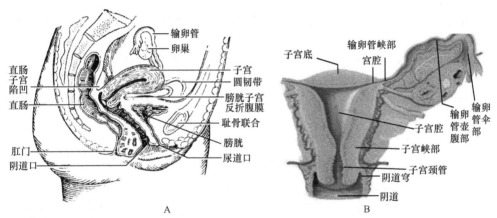

图 2-6　女性内生殖器官

A. 矢状断面观；B. 冠状断面观

（一）阴道

阴道（vagina）为性交器官，也是月经血排出及胎儿娩出的通道。

1. 位置和形态　阴道为上宽下窄的管道，前壁长 7～9cm，与膀胱和尿道相邻，后壁长 10～12cm，与直肠贴近。上端包绕宫颈，形成阴道穹，分为前、后、左、右四部分，其中后部最深，与直肠子宫陷凹贴近，为盆腔最低部位，临床上可经此穿刺或引流，对某些疾病进行诊断和治疗；下端开口于阴道前庭后部。

2. 组织结构　阴道壁由黏膜层、肌层和纤维层构成。阴道黏膜呈淡红色，有很多横纹皱襞，由非角化复层鳞状上皮覆盖，无腺体。阴道黏膜受性激素影响可发生周期性变化。

阴道肌层由两层平滑肌纤维构成，在肌层的外面有一层纤维组织膜，含大量弹力纤维及少量平滑肌纤维。由于阴道壁富含横纹皱襞和弹力纤维，故有较大伸展性，利于分娩。幼女及绝经后妇女的阴道黏膜上皮薄、皱襞少、伸展性小，故容易创伤而感染。由于阴道壁富含静脉丛，局部受损后易出血或形成血肿。

（二）子宫

子宫（uterus）是精子进入女性体内的通道，也是产生月经和孕育胚胎、胎儿的器官。

1. 位置与形态　子宫位于盆腔中央，膀胱与直肠之间，下端接阴道穹，两侧有输卵管和卵巢，当膀胱空虚时，成人子宫的正常位置呈轻度前倾前屈位。子宫呈前后略扁的倒置梨形，其大小、形态依年龄或生育状况而变化。成人非孕时子宫重 50～70g，长 7～8cm，宽 4～5cm，厚 2～3cm；

宫腔容量约 5ml。子宫上部较宽称为子宫体，其上端隆突部分为子宫底，宫底两侧为子宫角，与输卵管相通。子宫下部较窄，呈圆柱状，称子宫颈。子宫体与子宫颈的比例，因年龄和卵巢功能而异，青春期前为 1:2，育龄期妇女为 2:1，绝经后为 1:1。子宫体与子宫颈之间的最狭窄部分，称为子宫峡部，在非孕时长约 1cm。子宫峡部的上端因在解剖上较狭窄称为解剖学内口；其下端因黏膜组织在此处由宫腔内膜转变为宫颈黏膜，故称为组织学内口（图 2-7）。

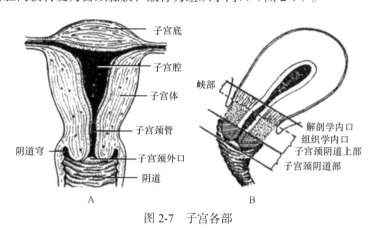

图 2-7 子宫各部

A. 冠状断面观；B. 矢状断面观

2. 组织结构 子宫体壁由三层组织构成。

（1）浆膜层：位于子宫外层，覆盖宫体底部及其前后面的脏腹膜，在子宫前面近峡部处，向前反折覆盖膀胱，形成膀胱子宫陷凹；在子宫后面，腹膜沿子宫壁向下至宫颈后方及阴道穹后部处折向直肠，形成直肠子宫陷凹，亦称道格拉斯陷凹。

（2）肌层：是子宫壁最厚的一层，由大量平滑肌组织、少量弹力纤维与胶原纤维组成，内有血管穿行。大致分为三层：外层纵行，内层环行，中层各方交织呈网状，具有很强的伸展和收缩能力。肌层中富含血管，产后子宫收缩时可压迫血管，有效制止出血。

（3）内膜层：位于子宫腔表面，分为功能层和基底层，表面 2/3 为功能层，从青春期开始，受卵巢分泌的激素影响发生周期性变化；余下 1/3 为基底层，无周期性变化。

3. 子宫颈 子宫颈内腔呈梭形称为子宫颈管，成年女性长 2.5～3cm，其下端通向阴道，称为宫颈外口。以阴道为界，将宫颈分为上下两部分，上部称为宫颈阴道上部，占宫颈的 2/3；下部称为宫颈阴道部，占宫颈的 1/3，伸入阴道内。未产妇的宫颈外口呈圆形；经产妇因受阴道分娩影响呈 "一" 字形。

宫颈由大量结缔组织及少量平滑肌纤维、血管及弹力纤维构成，宫颈管黏膜呈单层高柱状上皮，宫颈阴道部为复层鳞状上皮覆盖，宫颈外口柱状上皮与鳞状上皮交界处是宫颈癌的好发部位。

4. 子宫韧带 子宫共有 4 对韧带（图 2-8）。

（1）圆韧带（round ligament）：呈圆索状，起于两侧子宫角的前面，沿阔韧带向前下方伸展达两侧骨盆壁，再穿过腹股沟，止于大阴唇前端，其作用为维持子宫前倾位置。

（2）阔韧带（broad ligament）：由覆盖子宫前后壁的腹膜向两侧延伸至骨盆壁而形成一对翼形的双层腹膜皱襞，自子宫两侧至骨盆壁，将骨盆分为前、

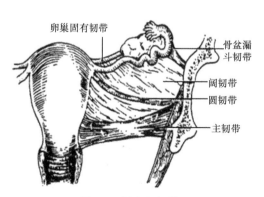

图 2-8 子宫各韧带

后两部分。阔韧带在子宫角处移行增厚形成卵巢固有韧带，在靠近骨盆壁处移行为骨盆漏斗韧带（亦称卵巢悬韧带）。子宫动、静脉和输尿管均从阔韧带基底部穿过，丰富的血管、神经、淋巴管及大量疏松结缔组织称为宫旁组织。阔韧带的主要作用是维持子宫在盆腔的正中位置。

（3）主韧带（cardinal ligament）：又称宫颈横韧带，在阔韧带的下方，横行于子宫颈两侧和骨盆侧壁之间，为一对坚韧的平滑肌与结缔组织纤维束，是固定宫颈，防止其脱垂的主要韧带。

（4）宫骶韧带（uterosacral ligament）：从子宫颈后上侧方向两侧绕过直肠到达第2、3骶椎前面的筋膜，向后向上牵引宫颈，间接保持子宫前倾的位置。

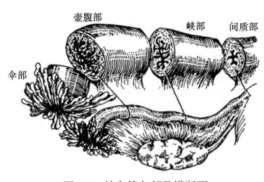

图 2-9　输卵管各部及横断面

（三）输卵管

输卵管（fallopian tube）是卵子与精子相遇的场所，也是向宫腔运送受精卵的通道。

1. 位置与形态　输卵管为一对细长而弯曲的肌性管道，内侧连于宫角，外端游离，全长 8～14cm，由内向外可分为 4 部分（图 2-9）。①间质部：为通入子宫壁内的部分，长约 1cm；②峡部：在间质部外侧，管腔较窄，长 2～3cm；③壶腹部：在峡部外侧，长 5～8cm，管腔较宽大，为正常情况下受精的部位；④伞部：是输卵管的末端，长 1～1.5cm，形似漏斗，开口于腹腔，游离端有许多指状突起伸向卵巢，具有"拾卵"作用。

2. 组织结构　输卵管壁分为 3 层：外层为浆膜层，为腹膜的一部分，即阔韧带上缘；中层为平滑肌层，由内环外纵的两层平滑肌纤维组成，平滑肌层的收缩引起输卵管由远端向近端蠕动，具有协助运送受精卵、阻止经血逆流及防止宫腔感染扩散至盆腹腔的作用；内层为黏膜层，由单层高柱状上皮组成。上皮细胞分为纤毛细胞、无纤毛细胞、楔状细胞与未分化细胞，其中纤毛细胞的纤毛向宫腔方向摆动，可协助孕卵的运行。输卵管黏膜受性激素影响，也有周期性变化。

（四）卵巢

卵巢（ovary）是女性的性腺器官，产生卵子和分泌性激素。

1. 位置和形态　卵巢位于输卵管后下方，由骨盆漏斗韧带和卵巢固有韧带悬于骨盆壁与子宫之间。其为一对扁椭圆形腺体，其大小、形状随年龄大小而有差异；青春期前卵巢表面光滑，青春期开始排卵后卵巢表面逐渐变得凹凸不平；育龄期妇女的卵巢约 4cm×3cm×1cm 大小，重 5～6g，呈灰白色；绝经后卵巢萎缩变小变硬。

2. 组织结构　卵巢表面无腹膜，由称为生发上皮的单层立方上皮覆盖，上皮深面有一层致密组织称为卵巢白膜，再往内为卵巢实质，分为皮质与髓质两部分。皮质在外，由大小不等的各级发育卵泡、黄体及其退化的残余组织及间质组成；髓质在中心，无卵泡，由疏松结缔组织、血管、神经、淋巴管及少量的平滑肌纤维组成（图 2-10）。

四、血管、淋巴及神经

（一）血管

女性内外生殖器官的血液供应主要来自卵巢动脉、子宫动脉、阴道动脉、阴部内动脉。各部位的静脉均与同名动脉伴行，并在相应器官及其周围形成静脉丛，且互相吻合，故盆腔静脉感染易于蔓延。

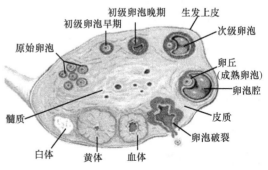

图 2-10　卵巢的构造（切面）

（二）淋巴

女性生殖器官有丰富的淋巴管及淋巴结，均伴随相应的血管而行，主要分为外生殖器淋巴与盆腔淋巴两大组。外生殖器淋巴由腹股沟浅淋巴结和腹股沟深淋巴结构成。盆腔淋巴由髂淋巴组（包括闭孔、髂内、髂外及髂总淋巴结）、骶前淋巴组和腰淋巴组构成。当生殖器官感染或出现癌瘤时，常沿各部回流的淋巴管扩散或转移，导致相应淋巴结肿大。

（三）神经

1. 外生殖器的神经支配 主要由阴部神经支配，阴部神经在坐骨结节内层下方分成三支，分布于会阴、阴唇、阴蒂、肛门周围。

2. 内生殖器的神经支配 主要由交感神经和副交感神经支配，交感神经纤维自腹主动脉前神经丛分出，下行入盆腔分为卵巢神经丛及骶前神经丛，分布于输卵管、子宫、膀胱等部。子宫平滑肌有自律活动，即使完全切除其神经后仍可节律收缩，完成分娩活动，因此下半身截瘫的产妇能顺利自然分娩。

五、骨 盆 底

骨盆底由多层肌肉和筋膜组成，封闭骨盆出口，但有尿道、阴道及直肠贯穿其中。其主要作用是支持盆腔脏器并使之保持正常的位置。骨盆底的前面为耻骨联合下缘，后面为尾骨尖，两侧为耻骨降支、坐骨升支及坐骨结节。骨盆底由外向内分为三层组织。

1. 外层 为浅层筋膜与肌肉，位于外生殖器、会阴皮肤及皮下组织的下面，由会阴浅筋膜、深部3对肌肉（球海绵体肌、坐骨海绵体肌及会阴浅横肌）及肛门括约肌组成。此层肌肉的肌腱会合于阴道外口与肛门之间，形成中心腱（图2-11）。

2. 中层 即泌尿生殖膈，由上、下两层坚韧的筋膜及位于其间的一对会阴深横肌和尿道括约肌组成（图2-12），尿道和阴道穿过此膈。

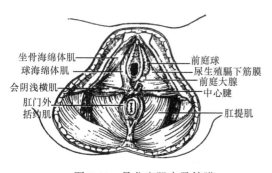

图 2-11 骨盆底肌肉及筋膜

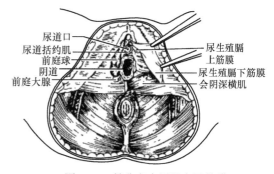

图 2-12 骨盆底中层肌肉及筋膜

3. 内层 即盆膈，为骨盆底最坚韧的一层，由肛提肌及其筋膜所组成，有尿道、阴道及直肠穿过（图2-13）。肛提肌：每侧肛提肌由耻尾肌、髂尾肌和坐尾肌三部分组成，两侧肌肉互相对称，在中线处交汇封闭骨盆，合成漏斗形，对加强盆底的托力有重要作用。

会阴（perineum）也是骨盆底的一部分，指阴道口与肛门之间的楔状软组织，厚3～4cm，表面为皮肤及皮下脂肪，内层为会阴中心腱（又称会阴体）。伸展性大，妊娠期变软，分娩时伸展变薄，易造成

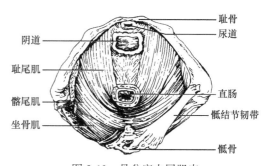

图 2-13 骨盆底内层肌肉

裂伤。

六、邻近器官

女性生殖器官与盆腔邻近器官不仅解剖位置近,而且血管、神经、淋巴系统也联系密切,因此,在疾病的发生、诊断、治疗和护理方面互相影响,当某一器官有病变时,易累及邻近器官。

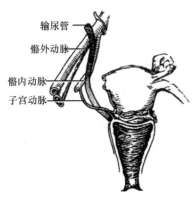

图 2-14　输尿管与子宫动脉的关系

1. 尿道(urethra)　位于阴道前、耻骨联合后,从膀胱三角尖端开始,穿过泌尿生殖膈,止于阴道前庭的尿道外口,长 4～5cm,短而直且邻近阴道,故易发生泌尿系统感染。

2. 膀胱(urinary bladder)　为一囊状空腔器官,排空时位于子宫与耻骨联合之间;充盈时可凸向宫腔甚至腹腔,手术时易遭误伤,并妨碍盆腔检查,故妇科检查及手术前必须排空膀胱。

3. 输尿管(ureter)　为一对肌性圆索状长管,长约 30cm,粗细不一。从肾盂开始,沿腰大肌前面偏中线侧下降,在骶髂关节处,经过髂外动脉起点的前方进入骨盆腔继续下行,至阔韧带基底部向前内方行,在宫颈外侧约 2cm 处,从子宫动脉下方穿过,然后再经阴道穹侧部绕向前方进入膀胱。子宫手术时应避免损伤输尿管(图 2-14)。

4. 直肠(rectum)　位于盆腔后部,上接乙状结肠,下连肛管,前为子宫及阴道,后为骶骨,全长 15～20cm。肛管周围有肛门内、外括约肌和肛提肌。肛门外括约肌为骨盆底浅层肌肉的一部分,妇科手术及阴道分娩处理时均应注意避免损伤肛管、直肠。

5. 阑尾(vermiform appendix)　上接盲肠,下端游离,长 7～9cm,通常位于右髂窝内,其位置、长短、粗细变化颇大,有的下端可达右侧输卵管及卵巢部位。妇女患阑尾炎时有可能累及子宫附件。

第二节　女性生殖系统生理

女性生殖系统在不同时期具有不同的生理特点,了解其不同时期的生理特点,对认识和理解女性的生理功能及相关疾病的诊疗与护理具有重要意义。

一、女性一生各时期的生理特点

根据女性一生的生理特点,可按年龄划分为胎儿期、新生儿期、儿童期、青春期、性成熟期、围绝经期和绝经后期 7 个阶段,各阶段并无明确界限。

1. 胎儿期(fetal period)　胎儿是由来自父系和母系的 23 对染色体组成的受精卵发育而来。胚胎 6 周后原始性腺开始分化,8～10 周出现卵巢的结构,16 周后可辨别性别,出生前胎儿各器官都已具雏形。

2. 新生儿期(neonatal period)　出生后 4 周内称新生儿期。受母体卵巢、胎盘产生的性激素影响,新生儿在出生后数日内可出现乳房略隆起或少许泌乳、少量阴道出血,短期内可自然消退。

3. 儿童期(childhood)　从出生 4 周到 12 岁左右称儿童期。8 岁前,儿童体格持续增长和发育,但生殖器仍为幼稚型;8 岁后,乳房和内生殖器开始发育,女性特征开始显现,逐渐向青春期过渡。

4. 青春期(adolescence or puberty)　从月经初潮至生殖器官逐渐发育成熟的时期称青春期。

世界卫生组织规定青春期为 10～19 岁。这一时期身体生长发育迅速，女性的第一性征进一步发育，阴阜隆起、大小阴唇变厚变大、子宫增大；第二性征出现，如声调较高、乳房丰满、出现阴毛和腋毛、骨盆宽大、皮下脂肪增多并出现女性体态等。月经初潮是青春期开始的重要标志。

5. 性成熟期（sexual maturity） 又称为生育期，是卵巢生殖功能与内分泌功能最旺盛的时期。一般从 18 岁左右开始，历时约 30 年。此时期妇女生殖器官各部及乳房在卵巢分泌的性激素作用下发生周期性变化。

6. 围绝经期（perimenopausal period） 指开始出现绝经趋势直至最后一次月经。可始于 40 岁，此期长短不一，短则 1～2 年，长至 10～20 年。妇女一生中最后一次月经永久性停止称为绝经。此期由于卵巢功能逐渐衰退，雌激素水平降低，出现潮热、出汗、抑郁或烦躁、失眠等，称为绝经综合征。

7. 绝经后期（postmenopause） 指绝经后的生命时期。此期卵巢进一步萎缩，功能消失，整个机体发生衰老改变，生殖器官进一步萎缩；一般 60 岁以后女性机体逐渐老化，进入老年期（senility），此期卵巢功能已经完全衰竭，易发生老年性阴道炎；骨代谢失常引起骨质疏松，易发生骨折。

二、卵巢的功能及其周期性变化

（一）卵巢的功能
卵巢具有内分泌和生殖功能，即合成并分泌甾体激素和多肽激素、产生卵子并排卵。

（二）卵巢的周期性变化
从青春期开始到绝经前，卵巢在形态和功能上发生周期性变化，包括卵泡的发育、成熟、排卵、黄体的形成及退化。

1. 卵泡的发育及成熟 卵巢中卵泡的发育始于胚胎时期，新生儿出生时卵巢内约有 200 万个原始卵泡，至青春期时，卵泡数下降只剩余 30 万～50 万个。性成熟期每月有一批卵泡发育，一般只有 1 个卵泡发育成熟，其余的卵泡发育到一定程度自行退化，称为卵泡闭锁。妇女一生中一般只有 400～500 个卵泡发育成熟并排卵。

2. 排卵 随着卵泡的发育成熟，逐渐向卵巢表面移行并向外突出，当接近卵巢表面时，卵泡破裂，卵细胞和它周围的一些细胞一起被排出的过程称为排卵。排卵多发生于下次月经来潮前 14 日左右，卵子可由两侧卵巢轮流排出，也可由一侧卵巢连续排出。排卵前后是女性最容易受孕的时期。

3. 黄体的形成及退化 排卵后，卵泡壁塌陷，卵泡膜血管壁破裂，卵泡颗粒细胞和卵泡内膜细胞向腔内侵入，周围被结缔组织的卵泡外膜包围，共同形成黄体。排卵后 7～8 日黄体体积与功能达最高峰，直径为 1～2cm，外观色黄；若卵子未受精，黄体在排卵后 9～10 日开始退化，萎缩变小，周围的结缔组织及成纤维细胞侵入黄体，最终组织纤维化，外观色白，称白体。排卵日至月经来潮为黄体期，一般为 14 日，黄体衰退后月经来潮，卵巢中又有新的卵泡发育，开始新的周期。

（三）卵巢分泌的激素及其生理功能
卵巢合成和分泌的性激素主要有雌激素、孕激素及少量雄激素。

1. 雌激素（estrogen，E） 卵巢主要合成雌二醇（E_2）及雌酮（E_1），体内尚有雌三醇，系雌二醇和雌酮的降解产物。雌二醇的生物活性最强。主要生理功能：①促进子宫发育，肌层增厚，增强子宫对催产素的敏感性；②使子宫内膜发生增生期变化；③使宫颈黏液分泌增多且稀薄，易拉成丝状；④促进输卵管的收缩，利于孕卵的运送；⑤促进卵泡发育；⑥促进阴道上皮的增生、角化，细胞内糖原增多，阴道酸度增加；⑦促进乳腺腺管增生；⑧促进体内水钠潴留及骨中钙质沉着；⑨对丘脑下部和垂体产生正、负反馈调节作用，控制促性腺激素的分泌。

2. 孕激素（progestin，P） 由孕酮和孕二醇构成。孕酮是卵巢分泌的具有生物活性的主要孕激素。孕二醇是孕酮的主要降解产物，从尿中排出，因此，测定尿中孕二醇的含量可了解孕酮的产生情况。主要生理功能：①使子宫肌纤维松弛，降低妊娠子宫对催产素的敏感性，有利于受精卵在子宫腔内生长发育；②使增生期子宫内膜转化为分泌期内膜；③使子宫黏液减少、变稠，拉丝度降低；④抑制输卵管节律性收缩；⑤促进阴道上皮细胞脱落；⑥促进乳腺腺泡发育；⑦促进水、钠排泄；⑧对丘脑下部和垂体产生负反馈作用；⑨兴奋下丘脑体温调节中枢，正常妇女在排卵后基础体温可升高 0.3～0.5℃，此特点可作为排卵的重要指标。

3. 雄激素（androgen） 卵巢能分泌少量雄激素——睾酮。雄激素不仅是合成雌激素的前体，也是维持女性正常生殖功能的重要激素。

三、月　经

（一）月经及月经期的临床表现

1. 月经（menstruation） 是指随着卵巢的周期性变化而出现的子宫内膜周期性脱落及出血，规律月经的出现是生殖功能成熟的外在标志之一。月经第一次来潮称月经初潮。初潮年龄为 11～18 岁，多数为 13～14 岁，但近年有提前趋势。月经初潮的迟早易受遗传、营养、气候、环境等因素影响。

2. 月经的临床表现 正常月经具有周期性。相邻两次月经第 1 日的间隔时间称一个月经周期，一般为 21～35 天，平均为 28 天。周期的长短因人而异，但每一女性的月经周期都有自己的规律性。每次月经的持续时间称为月经期，一般 2～8 天，平均 4～6 天。一次月经的总失血量称为月经量，正常为 20～60ml，超过 80ml 称为月经过多。月经血一般呈暗红色，除血液外，还有子宫内膜碎片、宫颈黏液及脱落的阴道上皮细胞。由于月经血中含有前列腺素及来自子宫内膜的大量纤溶酶，故月经血的主要特点是不凝固，出血多时偶尔有些小凝块。一般月经期无特殊症状，但由于经期盆腔瘀血及前列腺素作用，有些女性可有下腹及腰骶部下坠感、子宫收缩痛、腹泻、头痛、失眠等，一般不影响其正常工作和学习。

（二）月经周期的调节激素

月经周期的调节是在中枢神经系统的控制下，下丘脑-垂体-卵巢三者之间相互作用的结果（图 2-15）。下丘脑分泌促性腺激素释放激素，通过调节垂体促性腺激素的分泌，调控卵巢功能。卵巢分泌的性激素对下丘脑、垂体又有反馈调节作用。

1. 下丘脑性调节激素及其功能 促性腺激素释放激素（gonadotropin releasing hormone，GnRH）为下丘脑调节月经的主要激素。它主要使垂体合成并释放促黄体生成素和促卵泡素。

2. 垂体性调节激素及其功能 垂体接受促性腺激素释放激素（GnRH）的刺激，主要合成并释放促性腺激素和催乳激素，通过血液循环进入卵巢。

（1）促卵泡素（follicle stimulating hormone，FSH）：主要刺激卵泡发育，但须与少量黄体生成素协同作用，才能使卵泡成熟，并分泌雌激素。

（2）黄体生成素（luteiinzing hormone，LH）：

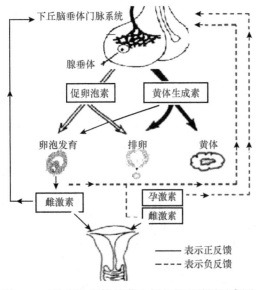

图 2-15 下丘脑-垂体-卵巢之间的相互关系示意图

主要功能是与 FSH 协同作用，促使成熟卵泡排卵，从而使黄体形成并分泌孕激素和雌激素。

（3）催乳素（prolactin，PRL）：具有促进乳汁合成的功能。

3. 卵巢性调节激素及功能 卵巢在促性腺激素的作用下主要分泌雌激素和孕激素，维持女性的正常生理和生殖功能；同时，雌激素、孕激素对下丘脑和垂体激素的合成与分泌具有反馈调节作用，使下丘脑-垂体-卵巢之间形成平衡，维持女性的月经周期调节。

（三）调节激素的周期性变化

1. 促卵泡素 在卵泡期的前半期维持较低水平，至排卵前 24 小时左右出现一低峰式分泌，持续 24 小时左右呈直线下降，在黄体期维持较低水平，直至月经来潮。

2. 黄体生成素 卵泡期的前半期处于较低水平，以后逐渐上升，在排卵前 24 小时左右出现一陡峰，较 FSH 高，于 24 小时左右骤降。在黄体期维持较 FSH 略高的水平，至黄体后期逐渐下降，月经前达最低水平。

3. 雌激素 在一个月经周期中出现两个高峰。在卵泡早期，雌激素分泌量很少，随卵泡的发育，分泌量逐渐增加，至排卵前达第 1 高峰。排卵后雌激素出现暂时下降，排卵后 1～2 日，黄体开始分泌雌激素，其分泌量又渐增加，于排卵后 7～8 日黄体成熟时雌激素出现低于第 1 高峰的第 2 高峰，以后逐渐降低，在月经前降至最低水平。

4. 孕激素 在卵泡期，孕激素量极微，排卵后随黄体的发育分泌量显著增加，排卵后 7～8 日黄体成熟时达高峰，以后逐渐下降，月经前达最低水平。

月经周期的调节是个复杂过程。下丘脑、垂体与卵巢之间相互调节形成完整且协调的神经内分泌系统，称为下丘脑-垂体-卵巢轴。下丘脑分泌的 GnRH 通过下丘脑与垂体之间的门脉系统进入垂体前叶，使垂体释放 FSH 与 LH，卵巢在促性腺激素的作用下，发生周期性排卵，并分泌雌激素和孕激素。卵巢性激素对下丘脑 GnRH 及垂体 FSH/LH 的合成和分泌又具有反馈作用。在卵泡期，血中雌激素浓度较低，雌激素会抑制下丘脑 GnRH 及垂体 FSH、LH 的分泌，为负反馈作用；卵泡发育接近成熟时，卵泡分泌的雌激素达高峰，刺激下丘脑 GnRH 及垂体 FSH、LH 的大量释放，为正反馈作用；排卵后，黄体形成，分泌雌激素和孕激素，两者联合又使 FSH 和 LH 的合成和分泌受到抑制，黄体萎缩时，血中雌激素、孕激素骤降，两者联合解除对 FSH 和 LH 的抑制作用，卵泡又开始发育，新的周期开始（图 2-16）。

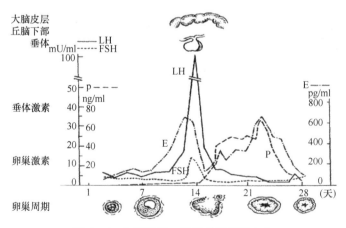

图 2-16 生殖激素、卵巢的周期性变化

四、生殖器官的周期性变化

1. 子宫内膜变化 月经周期以 28 日为例，其组织形态的周期性改变可分为三期。

（1）增生期：月经周期第5～14日，此期相当于卵泡发育成熟阶段，也称卵泡期。在卵泡发育产生的雌激素作用下，子宫内膜基底层细胞开始增生，先是修复剥脱处创面，随后因继续增生而变厚，腺体增多变长，血管增生，间质水肿。

（2）分泌期：月经周期第15～28日，相当于黄体发育、成熟阶段，又称为黄体期。黄体分泌的孕激素和雌激素，使增生期内膜继续增厚、腺体进一步屈曲、血管迅速增长卷曲、间质疏松水肿，呈现分泌变化，有利于受精卵着床发育。

（3）月经期：月经周期第1～4日。体内雌激素、孕激素水平降低，子宫内膜功能层从基底层坏死脱落，表现为月经来潮。

2. 子宫颈的变化 受雌激素、孕激素的影响，子宫颈内膜腺细胞的分泌呈周期性变化。排卵前，随着雌激素水平不断提高，宫颈管黏液分泌量增加，质稀薄、透明，拉丝度好，涂片检查显微镜下可见羊齿叶状结晶；排卵后，受孕激素影响，黏液分泌量逐渐减少，变黏稠、混浊，拉丝度差，涂片检查显微镜下可见排列成行的椭圆体。

3. 输卵管的变化 雌激素促进输卵管发育及输卵管肌层的节律性收缩；孕激素增加输卵管的收缩速度，减少输卵管的收缩频率。

4. 阴道黏膜的变化 排卵前，阴道上皮在雌激素的影响下增厚，表层细胞角化；排卵后，在孕激素的作用下，阴道黏膜上皮脱落，主要为中层细胞和角化前细胞（图2-17）。临床上可借助阴道脱落细胞的变化了解体内雌激素水平和有无排卵。

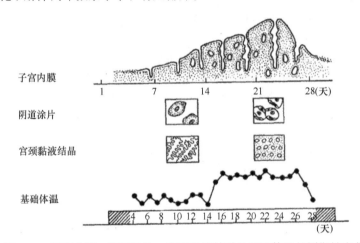

图 2-17　子宫内膜、阴道涂片、宫颈黏液结晶及基础体温的周期性变化

思 考 题

1. 维持子宫正常位置的韧带有哪些？各有哪些作用？

2. 如何注意经期保健？

3. 雌激素的作用有哪些？

（朴海善）

第三章　正常妊娠期妇女的护理

【知识目标】

掌握　妊娠、三种蜕膜的概念；妊娠期孕妇体重变化的正常值范围；胎产式、胎先露、胎方位的概念；胎儿附属物的构成与功能；早期妊娠诊断；妊娠期护理措施。

熟悉　受精和着床的过程；妊娠期妇女各系统生理变化；子宫峡部转变为子宫下段的过程；生理性贫血、妊娠期孕妇血液处于高凝状态的原理；产前检查的内容和方法。

了解　孕妇妊娠早、中、晚期心理社会反应的主要特征；胎儿发育及生理特点。

【技能目标】

能够收集妊娠期病史，正确推算预产期；学会胎心听诊、测量宫底高度、检查胎位、骨盆外测量；能够对孕妇进行健康状况的评估；正确说明产前检查的重要性和产前检查时间；能够对胎儿发育和宫内状况进行初步评估；能对孕妇进行营养指导；能解释妊娠期常见不适的原理和进行健康指导；教会孕妇妊娠期的自我护理方法；指导孕妇及其家属进行分娩前的准备工作。

【素质目标】

培养学生对妊娠期妇女整体护理的观念；引导学生重视对妊娠期妇女的健康教育、心理护理及人文关怀。

第一节　妊　娠　生　理

胚胎和胎儿在母体内成长发育的过程称为妊娠。卵子受精是妊娠的开始，胎儿及其附属物由母体排出是妊娠的结束。卵子受精的确切日期不易确定，临床上常以末次月经的第1日作为妊娠的开始。每4周为1个妊娠月，全过程为280日，即40周或10个妊娠月。

一、受精与着床

（一）受精

当精液射入阴道内，精子经宫颈管进入子宫腔及输卵管腔，精子顶体表面糖蛋白被生殖道分泌物中的α、β淀粉酶降解，使顶体膜结构发生变化，降低顶体膜稳定性而使精子"获能"。成熟卵子从卵巢排出，经输卵管伞部的"拾卵"作用进入输卵管内，停留在输卵管壶腹部与峡部连接处等待受精。当精子与卵子相遇后，精子头部顶体外膜与精细胞膜顶端破裂，释放出顶体酶，溶解卵子外围的放射冠和透明带，引起透明带结构改变，已获能精子穿过次级卵母细胞透明带，精子外膜与卵子胞膜接触并融合，精子进入卵子内。随后卵子迅即完成第二次减数分裂形成卵原核，卵原核与精原核融合，形成二倍体的受精卵完成受精过程，形成受精卵标志着诞生新生命。通常受精发生在排卵后12小时内，整个受精过程约需24小时。

> **知识拓展**
>
> 　　男性每次排出2亿~4亿个精子。男性的精子进入女性的阴道后，大部分精子随精液从阴道排出，到达输卵管的仅有数十个至一二百个，而最终只有1个精子能成功进入卵子而形成受精卵。女性两个卵巢通常是每个月轮流排卵，少数情况下能同时排出两个或两个以上的卵子。如果分别与精子相结合，就会出现双卵双胞胎和多卵多胞胎。

（二）受精卵输送与发育

受精卵依靠输卵管纤毛摆动及管壁蠕动向子宫腔方向运行。在运行的过程中，细胞不断进行有丝分裂，在受精后的 3～4 日，分裂成 16 个细胞组成的实心细胞团，形成桑椹胚进入宫腔。桑椹胚进入子宫腔后保持游离状态继续分裂，体积增大，外周细胞分裂较快，形成囊壁，称滋养层；内细胞分裂较慢，形成内细胞团，中间出现囊腔，在受精后 6～7 日形成晚期囊胚。

（三）着床

晚期囊胚与子宫内膜接触并逐渐埋入其中，称植入或着床。多植入于宫腔上部的前壁或后壁，这一过程在受精后 11～12 日完成。受精卵着床必备的条件：①透明带消失；②囊胚滋养细胞分化出合体滋养细胞；③囊胚和子宫内膜同步发育且相互协调；④孕妇体内有足够数量的孕酮，子宫的敏感期允许受精卵着床（图 3-1）。

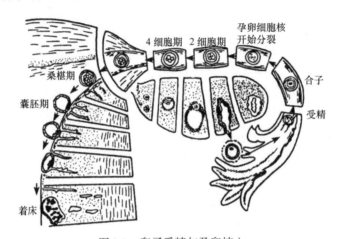

图 3-1　卵子受精与孕卵植入

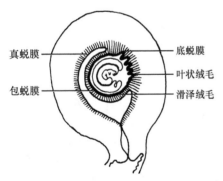

图 3-2　早期妊娠子宫蜕膜与绒毛的关系

（四）蜕膜的形成

受精卵着床的子宫内膜称为蜕膜（decidua），具有保护及营养胚胎的功能。按蜕膜与胚泡的位置关系，将蜕膜分为 3 部分（图 3-2）。

1. 底蜕膜（basal decidua）　指与胚泡滋养层接触的子宫肌层间的蜕膜，以后发育成为胎盘的母体部分。

2. 包蜕膜（capsular decidua）　指覆盖在胚泡表面的蜕膜，因缺乏营养逐渐退化。在妊娠 14～16 周包蜕膜和真蜕膜相贴近并逐渐融合，子宫腔消失。

3. 真蜕膜（true decidua）　又称壁蜕膜，指底蜕膜及包蜕膜以外覆盖子宫腔其他部分的蜕膜。

二、胎儿附属物的形成与功能

胎儿附属物是指胎儿以外的组织，包括胎盘、胎膜（图 3-3）、脐带和羊水。

（一）胎盘

1. 胎盘的形成　胎盘由底蜕膜、叶状绒毛膜及羊膜构成。胎盘和胎膜共同围成胎膜腔。

（1）羊膜（amnion）：在胎盘的最内层，构成胎盘的胎儿部分。其附着于绒毛膜板表面，为光滑，无血管、神经及淋巴管，具有一定弹性的半透明薄膜。

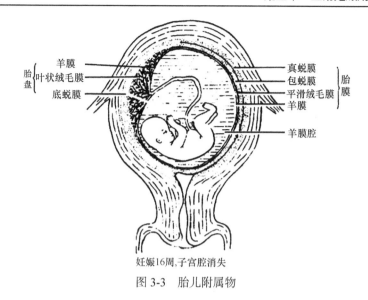

妊娠16周,子宫腔消失

图 3-3 胎儿附属物

（2）叶状绒毛膜（chorion frondosum）：也构成胎盘的胎儿部分，为胎盘的主要部分。受精卵着床后，滋养层细胞迅速分裂增殖，内层为细胞滋养细胞，外层为合体滋养细胞，由细胞滋养细胞分化而来。在滋养层内面有一层细胞称胚外中胚层，与滋养层共同组成绒毛膜。

在胚胎早期整个绒毛膜表面的绒毛发育均匀，随后与底蜕膜接触的绒毛因营养丰富、高度发育，称叶状绒毛膜；胚胎表面其余部分绒毛因缺乏血液供应而退化萎缩，称平滑绒毛膜，与羊膜共同组成胎膜；绒毛滋养层合体细胞溶解周围的蜕膜形成绒毛间隙，多数绒毛游离其中，称游离绒毛；少数绒毛紧紧附着于蜕膜深部起固定作用，称固定绒毛。

（3）底蜕膜：构成胎盘的母体部分，占胎盘很小的一部分。底蜕膜表面覆盖来自固定绒毛的滋养层细胞与底蜕膜共同形成绒毛间隙的底，称蜕膜板。从此板向绒毛膜伸出蜕膜间隔，不超过胎盘厚度的 2/3，将胎盘母体面分成肉眼可见的 20 个左右的母体叶。

2. 胎盘的结构 胎盘于妊娠 6~7 周开始形成，至妊娠 12 周末基本形成。正常足月妊娠胎盘呈盘状，圆形或椭圆形，重 450~650g，约为初生儿体重的 1/6，直径 16~20cm，厚 1~3cm，中间厚，边缘薄。胎盘分为胎儿面与母体面。母体面与子宫壁紧贴，表面呈暗红色、粗糙，由胎盘小叶组成。胎儿面光滑、半透明，呈灰白色，由羊膜覆盖，羊膜下方有血管分布。脐带附着在中央或稍偏。

3. 胎盘的血液循环 胎盘有母体与胎儿两套血液循环，母血与胎血不直接相通，但可以进行气体与物质交换。母体动脉血从子宫内膜的螺旋动脉开口流入绒毛间隙，在此与绒毛内毛细血管进行气体与物质的交换后，经子宫静脉的开口流入母体循环。胎儿静脉血经脐动脉流入绒毛内毛细血管与绒毛间隙的母血进行气体与物质交换后成为动脉血，经脐静脉回流入胎儿血液循环。两者的气体与物质的交换是隔着绒毛内毛细血管壁、绒毛间质及绒毛上皮进行的（图 3-4）。

4. 胎盘的功能

（1）气体交换：通过胎盘血液循环气体分压差的原理，母血中的 O_2 进入胎儿血，胎儿血中的 CO_2 进入母血，O_2 和 CO_2 以简单扩散的方式进行交换。

（2）营养物质供应：胎儿生长发育所需的营养

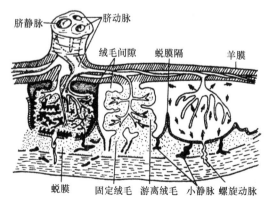

图 3-4 胎盘模式图

物质，由母体经胎盘供给。葡萄糖是胎儿热能的主要来源，以易化扩散方式通过胎盘。胎血内氨基酸浓度高于母血，以主动运输方式通过胎盘。自由脂肪酸能较快地通过胎盘。电解质及维生素多数以主动运输方式通过胎盘。

（3）排出胎儿代谢产物：胎儿体内的代谢产物如肌酐、尿素、尿酸、肌酸等，经胎盘送入母血，由母体排出体外。

（4）防御功能：母血中的免疫球蛋白（IgG）可通过胎盘进入胎儿体内，使新生儿在出生后短时间内获得被动免疫。胎盘有一定的屏障作用，一般细菌及病原体不能通过完整的绒毛。结核杆菌、弓形虫、衣原体、梅毒螺旋体等虽不能通过绒毛，但可破坏绒毛结构后再进入胎儿体内引起感染。体积微小的病毒及某些药物，如吗啡类、巴比妥类、抗生素类、镇静剂等，可通过胎盘到达胎儿体内，引起胎儿感染或致畸甚至死亡。胎盘的防御功能是极其有限的。

（5）合成功能：胎盘具有活跃的合成物质的能力，主要合成激素和酶因子。合成的激素有蛋白激素和甾体激素两大类。蛋白激素有人绒毛膜促性腺激素、人胎盘催乳素等。甾体激素有雌激素、孕激素等。合成的酶有缩宫素酶、耐热性碱性磷酸酶等。

1）人绒毛膜促性腺激素（human chorionic gonadotropin，HCG）：由滋养层细胞产生，于受精后 10 日左右可用放射免疫法自母体血清中测出，在妊娠 8～10 周血清中浓度达高峰，持续 1～2 周后迅速下降，妊娠中、晚期血中的浓度仅为高峰时的 10%，一般产后 2 周消失。其主要生理功能是作用于月经黄体，使黄体增大成为妊娠黄体，增加甾体激素的分泌以维持孕卵生长发育。

2）人胎盘催乳素（human placental lactogen，HPL）：于妊娠 5 周以后可以从母血中测出，随妊娠进展分泌量持续增加，至妊娠 34～36 周达高峰，维持到分娩，产后迅速下降，约产后 7 小时即测不出。主要功能是促进蛋白质合成，促进胎儿生长及孕妇乳腺腺泡发育，为产后泌乳做准备。

3）雌激素：妊娠早期由妊娠黄体产生，自妊娠第 10 周后由胎儿-胎盘单位合成。随妊娠的进展而增加，从妊娠 17 周开始母血中雌激素水平逐渐增高，妊娠 32 周达高峰，维持到分娩，可增加妊娠末期子宫兴奋性，为发动分娩创造有利条件。

4）孕激素：妊娠孕激素早期由妊娠黄体产生，妊娠 8～10 周后由胎盘合成。随着妊娠进展，母血孕酮水平逐渐增加，32 周达高峰，分娩前突然下降，利于分娩的发动。

（二）胎膜

1. 胎膜的构成 由包蜕膜平滑绒毛膜与羊膜组成。胎膜外层为平滑绒毛膜，内层为羊膜，与覆盖胎盘、脐带的羊膜层相连接。

2. 胎膜的功能 胎膜具有防止细菌进入羊膜腔的功能，维持羊膜腔的完整性，同时还具有物质转运功能，可允许小分子物质通过，能吸收羊水，母体血清也可通过胎膜进入羊水，对羊水交换起重要作用。

（三）脐带

1. 脐带的构成 脐带为胎儿与胎盘连接的纽带。外层为羊膜，内有两条管腔较小、管壁较厚的脐动脉和一条管腔较大、管壁较薄的脐静脉，脐血管周围有起保护作用的胚胎结缔组织，称为华通胶。脐带长 30～70cm，平均为 50cm。

2. 脐带的功能 脐带是母体与胎儿间气体交换、营养物质供应和代谢产物排出的重要通道。若脐带受压，使血流受阻、缺氧，可导致胎儿窘迫，甚至危及胎儿生命。

（四）羊水

1. 羊水的生成 羊水是充满于羊膜腔内的液体，呈弱碱性。妊娠早期羊水主要来自母体血清经胎膜进入羊膜腔的透析液，由胎儿吸收。妊娠中期以后胎儿的尿液是羊水的另一重要来源，胎儿吞咽是羊水的重要去路。妊娠晚期胎儿肺参与羊水生成。妊娠足月时羊水比重为 1.007～1.025，pH 约为 7.20。妊娠早期羊水为无色澄清液体，妊娠足月时羊水略混浊、不透明，可见羊水内悬有小片状物。妊娠足月时羊水量约 1000ml，羊水过多或过少常与某种先天畸形有关。

2. 羊水的功能　在妊娠过程中，羊水有保护胎儿和母体的功能，使胎儿在宫腔内有一定活动度，防止胎儿和羊膜粘连，保持子宫腔内恒温、恒压，保护胎儿不受外力损伤，有利于胎儿体液的平衡，减轻母体因胎动引起的不适；妊娠期抽取羊水可检测胎儿成熟度、性别及某些遗传疾病、先天性畸形等；临产后，羊水可传导宫腔压力，扩张宫颈；破膜后可润滑产道，同时冲洗阴道、减少感染。

三、胎儿发育及生理特点

（一）胎儿发育的特征

描述胎儿发育特征，以 4 周为一个孕龄单位，妊娠 8 周（受精后 6 周）内称为胚胎，自妊娠 9 周（受精第 7 周）起称为胎儿。

1. 妊娠 8 周末　胚胎初具人形，头的大小约占整个胎体的一半。五官已能辨认，早期心脏已形成，B 型超声可见心脏搏动。

2. 妊娠 12 周末　胎儿身长约 9cm，体重约 20g，外生殖器已发育。

3. 妊娠 16 周末　胎儿身长约 16cm，体重约 100g，外生殖器可确定胎儿性别，胎儿已开始出现呼吸运动，部分孕妇开始自觉有胎动。

4. 妊娠 20 周末　胎儿身长约 25cm，体重约 300g，全身皮肤有毳毛，开始出现吞咽、排尿功能，腹部检查可听见胎心音。

5. 妊娠 24 周末　胎儿身长约 30cm，体重约 700g，各脏器均已发育，皮下脂肪开始沉积。

6. 妊娠 28 周末　胎儿身长约 35cm，体重约 1000g，头发、指（趾）甲已长出。出生后能啼哭，会吞咽，但生活能力弱，需要特殊护理方可存活。

7. 妊娠 32 周末　胎儿身长约 40cm，体重约 1700g，皮肤深红，面部毳毛已脱落。出生后注意护理能存活。

8. 妊娠 36 周末　胎儿身长约 45cm，体重约 2500g，皮下脂肪多，面部皱纹消失，指（趾）甲已达指（趾）端，生后基本可以存活。

9. 妊娠 40 周末　胎儿身长约 50cm，体重约 3000g 以上，双顶径 >9.0cm，皮下脂肪丰满，皮肤粉红色，指（趾）甲超过指（趾）端。男性胎儿睾丸已下降至阴囊，女性胎儿大小阴唇发育良好，出生后哭声响亮、四肢活动好，吸吮能力强，能很好存活。

（二）胎儿的生理特点

1. 循环系统　胎儿的营养供给和代谢产物排出均需经胎盘脐血管由母体完成。

（1）解剖学特点：一条脐静脉和两条脐动脉。动脉导管生后闭锁为动脉韧带。卵圆孔多在生后 6 个月完全闭锁。

（2）血液循环特点：胎儿体内的血液为动静脉混合血。进入肝、心、头部及上肢的血液，含氧量较高及营养较丰富以适应需要。注入肺及身体下半部的血液，含氧量及营养较少。

2. 血液系统

（1）红细胞生成：在妊娠早期主要来自卵黄囊。妊娠 10 周，肝是主要生成器官，之后骨髓、脾逐渐有造血功能。妊娠 32 周以后的早产儿及妊娠足月儿的红细胞数均增多，约为 6.0×10^{12}/L。胎儿红细胞生命周期短，仅为成人红细胞生命周期（120 日）的 2/3，需不断生成红细胞。

（2）血红蛋白生成：妊娠前半期均为胎儿血红蛋白，至妊娠最后 4~6 周，成人血红蛋白增多，至临产时胎儿血红蛋白仅占 25%。

（3）白细胞生成：于妊娠 12 周，胸腺、脾产生淋巴细胞，成为体内抗体的主要来源。妊娠足月时白细胞计数达（15~20）$\times 10^9$/L。

3. 呼吸系统　B 型超声于妊娠 11 周可见胎儿胸壁运动，妊娠 16 周出现能使羊水进出呼吸道的呼吸运动，每分钟 30～70 次。胎儿窘迫时出现大喘息样呼吸运动。

4. 消化系统

（1）胃肠道：妊娠 11 周小肠有蠕动，至妊娠 16 周胃肠功能基本建立，胎儿能吞咽羊水，吸收水分、氨基酸、葡萄糖及其他可溶性营养物质。

（2）肝：胎儿肝内缺乏许多酶，不能结合因红细胞破坏产生的大量游离胆红素。少部分在肝内结合，经胆道胆红素排入小肠并氧化成胆绿素。胆绿素降解产物导致胎粪呈黑绿色。

5. 泌尿系统 妊娠 11～14 周胎儿肾有排尿功能。妊娠 14 周胎儿膀胱内有尿液，通过胎儿排尿参与羊水的循环。

6. 内分泌系统 胎儿甲状腺于妊娠第 6 周开始发育，是最早发育的内分泌腺。妊娠 12 周已能合成甲状腺激素。胎儿肾上腺发育良好，胎儿肾上腺皮质主要由胎儿带组成，能产生大量甾体激素，与胎儿肝、胎盘、母体完成雌三醇合成。妊娠 12 周胎儿胰腺分泌胰岛素。

7. 生殖系统及性腺分化发育 男性胎儿睾丸约在妊娠 9 周开始分化发育，于临产前降至阴囊内。女性胎儿卵巢在妊娠 11～12 周开始分化发育，副中肾管系统发育形成阴道、子宫、输卵管。外阴部缺乏 5α-还原酶，外生殖器向女性分化发育。

第二节　妊娠期妇女生理及心理变化

一、生理变化

由于胚胎、胎儿生长发育的需要，在胎盘产生的激素参与下，在神经内分泌的影响下，母体各系统发生一系列适应性生理性变化。熟知妊娠母体的变化，有助于护理人员帮助孕妇了解妊娠期的解剖及生理方面的变化；减轻孕妇及其家属由于知识缺乏而引起的焦虑；教会孕妇及其家属应对出现的症状和体征；帮助孕妇识别潜在的或现存的非生理性的变化。

（一）生殖系统的变化

1. 子宫

（1）子宫体：妊娠期子宫肌细胞肥大、变长，间质的血管和淋巴管增多，子宫增大且变软。妊娠 12 周后增大的子宫超出盆腔，妊娠晚期的子宫一般略向右旋，与盆腔左侧有乙状结肠占据有关。子宫大小由非孕时的 7cm×5cm×3cm 至足月妊娠时的 35cm×25cm×22cm。子宫的重量由非孕时的 50g 至足月妊娠时的 1000g。子宫腔的容量由非孕时的 5ml 至足月妊娠时的 5000ml。子宫动脉至妊娠足月时变直，以适应胎盘内绒毛间隙血流量增加的需要。妊娠足月时子宫血流量比非孕时增加 4～6 倍。宫缩时子宫血流量明显减少。

（2）子宫峡部：子宫峡部在非孕时长约 1cm，妊娠 12 周后逐渐伸长变薄，在妊娠后期形成子宫下段，至临产后可伸展达 7～10cm，成为软产道的一部分。

（3）子宫颈：妊娠早期宫颈组织充血变软，黏膜呈紫蓝色。宫颈管内腺体肥大，宫颈黏液分泌量增多，形成较稠的"黏液栓"，可防止细菌侵入宫腔。妊娠期末宫颈变短，宫口轻度扩张。

2. 卵巢 妊娠后略增大，一侧卵巢可见妊娠黄体，于妊娠 10 周前产生雌激素和孕激素，以维持妊娠。妊娠 10 周后黄体功能由胎盘取代，黄体开始萎缩。妊娠期卵巢不排卵。

3. 输卵管 妊娠期输卵管伸长，充血明显，系膜血管增多，但肌层并不增厚。有时黏膜可呈蜕膜样变化。

4. 阴道 黏膜充血水肿，呈紫蓝色，皱襞增多，结缔组织变疏松，伸展性增强。上皮细胞内糖原增加，阴道乳酸含量增多，酸度增高，不利于一般致病菌生长，有利于防止感染。

5. 外阴 组织充血变软，伸展性增强，色素沉着增多，小阴唇皮脂腺分泌增多。

（二）乳房的变化

1. 妊娠早期乳房内血管增加，充血明显，孕妇可自觉乳房发胀，有触痛和刺痛。乳头及乳晕变大并着色，乳头为勃起状态，乳晕的皮脂腺肥大形成散在的结节状突起，称蒙氏结节。

2. 妊娠期间乳房受到激素的影响，胎盘分泌的雌激素刺激乳腺腺管发育，孕激素刺激乳腺腺泡发育，此外人胎盘催乳素、垂体催乳素、胰岛素、皮质醇及甲状腺素等均有促进乳房发育的作用。妊娠期由于大量雌激素和孕激素抑制催乳素的作用，并不发生泌乳，但产后胎盘激素停止分泌，在催乳素的作用下，乳汁分泌、排出。妊娠晚期，尤其在接近分娩期时挤压乳房，可有数滴稀薄黄色液体溢出，称为初乳，分娩后乳汁正式分泌。

（三）血液、循环系统的变化

1. **血液** 母体的血容量从妊娠 6～8 周开始增加，至 32～34 周达高峰，之后维持此水平至分娩。整个妊娠期增加 30%～45%，其中血浆平均增加 1000ml，红细胞平均增加 450ml，血液相对稀释，出现生理性贫血。若血红蛋白值下降到 100g/L 以下，应考虑为贫血。

正常孕妇的红细胞计数约为 3.6×10^{12}/L，血红蛋白值约为 110 g/L。白细胞从妊娠 7～8 周开始增加，30 周达高峰，为（10～15）$\times 10^9$/L，以中性粒细胞增加为主，淋巴细胞改变不大。这些改变在分娩后 6 日左右恢复正常。妊娠期因纤维蛋白原和大部分凝血因子如凝血因子 Ⅱ、Ⅴ、Ⅶ、Ⅷ、Ⅸ、Ⅹ 增加，使血液黏稠度增加，孕妇血液处于高凝状态，有利于产后止血；红细胞沉降率也增快。

2. **心脏** 由于血容量和新陈代谢的增加，以及胎血血液循环的建立，母体心脏负担明显增加，心率每分钟增加 10～15 次，心排血量增加 30%。由于子宫增大、膈肌上升、心脏移位，使大血管轻度扭曲，在心尖部及肺动脉区可听到柔和的吹风样 Ⅱ 级及以下收缩期杂音，属于生理性杂音。

3. **血流动力学** 妊娠早中期血压偏低，妊娠 24～26 周后血压轻度升高。妊娠中期因外周血管扩张及胎盘动静脉短路形成，周围循环阻力降低，因此孕妇血压偏低，以舒张压下降为主，脉压稍有增大。随妊娠月份的增加，增大的子宫压迫下腔静脉，使下腔静脉压明显升高，有些孕妇可出现下肢和外阴静脉曲张或痔。孕妇若长时间采取仰卧位，可引起回心血量和心排血量均减少，血压下降，称为仰卧位低血压综合征。

（四）呼吸系统

妊娠期由于母体代谢作用增加，以及胎儿生长发育的需要，孕妇的耗氧量增加。孕妇有过度通气的现象；妊娠晚期增大的子宫影响膈肌活动的幅度，呼吸以胸式为主，呼吸次数变化不大，但呼吸较深。妊娠期上呼吸道黏膜充血水肿，使局部抵抗力降低，容易发生上呼吸道感染。

（五）消化系统

妊娠早期常出现恶心、呕吐、食欲缺乏等症状，约妊娠 12 周可自行消失，因大量雌激素的影响，孕妇牙龈充血、水肿、增生，易患牙龈炎以致牙龈出血。由于雌激素的影响，胃肠平滑肌张力减退，蠕动减少、减弱，胃排空时间延长，易出现上腹部饱胀感、肠胀气及便秘。胆囊排空时间延长，胆道平滑肌松弛，胆汁稍黏稠，使胆汁淤积，妊娠期间容易诱发胆囊炎及胆结石。

（六）泌尿系统

由于孕妇及胎儿代谢产物增多，肾脏负担加重，肾血流量和肾小球滤过率均增加。由于肾血流量和肾小球滤过率可受体位影响，孕妇仰卧位时尿量增加，故夜尿量多于日尿量。由于肾小球滤过率增加，而肾小管对葡萄糖再吸收能力不能相应增加，故孕妇饭后可出现糖尿。妊娠中晚期，由于孕激素的作用，肾盂、输尿管都有扩张，输尿管的蠕动减弱，尿流变慢，而且右侧输尿管受右旋子宫压迫，孕妇易发生肾盂肾炎，且以右侧多见。妊娠早期子宫增大及妊娠晚期胎先露的下降均可压迫膀胱而出现尿频。

（七）内分泌变化

妊娠期腺垂体稍增生 1～2 倍，嗜酸粒细胞肥大增多称"妊娠细胞"，产后 10 日左右可恢复。

由于妊娠黄体和胎盘分泌大量雌激素及孕激素,对下丘脑及腺垂体的负反馈作用,使促性腺激素分泌减少,故妊娠期间卵巢内的卵泡不再发育成熟,也无排卵。垂体催乳素随妊娠进展逐渐增量,妊娠足月分娩前为非妊娠期的 20 倍。催乳激素有促进乳腺发育的作用,为产后泌乳做准备。促甲状腺激素(TSH)和促肾上腺皮质醇(ACTH)增多,但游离甲状腺激素及皮质醇并未增多,故孕妇通常无甲状腺功能亢进表现及肾上腺皮质功能亢进表现。睾酮略有增加,孕妇表现为阴毛及腋毛增多增粗。

(八)其他方面的变化

1. 无机盐代谢 妊娠期供给胎儿生长发育及体内储存,需要大量的钙、磷、铁等。孕妇如对钙的摄入不足或吸收不良,可引起低血钙、肌肉痉挛,严重缺钙时胎儿从母体骨骼中吸取钙,从而引起骨质疏松、骨软化症。妊娠期随着母体红细胞的增加、胎儿生长发育、体内铁的储存,孕妇对铁的需要量不断增加。孕妇如对铁的摄入量不足,易出现贫血。

2. 皮肤 由于腺垂体分泌的促黑素细胞激素增加,孕妇的面部、乳头、乳晕、腹白线、外阴等部位出现色素沉着。妊娠期间颜面部出现蝶形褐色斑,称为妊娠黄褐斑,产后可减退。孕妇腹壁、大腿、乳房、臀部、腰骶等部位,因肾上腺皮质激素分泌增多及子宫增大,可引起皮肤弹性纤维与胶原纤维断裂,出现粉红色或紫红色条纹,为妊娠纹,产后多变为银白或灰白色有光泽的瘢痕线纹。

3. 体重增加 妊娠 4 个月后,由于胎儿发育较快,孕妇体重明显增加。整个妊娠期平均增加12.5kg,妊娠晚期体重增加的速度减慢,每周体重的增加不应超过 0.5kg,如增加过多,应注意水肿的发生。

二、妊娠期妇女的心理-社会支持状况

妊娠虽然是一种自然的生理现象,但对于女性而言,仍是一生中尤为重要的事情,是一种挑战,是家庭生活的转折点,因此会伴有不同的压力和焦虑。妊娠期的心理评估是产前极其重要的一部分,准父母和家庭其他成员的心理及社会文化方面需要重新适应和调整,良好的身心适应使整个家庭更好地迎接新生命的来临,将有助于孕妇产后亲子关系的建立和家庭角色的完善。

(一)妊娠期母体的心理社会反应

1. 惊讶和震惊 在妊娠早期,不管是否计划妊娠,几乎所有的孕妇都会产生惊讶和震惊的反应。

2. 矛盾心理 在惊讶和震惊的同时,孕妇可能会出现爱恨交加的矛盾心理,尤其是原先未计划妊娠的孕妇。此时既享受妊娠的欢愉又觉得妊娠不是时候,可能因工作、学习等暂时不想要孩子所致;或是在确诊妊娠前后有接触过放射线、服药、发热、感冒、不良孕产史或有较严重的疾病等情况,担心发生先天愚型儿或畸形儿所致;或由于是第一次妊娠,对疲劳、恶心、尿频等生理变化无所适从所致。但当孕妇自觉胎儿在腹中活动时,多数孕妇会改变当初对妊娠的态度。

3. 接受 妊娠早期,孕妇对妊娠的感受仅仅是停经后的各种不适反应,并未感受到胎儿的存在。随着妊娠进展,尤其是胎动出现,孕妇真正感到了孩子的存在,出现了"筑巢反应",会想象孩子的外貌、憧憬未来的幸福,开始计划孩子的一切。妊娠晚期,因子宫明显增大,给孕妇的生活带来很大的不便,大多数孕妇都期盼分娩日期的到来,随着预产期的接近孕妇常因婴儿将要出生而感到愉快,又因为可能产生的分娩痛苦而焦虑,甚至为能否顺利分娩、分娩过程中母儿安危而担心等。

4. 情绪不定 孕妇的情绪波动起伏较大,易激动,可能是体内激素的作用。

5. 内省 妊娠期孕妇表现出以自我为中心,变得专注于自己及身体,注重穿着、体重和一日三餐,同时也较关心自己的休息。这种专注使孕妇能计划、调节、适应,以迎接新生儿的来临。

（二）妊娠期母体的心理调节

美国学者鲁宾（Rubin）认为孕妇为接受新生命的诞生，维持个人及家庭的功能完整，必须完成 4 项心理发展任务。

1. 确保自己及胎儿能安全顺利地度过整个孕产期　妊娠后，孕妇关注胎儿和自己的健康，常会寻求产科护理方面的相关知识。例如，阅读有关书籍、观察其他孕妇和产妇，并就相关话题进行讨论；遵守医生的建议，使整个妊娠期保持最佳的健康状况；自觉听从建议，补充维生素，摄取均衡饮食，保证足够的休息和睡眠等。

2. 促使家庭重要成员接受新生儿及对母亲角色的认可　孩子的出生会对整个家庭产生影响。最初孕妇会为自己面临改变而感到难过，但人际关系、社交转变通常会很顺利。随着妊娠的进展，孕妇逐渐接受了孩子，并开始寻求家庭重要成员对孩子的接受和认可。在此过程中，丈夫（或伴侣）是关键人物，有了他的支持和接受，孕妇才能完成妊娠期心理发展任务和形成母亲角色的认同。如果家中尚有小孩，孕妇也要努力确保其他子女接受新生儿。

3. 情绪上与胎儿连成一体　随着妊娠的进展，孕妇和胎儿建立起亲密的情感，胎动出现以后，孕妇会对胎儿有更真实的感受，而更执意地想保护胎儿。常借助抚摸、对着腹部讲话等行为表现对胎儿的情感。幻想理想中孩子的模样，会使孕妇与孩子更加亲近。这种情绪及行为的表现将为孕妇日后与新生儿建立良好情感奠定基础。

4. 学习为孩子而奉献　生育过程包含了许多给予行为。孕妇必须发展自制力，学习延迟自己的需要以迎合其他个体的需要。开始调整自己，以适应胎儿的成长，进而顺利担负起产后照顾孩子的重任。

三、准父亲及其他成员的心理-社会支持状况

妊娠是整个家庭的事件，对准父亲而言，也会经历不同的心理变化，如果妊娠是夫妇双方所共同期望或计划的，准父亲会表现出异常的兴奋；反之，则可能会感到震惊。无论妊娠是否在期望中，准父亲均会有压力感。在妊娠早期，由于孕妇外观改变不明显，准父亲往往无法体会孕妇的心情，以致不能真正参与妊娠过程。当妊娠被诊断之后，准父亲开始意识到妊娠这一事实。但因孕妇腹部增大不明显，准父亲觉得生活没有太多改变。在妊娠期生理及心理调适过程中，孕妇需要来自准父亲的心理支持与保证。由于准父亲多存在心理距离而无法满足孕妇的需要，在夫妻间出现婚姻压力与沟通不良现象。当孕妇子宫逐渐增大，腹部明显膨隆后，准父亲进入一个新的心理阶段，开始认识到妻子妊娠是自己一生中最重要的事。准父亲对自己的角色进行评估，对妻子的妊娠感受也能体会与关心。此时，准父亲可能会对分娩过程产生害怕心理、感到压力。

对孕妇的长辈而言，无论是否为计划妊娠，一般都会注意孕妇的身体及心理改变，创造有利于胎儿生长的各种环境。

第三节　妊娠诊断

临床将妊娠全过程分为三个时期：妊娠 13 周末之前为早期妊娠；妊娠 14～27 周末为中期妊娠；妊娠 28 周及以后称为晚期妊娠。

一、早期妊娠诊断

案例 3-1　临床资料

李女士，29 岁，结婚 1 年，诉停经 56 天，自己在家用验孕棒检验为阳性，近来出现呕吐、厌食、乏力、犯困、乳房胀痛，心情很紧张，担心营养不良和精神状态欠佳而影响胎儿的发育，今天来就诊。

> **问题：**
>
>   1. 医生怎么确诊该病人为早期妊娠？
>   2. 护士应如何向该病人进行健康指导？

（一）临床表现

【症状】

1. 停经　凡有性生活的育龄妇女，平时月经周期规律，一旦月经过期 10 日或以上，应疑为妊娠。若停经已达 8 周，妊娠的可能性更大。停经是妊娠最早的症状，但不是妊娠特有的症状。

2. 早孕反应　约有半数以上的妇女，自妊娠 6 周左右出现畏寒、头晕、乏力、嗜睡、流涎、食欲缺乏、恶心、晨起呕吐、喜酸辣或厌油腻等症状，称早孕反应。一般于妊娠 12 周左右自行消失。

3. 尿频　妊娠早期由于增大的子宫压迫膀胱，可发生尿频。妊娠 13 周后，当宫体增大上升进入腹腔不再压迫膀胱时，尿频症状自然消失。

【体征】

1. 乳房变化　受雌激素、孕激素影响，乳房逐渐增大，孕妇自觉乳房轻度胀痛及乳头疼痛，初孕妇尤为明显。检查时可见乳头及乳晕色素沉着，乳晕周围有深褐色蒙氏结节出现。哺乳期妇女一旦受孕，乳汁分泌明显减少。

2. 妇科检查　阴道窥器检查，可见阴道壁及子宫颈充血、呈紫蓝色。停经 6～8 周时，双合诊检查子宫峡部极软，感觉子宫体与子宫颈似不相连，称黑加征（Hegar sign）。随妊娠进展子宫逐渐增大变软，于妊娠 6 周呈球形，妊娠 8 周宫体约为非孕时的 2 倍，妊娠 12 周时约为非孕时的 3 倍，并可在耻骨联合稍上方触及子宫体。

（二）辅助检查

1. 妊娠试验　孕妇血清及尿液中含有 HCG，测定受检查者体内的 HCG 水平，可协助诊断早期妊娠。其方法有生物测定法及免疫测定法。临床多用试纸法（免疫学方法之一）检测受检者尿液，若为阳性，在白色显示区上下呈现两条红色线，表明受检者尿中含 HCG。

2. 超声检查　B 型超声显像法是诊断早期妊娠快速、准确的方法。早期妊娠 B 超可排除异位妊娠和滋养细胞疾病，确认宫内妊娠、妊娠囊数目及妊娠周数。在增大的子宫轮廓中可见到妊娠环，最早在妊娠 5 周时可见到胚芽和原始胎心搏动。

3. 基础体温测定　具有双相型体温的育龄妇女，如停经后高温相持续 18 日不见下降者，早期妊娠的可能性大。高温相持续 3 周以上，则妊娠的可能性更大。

4. 宫颈黏液检查　宫颈黏液量少且黏稠，涂片干燥后光镜下见排列成行的椭圆体，不见羊齿植物状结晶，则早期妊娠的可能性大。

> **案例分析 3-1**
>
>   1. 医生怎么确诊该病人为早期妊娠？
>   答：根据该病人的停经史，早孕反应，结合血 HCG 结果及 B 超检查等辅助检查，即可确诊病人是否为早期妊娠，并且可排除异位妊娠。
>   2. 护士应如何向该病人进行健康指导？
>   答：（1）讲解妊娠早期的保健知识，指导自我情绪调整。告知病人呕吐、厌食、乏力、犯困、乳房胀痛这些都是早孕反应，属于正常生理反应，只要程度不严重，不会影响到胎儿的生长发育，放宽心情，一般 12 周左右会消失。
>   （2）指导孕妇建立孕产妇保健卡，定期做好产前检查。

二、中晚期妊娠诊断

（一）临床表现

1. 子宫增大 子宫体随妊娠进展逐渐增大，子宫底逐渐升高，腹部检查时，可根据手测宫底高度及尺测耻骨联合至子宫底高度来判断妊娠周数（表 3-1，图 3-5）。

表 3-1 妊娠各周子宫底高度及子宫长度

妊娠周数	手测子宫底高度	尺测耻上子宫长度（cm）
12 周末	耻骨联合上 2～3 横指	
16 周末	脐耻之间	
20 周末	脐下 1 横指	18（15.3～21.4）
24 周末	脐上 1 横指	24（22.0～25.1）
28 周末	脐上 3 横指	26（22.4～29.0）
32 周末	脐与剑突之间	29（25.3～32.0）
36 周末	剑突下 2 横指	32（29.8～34.5）
40 周末	脐与剑突之间或略高	33（30.0～35.3）

2. 胎动 胎体在子宫内的活动，称胎动。18 周后 B 型超声检查可发现，18～20 周后孕妇可初次感觉到胎动。

3. 胎心音 妊娠 18～20 周用一般听诊器可经孕妇腹壁听到胎心音，若用多普勒胎心听诊仪，于妊娠 10 周即可听到胎心音。胎心音呈双音，似钟表"滴答"声，速度较快，正常值为 110～160 次/分。听到胎心音可确诊妊娠且为活胎。胎心音应与子宫杂音、腹主动脉音、脐带杂音相鉴别。

4. 胎体 妊娠 20 周后，经腹部可扪到子宫内的胎体。24 周后则可区分胎头、胎臀、胎背及胎儿肢体各部分。

（二）辅助检查

1. 超声检查 B 型超声显像法显示胎儿数目、胎产式、胎先露及胎方位、胎心搏动情况、胎盘位置及羊水量，观察

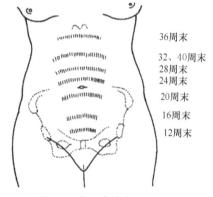

36 周末
32、40 周末
28 周末
24 周末
20 周末
16 周末
12 周末

图 3-5 宫底高度与妊娠周数

胎儿有无明显体表畸形，并可测量胎头双顶径、头围、腹围、股骨长等多条胎儿径线，了解胎儿生长发育情况。超声多普勒法能探出胎心音、胎动音、脐带血流音及胎盘血流音，可帮助预测和监护胎儿情况。临床上，多普勒超声心动图对先天性心血管畸形的诊断具有重要价值。

2. 胎儿心电图 常用间接法测定以判断胎儿心脏有无异常，通常于妊娠 12 周后即能显示较规律的图形，20 周后准确率更高。

三、胎产式、胎先露、胎方位

胎儿在宫腔内的姿势称胎势，正常的胎儿姿势为胎头俯屈，颏部靠近胸壁，脊柱略屈曲，两臂交叉于胸前，两髋、膝关节屈曲，大腿交叉靠近腹壁，使整个胎体明显缩小呈椭圆形，以适应妊娠晚期椭圆形宫腔的形状。胎儿位置对分娩经过影响极大，故在妊娠晚期应明确胎儿在子宫内的位置。

1. 胎产式（fetal line） 胎体纵轴与母体纵轴的关系称胎产式。两纵轴平行者称纵产式；两纵轴垂直者称横产式；两纵轴交叉呈角度者称斜产式，属暂时性的，在分娩过程中多数转为纵产式（图 3-6）。

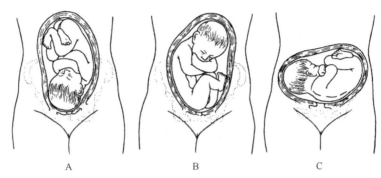

图 3-6　胎产式与胎先露

A. 纵产式-头先露；B. 纵产式-臀先露；C. 横产式-肩先露

2. 胎先露（fetal presentation）　最先进入母体骨盆入口的胎儿部分称胎先露。纵产式有头先露及臀先露，横式为肩先露。头先露因胎头屈伸程度不同而分为枕先露、前囟先露、额先露及面先露，以枕先露最多见（图 3-7）。臀先露因入盆的先露部分不同而分为混合臀先露、单臀先露、膝先露和足先露（图 3-8）。偶见胎儿头先露或臀先露与胎手或胎足同时入盆，称复合先露。

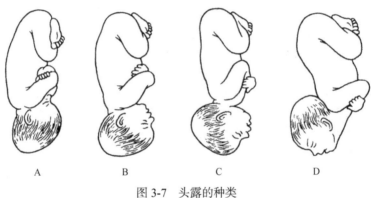

图 3-7　头露的种类

A. 枕先露；B. 前囟先露；C. 额先露；D. 面先露

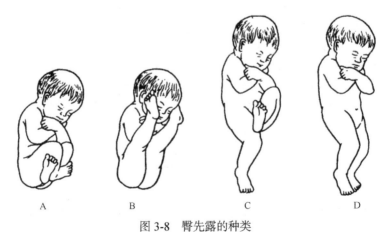

图 3-8　臀先露的种类

A. 混合臀先露；B. 单臀先露；C. 单足先露；D. 双足先露

3. 胎方位（fetal position）　胎先露部的指示点与母体骨盆的关系称胎方位（简称胎位）。枕先露以枕骨、臀先露以骶骨、面先露以颏骨、肩先露以肩胛骨为指示点。如枕先露时，胎头枕骨位于母体骨盆的左前方，胎方位为枕左前位，其余类推。分娩时除了枕前位为正常的胎位，其他都为异常胎位（图3-9）。

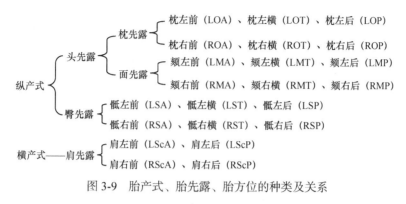

图3-9　胎产式、胎先露、胎方位的种类及关系

第四节　产前检查

案例3-2　临床资料

　　王女士，33岁，$G_2P_1A_0$，妊娠24周，本次由其丈夫陪伴，来医院产科门诊就诊。上一次妊娠未做过产前检查，妊娠过程顺利并且顺产。本次妊娠以来未曾做过产前检查，近日由于腹部明显增大，夜间胎动比较明显，常发生腿部肌肉痉挛，夜间发作较重，导致晚上失眠。王女士担心胎儿状况前来就诊。

问题：

　　1. 作为门诊接诊护士应做哪些工作？

　　2. 该孕妇有哪些护理诊断或问题？

　　3. 护士应如何对孕妇进行健康指导？

　　产前检查是妊娠期对孕妇和胎儿所做的临床检查。由于胎儿的生长发育，孕妇身体各系统出现一系列相适应的变化，若超越生理范围或孕妇本身患有某种疾病不能适应妊娠的改变，则孕妇和胎儿都可出现病理情况。通过产前检查，能够及早发现并防治合并症（孕妇原有疾病如心脏病等）和并发症（妊娠期后发生的疾病如妊娠期高血压疾病等），及时纠正异常胎位和发现胎儿异常，确定分娩方式。维护母亲和胎儿的健康以致能顺利、安全地通过妊娠、分娩的过程是产前检查的最终目标。

一、产前检查时间

　　妊娠期的护理管理主要是通过产前检查来实现。产前检查应从确诊早期妊娠时开始，首次检查时间应以妊娠6～8周为宜，妊娠20～36周为每4周检查1次，自37周起每周检查1次，共行产前检查9～11次，凡属高危孕妇或有异常情况者，应酌情增加产前检查次数。

二、资料收集

　　孕妇第一次来院接受系统的产前检查时，医护人员应尽力收集完整的个人资料和妊娠相关的心理、社会资料，并和孕妇一起拟定适宜的产前保健计划，同时讨论下一次产检时间和需追加和追踪的检查项目。

（一）一般资料

询问孕妇姓名、年龄、籍贯、职业、教育程度、民族和宗教信仰、经济、药物接触、支持系统、丈夫年龄及健康状况等。

（二）月经史及婚育史

1. 月经史 包括初潮年龄、月经周期、持续时间、月经量、有无痛经、痛经程度，以及末次月经第 1 日的日期，以便推算预产期。

2. 婚育史 包括初婚年龄，是否近亲婚配，丈夫的健康情况，妊娠次数，流产次数（自然流产和人工流产，包括药物流产），生产次数，有无存活子女及其健康情况，既往妊娠、分娩和产褥经过，分娩方式、时间及有无合并症和治疗情况等。记录妇女孕产史时，常可表示为：G 代表 gravidity（妊娠次数），P 代表 parity（分娩次数），A 代表 abortion（流产），每个英文字母的阿拉伯数字表示各项次数。如 $G_3P_1A_1$ 表示妊娠 3 次，现有子女 1 个，曾经流产 1 次。

（三）推算预产期

预产期（expected date of confinement，EDC）推算方法：末次月经（last menstrual period，LMP）第 1 日起，月份加 9 或减 3，日期加 7。实际分娩日期与推算的预产期可以相差 1～2 周。若孕妇记不清末次月经日期或因哺乳期无月经来潮而受孕者，可根据早期妊娠 B 超、早孕反应开始的时间、胎动开始时间、手测宫底高度及胎儿大小等情况加以估计。

（四）本次妊娠情况

了解妊娠早期有无早孕反应、有无病毒感染及用药史；胎动开始时间，有无头晕、头痛、心慌、气短、呼吸困难、下肢水肿及阴道流血等症状。妊娠期饮食、睡眠、大小便和劳动情况等。

（五）既往史及家族史

有无重要脏器疾病及其发病时间和治疗情况，如高血压、心脏病、糖尿病、血液病、肝肾疾病、骨软化症等。有无肝炎、结核病史及接触史；有无手术、外伤史。家族中有无双胎史、遗传性疾病及慢性病史等。

> **案例分析 3-2**
>   1. 作为门诊接诊护士要做哪些工作？
>   答：（1）孕妇第一次来院接受系统的产前检查时，接诊护士应尽力收集完整的个人资料和妊娠相关的心理、社会资料，建立妊娠期保健卡。
>   （2）告知产前检查的重要性，并和孕妇一起拟定适宜的产前保健计划，预约下一次产检时间和内容。

三、产前检查项目

（一）一般检查

了解孕妇发育营养状况、身高、体重、步态、有无水肿；检查心、肺、肝、肾、脑等重要器官有无病变；检查乳房发育情况及有无结节、乳头凹陷；脊柱及四肢有无畸形。测量体温、脉搏、呼吸及血压。孕妇正常血压不应超过 140/90 mmHg，或与基础血压相比，不应超过 30/15mmHg。

（二）产科检查

1. 腹部检查 借以了解胎儿大小、胎产式、胎先露和胎方位。

（1）视诊：观察腹部大小、形状、腹壁有无妊娠纹、水肿及手术瘢痕。并注意有无悬垂腹。

（2）触诊：检查腹部肌肉紧张程度，有无腹直肌分离。用软尺测量腹围（绕下腹部最膨隆处绕脐一周的周径）和宫底高度（耻骨联合上缘到宫底的弧形长度）。运用四步触诊法（图 3-10）检查子宫的大小、胎产式、胎先露、胎方位、先露衔接情况，初步估计羊水量的多少等。方法是孕妇排尿后取仰卧位，双腿略屈曲稍分开，袒露腹部，检查者站在孕妇的右侧，前三步检查者面对孕妇，做第四步时，面向孕妇足端。

　　第一步：检查者双手置于子宫底部，了解子宫外形并测得宫底高度，估计胎儿大小与妊娠周数是否相符。然后一双手指腹相对感觉宫底处胎儿部分，如为胎头则圆而硬，有浮球感；如为胎臀则软而宽，形状不规则。

　　第二步：检查者将双手分别置于孕妇腹部的两侧，一手固定，另一手缓缓深按检查，两手交替进行，仔细分辨胎背与四肢的位置。平坦饱满者为胎背，高低不平、可变形者为胎儿四肢，有时可感觉到胎儿肢体活动。同时可感觉羊水量的多少。

　　第三步：检查者右手拇指与其余四指分开，置于耻骨联合上方，握住胎先露部，感觉先露部是胎头还是胎臀，左右推动先露部，确定是否衔接。若先露部不能被推动，表示已衔接；若仍浮动，表示尚未衔接。

　　第四步：检查者两手分别置于胎先露部的两侧，向骨盆入口方向向下深按，进一步核实对先露部的判断是否正确，并确定先露部的入盆程度。如先露部能活动或手能陷入先露部与耻骨联合之间者，称先露部浮动；先露部部分入盆稍能活动者，称先露部半固定；先露部不能活动者称先露部固定。

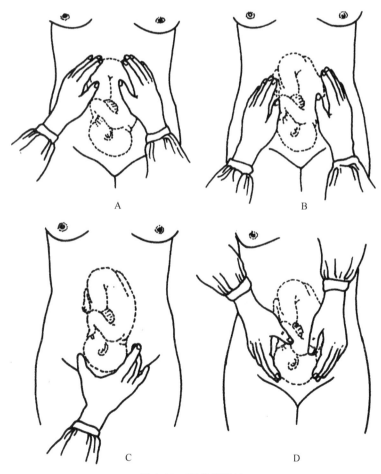

A　　　　　　　　　　B

C　　　　　　　　　　D

图 3-10　四步触诊法

　　（3）听诊：胎心音在胎儿背部侧上方的母体腹壁上听得最清楚。妊娠 24 周前无论何种产式、先露和方位，听胎心的部位均在脐下正中线附近；妊娠 24 周后，头先露时在脐下两侧、臀先露时在脐上两侧、横位时则在脐的周围听得最清楚,当腹壁紧、子宫较敏感、确定胎背方向有困难时,可借助听取胎心音的部位来判断胎方位。听胎心音时应注意速率,正常胎心率为每分钟110~160次。

2. 骨盆测量 骨盆的大小、形状直接关系到分娩能否顺利进行。故临床上常通过骨盆测量来了解骨产道情况,是产前检查中必不可少的项目。测量方法分为外测量和内测量两种。

(1)骨盆外测量:产前检查应常规进行骨盆外测量,能间接判断骨盆的大小、形状,而且操作简便易行。主要径线有:

1)髂棘间径(IS):孕妇取伸腿仰卧位,测量两髂前上棘外缘间的距离(图3-11),正常值为23~26cm。

2)髂嵴间径(IC):孕妇取伸腿仰卧位,测量两髂嵴外缘间最宽的距离(图3-12),正常值为25~28cm。以上两径线可以间接推算骨盆入口横径的长度。

3)骶耻外径(EC):孕妇取左侧卧位,左腿屈曲,右腿伸直。测量第5腰椎棘突下(相当于米氏菱形窝的上角)至耻骨联合上缘中点的距离(图3-13),正常值为18~20cm。此径线可间接推测骨盆入口前后径的大小。

4)出口横径(TO):亦称坐骨结节间径。孕妇取仰卧位,两腿弯曲,双手抱双膝,测量两坐骨结节前端内侧缘的距离(图3-14),正常值为8.5~9.5cm。也可用检查者的拳头测量,若其间能容纳成人的横置手拳,则属正常。若此径线小于8cm,则应测量出口后矢状径(坐骨结节间径中点至骶骨尖端),两径之和>15cm时,一般足月胎儿可以经阴道娩出。

5)耻骨弓角度:孕妇取膀胱截石位,用左右手拇指指尖斜着对拢,放置在耻骨联合下缘,左右两拇指平放在耻骨降支上面,测量两拇指间的角度即为耻骨弓角度。正常值为90°,若小于80°为异常。此角度反映骨盆出口横径的宽度。

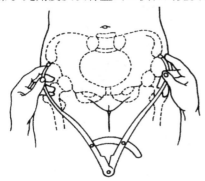

图3-11 测量髂棘间径

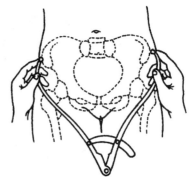

图3-12 测量髂嵴间径

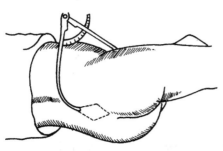

图3-13 测量骶耻外径

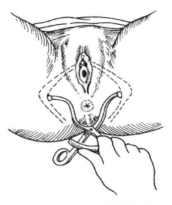

图3-14 测量坐骨结节间径

（2）骨盆内测量：能较准确地反映骨盆大小，适用于骨盆外测量有狭窄者。孕妇取膀胱截石位，消毒外阴，检查者戴无菌手套并涂润滑油，将示、中二指轻轻伸入阴道。主要径线有：

1）对角径（DC）：也称骶耻内径，从耻骨联合下缘至骶岬上缘中点的距离（图 3-15），正常为12.5～13cm。此值减去 1.5～2cm，即为真结合径（骨盆入口前后径的长度）。测量时如中指尖触不到骶岬，表示此径值＞12.5cm。

2）坐骨棘间径：示、中二指分别触及两侧坐骨棘，估计其间的距离（图 3-16），正常约为10cm。

3）坐骨切迹宽度：代表中骨盆后矢状径，其宽度为坐骨棘与骶骨下部间的距离（图 3-17），即骶棘韧带宽度。若能容纳 3 横指（5.5～6cm）为正常，否则属中骨盆狭窄。

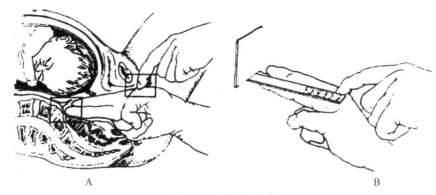

　　　　　　　A　　　　　　　　　　　　　　　　　　　　B

图 3-15　测量对角径

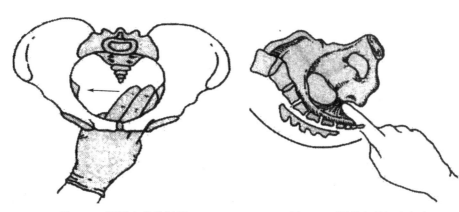

图 3-16　测量坐骨棘间径　　　　　图 3-17　测量坐骨切迹宽度

3. 阴道检查　孕妇在妊娠早期初诊时应进行阴道内双合诊检查，以了解产道、子宫及附件情况，及时发现异常。

4. 肛门检查　可以了解胎先露、宫口大小、骶骨弯曲度、坐骨棘间径、坐骨切迹宽度、骶尾关节活动度，并能结合肛诊测得后矢状径。

5. 绘制妊娠图　将检查结果，包括血压、体重、宫高、腹围、B 型超声测得的胎头双顶径值、尿蛋白、尿雌激素/肌酐（E/C）值、胎位、胎心率、水肿等项，填于妊娠图中。将每次产前检查时所得的各项数值，分别记录于妊娠图上，绘制成曲线，观察其动态变化，可以及早发现孕妇和胎儿的异常情况。

四、辅 助 检 查

妊娠期除检查血常规、血型、血糖和尿常规外，还应根据具体情况选做下列检查：

1. 肝功能，肾功能，乙型肝炎、丙型肝炎和艾滋病的标志物的检查及心电图检查，以了解有无妊娠合并症存在。

2. B型超声显像法了解胎儿发育情况、脐带情况、羊水量等。

3. 对有死胎、死产、胎儿畸形史或患遗传性疾病病史的孕妇，应注意检查她的血清甲胎蛋白值、羊水细胞培养行染色体核型分析、唐氏综合征筛查等。

五、复诊产前检查

复诊产前检查是了解前次检查后有何不适，以便及早发现异常情况。其内容主要有：

1. 询问上次检查之后，有无特殊情况出现，如水肿、头晕、头痛、眼花、阴道流血、胎动异常等。

2. 测量体重及血压，检查有无水肿情况、程度如何，复查有无蛋白尿。

3. 复查胎位、听胎心音，测量宫底高度、腹围，估计胎儿大小，判断是否与妊娠周数相符。

第五节　妊娠期妇女的护理

一、护 理 评 估

（一）健康史

评估孕妇既往的生活模式，包括饮食与营养、活动与休息、清洁卫生、衣着、排泄、用药、性生活等习惯，了解有无影响孕妇生活模式的因素，如宗教、文化、习俗和经验等，了解有无影响健康的危险因素，如抽烟、饮酒、喝浓茶和浓咖啡、滥用药物等。

（二）身体状况

评估妊娠早中晚期有哪些不适的症状；评估自我监护的能力，包括母体方面异常症状的判断能力和胎儿方面的胎动、胎心音的监护能力；评估自我乳房护理、胎教的能力。

（三）心理-社会支持状况

评估不同时期孕妇的心理状况，是否因妊娠后不适而情绪不稳定，对将为人母是否做好心理准备，对临近分娩是否有担心、焦虑程度如何；评估部分孕妇和家属对妊娠期健康指导的认知情况，是否信奉"经验"等；此外还要评估家庭其他成员的心理状况。

（四）治疗原则

定期产前检查，明确孕妇和胎儿的健康状况，及早发现并治疗妊娠合并症和并发症，及时纠正和处理胎位异常及胎儿发育异常。

二、计 划 护 理

【常见护理诊断/问题】

1. **知识缺乏**　与缺乏妊娠期保健知识有关。

2. **体液过多**　与妊娠子宫压迫下腔静脉或水钠潴留有关。

3. **营养失调：低于机体需要量**　与早孕反应有关。

4. **营养失调：高于机体需要量**　与缺乏健康饮食和适当的锻炼有关。

5. 焦虑 与担心自己和胎儿的健康有关。

6. 胎儿有受伤的危险 与遗传、感染、中毒、胎盘功能障碍有关。

> **案例分析 3-2**
>
> 2. 该孕妇有哪些护理诊断或问题？
>
> 答：（1）知识缺乏：与缺乏妊娠期保健知识有关。
>
> （2）睡眠形态紊乱：与妊娠期不适有关。
>
> （3）焦虑：与担心自己和胎儿的健康有关。

【护理目标】

孕妇妊娠期自我护理知识增加，能识别异常表现，妊娠不适减轻，主动避免潜在的危险因素。

【护理措施】

（一）一般护理

告知孕妇产前检查的意义和重要性，进行妊娠期保健指导健康教育，并预约下次产前检查的时间和内容。

（二）心理护理

护理人员应了解孕妇的心理反应，并给予适当的支持与协助。告诉孕妇，母体是胎儿的小环境，孕妇的生理和心理活动都会波及胎儿，要保持心情愉快、轻松。孕妇的情绪变化可以通过血液和内分泌调节的改变对胎儿产生影响，如孕妇经常心境不佳、焦虑、恐惧、紧张或悲伤等，会使胎儿脑血管收缩，减少脑部的供血量，影响脑部发育。大量研究证明，过度的紧张、恐惧甚至可以造成胎儿大脑发育畸形。情绪困扰的孕妇易发生妊娠期、分娩期并发症。

（三）症状护理

妊娠期间，孕妇因妊娠进展而会有不同的身体不适，护理人员需评估孕妇有无阴道流血、剧烈呕吐、寒战、发热、腹部疼痛、头疼、眼花、胸闷、心悸、气短、液体突然自阴道流出、胎动计数突然减少等情况，告知孕妇上述为妊娠时异常症状，需立即就诊。如果出现下述症状，则为妊娠时正常症状，不需治疗，可采用一定的方法减轻症状。

1. 恶心、呕吐 是早孕反应的常见现象，以晨起为明显。有些孕妇对闻到特殊气味或油腻的食物非常敏感，会容易恶心、呕吐，除与消化系统的改变和激素变化有一定关系之外，亦可能由心理因素引起。

护理及健康指导：①避免空腹，晨起时先进食几块饼干或外出时随身携带苏打饼干或面包等；②少食多餐，忌油腻、不易消化饮食或特殊气味的食物；③餐前可饮用少许生姜汁以减轻胃气上逆，缓解呕吐；④表达不适的感受，保证充足的休息与放松，消除紧张情绪；⑤症状严重或妊娠 12 周后仍继续呕吐者，要及时就诊，以免因水电解质紊乱影响母婴健康。

2. 乳房胀痛 妊娠期乳房增大，触痛感及乳头敏感度增加。

护理及健康指导：指导孕妇穿着合身的而且具有支托作用的胸罩，避免摩擦或过度刺激，防止下垂。

3. 腰背痛 妊娠时激素使骨盆关节的韧带变软、松弛，妊娠子宫增大、腹部肌肉牵拉使腰骶曲度加大，孕妇为保持身体平衡而重心后移，肩部过度后倾，脊柱过度前屈、背肌紧张，容易产生腰背痛。

护理及健康指导：①保持正确的坐、站、走路和提重物姿势，并矫正孕妇错误的姿势；②避免穿高跟鞋，睡硬板床，会对腰背痛有所改善；③适当增加钙摄入量，腰骶部热敷也有助于缓解症状。

4. 尿频、尿急 易发生在妊娠前 3 个月及后 3 个月，为正常生理现象。

护理及健康指导：①向孕妇解释症状出现的原因，使其理解此症状并非病理性，不必处理；②临睡前减少液体摄入量来缓解夜间尿频的症状，但不要因此减少液体总摄入量。

5. 白带增多 妊娠时阴道分泌物增加是常见的生理现象，通常分泌物为白色，含有黏液及脱落的阴道上皮细胞。

护理及健康指导：①指导孕妇每日清洁外阴并更换棉质内裤，保持外阴部清洁干燥，严禁阴道冲洗；②注意观察白带性状及气味，若呈脓性、豆渣样，有异味，或伴明显外阴瘙痒时，需就诊，应全面检查以排除滴虫、假丝酵母菌及其他感染。

6. 便秘 是孕妇常见症状，与妊娠期胃肠蠕动减弱、缺乏户外运动有关。

护理及健康指导：①养成每日定时排便的习惯，建立适当的胃结肠反射；②增加纤维素食品、水果和足够的水分；③适当的户外运动；④必要时按医嘱给予缓泻剂，但注意切勿养成依赖药物的习惯。

7. 痔疮 妊娠后期，由于胎儿增大，腹内压增高，静脉血液回流受阻，而容易造成直肠静脉淤血，形成痔疮或加重原有痔疮。

护理及健康指导：①多吃高纤维的食物，如各种根茎类蔬菜、水果和糙米饭等，忌食辣椒、蒜、葱、酒、胡椒等刺激性食物。②养成定期排便和固定运动的习惯，避免增加腹压的动作。③要适当做些肛门保健，如提肛运动。每天坚持做10～30次提肛动作，增强盆底肌肉的力量和肛门周围的血液循环。④如果痔疮脱出肛门口，指导孕妇用手指将痔疮轻轻推入肛门深处。

8. 下肢水肿 妊娠后期因日渐增大的子宫对下肢静脉的压迫，静脉回流不畅，大多数孕妇容易发生足部水肿。

护理及健康指导：①避免久站或久坐加重液体滞留足部，多做足背屈曲运动，或时常抬高下肢；②避免摄入含高盐的食物；③注意有无高血压或蛋白尿的出现。

9. 腿部肌肉痉挛 妊娠后期孕妇常发生腿部肌肉痉挛，夜间发作较重。可能因血液钙离子浓度降低，或钙与磷比例失调或腿部的神经传导受增大子宫压迫的影响，也可能因维生素D的缺乏而导致。

护理及健康指导：①在痉挛部位按摩数分钟可使肌肉痉挛消失；②请家属将痉挛的腿膝盖伸直下压，并将足背屈曲以伸展腓肠肌，则痉挛现象可缓解；③做腓肠肌热敷，可使症状缓解；④注意增加饮食中的钙、维生素D的摄入，可以预防腿部痉挛的发生。

（四）妊娠期自我监护

教会孕妇自我监护的方法，对及时发现妊娠期并发症和胎儿异常有重要作用。

1. 胎动计数 通过胎动计数可以了解胎儿在宫内的情况。妊娠18～20周起即可开始监护胎动。随着孕周增加，胎动逐渐由弱变强，至妊娠足月时，胎动又因羊水量减少和空间减少逐渐减弱。正常每小时3～5次，每日早中晚各测1小时胎动，将3次胎动数相加乘4即得12小时的胎动数，正常胎动计数＞30次/12小时，凡12小时胎动数累计小于10次，或逐日下降大于50%而不能恢复者，提示胎儿有缺氧。

2. 胎心音计数 如家庭条件允许，孕妇可购买家用胎心听诊仪听胎心并做记录，正常胎心率110～160次/分，如持续＜110次/分或不规则或＞160次/分，都是胎儿缺氧的表现，视为胎盘功能不全，应及时就诊。

3. 体重监测 整个妊娠期平均体重增加约12.5kg。妊娠中晚期，每周体重增加不少于0.3kg，不大于0.5kg。孕妇应注意监测体重，如体重增加过快，应考虑有无水肿和羊水过多及妊娠期糖尿病、巨大儿等可能性。如增加过慢，应考虑有无胎儿生长受限（FGR）。

（五）营养指导

为孕妇讲解妊娠期营养需求的特点，增加营养的意义、作用，帮助其选择合理的膳食，建议孕妇参考中国营养学会于2016年发布的《孕期妇女膳食指南（2016）》，正确地使用各种妊娠期营养。

1. 热量　孕妇热量于妊娠中晚期需要量增加，每日需增加 836～1627kcal 热量，注意热量的增加不必太高，尤其是后期孕妇活动减少，以免胎儿过大，增加难产的机会。

2. 蛋白质　妊娠期蛋白质的摄入量增加，一方面供母体组织的发育和血容量的增加，另一方面供给胎儿胎盘的生长发育。我国营养学会建议：妊娠中期每天需要增加蛋白质 15g，妊娠末期每天增加 25g。动物类和大豆类等优质蛋白质的摄入量不应少于总蛋白质的 1/3。

3. 维生素　妊娠期应补充摄入多种维生素。维生素可分为脂溶性和水溶性两种。脂溶性维生素有维生素 A、维生素 D、维生素 E、维生素 K，主要存在于蛋黄、动物肝脏及深色的蔬菜中。水溶性维生素有维生素 B_1、维生素 B_2、维生素 C，大多存在于谷类、动物肝脏、干果、绿叶菜、新鲜水果中。为了避免胎儿神经管畸形，在计划妊娠前 3 个月时至妊娠早期 3 个月应每天补充叶酸 400μg。

4. 无机盐　孕妇对钙、铁、锌、碘的需要量比非孕妇女多。

（1）钙：轻度缺钙者可感腰腿肌肉痉挛，重者可致骨软化症及牙齿松动，我国营养学会建议自妊娠 16 周起每日摄入钙 1000mg，于妊娠晚期增至 1500mg，以服用枸橼酸钙为佳，牛奶及奶制品中含有较多的钙且容易被吸收，建议孕妇多饮用牛奶和奶制品。

（2）铁：铁的缺乏易导致缺铁性贫血，我国营养学会建议铁的膳食供给量应由成年非孕妇女的 20mg/d 增至妊娠中期的 24mg/d 及妊娠晚期的 29mg/d。膳食中铁的良好来源为动物血、肝脏及红肉，故主张妊娠中晚期每天增加 20～50g 红肉可提供 1～2.5mg 铁。每周食用 1～2 次动物血和肝脏，每次 20～50g，可提供 7～15mg 铁，基本可以满足妊娠期增加的铁营养需要。

（3）锌：妊娠期对锌的总需要量增加至 375mg，胎儿对锌的需要量在妊娠末期最高，每日需 0.5～0.75mg。我国营养学会建议孕妇膳食锌供给量应增加到每日 20mg。动物性食品，肉类、鱼类及海产品含锌量较高，尤以牡蛎含量高。

（4）碘：妊娠期碘的需要量增加，碘缺乏易发生甲状腺肿大。妊娠期严重缺碘，婴儿易患呆小症。可选择富含碘的食物，如海产品、蛋、木耳、黄豆制品、芝麻酱、芹菜、黄花菜等，每周进食一次海产品，可满足碘的需要。

（六）用药指导

妊娠期药物可通过胎盘屏障直接影响胎儿，也可通过改变母体的代谢等间接影响胎儿，因此，妊娠期间孕妇应在医生指导下严格选择和使用药物。

1. 了解用药种类和时机对胎儿的影响　美国食品药品监督管理局（FDA）根据药物对胚胎、胎儿的致畸情况，将药物对胚胎、胎儿的危害性等级分为 A、B、C、D、X 共 5 个级别。A 级：经临床对照研究，无法证实药物在妊娠早期与中晚期对胎儿有危害作用，对胚胎、胎儿伤害可能性最小，是无致畸性的药物，如适量维生素。B 级：经动物实验研究，未见对胚胎、胎儿有危害。无临床对照实验，未得到有害证据，可以在医师观察下使用，如青霉素、红霉素、地高辛、胰岛素等。C 级：动物实验表明对胚胎、胎儿有不良影响。由于没有临床对照实验，只能在充分权衡药物对孕妇的益处，对胚胎、胎儿潜在利益和危害情况下，谨慎使用，如庆大霉素、异丙嗪、异烟肼等。D 级：有足够证据证明对胚胎、胎儿有危害性。只有在孕妇有生命威胁或患严重疾病，而其他药物又无效的情况下考虑使用，如硫酸链霉素、盐酸四环素等。X 级：各种实验证实会导致胚胎、胎儿异常，在妊娠期间禁止使用，如甲氨蝶呤、己烯雌酚等。用药时，首选 A 类和 B 类药物，C 类和 D 类药物需要充分权衡利弊，X 类药物一般不会使用。此外，传统中药中，具有祛瘀、滑利、破血、散气、耗气等功效者，禁用或慎用。

2. 切勿因过分担心药物对胎儿的不良影响而拒绝或擅自停药　充分了解疾病对胎儿的影响及衡量用药的利弊。

3. 切勿自行滥用药物　如因疾病等确需用药，务必在医生指导下合理使用。服用药物时注意包装上的"孕妇慎用、忌用、禁用"字样。

4. 尽量避免不必要用药 尤其在受精卵形成 15 天至妊娠 3 个月, 胎儿极易受致畸因素影响, 能不用的药或暂时可停用的药物, 应考虑不用或暂停使用。

(七) 其他健康指导

1. 衣着与个人卫生 孕妇衣服应宽松、柔软、舒适、冷暖适宜, 鞋子宜为轻便舒适的平跟鞋。妊娠期间由于机体代谢率增高, 孕妇易出汗, 阴道分泌物增加, 应勤洗澡, 以淋浴为宜, 每日清洗外阴。保持良好的刷牙习惯, 由于激素水平的改变, 易造成牙龈肿胀及出血, 可使用软毛刷以减少出血。

2. 环境和安全指导 妊娠期应避免接触有毒有害物质, 如有毒的化学物质、放射性物质、吸烟 (包括被动吸烟)、饮酒可造成流产、早产、死胎、胎儿生长受限、智力低下、胎儿畸形等, 避免噪声刺激, 避免到人员密集的公共场所, 避免接触传染病病人, 以防交叉感染。

> **知识拓展**
>
> 妊娠早期保健最好不要饲养宠物。猫、狗等宠物身上潜藏的病毒、弓形虫、细菌等感染孕妇后, 可经血液循环到达胎盘, 破坏胎盘的绒毛膜结构, 造成母体与胎儿之间的物质交换障碍, 使氧气及营养物质供应缺乏, 胎儿的代谢产物不能及时经胎盘排泄, 致胚胎死亡而发生流产。

3. 活动与休息 孕妇可坚持工作到 28 周, 28 周后可适当减轻工作量, 避免长时间站立或重体力劳动。每日应保证 8 小时的睡眠, 午休 1～2 小时。孕妇最佳的睡眠姿势应该是左侧卧位, 因为左侧卧位可使右旋的子宫向左旋, 左侧卧位可减少妊娠子宫对动脉的压迫, 使之维持正常的张力保证胎盘的血液灌注量, 使孕妇不易发生下肢水肿、下肢静脉曲张和胎儿发育不良等病症。指导孕妇在妊娠期采取积极的活动和锻炼, 适当的户外活动, 如散步、晒太阳及在专业医师指导下做腿部、腰部及全身各部位的运动均有益于妊娠和分娩。

4. 性生活指导 妊娠早期性生活易引起流产, 妊娠晚期性生活易引起早产、胎盘早剥、胎膜早破或感染, 故妊娠 13 周前和 32 周后应避免性生活。对于有流产或早产史的孕妇要禁止性生活。

5. 乳房护理 妊娠后乳头及乳晕周围皮脂腺常有分泌物溢出, 在妊娠中晚期应每日清洗, 并用软毛巾或手按摩乳房以增强乳头的韧性, 如有乳头内陷或过于平坦, 可做乳头伸展和牵拉进行纠正, 保证产后顺利哺乳。如乳房过大和悬垂, 可用孕妇专用胸罩托起, 以利血液循环。宣传母乳喂养的重要性, 鼓励孕妇在没有禁忌证情况下选择母乳喂养。

6. 胎教 经研究发现, 胎儿在母体内有进行交流的能力, 可以通过胎教方式促进胎儿宫内智力发育。胎教有很多种方式和途径, 包括音乐胎教、呼唤胎教、光照胎教和抚摸胎教等。

> **知识拓展**
>
> 胎教具有惊人的功效, 为开发这一功效而施行胎儿教育, 近年越来越引起人们的关注。美国著名的医学专家托马斯的研究结果表明, 胎儿在 6 个月时, 大脑细胞的数目已接近成人, 各种感觉器官开始趋于完善, 对母体内外的刺激能做出一定的反应。这就给胎教的实施提供了有力的科学依据。不管何种方式的胎教, 其本质是指导孕妇自我调控身心的健康与欢愉, 为胎儿提供良好的生存环境; 同时也给生长到一定时期的胎儿以合适的刺激, 通过这些刺激, 促进胎儿的生长发育。

> **案例分析 3-2**
>
> 3. 护士应如何对孕妇进行健康指导?
>
> 答: (1) 解释妊娠期不适的原因及处理方法, 腿部肌肉痉挛是由子宫增大或缺钙引起, 可加强补钙进行缓解。告知妊娠期如有阴道流血、剧烈呕吐、寒战发热、腹部疼痛、头疼、眼花、胸闷、心悸、气短、液体突然自阴道流出、胎动计数突然减少等异常症状应立即就诊。

（2）指导孕妇采用左侧卧位睡眠，养成良好的睡眠习惯，保证充足的睡眠时间。

（3）教会孕妇进行自我胎动监测的方法，本案例孕妇自觉胎动频繁，实际没有掌握胎动计数的正常值。

（4）教会孕妇自我监测体重，注意营养调节，以免体重增长过快。

【护理评价】

1. 孕妇是否了解妊娠期的身体、心理变化，孕妇妊娠期自我护理知识是否增加，并监测自己与胎儿的变化。

2. 孕妇是否能良好适应妊娠期所发生的身心变化，减轻妊娠不适。

3. 孕妇是否能识别异常表现，主动避免潜在的危险因素。

第六节　分娩前的准备

多数妇女，尤其是初产妇，因为缺乏分娩的相关知识，加之对分娩时疼痛、分娩过程中自身和胎儿安全的担忧，易产生焦虑和恐惧心理，这些负性心理又会影响产程进展和母儿安全，并加重分娩时的疼痛与不适。因此，帮助孕妇分娩前做好充分的准备是保证安全分娩的必要条件。介绍分娩的知识，包括识别分娩的先兆、临产的过程、宫颈口扩张及伸展过程、分娩过程的分期及产妇在分娩过程中可能接受的治疗和护理，指导孕妇学习应对分娩时疼痛和不适的方法。

一、识别先兆临产

分娩发动前，出现预示孕妇不久将临产的症状称先兆临产。

1. 假临产　孕妇在分娩发动前，常出现假临产。其特点是宫缩持续时间短（小于30秒）且不恒定，间歇时间长且不规律。宫缩强度不增加，常在夜间出现、清晨消失，宫缩引起下腹部轻微胀痛，宫颈管不短缩，宫口扩张不明显，给予镇静剂能抑制假临产。

2. 胎儿下降感　多数初孕妇感到上腹部较前舒适，进食量增多，呼吸较轻快，系胎先露部下降进入骨盆入口使宫底下降的缘故。因先露部压迫膀胱，孕妇常有尿频症状。

3. 见红　在分娩发动前24～48小时内，因宫颈内口附近的胎膜与该处的子宫壁分离，毛细血管破裂经阴道排出少量血液，与宫颈管内的黏液相混排出，称见红，是分娩即将开始的比较可靠征象。若阴道流血量超过平时月经量，则不应认为是先兆临产，而可能为妊娠晚期出血疾病，如前置胎盘等。

二、分娩的物品准备

产前帮助缺乏抚养孩子知识和技能、又缺乏社会支持系统的准父母，指导其妊娠37周时根据医院的清单要求准备好分娩时入院的物品。

1. 产妇的用品　产妇的证件包括医疗证（包括孕妇联系卡）、挂号证、劳保或公费医疗证等。产妇入院时的用品包括面盆、脚盆、牙膏、牙刷、大小毛巾、产妇消毒会阴垫、卫生纸、内衣、内裤、吸奶器等。分娩时需吃的点心（如巧克力等）也应准备好。

2. 婴儿的用品　奶瓶、内衣、外套、包被、尿布、小毛巾等均应准备齐全。新生儿的衣物宜柔软、舒适、宽大、便于穿脱，衣缝在外面不会摩擦皮肤等。

三、产前运动

已有的研究表明，妊娠期适宜的运动可减少孕妇身体不适，促进心理健康，且对分娩有利。美国妇产科医师协会（American College of Obstetrics and Gynecology，ACOG）早在 1985 年即发表了孕产妇运动指南，针对孕产妇适宜的运动形式、强度、注意事项等做了详细说明。我国目前尚无相关标准，为大家所公认的是，产前适当的运动训练，不仅有利于分娩，还对产后身体恢复有积极作用。产前运动包括：

1. 腿部运动 双手扶椅背，一腿固定，另一腿转动 360°，还原后换另一侧。从妊娠 3 个月开始，每天早晚各 6 次，可锻炼骨盆和会阴部肌肉。

2. 产道肌肉收缩运动 腹壁收缩，缓慢下压膀胱，如排便样，后收缩会阴部肌肉，如憋便样（图 3-18）。自妊娠 6 个月开始，每日 2 次，每次 3 遍，有助于增强会阴部和阴道肌肉的收缩和伸展能力，对减少分娩损伤有利。

3. 腰部运动 双手扶椅背，慢慢深吸气，同时手背用力，脚尖立起，腰部挺直，将身体重心集中于椅背；慢慢呼气，手、脚、身体还原（图 3-19）。从妊娠 3 个月开始，每日早晚各 6 次，有利于减轻腰背痛，还可增加会阴部与腹部肌肉弹性。

4. 盘腿坐式 平坐于床上，也可坐于地板垫子上，两小腿一前一后平行交叉，两膝分开；也可用双手有节律地轻轻下压双膝后抬起，配合深呼吸（图 3-20）。自妊娠 3 个月开始，每日 5～30 分钟，循序渐进，逐渐增加，有助于骨盆关节韧带、腹部肌肉、小腿肌肉的锻炼，可加强局部肌肉张力，避免痉挛。

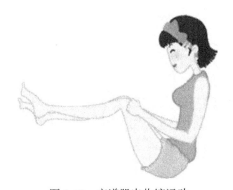 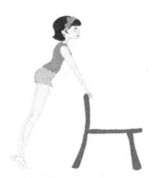 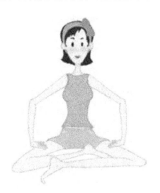

图 3-18 产道肌肉收缩运动　　　　图 3-19 腰部运动　　　　图 3-20 盘腿坐式

此外，孕妇可进行骨盆和背摇摆运动、骨盆倾斜运动、脊柱伸展运动、游泳、散步、孕妇体操等。运动一般于 3 个月后开始，循序渐进，动作轻柔、强度适宜。既往有先兆流产史、早产、羊水过多、阴道流血或妊娠合并心脏病等不宜锻炼。运动中有心悸、气短、眩晕、出血、疼痛等应立即停止运动，并及时就医。

四、分娩时不适的应对技巧

面对即将来临的分娩，多数孕妇特别是初产妇由于缺乏分娩相关知识，再加上从各个渠道听到的关于分娩的负面描述，往往会产生焦虑、恐惧，这些问题的产生势必会影响到产程进展和母婴安全。通过产前一系列的教育和指导，使孕妇掌握分娩时必要的呼吸技术和身体放松技术，帮助孕妇做好分娩的准备，对于产程的顺利进展是极其有利的。

（一）拉梅兹分娩法

这是由法国医师拉梅兹（Lamaze）提出的，是目前使用较广的预习分娩法，也称为"精神预防法"。它根据条件反射的原理，在妊娠期训练产妇把注意力集中在自己的呼吸上，并专注于某一特定事物，排斥其他现象，通过占据大脑中用以识别疼痛的神经细胞，使疼痛冲动无法识别，从而达到减轻疼痛的目的。经过产前的训练，使产妇在分娩过程中感觉宫缩开始时使自己自动放松。具体实施方法：

1. 廓清式呼吸　即在所有呼吸运动开始前均深呼吸一次，目的在于减少快速呼吸时造成的过度换气现象。

2. 意志控制的呼吸　平卧，头下、膝下各放一小枕，轻吸气，稍强呼气，注意控制呼吸的节奏。在产程的早期宫缩不紧时采用缓慢而有节奏的胸式呼吸，频率是正常呼吸的一半。随着产程的进展，宫缩逐渐增强，这时应采用浅式呼吸，频率为正常呼吸的 2 倍，当宫口开大到 7～8cm 时，应采用喘-吹式呼吸，即先快速呼吸 4 次后用力地呼气 1 次，并维持此节奏。产妇可根据自己的情况把比率调整为 6∶1 或 8∶1，注意不要造成过度换气。

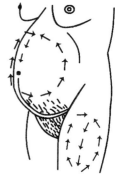

3. 放松技巧　先通过有意识地放松某些肌肉开始练习，逐渐到放松全身肌肉，目的是减少产妇在分娩过程中的肌肉紧张现象。可通过触摸紧张部位，想象某些美好事物或听轻松愉快的音乐来达到放松全身肌肉的目的，以减少分娩过程中因不自觉的紧张而造成的肌肉用力和疲倦。

4. 划线按摩法　用双手指尖在腹部做环形运动，力量要用到不致引起酥痒的感觉为宜，也可以单手在腹部用指尖做横 "8" 字形按摩（图 3-21）。如腹部有监护仪，则可按摩大腿两侧。

图 3-21　划线按摩法

（二）瑞德法

这是由英国医师迪克·瑞德（Dick Read）提出的，其原理为恐惧会导致紧张，从而加重疼痛，若能打破恐惧—紧张—疼痛的链环，便能减轻分娩时因宫缩而引起的疼痛。此方法包括放松技巧和腹式呼吸技巧，具体做法如下。

1. 放松技巧　孕妇侧卧，头下垫一小枕，让腹部的重量位于床垫上，身体的任一部位均不交叠。练习方法类似于拉梅兹的放松技巧。

2. 腹式呼吸技巧　孕妇平卧，集中注意力使腹肌提升，缓慢地呼吸。在分娩末期，当腹式呼吸不足以应付时，可改用快速的胸式呼吸。目的在于转移注意力，以减轻全身肌肉的紧张性，同时迫使腹肌升起，使子宫在收缩时轻松而不受约束，以维持子宫良好的血液供应。

（三）布莱德雷法

罗伯特·布莱德雷（Robert Bradley）医师提出的布莱德雷法又称 "丈夫教练法"。其放松和控制呼吸的技巧同前，主要强调在妊娠、分娩和新生儿出生后最初几日内丈夫的重要性。在分娩过程中，丈夫可以鼓励产妇适当活动来促进产程，也可以指导产妇用转移注意力的方法来减轻疼痛。

思　考　题

1. 胎儿附属物各有何功能？

2. 试说明妊娠期母体生殖系统及乳房的主要变化。

3. 张小姐，26 岁，因 "停经 48 日" 来医院就诊，问 "测孕棒出现阳性，是否可以确定妊娠？" 请问你如果是护理人员，你将如何回答？简要说明你依据的理由。

4. 妊娠期孕妇自我监护的内容是什么？

5. 刘太太，33 岁，曾经妊娠 1 次，到 27 周时突然胎死腹中，目前又妊娠 14 周。这是她本次妊娠第一次来门诊产检，请问你需要收集她的哪些资料？请为她制定产前检查计划。

6. 列出孕妇在妊娠期需摄取的叶酸、铁和钙三种营养素的量，对孕妇如何调节这三种营养素进行健康指导？

（杨　明）

第四章 分娩期妇女的护理

【知识目标】

掌握 决定和影响分娩的因素，正确区分先兆临产与临产的表现，三个产程的临床经过、护理评估与护理措施。

熟悉 枕先露的分娩机制，三个产程的护理诊断。

了解 分娩期焦虑与疼痛的护理，不同产程的护理目标与护理评价。

【技能目标】

熟练掌握正常分娩的护理；做好产程管理。

【素质目标】

培养学生对分娩的整体护理观念，能够及时发现产程中出现的问题并汇报；引导学生重视对分娩产妇的健康教育、心理护理及人文关怀。

妊娠满 28 周（196 日）及以上，胎儿及其附属物从临产发动至从母体娩出的过程称为分娩（delivery）。妊娠满 28 周至不满 37 足周（196～258 日）期间分娩，称为早产（premature delivery）；妊娠满 37 周至不满 42 足周（259～293 日）期间分娩，称为足月产（term delivery）；妊娠满 42 周（294 日）及其以上分娩，称为过期产（postterm delivery）。

分娩是哺乳动物的本能生理行为，大部分产妇均能正常分娩。在自发性宫缩下，没有医疗干预，胎儿经阴道自然娩出，母婴情况良好者，称为自然分娩（natural childbirth）；在正常分娩过程中，如果应用了医疗措施，如促宫颈成熟、引产、缩宫素应用、人工破膜、应用药物镇痛、会阴侧切等，后经阴道分娩，均可归为产科分娩（obstetric delivery），以与自然分娩相区别。20 世纪 70 年代末以来，住院分娩所带来的过多医疗干预和世界性的剖宫产率上升趋势，引起了国际社会和医学界的广泛关注。1996 年世界卫生组织（WHO）提出了以保护、支持自然分娩为中心的"爱母分娩行动"，以转变产时服务模式，爱护产妇，给予产妇精神与心理支持，减少不必要的医疗干预，促使产妇自然的完成分娩，达到最好的母儿结局作为其核心内容，这也逐渐成为助产人员的工作目标。

第一节 决定和影响分娩的因素

影响分娩的因素主要包括产力、产道、胎儿及精神心理因素。正常分娩依靠产力将胎儿及其附属物排出体外，适宜的骨产道和软产道的扩张使胎儿能够顺利通过，而产力又受胎儿大小、胎位及精神心理因素的影响。上述四个因素相辅相成、相互协调才能完成自然的分娩过程。

一、产 力

将胎儿及其附属物从子宫内逼出的力量称为产力。产力包括子宫收缩力（宫缩）、腹肌及膈肌收缩力（统称腹压）和肛提肌收缩力。

（一）子宫收缩力

子宫收缩力是临产后的主要产力，贯穿于整个分娩过程。临产后的宫缩使宫颈管变短直至消失、宫口扩张、胎先露部下降和胎盘、胎膜娩出。临产后的正常宫缩具有节律性、对称性、极性、缩复作用四大特点。

1. 节律性 宫缩的节律性是临产重要标志。正常宫缩是宫体肌不随意、有规律的阵发性收缩并伴有疼痛，每次宫缩总是由弱渐强（进行期），维持一定时间（极期），后由强渐弱（退行期），直至消失进入间歇期（子宫肌肉松弛）（图4-1）。宫缩如此反复出现，直至分娩全过程结束。

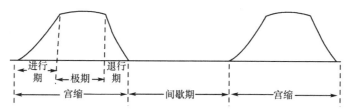

图 4-1 临产后正常子宫收缩节律性的示意图

临产初期宫缩持续时间短约30秒，间歇期长5~6分钟。随着产程进展，宫缩持续时间逐渐延长，间歇期逐渐缩短，当宫口开全（10cm）之后，宫缩持续时间可长达60秒及以上，间歇期可缩短至1~2分钟。同时宫缩强度也逐渐增加，可由产程初期的25~30mmHg到第一产程末增至40~60mmHg，第二产程宫腔内压力可高达100~150mmHg，而间歇期的宫腔内压力仅为6~12mmHg。宫缩时，子宫肌壁血管及胎盘受压，血流量减少；宫缩间歇期，子宫肌壁放松，子宫和胎盘血液循环恢复，绒毛间隙的血液重新充盈。宫缩的节律性可以促进胎儿肺泡表面活性物质和免疫球蛋白G（IgG）的分泌，对减少呼吸系统、免疫系统疾病的发生均为有利。伴随着规律的宫缩产生规律性宫缩疼痛，宫缩疼痛强度随着宫腔压力增大而加强。

2. 对称性 正常宫缩起自两侧子宫角部（起搏点），以微波形式迅速向宫底中线集中，左右对称，然后以每秒约2cm速度向子宫下段扩散，约15秒均匀协调地遍及整个子宫，此为子宫收缩力的对称性（图4-2）。

3. 极性 宫缩以宫底部最强、最持久，向下逐渐减弱，宫底部收缩力的强度几乎是子宫下段的2倍。此为子宫收缩力的极性。

4. 缩复作用 宫体部平滑肌为收缩段，每当宫缩时，宫体部肌纤维缩短变宽，收缩后肌纤维虽有松弛，但不能完全恢复到原来长度，经过反复收缩，肌纤维越来越短，随产程进展使宫腔内容积逐渐缩小，迫使胎先露部不断下降及宫颈管逐渐短缩直至消失。此为子宫肌纤维的缩复作用。

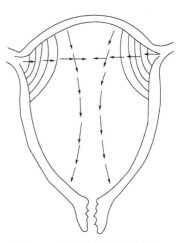

图 4-2 子宫收缩力的对称性

在缩复作用下，随着子宫收缩，子宫纵径变长，横径及前后径变短，迫使胎儿脊柱伸长；又因圆韧带收缩引起宫体前倾，子宫纵轴与骨盆入口平面趋向垂直，有利于胎头入盆和胎先露下降。

（二）腹肌及膈肌收缩力

腹肌及膈肌收缩力（腹压）是第二产程时娩出胎儿的重要辅助力量。当宫口开全后，胎先露部已降至阴道。每当宫缩时，前羊水囊或胎先露部压迫盆底组织及直肠，反射性地引起排便感，产妇主动屏气向下用力，腹肌及膈肌强有力地收缩使腹压增高，促使胎儿娩出。腹压在第二产程末期配以宫缩时应用最有效，是宫口开全后所必需的辅助力量，过早用力容易使产妇疲劳和造成宫颈水肿，致使产程延长。腹压在第三产程还可促使已剥离的胎盘娩出，减少产后出血发生。

（三）肛提肌收缩力

肛提肌收缩力可协助胎先露部在骨盆腔进行内旋转。当胎头枕部露于耻骨弓下时，还能协助胎头仰伸及娩出。胎儿娩出后，胎盘降至阴道时，肛提肌的收缩还能协助剥离后的胎盘娩出。

二、产　道

产道是胎儿娩出的通道，分为骨产道与软产道两部分。

（一）骨产道

骨产道指真骨盆，是产道的重要部分。由骶骨、两侧髂骨、耻骨、坐骨及其韧带组成。它的大小、形状与分娩关系密切。骨盆的径线测量有助于判断骨盆大小，但应注意到，胎儿与骨盆的相互适应能力是分娩能否顺利完成的关键，胎儿是骨盆的真正测量器。如果胎儿不能顺利通过骨产道，将会导致分娩受阻、产程延长、产后出血、胎死宫内或子宫破裂。

（二）软产道

软产道是由子宫下段、宫颈、阴道及骨盆底软组织构成的弯曲管道。

1. 子宫下段的形成　由非孕时长约 1cm 的子宫峡部伸展形成。子宫峡部在妊娠 12 周以后逐渐成为宫腔的一部分，至妊娠晚期逐渐被拉长形成子宫下段，成为软产道的一部分。临产后的规律宫缩进一步拉长子宫下段达 7～10cm。由于子宫肌纤维的缩复作用，子宫上段肌壁越来越厚，子宫下段肌壁被牵拉越来越薄（图 4-3）。由于子宫上下段的肌壁厚薄不同，在两者间的子宫内面有一环状隆起，称生理缩复环（physiologic retraction ring）。正常情况下，此环不易自腹部见到（图 4-4）。

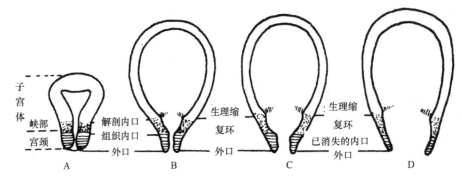

图 4-3　子宫下段形成及宫口扩张

A. 非妊娠子宫；B. 妊娠子宫；C. 分娩第一产程妊娠子宫；D. 分娩第二产程妊娠子宫

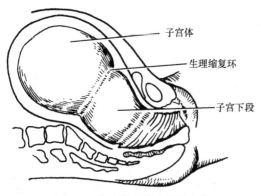

图 4-4　软产道在临产后的变化

2. 宫颈的变化

（1）宫颈管消失（effacement of cervix）：临产前的宫颈管长 2～3cm，初产妇较经产妇稍长。临产后的规律宫缩牵拉宫颈内口的子宫肌纤维及周围韧带，加之胎先露部支撑前羊水囊呈楔状，致使宫颈内口向上向外扩张，宫颈管形成漏斗形，此时宫口变化不大，随后宫颈管逐渐短缩直至消失。初产妇多是宫颈管先消失，宫口后扩张；经产妇则多是宫颈管消失与宫口扩张同时进行。

（2）宫口扩张（dilatation of cervix）：主要是子宫收缩及缩复向上牵拉的结果。子宫下端的蜕膜发育不良，胎膜容易与该处蜕膜分离而向宫颈管突出，形成前羊膜囊，加上胎先露部衔接使前羊水于宫缩时不能回流，滞留于前羊膜囊，协助扩张宫口。胎膜多在宫口近开全时自然破裂。破膜后，胎先露部直接压迫宫颈，扩张宫口的作用更明显。临产前，初产妇的宫口仅容一指尖，经产妇则能容纳一指。临产后，宫口逐渐扩张，扩张到 10cm 时为宫口开全，足月胎头方能通过（图 4-5）。

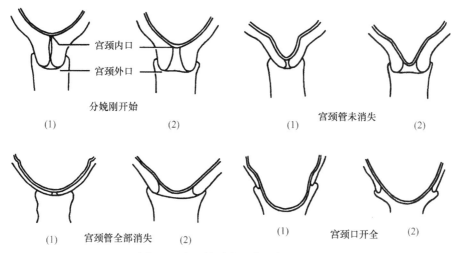

图 4-5 宫颈管消失及宫口扩张步骤

（1）初产妇；（2）经产妇

3. 骨盆底、阴道及会阴的变化 前羊膜囊及胎先露部先将阴道上部撑开，破膜后胎先露部下降直接压迫骨盆底，使软产道形成一个向前弯的长筒。前壁短后壁长。阴道黏膜皱襞展平使管腔增宽，阴道外口开向前上方。胎先露压迫使肛提肌向下及向两侧扩展，肌束分开，肌纤维拉长，使会阴体扩张变薄，由原来厚 5cm 的组织变成厚 2～4mm 的组织，以利胎儿通过。阴道及骨盆底的结缔组织和肌纤维于妊娠期增生肥大，血管变粗，血运丰富。于临产后，会阴体虽能承受一定压力，但分娩时若保护会阴不当，也容易造成裂伤。

三、胎　　儿

胎儿能否顺利通过产道，除产力和产道因素外，还取决于胎儿大小、胎位及有无造成分娩困难的胎儿畸形。

（一）胎儿大小

胎头是胎体的最大部分，在分娩过程中也是胎儿通过产道最困难的部分，因此胎儿大小是决定分娩难易的重要因素之一。当胎头径线大时，尽管骨盆为正常大小，也可引起相对性头盆不称造成难产。

1. 胎头颅骨 由顶骨、额骨、颞骨各两块及一块枕骨构成。颅骨间缝隙称颅缝，两顶骨间为矢状缝，顶骨与额骨间为冠状缝，枕骨与顶骨间为人字缝，颞骨与顶骨间为颞缝，两额骨间为额缝。两颅缝交界空隙较大处称囟门，位于胎头前方菱形称前囟（大囟门），位于胎头后方三角形称后囟（小囟门）。颅缝与囟门均有软组织覆盖，使骨板有一定活动余地和胎头有一定可塑性。在分娩过程中，通过颅缝的轻度重叠使头颅变形，体积缩小，利于胎头娩出。过熟胎儿颅骨较硬，胎头不易变形，有时可造成难产。

2. 胎头径线 主要有 4 条（图 4-6）。

（1）双顶径（biparietal diameter，BPD）：为两顶骨隆突间的距离，是胎头的最大横径，妊娠足月时平均值约 9.3cm。临床 B 型超声常以此值判断胎儿大小。

（2）枕额径（occipito frontal diameter）：自鼻根至枕骨隆突间的距离，是胎头的前后径。胎头以此径衔接，妊娠足月时平均值约 11.3cm。

（3）枕下前囟径（suboccipitobregmatic diameter）：为前囟中央至枕骨隆突下方之间的距离，又称小斜径。妊娠足月时平均值为 9.5cm。分娩时胎头俯屈，由入盆时的枕额径变为枕下前囟径通过产道。

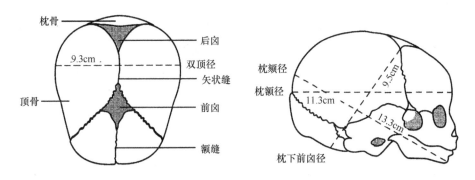

图 4-6　胎头颅骨各颅缝、囟门及径线

（4）枕颏径（occipito mental diameter）：自颏骨下方中央至后囟顶部的距离，又称大斜径。妊娠足月时平均约 13.3cm。

（二）胎位

产道为一纵行管道，若为纵产式（头先露或臀先露），胎体纵轴与骨盆轴相一致，容易通过产道。头先露是胎头先通过产道，在分娩过程中颅骨重叠，使胎头变形、周径变小，以最小径线通过产道，阴道充分扩张，有利于胎儿娩出。臀先露时，胎臀先娩出，较胎头周径小且软，阴道不能充分扩张，当胎头在娩出时又无变形机会，则可增加胎头娩出困难的风险。肩先露时，胎体纵轴与骨盆轴垂直，妊娠足月活胎不能通过产道，对母儿生命威胁极大。

（三）胎儿畸形

胎儿部分发育异常，如脑积水、联体儿等，使得胎头或胎体过大，通常很难通过产道。

四、精神心理因素

分娩虽是生理现象，但对于产妇确实是一种持久而强烈的应激源。分娩不仅产生生理上的应激，同时也产生精神心理上的应激。许多初产妇从各种渠道了解的分娩负面诉说，害怕分娩引起的剧烈疼痛和对分娩安全性的不确定致使临近分娩前后情绪紧张、焦虑、不安和恐惧。这种情绪改变会使产妇的机体产生一系列的变化，如心率加快、呼吸急促、肺内气体交换不足导致子宫肌细胞缺氧而收缩乏力、宫口扩张缓慢、胎先露部下降受阻，产程延长，产妇体力消耗过大的同时也造成产妇神经内分泌的改变，交感神经兴奋，儿茶酚胺释放增加，血压升高，导致疼痛感增加不能耐受宫缩阵痛，胎儿缺血、缺氧以致出现胎儿窘迫。

住院分娩对于产妇来说同样是一个陌生的环境，也会导致精神心理上的应激反应。待产室的陌生孤独，产房的喧嚣，加之产妇自身的恐惧及宫缩强度逐渐加剧和宫缩间歇期的缩短，均能使产妇产生紧张与恐惧。此外，宫缩疼痛及产妇应对疼痛的能力，医务人员的态度对产妇所带来的生理和情感体验，产妇的敏感程度、传统文化需求与选择等文化伦理因素，医院的规章制度和看护者的工作习惯、家人的支持程度及心理情感护理等外在因素也会对分娩是否顺利带来影响。

在分娩过程中，产科医师和助产士应该耐心安慰产妇，讲解分娩的生理过程，尽可能消除产妇的焦虑和恐惧心情，保持良好的精神状态，鼓励产妇进食及正常排便，保持体力；教会产妇掌握分娩时必要的呼吸技术和躯体放松的技术，开展家庭式产房，允许丈夫、家人或有经验的人员陪伴，给予精神鼓励、心理安慰和体力支持，以便顺利度过分娩全过程。同时在妊娠期进行产前教育，让产妇及家属了解正常分娩的相关知识，建立自然分娩的信心，了解自然分娩对母儿的影响，自觉主动地参与到分娩过程中也是非常有必要的。

知识拓展

自然分娩的益处与剖宫产的风险、危害

1. 自然分娩的益处 自然分娩是安全、健康的分娩方式，对产妇与胎儿都具有保护作用。

（1）对胎儿的好处：宫缩自然发动，是胎儿成熟的表现；经过产道的挤压，有利于胎儿呼吸道液及肺液的排出，促进神经系统发育；有利于胎儿适应出生后的环境变化，吸吮能力强，利于母乳喂养成功。

（2）对母亲的好处：自然产程中激素水平变化，释放内啡肽和缩宫素，减轻疼痛，并刺激泌乳和加强宫缩，预防产后出血，母乳喂养成功率高；产后身体恢复快。自然的亲情联系，与家属共同经历生育过程，有助于建立稳固的家庭关系；自然的产程过程，避免药物和手术的风险；产后盆底功能经过良好的康复，会恢复到健康水平。

2. 剖宫产的风险与危害 剖宫产是为抢救母婴生命而行的手术，正确应用能够减少孕产妇及胎儿死亡，过度应用则会有害。

（1）对胎儿的影响：没有自然发动宫缩，有可能肺部发育不成熟；可能有更多的肺部问题、呼吸暂停，更高的新生儿死亡率；产后用药、刀口疼痛影响母乳喂养；更多的神经系统功能障碍、感觉统合失调、自闭症等发生率；更高的免疫系统疾病发生率，如哮喘、湿疹、免疫功能紊乱等。

（2）对母体的危害：伤口感染、盆腔粘连问题；子宫瘢痕，会增加再次妊娠时前置胎盘、胎盘植入、子宫破裂等风险；麻醉风险如神经损伤、出血等；没有经历自然分娩的过程，心理上存在缺失感；更多的失血量，术后恢复慢；麻醉及术后药物对母乳喂养的影响等；同时剖宫产术后的盆底功能也会下降。

第二节　正常分娩妇女的护理

一、枕先露的分娩机制

分娩机制（mechanism of labor）是指阴道分娩过程中，胎先露部为了适应产道各平面的不同形态及骨盆轴的走向，进行一系列适应性转动，以其最小径线通过产道的全过程。胎儿经过衔接、下降、俯屈、内旋转、仰伸、复位及外旋转、胎肩及胎儿娩出等动作，从产道娩出。现代助产理论强调胎儿在分娩中的主动性作用，胎儿就像是司机，而产道就是行驶的道路。母亲良好的生理状态，保持舒适的体位并保持活动状态，有利于胎儿在宫缩的作用下，在产道内旋转下降，完成自然的分娩过程。不同的胎方位有不同的分娩机制。临床上枕先露最多见，占 95.55%～97.55%，故以枕左前位的分娩机制为例加以说明（图 4-7）。

1. 衔接（engagement） 指胎头双顶径进入骨盆入口平面，胎头颅骨最低点接近或达到坐骨棘水平。正常情况下，胎头以半俯屈状态以枕额径衔接，胎头矢状缝位于母体骨盆入口的右斜径上，枕骨在骨盆的左前方。经产妇多在分娩开始后胎头衔接，部分初产妇可在预产期前 1～2 周胎头衔接。也有少部分初产妇在分娩开始宫缩后胎头入盆衔接，若临产后胎头仍不能良好衔接，要警惕有头盆不称可能。

2. 下降（descent） 是指胎头沿骨盆轴前进的动作。下降贯穿在整个分娩过程中，与其他动作相伴随。下降动作呈间歇性，宫缩时胎头下降，间歇时胎头稍回缩。通常在宫口开全后，胎头迅速下降，而在第一产程，特别是在潜伏期，胎头下降并不明显。临床上以观察胎头下降的速度作为判断产程进展的重要标志。促使先露下降的因素：①宫缩时羊水传导压力经胎轴传至胎头；②宫缩时压力直接压迫胎臀；③宫缩时胎体伸直延长；④腹肌收缩使腹压增加。

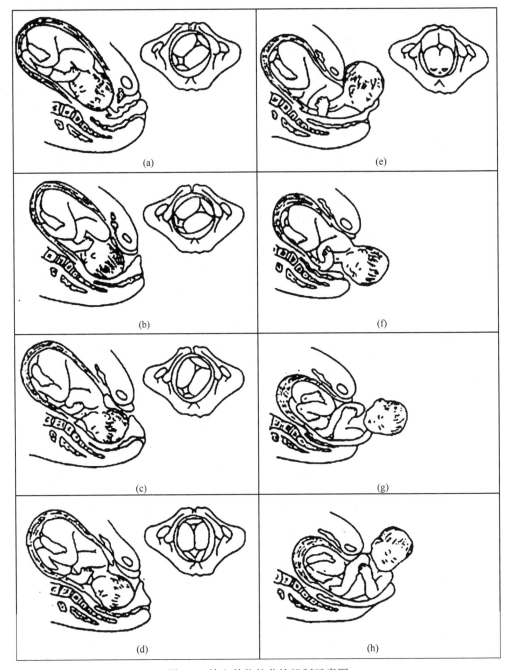

图 4-7　枕左前位的分娩机制示意图

3. 俯屈（flexion）　发生在胎先露下降至骨盆底时，胎头枕部遇到肛提肌的阻力，借杠杆作用使胎儿下颌进一步俯屈紧贴胸部，胎头衔接时的枕额径（11.3cm）变为枕下前囟径（9.5cm）；胎头衔接时的枕额周径（平均34.8cm）变为枕下前囟周径（平均32.6cm），以适应产道形态，利于胎头进一步下降。

4. 内旋转（internal rotation）　胎头围绕骨盆轴旋转，使其矢状缝与中骨盆及出口前后径相一致称为内旋转。胎头从中骨盆平面开始至骨盆出口平面完成旋转使胎头适应中骨盆及骨盆出口前后径大于横径的特点，有利于胎头进一步下降。枕先露时，胎头枕部位置最低，到达骨盆底遇到阻力，肛提肌收缩将胎头枕部推向阻力小、部位宽的前方，使枕部向前向中线旋转45°，后囟转至耻骨弓下方。胎头内旋转动作于第一产程末完成。

5. 仰伸（extension）　当第二产程宫口开全，胎头下降达阴道外口时，宫缩和腹压迫使胎头下降，而肛提肌收缩力将胎头向前推进，两者的合力使胎头沿骨盆轴下段向下向前的方向转向前。胎头着冠后，枕部达耻骨联合下缘时，以耻骨弓为支点，逐渐仰伸，顶、额、鼻、口、颏相继娩出。当胎头仰伸时，胎儿双肩径沿左斜径进入骨盆入口。

6. 复位及外旋转（resuscitation and external rotation）　胎头娩出后，胎头自然的恢复与胎肩的正常解剖学关系，称为胎头复位。枕左前位时，胎头娩出时双肩径沿骨盆入口左斜径下降。胎肩在盆腔内继续下降，前（右）肩向前向中线旋转45°时，胎儿双肩径转成与出口前后径相一致的方向，胎头会同时伴随胎肩的旋转而发生相应的旋转动作，枕部在外继续向左旋转45°，以保持胎头与胎肩的垂直关系，称为胎头外旋转。

7. 胎肩及胎儿娩出　外旋转后胎儿前（右）肩在耻骨弓下先娩出，随即后（左）肩从会阴前缘娩出。自胎头娩出后，多在下一次宫缩时胎肩娩出。胎儿双肩娩出后，胎体及胎儿下肢随之取侧位顺利娩出。

必须指出：分娩机制是一个动态的过程，各动作虽分别介绍，却是连续进行的，并不是一个动作后面必然跟随另一个动作，下降动作始终贯穿在整个分娩过程中。在分娩过程中胎儿与母亲的相互协调是重要的。

二、临 床 诊 断

案例 4-1　临床资料

孕妇某女士，27 岁，孕 1 产 0，妊娠 38 周，妊娠期检查均正常。于今天早晨 9：00 发现有少量咖啡色阴道分泌物，近一天出现不规律宫缩，自觉腹部发紧，腰背部感到酸胀。19：30 来院检查，一般情况好，血压 125/75mmHg，生命体征正常，产科检查：宫高 34cm，腹围 102cm，LOA 位，胎心 136 次/分，宫缩间隔 15～20 分钟，持续时间 10～20 秒，阴道检查：宫颈展平，宫口未开，S^{-2} 位，胎膜完整。

问题：

1. 产妇是否临产？

2. 是否需要现在住院？

（一）先兆临产

临产（in labor）发动前，产妇会出现夜间出现，白天消失的不规则子宫收缩活动、见红等症状，称为先兆临产（threatened labor）。先兆临产是分娩前的准备，不规则的子宫收缩活动，使子宫下段逐渐拉长、宫颈变软前移并进行性缩短，然后成熟以致消退，宫缩逐渐增强；临产发动后，规律并逐渐增强的子宫收缩使子宫颈口扩张，直到胎先露部能够通过，自然经产道娩出，完成分娩的生理过程。

先兆临产历经的时间较长，往往不容易与第一产程潜伏期区分，因此临产应当看作一个过程，而不是一个准确的时间点。认真细致的临床观察是正确区分和判断先兆临产与临产唯一有效的判断方法。

1. 假临产（false labor）

（1）宫缩持续时间短（<30 秒）且不恒定，间歇时间长且不规律，宫缩强度不增加。

（2）宫缩时宫颈管不缩短，宫口不扩张。

（3）常在夜间出现，白天消失。

（4）给予强镇静药物能抑制宫缩。假宫缩并非无效宫缩，实际上每一次宫缩都有作用，子宫肌在每次收缩后都通过缩复作用，使宫颈管缩短、变软，最终消失，然后宫颈口慢慢打开。

2. 见红（show） 常发生在临产前 24~48 小时或更长时间。因宫颈内口附近的胎膜从该处的子宫壁剥离，毛细血管破裂有少量出血并与宫颈管内黏液栓相混，经阴道排出，称为见红。呈黏稠的果冻状样血性分泌物，是即将临产比较可靠的征兆。需要注意的是，见红时如果血量多于月经量或持续出血，应及时就诊，避免出现前置胎盘、胎盘早剥等异常出血。此外，许多孕妇在妊娠 34~36 周出现阴道分泌物增多现象，容易与胎膜早破混淆。阴道分泌物的特点是水样白带，清凉蛋清样，无异味。常在晨起时或如厕时有较多排出，然后量减少，用力咳嗽时不会有水自主流出。

3. 胎儿下降感（lightening） 又称轻松感。临产前，多数孕妇感到上腹部较前舒适，进食量增多，呼吸轻快，系胎先露部入盆后宫底下降的缘故。由于子宫增大和胎儿下降的压迫，孕妇可有下腹隐痛、腰酸、大腿根部胀痛、阴道内胀痛等症状，因压迫膀胱，常伴有尿频症状，均不需要特殊处理。

> **案例分析 4-1**
>
> 1. 产妇是否临产？
>
> 答：该孕妇尚未临产。①妊娠期各项检查均正常，属于低危产妇。②足月妊娠，根据产妇已见红、宫缩尚未规律、持续时间较短、胎心正常、宫口未开、胎膜完整等表现判定属于先兆临产。

（二）临产诊断

临产开始的标志为出现有规律且逐渐增强的子宫收缩，持续 30 秒或以上，间歇 5~6 分钟，同时伴随进行性宫颈管消失、宫口扩张和胎先露下降，用镇静药物不能抑制宫缩。

> **案例分析 4-1**
>
> 2. 是否需要现在住院？
>
> 答：建议孕妇回家休息等待，待出现 30~40 秒/5~6 分钟或更短的，且逐渐增强的规律宫缩，并伴有进行性宫颈管消失或宫口扩张和胎先露下降时再入院分娩。过早入院后，陌生嘈杂的环境会影响产妇休息，并引起产妇情绪紧张，不利于自然分娩。

三、产 程 分 期

总产程（total stage of labor）即分娩全过程，是指从有规律宫缩至胎儿胎盘娩出，临床上通常分为 3 个产程。

第一产程（first stage of labor）：又称宫颈扩张期，是指从规律宫缩开始到宫口开全（10cm），其中又分为潜伏期和活跃期。潜伏期的子宫收缩频率、持续时间和强度逐渐增强，时间相对较长；活跃期是宫颈扩张最快的阶段，胎儿逐渐下降至中骨盆并开始内旋转，时间相对较短。此产程中初产妇宫颈较紧，宫口扩张较慢，需 11~12 小时；经产妇的宫颈较松，需 6~8 小时。

第二产程（second stage of labor）：又称胎儿娩出期，是指从宫口开全到胎儿娩出。初产妇需 1~2 小时；经产妇通常数分钟即可完成，也有长达 1 小时者，但不应超过 1 小时。

第三产程（third stage of labor）：又称胎盘娩出期，是指从胎儿娩出到胎盘胎膜娩出的全过程。需 5~15 分钟，不应超过 30 分钟。

知识拓展

新产程标准及处理的专家共识（2014）

产程正确处理对减少手术干预、促进安全分娩至关重要。目前，针对分娩人群的特点，如平均分娩年龄增高，孕妇和胎儿的平均体重指数增加，硬脊膜外阻滞等产科干预越来越多，审视我们沿用多年的 Friedman 产程曲线，一些产程处理的观念值得质疑和更新。在综合国内外相关领域文献资料的基础上，结合美国国家儿童保健和人类发育研究所、美国妇产科协会、美国母胎医学会等提出的相关指南及专家共识，中华医学会妇产科学分会产科学组专家对新产程的临床处理达成以下共识，以指导临床实践。

第一产程：①潜伏期。潜伏期延长（初产妇>20小时，经产妇>14小时）不作为剖宫产指征。破膜且至少给予缩宫素静脉滴注12~18小时，方可诊断引产失败。在除外头盆不称及可疑胎儿窘迫的前提下，缓慢但仍然有进展（包括宫口扩张及先露下降的评估）的第一产程不作为剖宫产指征。②活跃期。以宫口扩张6cm作为活跃期的标志。活跃期停滞的诊断标准：当破膜且宫口扩张≥6cm后，如宫缩正常，而宫口停止扩张≥4小时可诊断活跃期停滞；如宫缩欠佳，宫口停止扩张≥6小时可诊断活跃期停滞。活跃期停滞可作为剖宫产的指征。

第二产程：第二产程延长有以下诊断标准。①对于初产妇，如行硬脊膜外阻滞，第二产程超过4小时，产程无进展（包括胎头下降、旋转）可诊断第二产程延长；如无硬脊膜外阻滞，第二产程超过3小时，产程无进展可诊断。②对于经产妇，如行硬脊膜外阻滞，第二产程超过3小时，产程无进展（包括胎头下降、旋转）可诊断第二产程延长；如无硬脊膜外阻滞，第二产程超过2小时，产程无进展则可以诊断。由经验丰富的医师和助产士进行的阴道助产是安全的，鼓励对阴道助产技术进行培训。当胎头下降异常时，在考虑阴道助产或剖宫产之前，应对胎方位进行评估，必要时进行手转胎头到合适的胎方位。

临床医师在产程管理时应该及时应用上述新的产程处理理念，在母儿安全的前提下，密切观察产程的进展，以促进阴道分娩，降低剖宫产率，最大程度为孕产妇的安全提供保障。鉴于临床和基础研究的发展日新月异，本共识相关内容将在今后广泛深入的临床实践和研究中加以完善和修订。

四、第一产程妇女的护理

案例4-2 临床资料

产妇某女士，27岁，孕1产0，妊娠38周，妊娠期检查均正常。于今天早晨9：00发现有少量咖啡色阴道分泌物，近一天出现不规律宫缩，自觉腹部发紧，腰背部感到酸胀。19：30宫缩间隔15~20分钟，持续时间10~20秒，自感胎动正常。去医院检查宫缩不规律，宫颈展平，宫口未开，S^{-2}，遂回家等待。0：00宫缩逐渐规律，30~40秒/4~5分钟，自感宫缩时腰骶部疼痛，采取热毛巾热敷后感到疼痛减轻，能间断入睡；5：00出现较多红色黏液状阴道分泌物即来医院就诊。入院查，一般情况好，血压125/75mmHg，生命体征正常，产科检查：宫高34cm，腹围102cm，宫缩规律35~45秒/3~4分钟，胎心142次/分，内诊检查宫口开大4cm，S^{+0}，LOT，未破膜。遂以"孕1产0，妊娠38^{+1}周；临产"入院。在待产室持续胎心监护，侧卧位休息。期间诉宫缩时腰骶部疼痛难忍，予以按摩热敷，有所减轻。7：00宫缩40~45秒/3~4分钟，内检宫口开大5cm，LOT，S^{+0}，胎心146次/分，即让产妇起床活动、坐分娩球、饮水进食；08：00出现自然破膜，羊水色清，量约100ml，测胎心150次/分，继续自由活动；09：00宫缩45~50秒/2~3分钟，胎心正常，自诉有大便感，内检宫口开大8cm，S^{+3}，LOA；10：00宫口开全入产房分娩。

问题：
　　1. 产妇入院时机是否合适？
　　2. 破膜后能否自由体位待产？为什么？
　　3. 采取分娩减痛的方法是否合适？在待产过程还可采取哪些方法？
　　4. 第一产程如何护理？

　　按新产程标准及处理的专家共识，潜伏期是指出现规律宫缩到宫口开大至 6cm，活跃期是指宫口开大 6cm 至宫口开全。在妊娠晚期阴道检查时会发现宫口容 1 指，尤其是经产妇，但并未发动宫缩，这种情况不能视为临产。如果没有认真地评估，错把假临产当成潜伏期延长，则会导致产程处理原则性的错误。需要注意的是宫颈的扩张速度可能不是匀速的，不能机械地按时间跨度定义宫口扩张速度。动态的连续评估及对母亲胎儿情况的综合判断才是产程观察中最关键的。

【临床表现】

　　1. 规律宫缩（regular uterine contraction）　产程开始时，出现伴有疼痛的子宫收缩，但强度弱，持续时间较短（约 30 秒），间歇期较长（5～6 分钟）。随着产程进展，宫缩强度逐渐增强，持续时间逐渐延长（50～60 秒），间歇期逐渐缩短（2～3 分钟）。宫口近开全时宫缩持续时间可长达 1 分钟或以上，间歇期仅 1～2 分钟。

　　2. 宫口扩张（dilatation of cervix）　宫口扩张是临产后规律宫缩的结果，伴随宫缩渐频渐强，由于子宫肌纤维的缩复作用，宫颈管逐渐缩短变薄直至消失，宫口逐渐扩张，从临产开始时的一指尖到 10cm。宫口于潜伏期扩张速度慢，进入活跃期后加快；当宫口开全时，宫口边缘消失，子宫下段及阴道形成宽阔的筒腔，利于胎儿通过。在初产妇一般是宫颈管首先消失展平，然后宫口逐渐扩大，但在经产妇一般宫颈消失与宫口开大同时进行。通过阴道检查可以确定宫口扩张程度。

知识拓展
活跃期的诊断标准

　　产妇自什么时间进入活跃期，具有很大的个体差异性。研究发现，自宫口开到 4cm 有 50%～60%的产妇产程开始进入活跃期，开大 5cm 有 70%～80%进入活跃期。只有部分产妇是在宫口开大 2.5～3cm 进入活跃期，部分产妇进入活跃期会晚些。《威廉姆斯产科学》第 23 版中也提到，产程发生了变化，潜伏期延长了，活跃期加速在宫口开到 4～5cm。而 J. Zhang 的研究则发现，有的产妇在宫口开大 6cm 才进入活跃期。
　　美国妇产科协会提出，第一产程停滞（实际上是活跃期的停滞），自子宫口开大 6cm 开始，经过 4 小时良好的宫缩没有进展；或如果宫缩较差，经过 6 小时没有进展，才能诊断。

　　3. 胎头下降（descent of presentation）　是决定能否经阴道分娩的重要观察指标。进行阴道检查能准确判断胎头下降程度，确定颅骨最低点的位置及胎方位。

　　4. 胎膜破裂（rupture of membranes）　简称破膜。宫缩使羊膜腔内压力增高，胎先露部衔接后，将羊水阻断为前、后两部，在胎先露部前面的羊水称为前羊水，约 100ml，形成前羊水囊有助于扩张宫口。随宫缩渐强，羊膜腔内压力渐高，当羊膜腔压力增加到一定程度时自然破膜。破膜多发生在宫口近开全时。

案例分析 4-2
　　1. 产妇入院时机是否合适？
　　答：符合入院时机。依据：①宫缩规律，达到 30～40 秒/4～5 分钟；②阴道内检宫口开大 4cm；③胎头下降，由 S^{-2} 下降至入院时的 S^{+0}。

【护理评估】

1. 健康史 了解产妇的个人资料，包括姓名、年龄、职业、身高、体重、既往史、过敏史、月经史、手术史、家族史、生育史，服药、吸烟、饮酒习惯等。对既往有不良孕产史者应了解原因。阅读产前检查记录，了解产妇本次妊娠情况，包括末次月经、预产期、产前检查、实验室及特殊检查项目和结果。有无高危因素，有无妊娠并发症和合并症等。

2. 身体状况

（1）一般情况：测量产妇身高、体重及生命体征，血压应在宫缩间歇期测量。评估其乳房、腹部、生殖道、双下肢水肿情况等。

（2）评估胎儿宫内状况：询问胎动情况、胎心监护检查结果及既往 B 超检查结果等。

（3）产程进展情况：评估宫缩的强度、频率、宫口开大情况、胎先露下降程度、胎膜有无破裂、胎心的节律、频率与强弱及其与宫缩的关系。

3. 心理-社会支持状况 由于第一产程长，产妇尤其是初产妇对疼痛、分娩的紧张恐惧，容易导致焦虑和急躁情绪，不能很好地进食和休息，体力消耗大，对产程进展会造成影响。因此，需要评估产妇和家属对分娩的态度及信心，对正常分娩知识的了解程度。评估产妇精神心理状态、进食睡眠情况，有无口唇干裂、水电解质紊乱、寒战不适、尿潴留及肠胀气等；评估产妇对疼痛的耐受情况，观察产妇面部表情，了解目前疼痛的部位和程度。

4. 辅助检查

（1）血液检查：血常规、出凝血时间、肝功能、肾功能、传染病检查（乙型肝炎、梅毒、艾滋病）、血型（包括 Rh 血型）、葡萄糖耐量试验等检查结果。

（2）尿常规检查：有无尿糖、尿蛋白等。

（3）心电图检查：常规心电图检查。

（4）B 型超声检查：根据医嘱是否需要进行 B 超检查。可评估羊水量，超声多普勒检查胎盘供血情况，生物物理评分以评估胎儿宫内状况。

【常见护理诊断/问题】

1. 疼痛 与产痛超出了产妇忍受程度和心理因素有关。

2. 焦虑 与孕妇不明确是否已经临产，担心产程疼痛、胎儿情况，知识缺乏等有关。

3. 舒适改变 与子宫收缩、膀胱充盈、胎膜破裂、环境嘈杂有关。

【护理目标】

1. 产妇能够适应宫缩痛。

2. 产妇情绪稳定，保持生理与心理平衡状态。

3. 产妇能够适应环境，主动参与控制自身行为。

【护理措施】

1. 入院护理 判断产妇入院后，协助办理住院手续，向产妇及家属做自我介绍，然后介绍产科及产房环境、病房及产房内物品放置、产房的设备和浴厕位置等；介绍分娩过程中可提供的物品及提供的服务如丈夫陪产、导乐陪伴、助产士陪伴等，教会产妇使用呼叫器。结合产前检查记录，采集病史并完成病历书写。如有异常者，及时与医生联系，给予相关治疗。

2. 生活护理

（1）提供良好环境：护理人员应尽量保持镇静，态度温和，声音低而平静，室内环境应干净整洁，房间尽量保持幽暗、安静的环境，光线除检查外尽量采用自然光，或使用床头灯、台灯。护理人员在检查或护理前务必告知产妇检查目的及所需时间，以使其有心理准备。与产妇保持良好的沟通，提供精神心理与生理支持。

（2）饮食护理：临床后的产妇胃肠功能减弱、宫缩疼痛及疲劳等，往往不愿进食，有的甚至出现恶心、呕吐,加之长时间的呼吸运动及流汗,使产妇有体力消耗及口渴,此时可利用两次宫缩间歇,鼓励产妇进食非酸性、易于消化的碳水化合物,也可进食水果、饮料等;并注意摄入足够的水分,如牛奶、米粥、肉汤、含电解质的运动饮料、水果、蜂蜜水等,少量多餐,以预防低钠血症和产妇疲惫引起的脱水和热量缺乏,保证精力和体力充沛。

(3)活动和休息:临产初期鼓励产妇正常活动与休息。在活跃期,产妇往往比较疲惫,可鼓励自由体位活动如直立位或前倾位活动或侧卧位休息。提供分娩支持工具,如分娩球、各种舒适的座椅或垫子等。协助产妇选择适合的非药物镇痛法,提供音乐、冷热敷、呼吸放松、摇摆骨盆、按摩、温水浴等方法,导乐或家属陪伴能更好地促进产妇放松与休息。必要时使用药物镇痛。若为胎膜已破、胎头未衔接者,应卧床侧卧位休息,关注胎心胎动变化。待胎头颅骨最低点平坐骨棘时,可采取直立位活动,促进产程进展。出现下列情况之一者不适合自由活动体位或按医嘱活动:①胎膜已破而胎头高浮者;②并发重度妊娠期高血压病者;③有异常出血者;④妊娠合并心脏病者;⑤臀位、横位已出现产兆者。

案例分析 4-2

2. 破膜后能否自由体位待产?为什么?

答:产妇可以下床活动,自由体位待产。依据:①胎头已降至 S^{+0},不会造成破膜后脐带脱垂的发生。②产妇经评估属于低危孕妇,无合并症及并发症出现。③胎头处在 S^{+0} 或以下,自由活动可以促进产程进展,卧床平躺反而会让产妇更紧张焦虑,也不利于胎头压迫宫颈促进宫口开大和胎头下降。

---

(4)清洁卫生:频繁的宫缩使产妇出汗较多,阴道分泌物及羊水等使产妇不适和疲劳。因此应协助产妇擦汗、洗脸、更衣、更换产垫和床单;大小便后应行会阴冲洗,保持会阴部的清洁和干燥,以增进舒适并预防感染。可能的条件下提供沐浴,或水中待产分娩。

(5)排尿和排便:及时排空膀胱,每2小时提醒一次,鼓励产妇自解小便。如不能自解,可进行诱导排尿,如发生尿潴留,可进行导尿,以免膀胱充盈影响宫缩及胎头下降。但不必保留尿管。尿液澄清是体内水分充足的表现,若颜色深黄、浓缩、量少均提示液体摄入不足。

3. 心理护理 产妇入院时,面对陌生的环境和一连串的检查和询问,常感到不知所措、焦虑不安,环境和人员的不停变换会让产妇感到陌生紧张。护理人员在进行护理评估时要加强支持性照顾,强调自由体位活动与饮食、精神心理支持;鼓励陪伴分娩,尽可能创建家庭化的分娩环境;提供连续性的护理服务,建立信任关系。同时,适当运用抚摸对产妇的行为表示赞同和尊重。在分娩过程中为产妇提供信息支持,及时告知产妇产程进展情况、每次检查的目的和结果、治疗护理措施的目的等,将有助于缓解产妇紧张情绪。

4. 产程观察护理

(1)子宫收缩:最简单的方法是将手放于产妇腹壁上,定时连续触诊,感觉宫缩持续时间和间隙时间及强度并记录。宫缩时宫体部隆起变硬,间歇期松弛变软。触诊手法应柔和,用力适当。用胎儿监护仪描记的宫缩曲线,可以看到宫缩强度、频率和每次宫缩持续时间,是较全面反映宫缩的客观指标。潜伏期于宫缩间歇时每隔1~2小时观察1次,活跃期应每隔15~30分钟观察1次,一般连续观察3次宫缩。如子宫收缩不规律,间歇时间、持续时间和强度异常应立即通知医师,给予处理。

(2)胎心监测:用听诊器或多普勒仪于宫缩间歇期听胎心,每次听1分钟并记录。应注意胎心频率、规律性和宫缩后胎心率的变化及恢复的速度等。潜伏期每隔1~2小时听胎心1次;活跃期每15~30分钟听胎心1次。用胎心监护仪描记的胎心曲线,每次至少记录20分钟,可观察胎心率的变异及其与宫缩、胎动的关系。如间隙期或宫缩后较长时间胎心率<110次/分或>160次/分或不规律,均提示胎儿缺氧,应立即给产妇吸氧,行左侧卧位并联系医师进一步处理。低危产妇不需要持续性胎心监护。如果出现以下情况，应当持续性胎心监护：①胎心<110次/分，或>160次/分（连续听诊1分钟）。②产妇体温超过38℃，或连续2次间隔2小时测量，2次均高于37.5℃。③有活动性阴道出血。④需要应用缩宫素加强宫缩。⑤人工破膜后加强宫缩，并且羊水有胎粪污染（单纯人工破膜、羊水清、胎心正常不需要持续监护）。⑥应用麻醉镇痛或其他医疗措施情况下。

（3）阴道检查：须在严密消毒下进行。阴道检查可以了解宫颈软硬程度、厚薄、宫口扩张程度（其直径以厘米或横指计算，一横指相当于1.5cm）、是否破膜、骨盆腔大小，确定胎方位及胎头下降程度。进入活跃期后，产程进展加快，如果产妇进入活跃期后4小时，发现有屏气用力或胎头拨露现象，不能确定宫口是否开全，可进行一次阴道检查。或在发现有异常，如胎心异常或胎膜破裂时，进行阴道检查。

（4）宫口扩张及先露部下降：通过阴道检查，可以确定宫口扩张及胎先露下降程度。常用产程图描记，用以指导产程的处理。产程图以临产时间（小时）为横坐标，以宫口扩张程度（厘米）为左纵坐标，以胎先露下降程度为右纵坐标。在临产后，把每一次阴道检查所得的宫颈扩张及先露高低情况，记录在坐标图上，绘成两条曲线，分别为宫颈扩张曲线和胎头下降曲线（图4-8）。

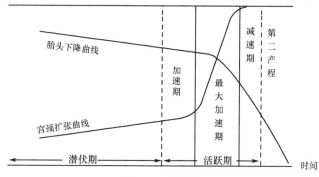

图4-8 产程图

胎头下降程度以坐骨棘水平为标志。胎头颅骨最低点平坐骨棘时，以"0"表示；在坐骨棘平面上1cm时，以"-1"表示；在坐骨棘平面下1cm时，以"+1表示，余依此类推（图4-9）。

判断胎头下降程度，阴道检查可以判定，腹部触诊也可以判定。要注意阴道检查不能完全正确地判断胎头是否入盆，特别是在有头盆相对不称时，胎头变形严重将造成假象（产瘤形成）。腹部触诊时可以检查者手掌为测量工具："五分法"测定。首先应从腹部触诊胎头位置，通过腹部触诊可较好协助判断胎头的下降情况

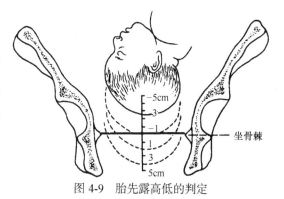

图4-9 胎先露高低的判定

（图4-10），产程进展手册中提到3/5以上的胎头可在腹部触及视为未衔接，全部触不到为完全入盆。

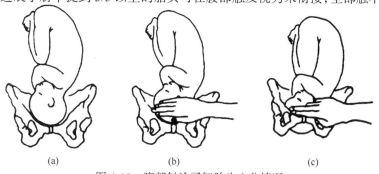

(a) (b) (c)

图4-10 腹部触诊了解胎头入盆情况

（5）胎膜破裂：胎膜多在宫口近开全时破裂，前羊水流出。一旦胎膜破裂，应立即听胎心，并观察羊水性状、颜色和流出量，记录破膜时间。

（6）羊水观察：当胎儿短暂缺氧时，会引起其肛门括约肌松弛，胎儿在子宫内排出胎粪。产程中羊水粪染可能会引起胎儿供氧不足，然而这往往是足月胎儿和超过 40 周时的正常表现，35%～50%的过期妊娠都会发生羊水粪染。胎儿如果羊水呈黄绿色，混有胎粪，应立即行阴道检查，注意有无脐带脱垂。胎粪污染并伴有胎心率异常或伴有母体发热或其他感染征象或羊水中胎粪黏稠、颜色深暗或颗粒状（含块状）均视为胎儿缺氧表现，应立即通知医师并给予处理。

5. 疼痛护理 第一产程是产妇疼痛感受强烈的时期，对疼痛的评估主要根据产妇的主观感觉判断，要注意产妇的精神心理状态，并始终给予支持帮助，鼓励支持助产士连续性支持性护理、导乐陪伴或者家人陪伴。对于低危产妇，应鼓励产妇取自己感到舒适的体位，鼓励取直立体位（坐、站，行走、蹲，手膝位）或侧卧位。鼓励产妇更换体位，应用放松技巧、呼吸技巧等非药物阵痛法来减轻疼痛。若产妇腰骶部胀痛，可用穴位按压、冷热敷等方法减轻不适，也可运用音乐、冥想、温水浴等，必要时遵医嘱配合使用镇静剂或药物镇痛。注意产妇不要弯腰过低，避免挤压腹部，护理人员要提供良好的支持协助，防止产妇滑倒或坠床。

案例分析 4-2

3. 采取分娩减痛的方法是否合适？在待产过程还可采取哪些方法？

答：进入产程后由于宫缩的挤压、胎头的旋转下降引起分娩疼痛，同时 LOT 也会引起腰骶部不适，可以采取按摩或热敷骶骨的方法减轻腰骶部不适。在待产过程中还可以采取行走、前倾位、坐分娩球、温水浴、冷敷、听音乐、呼吸放松、骨盆摇摆等多种方法减轻疼痛，必要时遵医嘱可选用药物镇痛。

---

6. 健康指导 临产初期进行正常分娩健康教育，评估孕产妇及家属正常分娩知识水平并进行针对性指导，进行正常分娩产程和应对宫缩的讲解，提高正常分娩自信心。进行母乳喂养相关知识的培训，对于出现异常情况如持续没有间隔的腹痛、阴道出血过多、破水、胎动异常等及时告知医务人员。宫缩频繁规律后，产妇保持自由体位活动是减轻疼痛最简单有效的方法。以前倾的、直立体位为主，如前倾直立、扶持下行走、手膝支持或分娩球支撑的前倾体位，对缓解疼痛比较有效。告知产妇在产程中要不断地改变并尝试不同体位，感到最舒适的体位就是最好的体位。休息的时候应注意侧卧，避免长时间的平卧位；不同体位结合 Lamaze（拉梅兹）呼吸法、音乐、按摩等转移注意力的方法，多数产妇能够适应与耐受疼痛。活跃期宫缩频繁，体力消耗大，要注意不断地补充食物与水分，保持体力。亲人的关爱与陪伴可有效地缓解紧张与疼痛，鼓励导乐陪伴分娩。产妇是分娩的主体力量，要坚定信心自然分娩，保障母儿健康。

案例分析 4-2

4. 第一产程如何护理？

答：（1）产妇入院后医护人员主动向产妇及家属做自我介绍，态度温和友善。并保持幽暗、安静的房间环境。

（2）与产妇保持良好的沟通，提供精神心理与生理支持，鼓励陪伴分娩。鼓励产妇更换体位，应用放松技巧、呼吸技巧等非药物阵痛法来减轻疼痛，必要时根据医嘱使用分娩麻醉镇痛。

（3）进行正常分娩产程和应对宫缩的讲解，提高正常分娩自信心。

（4）鼓励产妇进食并注意摄入足够的水分，少量多餐。

（5）鼓励产妇正常活动与休息。采取自由体位活动或侧卧位休息，并提供分娩支持工具，协助产妇选择适合的非药物镇痛法，必要时使用药物镇痛。

（6）协助产妇保持身体洁净。

（7）及时排空膀胱，每2小时小便一次，如发生尿潴留，可进行导尿。

（8）产程观察护理：定期观察宫缩、胎心、宫口、胎头下降情况。一旦胎膜破裂，应立即听胎心，并观察羊水性状、颜色和流出量，记录破膜时间；产程中出现异常及时报告医生。

【护理评价】

1. 产妇是否能够正确对待分娩过程。

2. 产妇是否能够保持心理和生理平衡。

3. 产妇是否得到良好的支持性护理。

五、第二产程的临产经过与护理

案例 4-3 临床资料

产妇某女士，28 岁，以"孕 1 产 0，妊娠 38^{+1} 周，临产"于今晨 5：00 入院。入院后查体：血压 125/75mmHg，体温 36.5℃，脉搏 84 次/分，呼吸 21 次/分；产科检查宫缩 35～45 秒/4～5 分钟，宫口开大 4cm，LOT，未破膜，已见红。入院后产程进展顺利，于 10：00 宫口开全，S^{+3}，LOT，胎心正常、羊水清。助产士鼓励其往下用力；但产妇宫缩间歇时并无强烈的大便感。10：50 胎头出现拨露；12：00 自然分娩一男婴。

问题：

1. 产妇是否需要宫口开全后用力促进胎头下降？

2. 分娩时采取何种体位更利于产妇分娩？

3. 第二产程如何护理？

第二产程是指自宫口开全到胎儿娩出。

【临床表现】

1. 宫缩频而强 进入第二产程后，宫缩的频率和强度达到最强，持续 1 分钟或以上，间歇期仅为 1～2 分钟。

2. 屏气用力 当胎先露部降至骨盆出口压迫盆底软组织时，产妇有排便感，不自主地向下屏气用力。出现屏气用力后，产妇的疼痛常感到减轻。

3. 胎儿下降及娩出 初产妇一般在宫口近开全或开全后，胎头开始迅速下降，在宫口开全前可能下降不明显。经产妇有时在第二产程开始时仍未入盆，宫口开全后迅速下降。如果宫口开全后 1 小时胎头仍未下降，需报告医生。随着产程进展，会阴逐渐膨隆变薄，肛门括约肌松弛，胎头露出于阴道口，但在宫缩间歇期，胎头又缩回阴道内，称胎头拨露（head visible on vulval gapping）；当胎头双顶径通过骨盆出口时，间歇期胎头不再回缩，称胎头着冠（crown of head）。此时会阴极度扩张，胎头枕骨于耻骨弓下露出仰伸娩出，胎头娩出后出现复位及外旋转，胎儿前肩、后肩及胎体相继娩出，后羊水随之涌出。

知识拓展

目前世界卫生组织和英、美等国的分娩指南，按胎先露是否下降到盆底，产妇是否出现自主性、不能自控的屏气用力，将第二产程分为两个时期：第二产程的被动期（pasive second stage of labour）和第二产程的主动期（active second stage of labour）。第二产程的被动期指自宫口开全至产妇还没有开始自主用力的一段时间。这时胎先露可能尚未下降到盆底，未引发屏气用力的反射。协助产妇取适当的直立体位有助于胎先露的正常下降。如果宫口开全后 1 小时，产妇未出现屏气用力现象，要报告医生检查评估。第二产程的主动期指自宫口开全，到胎头开始拨露，产妇开始在宫缩时出现不自主的屏气用力。这时胎先露下降至盆底，宫缩时压迫盆底肌肉引起生理性的屏气用力。主动期开始后，初产妇一般 3 小时内结束分娩；经产妇一般 2 小时内结束分娩。初产妇在主动期后 2 小时，经产妇 1 小时，未完成分娩，要怀疑有第二产程主动期的进展迟缓，应报告医生，进行检查评估。

【护理评估】

1. 健康史 阅读待产记录，了解产程进展及胎心是否正常，胎膜是否破裂，羊水的性状和颜色，注意第一产程的进展情况，有无特殊处理。

2. 身体状况 评估呼吸形态，有无过度呼气造成头晕、手脚麻木等感觉，血压在宫缩时会有轻度升高；评估有无尿潴留、肠胀气；评估产妇体位、体力能否维持，能否正确使用腹压，支持产妇保持自由体位分娩。注意产妇仪容形象、身体清洁情况，注意了解子宫收缩的持续时间、间歇时间、强度和胎心情况。询问产妇有无大便感，观察胎头拨露和着冠情况。评估会阴局部情况，结合胎儿预计大小，判断是否需要行会阴侧切术。

3. 心理-社会支持状况 产妇常因疼痛体力消耗过大，常感到恐惧和焦虑不安。也有产妇在接近宫口开全时体内儿茶酚胺分泌增加，常常会有精神亢奋表现，疼痛难忍，甚至有濒死感，称为胎儿娩出反射（fetal ejection reflex），是体内应激激素浓度突然上升所致。在第二产程，产妇的恐惧、急躁情绪比第一产程加剧，表现为烦躁不安、精疲力竭，胎儿娩出后先兴奋后安静。家属也常出现紧张不安的情绪。

4. 辅助检查 可用胎心监护监测胎心及基线变化、与宫缩的关系，发现异常并及时处理。

【常见护理诊断/问题】

1. 疼痛 与宫缩及会阴侧切术有关。

2. 有受伤的危险 与会阴保护不当和接生手法不当而致会阴裂伤和婴儿产伤有关。

3. 焦虑 与缺乏顺利分娩的信心和担心胎儿健康有关。

4. 有体液不足的危险 与未及时补充饮食有关。

【护理目标】

1. 产妇能够正确运用腹压，不适减轻。

2. 产妇未发生严重的会阴裂伤，新生儿未发生头颅血肿、锁骨骨折等产伤。

3. 产妇情绪平稳，能够正确面对分娩。

4. 产妇饮食正常，能够及时补充能量。

【护理措施】

1. 心理护理 第二产程期间，护理人员应守候在产妇身边，及时告知其分娩的进展和胎心情况。给予安慰、支持和鼓励，缓解其紧张、恐惧情绪。

2. 支持性护理 护理人员需持续评估母体和胎儿情况，加强支持性护理。第二产程仍然要关注饮食、水电解质补充，鼓励不断地进少量液体食物，每 1～2 次宫缩间歇期鼓励饮水。注意产妇的呼吸节律，不要过度呼气。提供非药物镇痛方法，如鼓励产妇发出低沉的呻吟、按摩、呼吸法、音乐等。鼓励产妇采用自己感到舒适的体位，如直立体位（坐、站，行走、蹲，俯卧）或侧卧位；并提供舒适的椅子或垫子、分娩球、水中分娩等。注意保持产妇清洁卫生，有粪便排出及时清理。及时排空膀胱，每 2 小时提醒 1 次。如无法自解小便，可进行诱导排尿，如发生尿潴留，可进行导尿，不必保留尿管。注意评估产妇血压、脉搏是否在正常范围，四肢是否温暖，宫缩是否有间隔，与异常情况相区别。

3. 密切观察胎心 第二产程的宫缩频而强，需密切观察胎儿有无急性缺氧，通常 5～10 分钟听胎心 1 次，必要时进行胎心连续监护，监护胎心率及变异情况。如发现胎心异常，应立即阴道检查，并尽早结束分娩。

4. 正确指导产妇用力 告知产妇可按照自己的意愿来决定用力时间和用力方式（产妇自主的用力）。在产妇还没有感到想用力时，不必指导产妇用力。如果产妇感到用力没有效果，助产人员可给予适当的引导，协助产妇改变体位，发挥重力作用体位如蹲位或跪趴位，帮助产妇集中有效的用力。经常鼓励产妇睁开眼睛，屏气用力时注视着她的阴道，脑海里想象着用力推动胎儿下降及娩出。也可鼓励产妇延长屏气并最大努力向下用力，但不要超过 7 秒。改变体位后需要关注会阴膨起情况。

案例分析 4-3

1. 产妇是否需要宫口开全后用力促进胎头下降？

答：产妇宫口开全后随着胎头的下降压迫直肠产生屏气用力。如果没有压迫感不必鼓励产妇屏气用力，产妇可按照自己的意愿来决定用力时间和用力方式。当产妇感到用力没有效果，助产人员可给予适当的引导，协助产妇改变体位，采取直立位、蹲位或跪趴位促进胎头下降。

---

5. 接产准备 初产妇宫口开全、经产妇宫口扩张 4cm 且宫缩规则有力时，应将产妇送至产房做接生准备。正常分娩的接产属清洁操作，不必剃除阴毛。待胎头暴露后，让产妇半卧（或坐位、侧卧位、手膝位）于产床上，两腿屈曲分开，露出外阴部。用消毒棉球蘸肥皂水擦洗外阴部，顺序是大小阴唇、阴阜、大腿内上 1/3、会阴及肛门周围。然后用温开水冲去肥皂水，为防止冲洗液进入阴道，用消毒干纱布盖住阴道口，最后用聚维酮碘液消毒，随后取下阴道口的纱布，用消毒干纱布按以上顺序擦干外阴部，铺以消毒巾于臀下。接生者以外科手消毒常规洗手后，戴手套及穿手术衣后，打开产包，铺好消毒巾准备接生。

6. 自由体位接产 是指产妇在任何非平卧位姿势分娩。在分娩过程中鼓励产妇自由体位，包括直立体位、跪趴位和侧卧位。直立体位分娩是指任何上身与地面大于 45°的体位（如坐位、站立位、手膝俯卧位、蹲位），推荐侧卧位分娩和跪趴位分娩。平卧截石位或后仰的半坐卧位分娩会导致仰卧位低血压，妨碍胎头下降，不利分娩并增加胎儿窘迫危险，应避免长时间平卧位。目前临床使用单手保护会阴方法。

（1）评估会阴情况：识别会阴撕裂的诱因，如会阴水肿、会阴过紧缺乏弹性、耻骨弓过低、胎儿娩出过快、胎儿过大等，均容易造成会阴裂伤，接产者在接产时做出正确判断，充分扩张会阴，减少损伤。

（2）接生要领：与产妇良好沟通，配合产妇不同体位与用力方式接产，宫缩时均匀地控制胎头娩出速度，让胎头以最小径线（枕下前囟径）在宫缩间歇时缓慢地通过阴道口、慢慢地娩出胎儿，这是预防会阴撕裂的关键。产妇必须与接生者充分合作才能做到。

（3）接生步骤：胎头拨露至会阴后联合紧张时开始控制胎头娩出速度，宫缩时以单手或双手轻轻放于胎头，感受胎头娩出速度，不宜过快过猛，以 1cm/次为宜；宫缩间歇时放松，同时和产妇沟通使其配合用力。如胎头娩出速度过快，可嘱咐产妇宫缩时哈气，间歇时用力。在控制胎头娩出速度时不需协助胎头俯屈，不干预胎头娩出的方向和角度，尽可能顺其自然。胎头着冠时，指导产妇均匀用力，在宫缩间歇时期缓缓娩出。不应刻意协助胎头仰伸，否则容易造成小阴唇内侧及前庭裂伤。胎儿双顶径娩出后，则顺序娩出额、鼻、口、颏。待胎头完全娩出后，接产者用手自胎儿鼻根向下颏挤压，挤净口鼻内的黏液和羊水，检查胎儿颈部有无脐带绕颈，不需先切断脐带。当胎头娩出见有脐带绕颈一周且较松时，可用手将脐带顺胎肩推下或从胎头滑下。若脐带过紧妨碍胎儿娩出，脐带已发白无搏动，可用两把止血钳夹住中间断脐，切勿伤及胎儿颈部。耐心等待 1～2 分钟（至少 1 次自然宫缩）自然娩肩，趁宫缩间歇时双手托住胎头，嘱产妇均匀用力娩出前肩，娩出时不要用力下压。前肩娩出后，双手继续托住胎头缓慢娩出后肩。接产者一手托肩一手托臀慢慢顺势娩出胎儿后，将新生儿迅速擦干放置产妇下腹部。记录胎儿娩出时间。

接产操作注意事项：①胎头娩出过快时，让产妇张口哈气，减慢娩出速度。②胎头着冠后，会阴体膨胀达到极限，宫缩时让产妇哈气不再用力，使胎头在宫缩间歇期缓慢娩出。③接产者的手轻柔扶持胎头控制速度，不可强行用力阻止胎头娩出，也不可用力挤压胎头，禁止按摩揉搓胎儿头皮组织，防止损伤或形成血肿。④胎头娩出后，观察胎儿面部颜色，正常呈红润或淡紫色，按压后变色并在 3 秒内迅速恢复，胎儿面部会有表情如皱眉、嘴吸吮，甚至会有呼吸和哭声。可从耻骨联合上很低的位置容易听见胎心。有条件者也可应用经皮血氧仪等监测。这些征象表明胎儿的情况良好。⑤如新生儿活力好、面色红润，用纱布清洁面部即可，不必常规吸引呼吸道。如有羊水污染，同时新生儿面色苍白、肌张力差，立即用胎粪吸引器清理呼吸道、口腔内黏液，同时做好新生儿复苏准备。⑥不可过急牵拉娩肩，以免造成产伤和窒息。大多数情况下，胎肩在第一次宫缩时自然娩出。娩肩时仍然要控制娩出速度，让产妇哈气慢慢娩出肩，以免增加会阴裂伤程度。产力较强的产妇娩后肩时嘱其暂不用力，则于宫缩间歇时期缓缓娩出。娩肩过程中超过 120 秒或两次自然宫缩未娩出，胎肩未发生旋转或者胎儿面色苍白、胎心下降等需要立刻通知医生，并根据情况采取相应处理。

> **案例分析 4-3**
> 2. 分娩时采取何种体位更利于产妇分娩？
> 答：在第二产程中鼓励产妇自由体位，包括直立体位、跪趴位和侧卧位，也可选择水中分娩，以减少平卧截石位或后仰的半坐卧位分娩所带来的仰卧位低血压，降低胎儿窘迫和影响胎头下降的风险。

7. 晚断脐（delayed cord clamping） 胎儿娩出后，在产妇臀下放一聚血器接血，以计算出血量；待脐带停止搏动后，在距脐带根部 15～20cm 处用两把血管钳钳夹，在两钳之间剪断脐带。将连接胎盘端的脐带及止血钳放于聚血器内，等待胎盘剥离；也可等胎盘自然剥离后断脐。

> **知识拓展**
> 在全部的阴道分娩中（顺产和阴道助产），遵循胎头娩出后等待至少一次宫缩，让胎肩自然娩出的原则，可明显降低肩难产的发生，获得更好的新生儿结局。胎头娩出后，发现有脐绕颈时，除非出现脐带非常紧造成不能滑下脐带或绕过头部娩出胎儿的情况，尽可能不切断脐带。如果必须切断脐带，也要等到确定胎肩已经下降能够立即娩出，避免肩难产发生后胎儿没有血氧供应引起意外发生。

8. 会阴切开 应用于阴道助产手术、胎儿窒息、外阴有严重的瘢痕损伤、前次分娩时有严重损伤（三度裂伤）时，要严格掌握会阴切开指征。会阴正中切开可增加三度裂伤危险，不提倡做会阴正中切开，早产分娩不需要常规会阴侧切。不提倡常规的会阴部利多卡因麻醉、分娩过程中外阴按摩和阴道拉伸扩展，会导致会阴水肿，增加会阴损伤，应避免应用。

（1）会阴切开指征：会阴过紧或胎儿过大，估计分娩时会阴撕裂难以避免者或母儿有病理情况急需结束分娩者。

（2）会阴切开术：包括会阴后-侧切切开术和会阴正中切开术。

1）会阴后-侧切开术：阴部神经阻滞麻醉及局部麻醉生效后，术者于宫缩时以左手示、中两指伸入阴道内，撑起左侧阴道壁，右手用钝头直剪自会阴后联合中线向左侧 45°（会阴高度膨隆为 60°～70°）剪开会阴，长 4～5cm，切开后用纱布压迫止血。胎盘娩出后即刻缝合。

2）会阴正中切开术：局部浸润麻醉后，术者于宫缩时沿会阴后联合正中垂直剪开 2cm。此法优点为剪开组织少、出血少、术后组织肿胀及疼痛轻微，切口愈合快；缺点是切口有自然延长撕裂至肛门括约肌的危险。胎儿大、接产技术不熟练者不宜采用。

9. 健康指导 第二产程是正常分娩即将完成的阶段。强烈的宫缩使子宫颈口开全，胎儿下降到盆底，产妇开始出现不自主的屏气用力，胎儿在宫缩和母亲屏气使用腹压的协同作用下，排出体外，完成分娩。提倡产妇按自己的方式用力（产妇自主的用力方式），在自由体位完成分娩（坐位、跪趴位、蹲位、水中分娩等）。在分娩的过程中无论任何情况都不得在产妇腹部加压帮助娩出胎儿，避免引起宫颈、阴道会阴严重损伤、子宫破裂和胎儿脑出血缺氧、新生儿产伤甚至死亡，增加羊水栓塞危险。胎儿娩出后实行晚断脐，等待脐带搏动停止后或胎盘娩出后再断脐，有利于新生儿的健康，有更好的肺部功能并预防贫血，不会增加病理性黄疸的发生；初产妇常有轻度的会阴裂伤，和助产人员相互配合，遵从指导缓慢娩出胎儿，减少损伤；不提倡常规的会阴切开；产后立即进行母婴肌肤接触（皮肤对皮肤）并吸吮母乳，有利于新生儿健康，促进母乳喂养成功并能有效地预防产后出血。

案例分析 4-3

3. 第二产程如何护理？

答：（1）护理人员应守候在产妇身边给予安慰、支持和鼓励。

（2）持续评估母体和胎儿情况，密切观察胎心，5～10 分钟听胎心 1 次，必要时进行胎心连续监护。

（3）鼓励不断地进少量液体食物，每 1～2 次宫缩间歇期鼓励饮水。

（4）鼓励并正确指导产妇采用自己感到舒适的体位，自主用力。

（5）及时排空膀胱，每 2 小时 1 次。

（6）自由体位接产。

（7）晚断脐。

（8）做好健康指导，产妇和助产人员相互配合，缓慢娩出胎儿，减少损伤。

【护理评价】

1. 产妇是否能正常地应对疼痛。

2. 产妇是否能在舒适的体位正确的用力。

3. 产妇水电解质能量供应是否处于平衡状态。

4. 新生儿没有发生头皮血肿、锁骨骨折等产伤。

六、第三产程的临产经过与护理

案例 4-4 临床资料

产妇某女士，28 岁，以"孕 1 产 0，妊娠 38⁺¹ 周，临产"于今晨 5：00 入院。入院后查体：血压 125/75mmHg，体温 36.5℃，脉搏 84 次/分，呼吸 21 次/分；产科检查宫缩 35～45 秒/4～5 分钟，宫口开大 4cm，LOT，未破膜，已见红。入院后产程进展顺利，10：00 宫口开全，12：00 自然分娩一男婴，Apgar 评分 1 分钟 9 分，5 分钟 10 分。12：10 胎盘胎膜娩出完整，检查会阴 I 度裂伤，给予缝合。给予母婴肌肤接触和早吸吮，生命体征平稳，在产房观察 2 小时后转入爱婴区休养。

问题：

1. 请问新生儿是否需要进行新生儿复苏抢救？

2. 胎盘剥离的征象有哪些？此产妇是否需要人工剥离胎盘？

3. 何时进行早吸吮？

4. 产妇在产后 2 小时需要观察哪些生命体征？

自胎儿娩出至胎盘娩出的时间，通常为5～15分钟，超过30分钟为产程延长。

【临床表现】

1. 子宫收缩 胎儿娩出后，子宫底降至脐平，产妇感到轻松，宫缩暂停，几分钟后重现，子宫呈球形，子宫底上升。

2. 胎盘娩出 胎儿娩出后，由于子宫腔容积突然明显缩小，胎盘不能相应缩小，胎盘附着面与子宫壁发生错位而剥离。剥离面出血形成胎盘后血肿；子宫继续收缩，剥离面积继续增大，直至胎盘完全剥离而排出。

3. 阴道出血 正常分娩的出血量一般不超过300ml。

【护理评估】

1. 健康史 重点了解第一、二产程的经过情况，是否有异常变化及特殊处理。

2. 身体状况

（1）产妇情况：产妇产后生命体征一般平稳，在正常范围内，脉搏较第二产程变缓，呼吸减慢，产妇多有大汗淋漓现象，较疲惫。评估产妇精神心理状况，有无水电解质紊乱、寒战不适、尿潴留及肠胀气等；评估子宫收缩状况，了解子宫收缩的强度、频率。仔细检查软产道及会阴有无裂伤；注意评估阴道流血的时间、量及颜色是否新鲜，常用的有称重法、面积法和容积法。评估产妇仪容形象及身体清洁状况。

（2）新生儿情况：正常新生儿出生时皮肤淡紫色，随呼吸建立转为红润、心率呼吸正常，四肢活动好。可通过新生儿Apgar评分了解新生儿情况，以判断新生儿有无窒息及窒息的严重程度，以出生后1分钟内的心率、呼吸、肌张力、喉反射及皮肤颜色5项体征为依据，每项为0～2分，满分为10分（表4-1）。出生1分钟评分8～10分属正常新生儿；4～7分属轻度窒息，又称青紫窒息，需清理呼吸道，进行人工呼吸、吸氧等处理；0～3分属重度窒息，又称苍白窒息，需紧急抢救，行胸外按压、气管内插管并给氧。出生后5分钟需再次评分。此时不宜急于断脐，脐带搏动期间仍能够维持胎盘与新生儿间的血液循环，提高抢救成功概率。

表4-1 新生儿Apgar评分法

体征	生后应得分数		
	0分	1分	2分
心率（次/分）	0	<100	≥100
呼吸	0	浅慢且不规则	正常
肌张力	松弛	四肢稍屈曲	四肢屈曲良好
皮肤颜色	全身苍白	躯干红，四肢青紫	全身粉红
喉反射	无反射	有些动作	咳嗽、恶心

新生儿由宫内到宫外的转变是一个逐渐的过程，连续血氧饱和度监测发现，足月健康新生儿在生后10分钟才能使动脉导管前血氧饱和度达85%～95%（表4-2）。在这个过程中，新生儿应保持脐带部结扎不切断（晚断脐），由母亲拥抱，进行皮肤接触，有利于维持新生儿生命体征稳定平衡，促进母乳喂养。

表4-2 足月健康新生儿生后血氧饱和度变化

生后时间（min）	（动脉导管前）血氧饱和度（%）
1	60～65
2	65～70
3	70～75
4	75～80
5	80～85
10	85～95

案例分析 4-4

1. 请问新生儿是否需要进行新生儿复苏抢救?

答：新生儿出生后 Apgar 评分 1 分钟 9 分，5 分钟 10 分属于正常新生儿，不必进行新生儿复苏。依据：Apgar 评分是以出生后 1 分钟内的心率、呼吸、肌张力、喉反射及皮肤颜色 5 项体征为依据，每项为 0～2 分，满分为 10 分。出生 1 分钟评分 8～10 分属正常新生儿；4～7 分属轻度窒息，需清理呼吸道，进行人工呼吸、吸氧等处理；0～3 分属重度窒息，需紧急抢救，行胸外按压、气管内插管并给氧。

（3）胎盘剥离：观察有无胎盘剥离征象，胎盘剥离征象包括，①宫体变硬呈球形，胎盘剥离后降至子宫下段，下段被扩张，子宫体被推向上呈狭长形，宫底升高达脐上；②阴道口外露的一段脐带自行延长；③阴道少量流血；④用手掌尺侧在产妇耻骨联合上方轻压子宫下段时，子宫体上升而外露的脐带不再回缩。

胎盘剥离及排出的方式有两种：①胎儿面娩出式，胎盘从中央开始剥离，胎儿面先排出。其特点是胎盘先排出，随后见少量阴道流血，这种方式多见。②母体面娩出式，胎盘从边缘开始剥离，母体面先排出。其特点是先有较多阴道流血，然后胎盘娩出，这种方式少见。

3. 辅助检查　按医嘱进行相应化验检查，如脐带血气检查等。

4. 心理-社会支持状况　第三产程是产妇心理变化最大的一个时期。应评估产妇心理变化、对所分娩的新生儿性别是否满意、产妇及家属的心理动态及是否接受新生儿等。尽早地进行母婴接触，协助建立亲子关系，促进产妇健康。

【常见护理诊断/问题】

1. 有体液不足的危险　与未及时补充饮食有关。

2. 有产后出血危险　与宫缩乏力或胎盘因素或其他原因有关。

3. 有亲子依恋改变的危险　与产妇或家属不能接受新生儿有关。

4. 精神困扰　与担心新生儿生命危险有关。

【护理目标】

1. 产妇饮食正常，能够及时补充能量。

2. 产妇无产后出血发生。

3. 产妇能够接受新生儿并开始亲子互动。

4. 胎儿无并发症发生。

【护理措施】

在本产程中的护理重点是正确处理娩出的新生儿，正确完整地娩出胎盘，检查胎盘胎膜是否完整，防止残留；常规按摩子宫，预防产后出血；检查软产道会阴裂伤情况，及时缝合解剖部位；尽早母婴皮肤直接接触，产后 1 小时内争取成功吸吮；注意产妇饮食营养补充，加强保暖；对有产后出血危险的产妇，或少量出血也可能发生危险的产妇，在第三产程可预防性使用催产素。

1. 观察胎盘自然剥离的征象，协助娩出胎盘，检查是否完整　胎儿娩出以后，宫底降至脐平，产妇感到轻松，宫缩暂停，数分钟后又出现。切忌在胎盘尚未完全剥离之前，用手按揉、下压宫底或牵拉脐带，以免引起胎盘部分剥离而出血或拉断脐带，甚至造成子宫内翻。可等待胎盘自然剥离后在宫缩时自然娩出。如果采用一手轻轻牵拉脐带娩出胎盘的方法，在牵拉的同时，必须另一手在腹部耻骨上按住宫体向上给予反向的对抗力。胎盘娩出至阴道口时，双手握住胎盘，向一侧慢慢旋转完整娩出胎膜，如胎膜有断裂可能，用止血钳夹住，慢慢小心娩出（图 4-11）。将胎盘铺平，先用纱布将母体面的血块轻轻擦去，检查胎盘小叶有无缺损，然后将胎盘提起，检查胎膜是否完整，胎儿面边缘有无断裂血管，有异常及时报告医生（图 4-12）。胎盘胎膜娩出后，按摩子宫促进收缩以减少出血，同时注意观察并测量出血量。对检查胎盘完整者，不要进行宫腔内探查或冲洗。

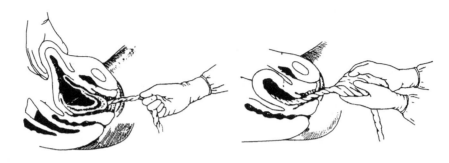

图 4-11 协助胎盘、胎膜娩出

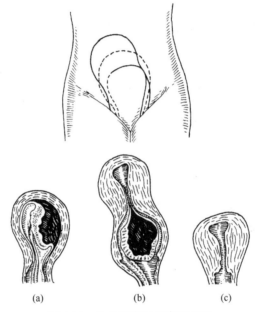

图 4-12 胎盘剥离时子宫的形状

案例分析 4-4

2. 胎盘剥离的征象有哪些？此产妇是否需要人工剥离胎盘？

答：胎盘剥离征象包括①宫体变硬呈球形，胎盘剥离后降至子宫下段，下段被扩张，子宫体被推向上呈狭长形，宫底升高达脐上；②阴道口外露的一段脐带自行延长；③阴道少量流血；④用手掌尺侧在产妇耻骨联合上方轻压子宫下段时，子宫体上升而外露的脐带不再回缩。

此产妇分娩后 10 分钟胎盘、胎膜即完整娩出，不需要人工剥离。

---

2. 检查软产道，评估产后出血量 胎盘娩出后，应仔细检查会阴、小阴唇内侧、尿道口周围、阴道及宫颈有无撕裂。如有撕裂应按解剖层次（见会阴裂伤缝合术）及时缝合。对于正常分娩，未行阴道助产、宫颈操作（如宫颈注射药物、扩张宫颈或转胎头）的产妇，不必按常规检查宫颈管。如有异常出血时再做评估。出血不多时不必按常规在阴道内填塞纱布，如需填塞均留尾纱，缝合后常规清点阴道内塞纱布块，常规肛诊，并记录在病历中。

正常分娩出血量常少于 300ml，如有产后出血史、多胎妊娠、羊水过多、巨大儿、分娩次数≥5

次、滞产等产后出血高危因素者，可在胎儿前肩娩出时，给予缩宫素 10～20U 肌内注射。也可在前肩娩出后立即肌内注射缩宫素 10U 或缩宫素 10U 加入 0.9%氯化钠注射液 20ml 静脉快速注入，均能快速促使胎盘剥离。如胎盘剥离不全而出血多时，应行徒手剥离胎盘术。如胎儿娩出 30 分钟，胎盘仍未娩出，出血不多时，应注意排空膀胱，再轻轻按压子宫底及静脉注射子宫收缩剂，仍不能使胎盘排出时，应行手取胎盘术。若胎盘娩出后出血较多，可经下腹部直接在宫体肌壁内或宫颈注射卡前列素氨丁三醇注射液 250μg 促进子宫收缩。

3. 新生儿处理 胎儿娩出后，立即彻底擦干全身，无窒息者将新生儿放在母亲腹部，用预热温暖毛巾或其他物品保暖（覆盖毛巾和戴帽子），直到脐带搏动消失或胎盘娩出后断脐（晚断脐）。新生儿保持与母亲皮肤接触（skin to skin）90～120 分钟（早接触）。对新生儿的初步评估观察可在母亲身边完成。台下巡回护士记录新生儿娩出时间和做新生儿性别身份标识。在完成早吸吮后，进行称量体重和身体检查，按无菌原则断脐处理。新生儿出生后与母亲尽快进行皮肤接触可以保持新生儿体温、促进母乳喂养、促进新生儿与母亲的情感交流、促进激素分泌、促进宫缩和胎盘娩出、帮助新生儿建立免疫屏障。

知识拓展

晚 断 脐

在生后最初的几分钟，胎盘继续发挥供养和能量的作用（胎盘输血，planceta transfusion），晚断脐可增加 50～80ml 血液，为新生儿提供必要的血液容量，有利于新生儿呼吸功能的建立；降低脑室内出血、新生儿坏死性小肠炎、败血症的发生概率；增加铁储备，改善 6 个月铁营养状况，促进神经系统发育。随新生儿呼吸建立，血氧水平升高，脐动脉会发生生理性收缩而关闭，脐带搏动停止，胎盘胎儿间血流中断，不会出现所谓的血流倒流现象。如有胎儿缺氧窒息表现，保留脐带不要剪断，置新生儿于母亲两腿间开始复苏急救措施（SOO DOWNE 美国心脏复苏指南 2010），也有助于抢救复苏成功。我国《产后出血预防与处理指南》（2014）做出了重要修订，认为延迟断脐 1～3 分钟，对预防产后出血有重要作用，新修订的早产儿指南也强调了要实施晚断脐，有利于减少新生儿肺部问题，减少 50% 的脑出血，提高早产儿存活质量。这为晚断脐在临床全面实施奠定了基础。

---

4. 无菌技术断脐 操作者戴无菌手套，检查评估有无脐膨出脐疝存在。等待脐带搏动消失后（或胎盘娩出后），用 5%聚维酮碘消毒液或 75%乙醇溶液消毒新生儿脐带根部周围及脐带上 5cm，在距新生儿腹部 3～4cm 处结扎脐带（用气门芯等结扎），实行无菌断脐。不需在脐带断端上面涂任何药物，也不需要消毒残端和脐周。日后的护理中，每日清洁后擦干，保持局部干燥，不需消毒，不包裹脐部。要教育产妇及家属学会护理方法，特别是如何清洁擦干脐窝部。

5. 早接触、早吸吮 胎儿娩出后即可放置到母亲腹部，开始早接触（母亲与新生儿皮肤直接的接触），鼓励新生儿早吸吮。在生后的 2 小时内，尤其是第 1 小时，多数新生儿能够成功开始吸吮（黄金 2 小时）。无医学指征，不加水、奶和其他代乳品。争取第一个 24 小时内吸吮 8～10 次甚至更多，不管新生儿是否吸到母乳或乳量多少，吸吮动作本身会促进乳汁分泌，并促进新生儿排便，减轻新生儿黄疸。由接产助产士进行产后母乳喂养宣传，并协助第一次吸吮，评估产妇是否掌握哺乳方法，并与产后病房护士交接班。

案例分析 4-4

3. 何时进行早吸吮？

答：胎儿娩出后即可放置产妇腹部进行肌肤接触，分娩后 1 小时内新生儿即可开始自行吸吮，为母乳喂养成功打下基础。

---

6. 评估检查新生儿 在新生儿完成早吸吮后，初步查体，观察生命体征，四肢能否自由活动，

有无明显畸形如六指、生殖器畸形，两侧睾丸是否下降、有无肛门闭锁等，称体重、测量头围与身长，并记录。打新生儿脚印与母亲手印于新生儿记录单。给予乙肝疫苗接种，若母亲患有乙型肝炎，对新生儿及时接种乙肝免疫球蛋白。

7. 产后观察护理 胎儿娩出 2 小时内，产妇最易发生产后出血，据临床估计约有 80% 的产后出血发生在产后 2 小时内，因此也称为"第四产程"。因此，产妇分娩后应在产房严密观察 2 小时，主要观察生命体征、子宫收缩、宫底高度、膀胱充盈、阴道流血量、会阴和阴道有无血肿等。产后第一小时内 15 分钟一次，然后每 30 分钟一次。观察产妇生命体征的同时，要观察评估新生儿肤色、呼吸、心率、面色情况和有无脐带渗血，并记录。如阴道流血量不多，宫底上升、变软，提示宫缩乏力，应按摩宫底，排出宫腔积血，并给予子宫收缩剂。如产妇自觉有肛门坠胀感，多提示有阴道后壁血肿，应行肛查，确诊后给予及时处理。观察期间给予热饮料等以保持对能量和水电解质供应。更换清洁衣物，用干净衣被保暖。灯光柔和。环境安静温暖。协助并帮助产妇完成第一次的哺乳。产后 2 小时后，无异常者转运到母婴同室病房。

案例分析 4-4

4. 产妇在产后 2 小时需要观察哪些生命体征？

答：胎儿娩出后 2 小时内产妇容易发生产后出血，因此医护人员需要关注产妇的血压、脉搏、子宫收缩情况、宫底高度、阴道出血量、膀胱充盈状况、会阴阴道血肿有无发生等。产后 1 小时内每 15 分钟、2 小时内每 30 分钟评估一次并予以记录。

---

8. 心理护理 胎儿娩出后，产妇感到轻松，心情比较平静。如新生儿有异常或性别不能如愿，则会产生烦躁、焦虑或憎恨的情绪。观察产妇对新生儿的第一反应，评估亲子关系，了解产妇对新生儿性别的反应，发现异常及时给予关心安慰，避免母婴安全受到损害。

9. 与病房交接 产房观察 2 小时后，转运产妇到母婴同室病房，与病房护士交接产妇与新生儿情况，评估产妇生命体征、宫缩情况，产后出血、会阴情况，每小时 1 次，2 小时后如无异常发现，改为每 4 小时 1 次；每次评估均应检查新生儿情况，并做好签名记录。鼓励进水饮食，注意产妇产后第一次排尿护理，在产后 6 小时内自行排尿，由护士观察并协助进行第一次排尿，注意评估产妇，先慢慢坐起，无头晕乏力再缓慢下床，或在床上应用便盆排尿，防止虚脱晕厥。记录产妇第一次排尿时间。

10. 健康指导 分娩是从孕妇到母亲角色的重要转换过程，是一个正常的生理过程。母乳喂养也是母亲面临的一项重要任务。做好早吸吮，并保持母婴同室，按新生儿需要哺乳，有研究证明，每天 24 小时内吸吮次数达到 10 次甚至更多，母乳喂养的成功率明显提高，同时生理性乳胀期的胀痛程度也会降低。初乳的量能够满足新生儿的生理需要，并促进排便，减轻新生儿黄疸发生率。按照新生儿出生天数，每日递增大小便次数即表示母乳量充足；产妇产后应及时下床活动，感觉体力恢复后即可下床行走，有利于子宫恢复，预防产后出血及静脉血栓等疾病。与产妇良好沟通，及时发现产妇不良情绪，针对原因进行疏导和安慰，最大程度减轻产妇心理负担，保证产妇安全度过分娩期。

【护理评价】

1. 产妇生命体征平稳。

2. 产妇出血量是否＜500ml。

3. 新生儿无窒息发生。

4. 产妇是否接受新生儿并开始与新生儿进行目光交流、皮肤接触和早吸吮，完成第一次母乳喂养过程。

综合上述，第一产程的护理重点是，协助产妇正确的判断是否临产，鼓励产妇自由活动，陪伴分娩，减轻疼痛，减轻心理压力，提供连续的支持性护理。加强饮食能量支持，观察评估胎儿情况，严密观察产程进展，让产妇保持良好的体力和心态，避免过早过多干预妨碍产程进展。

第二产程指自宫口开全到胎儿娩出。重点是协助产妇取合适的体位待产，宫缩间歇期鼓励进食，在非平卧位分娩（侧卧、手膝俯卧或其他直立体位），鼓励产妇自主的正确用力，正确地接产保护会阴，评估胎儿安全，自然娩出胎儿，及时母婴皮肤接触，完成早吸吮。

第三产程是指从胎儿娩出到胎盘娩出。重点是清理新生儿呼吸道，给予早接触、早吸吮。等待脐带搏动停止后无菌断脐；正确完整地娩出胎盘，检查是否完整；观察产后出血；给予产妇支持性护理；评估新生儿情况和进行身份标识。

第三节　分娩期焦虑与疼痛的护理

案例 4-5　临床资料

产妇某女士，29 岁，以"孕 2 产 0，妊娠 39^{+3} 周，阵发性腹痛伴见红 2 小时"为主诉入院。既往体健，平素月经规律，妊娠期定期产检，无异常发现。近 2 天有不规则宫缩，夜间加重，日间减轻，睡眠差。2 小时前出现阵发性腹痛，伴阴道少量阴道出血，无阴道流水及其他不适。入院检查：血压 120/70mmHg，体温 36.5℃，脉搏 88 次/分，呼吸 22 次/分，身高 165cm，体重 65kg，骨盆径线测量均正常，宫高 34cm，腹围 100cm，LOA，胎心 136 次/分，宫缩 30 秒/4～5 分钟，强度中等，阴道检查：宫颈展平，宫口未开，S^{-2}，未破膜。产妇较紧张，对自然分娩缺乏信心，担心不能耐受宫缩。入院 3 小时后宫缩 35～45 秒/3～4 分钟，强度中，自诉腰骶部疼痛难忍，宫缩时有大便感，内检查：宫口开大 4cm，S^{+0}位，LOP。入院 5 小时宫缩 40 秒/3～4 分钟，强度中，阴道检查：宫口开 4cm，S^{+1}，LOA，未破膜。孕妇此时烦躁不安，认为自己不能经阴道分娩，频繁要求剖宫产。

问题：

1. 入院时该产妇应如何护理？

2. 产妇宫口开大 4cm，腰骶部不适，有大便感时应如何护理？

3. 当产妇要求剖宫产时应如何护理？

产妇尤其是初次分娩的产妇，对于分娩过程的猜测和道听途说的信息，常常感到紧张、焦虑。过早的入院也会增加产妇紧张情绪，不利于产妇休息。分娩时的疼痛可以使产妇体内神经内分泌反应变化，从而产生血管收缩、胎盘血流减少、酸中毒等，对产妇及胎儿产生不良影响，因此分娩期对焦虑与疼痛的护理非常必要。

一、焦虑产妇的护理

【护理评估】

1. 健康史　了解产妇学历、婚姻家庭情况，通过询问观察产妇性格特征与家庭关系；评估孕产史、日常生活情况（饮食、睡眠、自理能力等）；评估产妇对分娩的态度和相关知识的了解情况；评估其对压力的应对态度、焦虑程度及应对方式。

2. 身体状况　焦虑的产妇往往会表现出对分娩的没有自信、失去控制、预感不幸等，情感上自述无助感，常表现为大喊大叫、激动、易怒、哭泣、自卑或自责等。在生理上表现出心悸、血压增高、呼吸加快、出汗多、坐立不安、尿频、恶心或呕吐、头痛、失眠等。经常会向医务人员提出对产程进展、产程时间和孩子安全等方面的疑问，甚至会向其他产妇询问分娩的感受。

3. 心理-社会支持状况　分娩不仅是对产妇本人的体验，也是对整个家庭的考验。尤其是现在的生育女性多为独生子女，家庭的关注度更为严重。

【常见护理诊断/问题】

1. 焦虑 与对分娩过程和结果的未知有关。

2. 个人应对无效 与过度焦虑及未能运用有效应对措施有关。

3. 知识缺乏 与对分娩知识不了解有关。

【护理目标】

1. 产妇情绪稳定，能以正常心态面对分娩。

2. 产妇积极运用有效心理防御机制及应对措施。

3. 产妇积极面对分娩过程。

【护理措施】

1. 提供良好的待产环境 产妇入院时医护人员主动向产妇及家属做自我介绍，然后介绍病房及产房环境，使其尽快熟悉和适应环境，消除陌生感及对未知的恐惧感。提供安静舒适、灯光暗淡、干扰少（模拟子宫环境）的待产分娩环境，以缓解产妇的焦虑情绪。允许家属或导乐陪伴，消除因熟人不在身边的恐惧感。

2. 做好讲解与宣教 产妇入院后针对其文化程度、心理特点、对分娩知识的掌握情况，提供个性化产前教育宣教。宣教内容包括自然分娩的好处和影响分娩的因素、分娩先兆、分娩过程中产妇的身心变化和如何应对的措施。在每次检查治疗前提前进行解释和沟通指导。对无手术指征仅因害怕分娩疼痛要求手术的孕妇，耐心做好沟通解释工作，增强其自然分娩的信心和勇气。

3. 建立良好的信任关系 加强与产妇沟通，鼓励并认真倾听产妇的述说与提问，了解她们所担心的问题及程度，并及时给予针对性的心理支持。用通俗易懂的语言，亲切和蔼，态度温柔，不断给予精神鼓励支持。发现进步及时表扬，提高分娩自信心。尊重产妇，满足其合理要求，不排斥、不强迫，用耐心、细心、安心的工作方式对待产妇，可以通过抚摸、按摩、交谈等措施转移产妇注意力。

4. 帮助产妇获得社会支持 产前及产时对家属进行分娩相关知识的讲解，以分娩相关知识、引起分娩焦虑的因素、伴随症状、家属在分娩过程中所起的作用、与医护人员配合等作为重点。医院应该允许家人或导乐进行分娩陪伴，在分娩过程中耐心听取产妇诉说，把理解、真诚和支持的情绪传递给产妇，提供强有力的心理支持。同时指导陪伴者采用一些方法来帮助产妇减轻分娩不适，如按摩腰骶部、冷热敷、温水浴、走路、音乐等。有条件的医院可提供家庭化产房（LDR）。

> **案例分析 4-5**
>
> 1. 入院时该产妇应如何护理？
>
> 答：（1）产妇入院时医护人员应主动向产妇及家属做自我介绍，介绍医院环境，提供安静舒适、灯光暗淡、干扰少（模拟子宫环境）的待产分娩环境，以缓解产妇的焦虑情绪。
>
> （2）做好讲解与宣教，提供个性化产前教育宣教。
>
> （3）加强与产妇沟通，及时给予针对性的心理支持。
>
> （4）对家属进行分娩相关知识的讲解，了解分娩正常过程，鼓励家属或导乐陪伴，建立支持帮助，同时教会家属一些方法来减轻产妇分娩不适。

【护理评价】

1. 产妇在他人的鼓励下，能够采取有效方法缓解焦虑状态。

2. 产妇生命体征是否平稳。

3. 产妇是否能够运用所学知识减轻分娩不适。

二、疼痛产妇的护理

疼痛是个体在应对有害刺激过程中所经受的不舒适体验。疼痛对于每个分娩产妇来说也是一种不良刺激。虽然每个健康的产妇都能承受分娩痛，但疼痛产生的体内神经内分泌反应可引起母儿的一系列病理生理变化。医护人员有责任、有义务通过科学的方法减轻分娩疼痛，让产妇顺利分娩并享受到分娩的喜悦和快乐，促进产后恢复和亲子行为。

（一）宫缩痛的影响因素

1. 产妇生理因素　包括产妇的年龄和胎次，临产时子宫颈的成熟度，产妇的状况，胎儿大小与产道大小的关系等，大多数情况下这些因素是相互关联的。自然临产者宫颈较软，疼痛较轻。引产应用缩宫素宫缩疼痛更觉严重。经产妇比初产妇对疼痛的敏感性降低。骨盆狭窄，胎儿较大或先露异常如枕后位导致难产时，疼痛程度也会加重。

2. 产妇心理因素　恐惧、忧虑、焦虑会增加产妇对疼痛的敏感性，并影响其行为。而媒体宣传报道过分的渲染也会导致不良的影响。即越紧张疼痛越严重，而严重的疼痛又会增加紧张焦虑。1994 年 Read 指出，产痛的强度很大程度上依赖于精神紧张程度。产前给予有关分娩生理过程及应对方法的教育，当产妇积极主动分娩时，产痛可减轻 1/3。《威廉姆斯产科学》（第 20 版）提出"妊娠及产时适当的心理准备应贯穿于妊娠和分娩的始终，这是一个有效的镇痛剂"。妊娠期产前应正面引导，教育产妇正确的认知和应对产痛。陪伴分娩、家庭化的分娩环境对促进自然分娩，减轻产痛有重要作用。

3. 社会因素　产妇对分娩的了解、其他产妇的表现、家人的支持程度也会影响产妇对疼痛的感知。医护人员的态度、医院的环境也影响着产妇的疼痛程度。

（二）宫缩痛对母儿的影响

1. 宫缩痛对母亲的影响　过于剧烈的宫缩痛可导致过度换气，使母血中 $PaCO_2$ 下降，PaO_2 降低，有导致胎儿缺氧的危险。宫缩时的心排血量和收缩压的升高，左室负荷显著增加，身体健康的产妇可以耐受，而患有心脏病或妊娠期高血压综合征、原发性高血压、肺动脉高压或重度贫血的产妇则可能导致病情恶化。过于强烈的宫缩痛可导致交感神经兴奋和加重焦虑，使母体代谢和耗氧量增加，胃肠道及膀胱动力下降使胃排空延迟并导致产妇恶心、呕吐，引起代谢性酸中毒。而母体的酸中毒又通过胎盘传递使胎儿发生酸中毒。

疼痛及精神紧张可通过儿茶酚胺及可的松的增加引起子宫收缩过强或子宫收缩乏力而影响产程进展。去甲肾上腺素可增加子宫收缩力，而肾上腺素及可的松则降低子宫收缩力。少数病人，疼痛和焦虑则导致不协调子宫收缩，临床表现为子宫收缩力下降和收缩频率增加，或表现为强直收缩。

2. 宫缩痛对胎儿的影响　正常分娩过程中，子宫收缩达高峰时引起间歇性绒毛间隙血流量减少，胎盘胎儿气体交换量下降，而在宫缩间歇又恢复正常，这一系列间断短暂的气体交换下降，正常胎儿可以耐受，不会导致胎儿缺氧。如果过度的疼痛导致产妇过度紧张，产妇大喊大叫过度换气，过高浓度的去甲肾上腺素及可的松释放增加引起子宫血流量下降，胎盘气体交换在此基础上更加减少，会增加围生儿缺氧危险。

【护理评估】

1. 健康史　通过产前检查记录了解相关信息，包括生育史、本次妊娠经过、有无合并症并发症、妊娠期用药情况等。询问妊娠期接受健康教育的情况，分娩知识的了解程度，产妇对疼痛的感知、耐受性和处理疼痛的应对方法。了解家人对分娩的态度，对分娩镇痛的反应及需求。

2. 身体状况　通过观察、交谈、量表测定等方法对疼痛程度进行评估。大部分产妇表述疼痛，认为身不由己、失去控制、疲惫不堪，表现为呻吟、愁眉苦脸、咬牙、紧握双拳、坐立不安等。一些产妇会发抖、寒战样哆嗦、恶心、呕吐等。疼痛可影响产妇的情绪，产生烦躁、恐惧，甚至绝望。

【常见护理诊断/问题】

1. 恐惧　与疼痛威胁感到不安有关。

2. 个人应对无效　与过度疼痛及未能运用有效应对技巧有关。

【护理目标】

1. 产妇表述疼痛减轻，舒适感增加。

2. 产妇情绪稳定，能以正常心态面对分娩。

3. 产妇积极运用有效应对技巧。

【护理措施】

1. 一般护理　营造安静舒适、无干扰、灯光暗淡的分娩环境；提供分娩球等设施协助搀扶采取舒适体位，定时督促排尿，及时补充热量和水分，减少不必要的检查。在检查前进行充分沟通和告知，避免粗暴简单，减轻产妇紧张不安情绪。

2. 非药物性分娩镇痛干预　世界卫生组织正常分娩指南中强调，非药物镇痛方法简单安全，无不良反应，正常分娩过程中，应首先考虑应用非药物的镇痛方法。应鼓励产妇采用各种非药物镇痛方法，并提供相应的场地、设备，协助产妇选择合适的方法减轻宫缩痛。

（1）产前教育：妊娠期的产前教育十分重要。通过学习，产妇了解分娩的过程、疼痛产生的原因，掌握有效的应对措施。

（2）导乐陪伴分娩：导乐（Doula）是希腊语的译音，是指由生育经验的妇女帮助另一位分娩的妇女。导乐陪伴分娩也称"精神助产法"，是指一位经过训练且有生育经验的"导乐"，在产前、产时、产后陪伴产妇，尤其是在分娩过程中给予孕产妇持续的生理、心理、感情的支持，帮助其顺利完成分娩。我国从 2000 年出现导乐陪伴分娩，到目前许多医院都已开展各种形式的陪伴分娩，归纳起来分为以下三种：①家属陪伴（丈夫陪伴）；②专职陪伴，由受过培训的人员陪伴；③责任助产士陪伴。

（3）放松：提供音乐、娱乐设备，转移产妇注意力，忽视对宫缩疼痛的关注。一般可通过集中注意力和想象来实现放松。①当产妇宫缩时，注视图片或固定的物体来转移对疼痛的注意，缓解疼痛感应。②在分娩过程中鼓励产妇采用意念冥想，通过想象并结合音乐，让思维停留在愉快的情景中，充分的放松肌肉和身心。

（4）呼吸法：指导产妇在分娩过程中采取产前掌握的呼吸技术，达到转移注意力、放松肌肉、减少紧张焦虑的目的，提高产妇自控能力，以减轻分娩疼痛。目前最常用的呼吸方法就是 Lamaze 呼吸。伴随每次宫缩，进行深慢有节律的呼吸，鼻子吸气嘴巴慢慢吐气。如果产妇不能很好地控制呼吸节律，应当鼓励她按自己的节律呼吸，打开声门的呻吟（而不是尖叫），类似美声发声法，缓解压力，并放松肌肉。在第一产程通过呼吸技术可以增强腹部肌肉，增加腹腔容量，减少子宫和腹壁的摩擦和不适感；在第二产程放松会阴肌让胎头缓慢娩出，减少对会阴的损伤。分娩过程中，医护人员应当结合宫缩频率、强度和持续时间，指导产妇主动调整呼吸的频率和节律。

（5）自由体位及应用：妊娠晚期激素的变化导致孕妇骨盆脊椎各韧带关节松弛，骶髂关节和耻骨弓活动度较妊娠前增加，产程中采取一些体位更利于分娩。同时宫缩痛会促使产妇更换自感舒适的体位，其选择的体位可能是利于胎儿下降娩出的体位。在分娩过程中产妇按照自己的意愿采取舒适的站立、坐、趴、蹲、跪等姿势，并保持活动，可促进宫口扩张、胎头下降，利于产程进展。这些方法即称为自由体位。需要注意的是在不同的产程阶段采用的体位有所不同。产程期间避免长时间平卧。常用的体位：①站立位；②前倾直立位；③跨骑坐位；④蹲坐位；⑤手膝卧位；⑥侧卧或侧俯卧位；⑦弓箭步位；⑧半坐位。产程中不是持续一个动作，需要不断地变换，每个动作保持10～20 分钟或者至少 3 次宫缩。

（6）生理物理疗法：利用按摩、冷热敷、穴位按压、骨盆挤压、温水浴等，增加舒适感，缓解不适。如果产妇要求，可以选用周围神经电刺激（transcutaneous electrical nerve stimulation，TENS）、针灸、芳香治疗、催眠治疗等镇痛方法。

案例分析 4-5

2. 产妇宫口开大 4cm，腰骶部不适，有大便感时应如何护理？

答：产妇腰骶部不适，有大便感说明胎方位不正导致产妇感觉不佳，此时利用自由体位纠正改变机会较大。可让产妇采取直立前倾位站立、坐分娩球、手膝位摇摆骨盆，或者同侧侧卧位、对侧侧俯卧位来纠正胎方位不正，由 LOP 转为 LOA 利于分娩。

知识拓展

自由体位待产与分娩的作用

1. 减轻产妇产痛　在产程中自由的改变体位，能够有效地减轻产痛。研究发现，采用直立体位分娩的产妇比那些在平卧位分娩的产妇，可以更少地应用麻醉镇痛，产妇有更好的自控感觉，能更好地应对产痛。

2. 有更好的母儿胎盘循环灌注　在分娩过程中避免平卧位，防止产妇低血压和导致子宫胎盘血运的减少。研究表明，仰卧位比左侧卧位加重胎儿缺氧，降低胎儿的氧和水平，因此，强调产妇应处于直立体位和侧卧位，以避免子宫和胎儿的重力作用对母亲下腔静脉的压迫，改善胎儿的氧合水平。

3. 有利于胎儿入盆、下降、旋转

（1）增大骨盆驱动角有利于胎儿入盆：当产妇处于平卧位或半坐卧位时，胎儿与脊柱的关系是平行的，骨盆驱动角为 0°，导致宫缩让胎儿压向耻骨和骨盆入口的前半部分，使得骨盆入口平面变小。如果胎头的位置不适合（如轻度的仰伸或不均倾），将使入盆和下降变得更困难。但如果产妇处于前倾的站立位，背部将变成"C"形，重力作用会让子宫和胎儿的位置向前，朝向腹部，这便让子宫与脊柱之间形成了一个夹角，宫缩的压力将使胎儿朝向骨盆的后方，那里有更大的空间，将有利于胎儿的俯屈、旋转和下降。认为当这个角度达到 90°时，是最有利于入盆的角度。

（2）增加骨盆径线：当产妇坐在坚硬的表面（如椅子、床上或很硬的分娩球上），重力作用将通过坐骨结节对骨盆造成压力，这种压力将使耻骨向侧方移动，使骨盆径线增大约 30%。当产妇向前倾斜身体呈"C"形时，骶骨（sacrum）和尾骨能够自由的向后方移动，使骨盆的前后径增大。当产妇处于侧卧位时，也会同样增大骨盆径线（Fenwick Simkin，1987）。C.A. Michel 应用 MR 技术发现，在蹲位和手膝俯卧位骨盆径线较平卧位增大。

4. 自由体位使子宫收缩更有效　产妇处于直立体位时，重力通过胎头作用于宫颈的压力增加，从而牵拉刺激宫颈部的神经感受器，促进更多的内源性缩宫素释放，从而有更好的宫缩。同时直立和前倾的体位，有利于胎儿的旋转下降。

5. 减少会阴裂伤和更少的会阴侧切　研究结果证实，直立或蹲位分娩的产妇比平卧位分娩的产妇，有更少的阴道助产概率，更少的和程度更轻的会阴裂伤，更少的会阴侧切。文献回顾结果表明，夸张截石位是两腿过度分开到胸前（抱大腿）会增加会阴裂伤的机会，并且会增加腰骶部和末端神经损伤的机会。

---

3. 药物性分娩镇痛干预　非药物性镇痛方法不能有效缓解分娩疼痛时，可以采用药物性镇痛方法。药物镇痛是指应用药物消除或缓解分娩时产痛的措施。正常分娩中，应首先选择非药物的方法减痛产痛。大部分产妇能够很好地应对产痛，只有少部分人需要应用麻醉药物。

理想的药物镇痛标准：①对产妇及胎儿副作用小；②药物起效快，作用可靠，便于用药；③避免运动阻滞，不影响宫缩及活动；④产妇清醒，能配合分娩过程；⑤能满足整个产程镇痛需要。

（1）分娩镇痛适应证：①产妇感到疼痛难忍受，非药物方法效果不佳，自愿要求分娩镇痛。②无剖宫产适应证。③无凝血功能异常、局部或全身感染、低血容量、营养不良及精神异常，无脊柱解剖异常。④在会阴缝合、人工剥离胎盘等操作时，要选择适当的麻醉方法减轻疼痛，如局部麻醉方法。

（2）分娩镇痛禁忌证：①产妇拒绝；②凝血功能障碍、接受抗凝治疗期间；③局部皮肤感染和全身感染未控制；④产妇难治性低血压及低血容量、显性或隐性大出血；⑤原发性或继发性宫缩乏力和产程进展缓慢；⑥对所使用的药物过敏；⑦已经过度镇静；⑧伴严重的基础疾病，包括神经系统严重病变引起的颅内压增高、严重主动脉瓣狭窄和肺动脉高压、上呼吸道水肿等；⑨胎儿情况不稳定；⑩缺乏必要的手术抢救条件和麻醉人力资源。

（3）分娩镇痛常用药物：①布比卡因；②罗哌卡因；③阿片类药物。

（4）分娩镇痛的方法：常用的方法有①硬膜外镇痛，硬膜外阻滞在分娩镇痛中应用最广，已成为分娩镇痛的金标准。②病人自控硬膜外镇痛（PCEA），PCEA 技术有效药物剂量降到最低。产妇可以自行控制给药的频率，减少了不良反应的发生。③蛛网膜下隙-硬膜外联合镇痛（CSEA）。PCEA 和 CSEA 均可实现可行走的硬膜外镇痛。

（5）分娩麻醉镇痛的管理：麻醉镇痛应在有手术和监护条件的医院开展，保障母儿安全。应由麻醉医生和产科医生评估决定是否需要实施，征得产妇本人同意并签署知情同意书。由麻醉医生开麻醉医嘱，并进行严密监护管理。助产士协助观察产程和胎儿情况，不得单独管理麻醉镇痛的产妇。

案例分析 4-5

3. 当产妇要求剖宫产时应如何护理？

答：此时产妇胎心正常，LOP 经过体位纠正转变为 LOA，胎头下降，产程进展顺利。随着宫缩越来越频繁、强度越来越大，产妇疼痛耐受程度降低，要求剖宫产时应当根据实际情况评估而不是按照产妇的情绪变化，可以加强与产妇沟通，鼓励支持自由体位活动，使用温水浴、呼吸调整、音乐、按摩等物理方法分散注意力减轻疼痛，如果产妇不能缓解可以使用分娩麻醉镇痛来缓解疼痛促进阴道分娩。

【护理评价】

1. 产妇是否接受缓解疼痛的方法，自述疼痛减轻。

2. 产妇是否能够运用有效的非药物性分娩镇痛技巧，应对分娩疼痛。

3. 产妇是否能够主动配合分娩，产程顺利。

思 考 题

1. 决定分娩的因素有哪些？胎儿娩出经历了哪几个步骤？

2. 产程如何分期？各期临床表现有何不同？

3. 如何护理不同产程中的产妇？

4. 病例分析：某女士，29 岁，以"妊娠 1 产 0，孕 39^{+3} 周，不规则宫缩 4 小时"为主诉入院。体检：血压 110/75mmHg，体温 36.5℃，脉搏 84 次/分，呼吸 21 次/分。妊娠期检查各项指标均正常。目前规律宫缩 14 小时，已见红，未破膜。产科检查：宫高 34cm，腹围 102cm，宫缩 40 秒/3～4 分钟，强度中等。阴道检查宫口开大 6cm，胎头 0 位。自诉宫缩时腰骶部疼痛难忍。

（1）该产妇是否临产？

（2）产程有无异常？目前处在哪个产程？

（3）该如何护理？

（陈淑梅）

第五章 产褥期母儿护理

【知识目标】

掌握 产褥期、子宫复旧、恶露的定义；产褥期母儿的护理评估、护理诊断及护理措施。

熟悉 产褥期妇女的身心调适、产褥期妇女临床表现及常见问题。

了解 正常新生儿的生理特点及表现。

【技能目标】

学会对产褥期子宫复旧、恶露的观察与护理、会阴护理、乳房及其常见问题护理、母乳喂养指导、新生儿护理，并学会对产褥期妇女进行健康教育。

【素质目标】

培养学生对产褥期妇女的整体护理观念；引导学生重视对产褥期妇女的健康教育、心理护理及人文关怀。

产褥期（puerperium）是指产妇全身各器官（除乳腺外）从胎盘娩出至恢复或接近正常未孕状态所需的一段时期，一般约 6 周。这一时期产妇身体各系统发生较大的生理变化，需要一段时间调适；同时，伴随着新生儿的出生，家庭内成员的角色适应及母婴情感纽带建立，产妇及其家庭成员也将经历一系列的心理和社会适应过程。产褥期是产妇身体和心理恢复的关键时期，如果恢复和适应不良，可能会出现产褥感染、产褥期抑郁等，从而影响母婴健康。因此，护理人员应了解产褥期妇女生理及心理调适过程，并做好产妇及新生儿的护理，促进母婴健康。

第一节 产褥期母体的变化

案例 5-1 临床资料

产妇方女士，28 岁，产后第 3 天，3 天前会阴侧切娩出一女婴，出生时母女平安。因会阴部切口疼痛，产妇不太愿意给新生儿哺乳，现诉双侧乳房胀痛明显，新生儿不愿意含吮乳头，每次喂完母乳后总是啼哭不止。

查体：体温 38.6℃，脉搏 75 次/分，血压 88/60mmHg，乳房坚实饱满，触痛明显，乳头稍平坦，手挤压乳晕处有乳汁溢出。宫底位于脐耻之间，轮廓清楚，阴道有少量出血。外阴侧切伤口无红肿，血性恶露、血腥味。产妇和家属担心没有足够的母乳喂养新生儿而紧张焦虑。

问题：

1. 该产妇目前存在的主要护理诊断是什么？

2. 如何对其进行相应的护理？

一、产褥期母体的生理变化

（一）生殖系统的变化

1. 子宫 是产褥期变化最大的器官。自胎盘娩出后子宫逐渐恢复至未孕状态的过程称子宫复旧（involution of uterus），包括子宫体和子宫颈的复旧。

（1）子宫体：子宫体的复旧主要包括宫体肌纤维的缩复和子宫内膜的再生。

1）宫体肌纤维的缩复：子宫复旧不是肌细胞数目的减少，而是肌质中的蛋白质被分解排出而使肌细胞减少至肌细胞缩小。随着肌纤维的不断缩复，子宫体积和重量均发生变化。产后1周子宫缩小至约妊娠12周大小，在耻骨联合上方可触及。产后10日，子宫降至骨盆腔内，腹部检查触及不到宫底。产后6周子宫基本恢复至妊娠前大小。子宫重量也逐渐减轻，分娩结束时约为1000g，产后1周时约为500g，产后2周时约为300g，产后6周时逐渐恢复至50～70g。

2）子宫内膜再生：胎盘娩出后子宫胎盘附着面立即缩小一半，血管压缩变窄和栓塞，出血逐渐减少直至停止，创面表层蜕膜逐渐坏死脱落，随恶露自阴道排出。紧贴肌层的子宫内膜基底层逐渐再生出新的功能层，这一过程约需3周，但胎盘附着面的子宫内膜恢复较慢，约需6周。

（2）子宫下段及子宫颈：产后由于子宫肌的缩复作用，子宫下段肌纤维缩复、逐渐恢复为非孕时的子宫峡部。胎盘娩出后，子宫颈松软壁薄，外口呈环形如袖口。产后2～3日宫颈口可容纳2指。产后1周后宫颈内口闭合，宫颈管复原。产后4周宫颈恢复至未孕状态。但由于分娩时宫颈外口常在3点和9点处发生轻度裂伤，使初产妇宫颈外口由产前的圆形（未产型）变成产后的"一"字形横裂（已产型）。

2. 阴道　分娩时阴道极度扩张受压，致使产后阴道腔扩大，阴道壁肿胀松弛、肌张力降低，阴道黏膜皱襞因过度伸展而减少甚至消失。产后阴道腔逐渐缩小，阴道壁逐渐恢复张力，黏膜皱襞约在产后3周重新显现，但在产褥期结束时阴道紧张度仍无法恢复至未孕时的状态。

3. 外阴　分娩后外阴轻度水肿，于产后2～3天自行消退。由于会阴部血液循环丰富，如有轻度撕裂或会阴后-侧切开缝合，一般都能在3～4天愈合。处女膜在分娩时撕裂形成残缺的痕迹称为处女膜痕。

4. 盆底组织　在分娩过程中，由于胎先露长时间压迫，盆底肌及其筋膜由于过度扩张而致弹性降低，常伴有肌纤维部分断裂，产褥期应避免过早的重体力劳动，但如果分娩次数过多，间隔时间过短或产褥期过早参加重体力劳动，会导致阴道壁膨出、子宫脱垂。产褥期若能坚持盆底肌锻炼，可增加其张力，有可能使其恢复至接近未孕状态。

（二）乳房的变化

产后乳房的主要变化是泌乳。妊娠期孕妇体内雌激素、孕激素、人胎盘催乳素升高，乳腺发育及初乳形成，当胎盘剥离排出后，雌激素、孕激素及人胎盘催乳素水平急剧下降，抑制下丘脑分泌的催乳激素抑制因子释放，呈现低雌激素、高催乳素水平状态，在催乳素作用下乳汁开始分泌。但产后乳汁分泌很大程度依赖于哺乳时的婴儿吸吮刺激，当婴儿吸吮乳头时，由乳头传来的感觉信号经传入神经纤维抵达下丘脑，通过抑制下丘脑分泌的多巴胺及其他催乳激素抑制因子，使垂体催乳激素呈脉冲式释放，促进乳汁分泌。吸吮乳头还能反射性地引起神经垂体释放缩宫素，缩宫素能使乳腺腺泡周围的肌上皮细胞收缩，使乳腺管内压增加而喷出乳汁。因此，吸吮是保持乳腺不断泌乳的关键。不断排空乳房也是维持乳汁分泌的一个重要条件。此外，产妇的营养、睡眠、情绪和健康状况都会影响乳汁分泌的量。因此保证产妇的休息、营养丰富的饮食、避免精神刺激等至关重要。

母乳哺养对母儿均有益处，哺乳有利于产妇生殖器官得以更快的恢复。产后7日内所分泌的乳汁称初乳，产后7～14日分泌的乳汁为过渡乳，14日以后的乳汁为成熟乳。初乳量少、质稠、因含有β-胡萝卜素呈淡黄色，含有多种抗体，尤其是分泌型IgA，有较多有形物质，脂肪和乳糖含量较成熟乳少，极易消化，是新生儿早期最理想的天然食物。随着哺乳时间的延长，乳汁中蛋白质含量逐渐减少，脂肪和乳糖含量逐渐增多。由于多数药物可经母血渗入乳汁中，因此，产妇于哺乳期间用药时应慎重。

（三）血液循环系统的变化

产后，因子宫胎盘血液循环终止及子宫缩复，大量血液涌入体循环，加之妊娠期间潴留的组织间液吸收，产后72小时内产妇循环血量增加15%～25%，此阶段应加强对患有心脏病产妇的管理，预防心力衰竭发生。产后 2～3 周循环血量恢复至未孕状态。

产褥早期血液仍处于高凝状态，有利于胎盘剥离创面形成血栓，减少产后出血量。白细胞总数在产褥早期可增至（15～30）×10⁹/L，主要是中性粒细胞和嗜酸粒细胞增多、淋巴细胞略减少。凝血因子 Ⅰ、Ⅱ、Ⅷ、Ⅸ、Ⅹ 在分娩后很快就恢复正常，纤维蛋白原、凝血酶原、凝血酶于产后 2～4 周内降至正常。红细胞沉降率于产后 3～4 周降至正常。

（四）消化系统的变化

分娩过程中因大量体力消耗、体液丢失，产后 1～2 天产妇常感口渴，喜进流质或半流质饮食。妊娠期胃肠蠕动及肌张力均减弱，胃液中盐酸分泌量减少，产后 1～2 周内消化功能逐渐恢复。产后腹压骤降、肌张力降低及麻醉剂使用等原因常导致产后肠蠕动减慢，加之会阴切口疼痛、产褥期活动减少等原因，产妇容易发生便秘。

（五）泌尿系统的变化

产后 24 小时内，由于阴道分娩过程中膀胱受压、黏膜充血水肿、肌张力下降，膀胱内压敏感度降低，加之会阴局部麻醉、器械助产、会阴伤口疼痛、卧床等因素，产妇易发生尿潴留。妊娠期体内潴留的多量水分在产后主要经肾脏排出，故产后 1 周内尿量增多。妊娠期发生的肾盂及输尿管扩张，一般于产后 2～8 周恢复正常。

（六）内分泌系统的变化

产后雌激素和孕激素水平急剧下降，于产后 1 周降至未孕水平。胎盘生乳素于产后 6 小时已不能测出。垂体催乳素水平因是否哺乳而异，哺乳产妇催乳素于产后下降，但仍高于未孕时水平，新生儿吸吮乳头时此值明显升高；不哺乳产妇催乳素多于产后 2 周降至未孕水平。

月经复潮和排卵时间受哺乳影响。不哺乳产妇月经复潮时间通常在产后 6～10 周，卵巢恢复排卵时间平均在 10 周左右。母乳喂养会刺激垂体催乳素分泌，而高催乳素水平会抑制排卵，因此哺乳的产妇排卵和月经复潮延迟，平均在产后 4～6 个月恢复排卵，月经复潮较晚，有的产妇可整个哺乳期无月经出现。因哺乳产妇月经未复潮期前可出现排卵而受孕，因此，母乳喂养期间仍需采取避孕措施。

（七）腹壁的变化

由于产后雌激素和孕激素水平下降，黑色素释放激素分泌减少，妊娠期出现的下腹正中线色素沉着现象逐渐消退。初产妇腹壁及大腿部紫红色妊娠纹逐渐变为永久性的银白色妊娠纹。腹壁皮肤受增大的妊娠子宫影响，部分弹力纤维断裂，腹直肌呈不同程度分离，产后腹壁变得明显松弛，经过锻炼产后 6～8 周腹壁紧张度可恢复。

二、产褥期母体的心理变化及调适

生育涉及产妇内在激素及外在社会复杂环境因素，它们共同影响产妇的健康和幸福感，大约 10% 的产妇在产后会出现压力和焦虑，部分会出现产后抑郁（postnatal blues 或 baby blue），严重者甚至出现自杀等现象。引起产妇焦虑的主要因素：产后的身体恢复状况、对新生儿的照顾、缺乏社会支持系统、经济来源、家庭成员关系或有无家庭暴力、不良生育史（如新生儿死亡）、流动人口在生活中遇到的特殊问题等。产后，产妇心理脆弱、情绪不稳定，护理人员需评估产妇的心理状态，分析原因，给予相应支持，提高自护能力，帮助产妇寻求社会支持系统，严重者需要药物等治疗。影响产妇情感变化的主要原因包括：

1. 正常分娩后的即刻释放感，表现出兴奋、激动，以及强烈的成就感，但是当出现不良生育事件（如死胎、新生儿窒息、产后出血等各种异常情况）时，产妇会出现恐惧、焦虑和悲伤。

2. 当产妇与婴儿进行母婴皮肤接触时，以及丈夫参与到生育过程，家庭成员关系密切，产妇会出现幸福感、喜悦及满足感；当这些无法满足时，产妇会出现孤独感。

3. 在养育新生儿时，如果有强大的家庭社会支持系统，产妇具有相关知识，有信心完成照顾婴儿，产妇会体验到母亲的幸福感；相反，产妇会出现焦虑与无助感。

4. 产后会阴或腹部伤口的疼痛，养育婴儿过程中睡眠形态改变，有些产妇会表现脆弱、敏感及焦虑。

产褥期，特别是初产妇，随着新生儿的到来，要从妊娠期、分娩期中的疲劳、不适、焦虑中恢复，需要接纳家庭新成员和新家庭，这一过程称为心理调适。20 世纪 60 年代初，美国心理学家 Rubin 将产褥期妇女的心理调适划分为 3 个时期，即依赖期、依赖-独立期及独立期。

1. 依赖期 产后第 1～3 日，但剖宫产的产妇依赖期会稍长。此期，产妇较为被动及依赖，更多的是关注自己的食物、睡眠等基本需求，较少关注新生儿，许多需要由他人来满足。产妇喜欢谈论妊娠、分娩的过程及感受，并乐于与他人分享自己分娩的经历。家庭成员的关怀和帮助、护理人员的悉心指导将有助于产妇顺利进入第二个时期。

2. 依赖-独立期 产后第 3～14 天。此期，随着身体的恢复，产妇表现出较为独立的行为，关注的重点从自己转移到新生儿身上，主动学习、参与照顾新生儿的活动，并开始注意周围的人际关系。此阶段是给予健康教育的最佳时期。但太多的母亲责任、因新生儿诞生而产生爱的被剥夺感、担心自己做母亲的能力等，常使产妇感情脆弱，激素常处于较低水平。此期是产后抑郁的高发时期。护理人员应给予适当的支持，鼓励其表达内心感受，促进其接纳孩子、接纳自己，平稳地度过此期。

3. 独立期 产后 2 周至 1 个月。此期，产妇进一步确认了自己的角色，新的家庭关系形成，夫妻双方与新生儿建立了新的生活形态并逐渐适应，生活变得忙碌而充实。但随着新生儿的长大，家庭琐碎事情的增多等，可能会出现家庭与事业的冲突，使得夫妻双方承受更多的压力。

第二节 产褥期产妇的护理

产褥期是产妇身体与心理恢复的关键时期，护理人员应该认真评估、分析产妇及其家庭成员的生理、心理及社会支持方面的需求及可能存在的护理问题，采取有效的护理措施，促进产妇、新生儿及整个家庭成员的身心健康。

一、护 理 评 估

（一）健康史

了解本次妊娠记录、分娩记录，特别是有无异常情况，如妊娠期有无并发症、合并症的病史，分娩过程是否顺利、分娩方式、产时出血量、有无会阴伤口及新生儿的状况，新生儿体重、有无窒息等。

（二）身体评估

1. 生命体征

（1）体温：产后产妇的体温多数在正常范围，部分产妇由于分娩时过度疲劳及脱水，产后 24 小时内体温略有升高，但一般不超过 38℃。如果体温升高持续时间超过 24 小时或体温超过 38℃，提示可能存在感染。产后 3～4 日也可因乳房血管、淋巴管极度充盈而出现体温升高，可达 38.5～39℃，一般持续数小时后降至正常，最多不超过 12 小时，这种现象称为泌乳热，不属病态。

（2）脉搏：产后因胎盘循环终止及产后卧床休息等原因，脉搏略缓，一般为 60～70 次/分。若脉搏增快需评估血压、产后出血量、会阴或腹部伤口情况，以及早排除有无产后出血或感染。

（3）呼吸：由于腹压降低，膈肌下降，由妊娠期的胸式呼吸变为胸腹式呼吸，导致产后呼吸缓慢而深，一般 14～16 次/分。如呼吸加快需评估产妇是否存在感染、疼痛、焦虑等现象。

（4）血压：产后血压一般无变化。但患有妊娠期高血压疾病的产妇产后血压会明显降低。

2. 生殖系统

（1）子宫：胎盘娩出后，子宫圆而硬，宫底于脐下一横指，产后第 1 日略上升平脐，以后每日下降 1～2cm，产后 10 日子宫降入盆腔内。产后应每日同一时间检查子宫底高度，以了解子宫复旧情况。检查前嘱产妇排尿后平卧，双腿稍屈曲，腹部放松并解开会阴垫。评估者先按摩子宫使其收缩，再测耻骨联合上缘至子宫底的距离。测量时一手放于耻骨联合上方支托子宫下缘，另一手轻轻按压子宫底。子宫收缩良好时，子宫圆而硬且子宫底位置随产后天数增加而下降。若产后子宫底位置不能如期下降，可能存在宫腔积血、子宫复旧不良，子宫质地软的要考虑有无宫缩乏力。

产后宫缩痛：产褥早期因子宫收缩引起下腹部阵发性剧烈疼痛，称为产后宫缩痛，于产后 1～2 日出现，持续 2～3 日自然消失，经产妇较初产妇宫缩痛明显。哺乳时反射性缩宫素分泌增多使疼痛加剧。不需要特殊用药。

（2）恶露（lochia）：产后子宫蜕膜从子宫壁脱落，含有血液及坏死蜕膜等组织自阴道排出，称为恶露。正常恶露有血腥味，但无臭味，可持续 4～6 周，总量为 250～500ml。因其颜色、内容物及持续时间不同，可分为血性恶露、浆液恶露、白色恶露，详见表 5-1。评估时，应在每日按压宫底检查子宫复旧情况时观察会阴垫，评估恶露的量、颜色及气味。若子宫复旧不全，宫腔内残留胎盘、胎膜或合并感染时，血性恶露时间延长并有臭味，如出现腹痛、低热、恶露持续时间长、血性恶露消失又复现，要注意是否有感染。

表 5-1 正常恶露性状

	血性恶露	浆液恶露	白色恶露
持续时间	产后第 1～3 日	产后第 4～14 日	产后 14 日后，持续约 3 周
颜色	红色	淡红色	白色
内容物	大量血液、有时可见小血块，少量胎膜及坏死蜕膜组织	少量血液、较多的坏死蜕膜组织、宫颈黏液、细菌	大量白细胞、坏死蜕膜组织、表皮细胞及细菌

（3）会阴：阴道分娩者产后会阴部有轻度水肿，多于产后 2～3 日自行消退。会阴部有伤口、撕裂而修补缝合者，会出现会阴部疼痛。护理人员应每天评估会阴部有无红肿、疼痛、水肿、伤口有无渗血及分泌物等现象。若出现疼痛加重、局部红肿、硬结及分泌物应考虑伤口感染。

3. 乳房 产后乳房开始泌乳。产后 1～2 天乳房较软，产后 3～4 天出现乳房肿胀、充盈，有时形成硬结，产妇感觉胀痛，可伴有体温升高。护理人员应通过视诊、触诊评估产妇乳房情况和哺乳情况：①评估乳头的类型，有无平坦乳头或凹陷乳头。②评估乳汁的质和量，初乳淡黄色、质稠，产后前 3 日每次哺乳新生儿可吸出 2～20ml；过渡乳及成熟乳呈白色，分泌量的多少与产妇哺乳次数有很大关系，吸吮次数越多，乳汁分泌就越多。③评估有无乳房胀痛及乳头皲裂，产后若未及时哺乳或排空乳房，可导致乳房坚硬、胀痛。乳头皲裂可使产妇剧烈疼痛、红肿、裂开甚至出血，常因哺乳方法不当、使用肥皂清洁乳头等所致，多见于初产妇。

4. 排泄 由于阴道分娩过程中膀胱受压，黏膜充血水肿、肌张力下降，膀胱内压敏感度降低，加之会阴局部麻醉、器械助产、会阴伤口疼痛、卧床等因素，产妇易发生尿潴留。

（1）排尿：产后 24 小时内，产妇膀胱内压敏感度降低，加之会阴伤口疼痛、卧床等因素，易发生尿潴留而影响子宫收缩导致产后出血。护理人员应认真评估第一次排尿的时间、量，评估产后 4 小时之内是否自行排尿、排尿的次数、尿量、颜色，是否有尿急、尿频、尿痛等异常现象。

（2）排便：由于在分娩过程中产妇进食少、脱水及产后卧床、肠蠕动减弱、会阴伤口裂伤程度及疼痛等原因，产妇容易出现便秘。护理人员应评估产妇排便是否通畅、有无便秘。

（3）排汗：产后 1 周内皮肤排泄功能旺盛，在夜间睡眠和初醒时更为明显，称为褥汗，产后 1

周内自行好转，不属病态。

5. 下肢 产妇在产后一段时间内血液仍处于高凝状态，加之产后卧床、缺乏活动，易形成静脉血栓。护理人员需评估产妇下肢皮肤颜色、温度，有无肿胀、发红、发热、疼痛等现象。

（三）心理-社会状况评估

分娩后2～3天内产妇可发生轻度至中度的情绪反应，称为产后抑郁，可能与产后体内雌激素、孕激素水平下降、疲劳及照料新生儿压力大有关。护理人员应及时评估产妇的心理状态。常用的临床诊断及疾病筛选的评估量表为爱丁堡产后抑郁量表（Edinburgh postnatal depression scale），此量表也可用于其他研究工具。

1. 对分娩经历的感受 分娩经历不同、性格差异等，产妇会产生不同感受。正向、积极的分娩经历可促进产妇身心恢复，更快地进入母亲角色；负向、痛苦的分娩体验则会出现产后适应不良，导致心理问题。护理人员可通过评估产妇的语言、行为来了解其精神和情绪状态。

2. 母亲的行为 产妇适应性行为表现：主动学习并积极练习护理孩子的技能，满足孩子需要时表现出自豪和喜悦；反之，如产妇不愿接触新生儿、不愿哺喂及护理孩子、哺乳的过程中表现急躁情绪等，则属行为适应不良。护理人员应评估母亲的行为是属于适应性的还是适应不良的。

3. 对新生儿的看法 护理人员应通过观察，评估产妇是否因新生儿性别及相貌与期望有差异时而出现的不满；能否正确理解新生儿饮食、睡眠及排泄的特点。

4. 社会支持系统及经济状况 和谐的家庭氛围、良好的经济基础有助于产妇更好地进入母亲角色。护理人员可从产妇的人际交往、与家人的互动来评估其社会支持系统。

二、计划护理

【常见护理诊断/问题】

1. 舒适的改变 与会阴伤口、乳房胀痛、产后宫缩痛有关。

2. 尿潴留 与产时损伤、活动减少，不习惯床上排尿有关。

3. 母乳喂养无效 与乳汁分泌不足、喂养技能不熟练有关。

4. 知识缺乏 与缺乏产褥期保健及育儿的相关知识有关。

5. 焦虑 与乳房胀痛、无法喂养婴儿有关。

6. 便秘 与活动少、进食纤维素食物少有关。

案例分析 5-1
1. 该产妇目前存在的主要护理诊断是什么？
答：产妇目前最主要的问题是因乳头平坦、哺乳方法不当而导致的乳房过度充盈及乳腺管阻塞，主要的护理诊断是：
（1）舒适的改变 与乳汁淤积、乳房胀痛和发热有关。
（2）母乳喂养无效 与乳头平坦、喂养技能不熟练有关。
（3）焦虑 与乳房胀痛，缺乏母乳喂养知识有关。

【护理目标】

1. 产妇生命体征稳定且正常。

2. 产妇能胜任母亲角色，情绪稳定。

3. 产妇没有尿潴留和便秘的发生。

4. 产妇母乳喂养成功。

5. 产妇主诉焦虑减轻或消失，表现为精神状态佳，积极配合护理。

【护理措施】

（一）一般护理

1. 休息与活动 提供一个舒适、安静、通风良好的环境，以利于产妇休养。指导产妇调整休息时间，养成与新生儿同步睡眠的习惯，保证足够的睡眠。鼓励产妇早期下床活动，以促进血液循环、预防下肢静脉血栓形成，同时可减少尿潴留及便秘的发生，促进机体康复。一般而言，经阴道自然分娩的产妇，产后 6～12 小时内即可起床轻微活动，产后第 2 日可在室内走动；但产后第一次下床有可能发生直立性低血压，护理人员应加以保护。会阴后-侧切开或剖宫产的产妇，可先进行床上活动；由于产妇产后盆底肌肉松弛，1 周内容易出现压力性尿失禁，应进行缩肛运动，避免负重劳动，防止阴道壁膨出及子宫脱垂的发生。

2. 监测生命体征 产后 24 小时密切监测体温、呼吸、脉搏、血压的变化。若生命体征平稳，产后第 2～3 日每日测量 4 次，3 日后每日测量 2 次。如有体温升高、脉搏加快、血压下降等异常现象应增加监测次数。

3. 营养与饮食 经阴道自然分娩的产妇，产后 1 小时可进流质或清淡半流质饮食，以后即可进普通饮食。由于哺乳的需要，食物应有足够热量并富含营养，增加蛋白质摄入，脂肪摄入不宜过多。护理人员应协助产妇获取适当和均衡的饮食，适当补充维生素和铁剂。

4. 个人卫生 产妇衣着应清洁、舒适、冷暖适宜。产妇应每日用温水擦浴，保持会阴清洁，勤更换内裤及会阴垫。坚持每天洗脸、刷牙、梳头、洗脚，接触新生儿前后、哺乳前、换尿布前后、排便后应洗手，保持良好的卫生习惯。

5. 警惕产后尿潴留 产后 5 日内尿量明显增多，应鼓励产妇尽早自行排尿。产后 4 小时内应鼓励协助产妇排尿，以避免膀胱充盈影响宫缩引起产后出血。若发生排尿困难，应解除产妇怕排尿引起疼痛的顾虑，协助产妇采用坐位或下床排尿，必要时采取以下方法协助其排尿。①采取诱导排尿的方法，用温水冲洗尿道外口，听流水声诱导排尿。②热敷下腹部、进行膀胱区按摩刺激膀胱肌收缩。③针刺关元、气海、三阴交、阴陵泉等穴位促其排尿。④或遵医嘱肌内注射甲硫酸新斯的明 1mg。如上述处理无效可考虑导尿，注意每次导尿量不超过 1000ml。必要时留置导尿管 1～2 日。

6. 重视便秘 产后因卧床休息、肠蠕动减弱、盆底肌张力降低及食物中缺乏纤维素容易发生便秘。应鼓励产妇早日下床活动、多饮水、多吃富含膳食纤维的食物以预防便秘发生。如产后 3 日无大便可考虑使用润滑剂、口服缓泻剂。

（二）症状的护理

1. 产后 2 小时观察与护理 产后 2 小时内极易发生严重并发症，故应在产房严密观察产妇，以防止产后出血、羊水栓塞、产后心力衰竭、产后子痫等严重并发症发生。严密监测产妇生命体征、子宫收缩情况、阴道出血量，注意宫底高度及有无尿潴留。协助产妇产后 1 小时内开奶。观察阴道流血量，最好用聚血盆放于产妇臀下收集；若发现子宫收缩乏力，应按摩子宫并肌内注射宫缩剂。若阴道流血量不多，但子宫收缩不良、宫底上升者，提示宫腔内有积血，应挤压宫底排出积血或行清宫术清出积血，并给予宫缩剂。若产妇自觉肛门坠胀，多有阴道后壁血肿，应行肛查确诊后给予及时处理。若产后 2 小时一切正常，将产妇及新生儿送回病房。

2. 子宫复旧及恶露的护理 产后每日同一时间手测子宫底高度了解子宫复旧情况。观察恶露的量、颜色、气味并做好记录。红色恶露多且持续时间延长应考虑子宫复旧不全，督促产妇排空膀胱、给予子宫按摩，并遵医嘱使用宫缩剂；如恶露有异味并有压痛，常提示有感染的可能，应遵医嘱使用抗生素控制感染。产后 24 小时内，禁止用热水袋外敷止痛，以免子宫肌肉松弛造成出血过多。

3. 会阴护理 用 0.05%聚维酮碘擦洗外阴，每日 2～3 次，擦洗原则为：由上到下、由内到外、伤口单独擦洗。指导产妇平时尽量保持会阴部清洁干燥，及时更换会阴垫，如有会阴伤口取对侧卧位。观察会阴伤口有无水肿、血肿、硬结及分泌物。产后会阴部水肿明显者，可用50%硫酸镁湿热敷，24 小时后配合红外线照射。会阴大血肿者应及时发现并配合医生切开处理；伤口硬结者可用大黄、芒硝外敷；会阴伤口疼痛剧烈或有肛门坠胀感时应及时报告医师，检查是否存在阴道壁及会阴血肿。会阴部伤口有缝线者，于产后 3～5 日拆线。若伤口感染，应提前拆线引流，并定时换药。

4. 乳房及其常见问题护理

（1）一般护理：哺乳期间应使用大小合适的棉制乳罩，大小适中，避免过松或过紧。指导产妇每次哺乳前先洗净双手，用温水清洁乳头乳晕，忌用肥皂或乙醇擦洗，以免引起局部皮肤干燥、皲裂。若乳头有结痂可先用油脂浸软后轻轻擦去污垢后再用温水清洗。

（2）平坦及凹陷乳头护理：平坦或凹陷乳头常使新生儿含接困难，不利于母乳喂养，应首先帮助产妇树立母乳喂养信心。哺乳前，产妇取新生儿易于含接的体位，湿热敷 3～5 分钟，同时按摩乳房以促进排乳反射，继而轻轻捻转乳头并向外牵拉引起泌乳反射。因此，哺乳时可先喂平坦一侧乳头。半躺式哺乳可以增加新生儿主动寻乳意识，做到有效含接，对乳头扁平的产妇哺乳有改善作用，大部分孕妇的扁平内陷乳头都可以在哺乳时通过婴儿正确有效的含接而改善，所以舒适的哺乳姿势和正确有效的含接姿势也是母乳喂养成功的关键。

也可指导产妇采用以下方法纠正：①乳头伸展练习。将两示指平行地放在乳头左右两侧，由乳头向左右两侧外方拉开，牵拉乳晕皮肤及皮下组织，使乳头向外突出；再将两示指分别放在乳头上下两侧，由乳头向上下纵行拉开，重复多次，做 15 分钟，每日 2 次。②乳头牵拉练习。一手支托乳房，另一手拇指、中指和示指抓住乳头向外牵拉，重复 10～20 次，每日 2 遍。③佩戴乳头罩。从妊娠 7 个月起可佩戴对乳头周围组织起稳定作用的乳头罩，其压力可使内陷的乳头外翻，乳头经中央小孔持续突起。如果是真性乳头内陷需要到乳腺科进行治疗。

（3）乳房胀痛护理：一般产后 3 日，因乳房血液和淋巴充盈、乳汁开始分泌，会使乳房胀满，产妇常会感觉乳房肿痛、硬实和有紧绷感，并有泌乳热。如果未能及时有效地进行母乳喂养，乳房胀痛会进一步加重，甚至造成乳腺管阻塞、乳腺炎。采取以下方法可缓解乳房胀痛现象：①尽早哺乳，产后即刻母婴皮肤接触及开奶，促进乳汁分泌；②按需哺乳，增加母乳喂养的次数和频率，坚持夜间哺乳；③按摩乳房，哺乳前按摩乳房，方法为从乳房边缘向乳房中心按摩，可促进乳腺管畅通，减少疼痛；④可在哺乳前进行凉敷、哺乳后挤出剩余的乳汁，以减轻胀痛、促进乳腺管通畅；⑤可口服维生素 B_6或有散结通乳作用的中药。

（4）乳头皲裂护理：多因新生儿含吮方法不正确、使用肥皂或乙醇等刺激性物质清洗乳头等原因造成。轻者可继续哺乳，注意正确哺乳姿势和含接姿势，即新生儿嘴唇噘起如鸭嘴状，含吮住乳头和大部分乳晕。哺乳时，先哺喂损伤轻的一侧，以减轻对皲裂乳头的吸吮力量。哺喂结束后，轻压新生儿下颏，使其张嘴解除负压后再退出乳头，以免损伤皮肤，并挤出少许乳汁涂在乳头和乳晕上，短暂暴露使乳头干燥，因为乳汁具有抑菌作用，且含丰富蛋白质，具有修复表皮的作用。疼痛严重者，可用乳头罩间接哺乳或使用吸乳器吸出乳汁后哺喂。在皲裂处可涂敷羊毛脂膏，于下次喂奶前洗净。

（5）乳腺炎护理：多因乳头皲裂或乳腺管阻塞等原因所致，表现为局部皮肤红肿、发热、硬结、触痛，可有体温升高。应预防乳头皲裂发生，避免发生乳汁淤积。轻度乳腺炎哺喂前凉敷 5～10 分钟，并按摩乳房，哺乳时先吸吮患侧乳房，因饥饿时婴儿的吮吸力强，有利于乳腺管吸通。每次哺乳时应充分吸空乳汁，或哺喂后用吸乳器吸尽剩余乳汁；增加喂奶次数，每次哺乳至少 20 分钟；严重乳腺炎者，遵医嘱予抗生素处理，若形成脓肿，协助医生手术切开排脓治疗。

（6）催乳护理：产妇乳汁不足可因哺乳方法不正确、休息及信心不足、未能做到纯母乳喂养、乳头异常等导致。对乳汁不足的产妇，首先应帮助其建立信心，指导其正确哺乳的方法，按需哺乳、夜间哺乳。

（7）退乳护理：产妇因疾病或其他原因不能哺乳者，应尽早退乳。最简单的方法是产妇停止哺喂及挤奶，少食汤汁类食物。目前不推荐使用雌激素或溴隐亭退乳。

案例分析 5-1

2. 如何对其进行相应的护理？

答：作为护士，应对其进行正确的母乳喂养方法指导。

（1）哺乳前，凉敷5～10分钟，并按摩乳房。

（2）可在哺乳之前牵拉平坦的乳头，或是使用吸奶器先把奶头吸立起后再喂奶。

（3）养成按需哺乳的习惯，避免乳汁淤积，每次哺乳后应吸净乳汁，如有淤积可用吸乳器帮助乳汁排空。

（4）帮助产妇树立母乳喂养的信心，做好心理疏导工作，缓解其紧张、焦虑情绪。

5. 母乳喂养指导　母乳喂养有利于母婴的健康，世界卫生组织提倡母乳喂养。因此，对能够进行母乳喂养的产妇进行正确的喂养指导具有重要的意义。

（1）向产妇介绍母乳喂养的益处

1）对新生儿：①符合新生儿营养需求。母乳中蛋白质、脂肪、矿物质及微量元素比例合适、营养丰富，容易被婴儿消化吸收，能提供6个月内婴儿所需的所有营养，是新生儿的最佳食物。②提高免疫力。母乳中含有新生儿所需的免疫活性细胞及免疫球蛋白，可增强婴儿抵抗力，预防婴儿呼吸道、胃肠道及皮肤的感染。③促进口腔发育。吸吮母乳可增加婴儿口腔运动，促进面部发育，预防龋齿。④促进亲子关系建立。母乳喂养通过母子皮肤接触，可满足新生儿爱与安全的需要，促进母子感情交流，有助于日后心理的健康发展。

2）对母亲：①预防产后出血。吸吮刺激能使神经垂体分泌缩宫素，可促进产后子宫收缩，减少产后出血。②避孕。吸吮乳头时可刺激腺垂体分泌催乳素，催乳素可抑制排卵，延迟月经，起到避孕作用。③尽快适应母亲角色。母乳喂养时产妇与新生儿之间的皮肤接触能够促进亲子关系建立，使产妇尽快适应母亲角色。④降低女性肿瘤的发生。研究表明母乳喂养能降低母亲罹患乳腺癌、卵巢癌的概率。⑤安全、方便、经济。母乳新鲜、卫生，温度适宜，可以直接喂哺新生儿，节省了购买配方奶粉的花费、节约了泡奶及消毒的时间。

（2）一般护理指导：①良好的休养环境。为产妇提供舒适、温暖的母婴同室环境。关心、帮助和指导产妇，使其精神愉快，并树立母乳喂养的信心。产后3日内，为产妇及孩子提供日常生活护理，以避免产妇劳累。同时指导和鼓励丈夫及家人参与新生儿的护理活动，培养新家庭的观念。②休息。嘱产妇学会与婴儿同步休息，充足的休息对保证乳汁分泌十分重要。③营养。产妇在产褥期及哺乳期所需要的能量、营养成分较未孕时高。应增加蛋白质，控制食物中脂肪摄入量，保持脂肪提供的热量不超过总热量的25%，每日胆固醇的摄入量应低于300mg；补充足够的钙、铁等必需的无机盐及蔬菜水果。

6. 母乳喂养方法指导　必须正确指导哺乳。最好于产后立即进行皮肤接触及哺乳，通过新生儿吸吮动作刺激泌乳。按需哺乳，产后24小时内每1～3小时哺乳一次。产后2～7日内是母体泌乳过程，哺乳次数应频繁些，母体下奶后一昼夜应哺乳8～12次。最初哺乳时间只需3～5分钟，以后逐渐延长至15～20分钟。让新生儿吸空一侧乳房后，再吸吮另侧乳房。第一次哺乳前，应将乳房、乳头用温开水洗净。哺乳时，母亲及新生儿均应选择最舒适位置，需将乳头和大部分乳晕含在新生儿口中，协助婴儿含接。用手托起乳房，防止乳房堵住新生儿鼻孔。哺乳开始后，遇以下情况应分别处理：

（1）哺乳时间：原则是按需哺乳。母子情况稳定后，协助产妇于产床上早期与新生儿进行皮肤接触及吸吮乳头，之后哺乳的频率和持续时间依母亲感觉胀奶和新生儿需求而定。一般而言，2～3小时哺乳一次，每次哺乳时间为15～20分钟。

（2）哺乳姿势：产妇取半躺位、坐位、侧卧位或仰卧位均可，全身放松，新生儿面向母亲，身体保持一条纵轴。母婴紧贴，做到胸贴胸、腹贴腹、下颌贴乳房。

（3）哺乳方法：哺乳前产妇应洗净双手，用乳头轻触婴儿口唇，婴儿会张大嘴巴，然后把乳头和大部分乳晕送入新生儿口中；哺乳完毕，轻轻下压新生儿下颏，待新生儿张口后顺势抽出乳头，避免皮肤损伤，然后将新生儿抱起轻拍背部1~2分钟，排出胃内空气，以防吐奶。每次哺乳时应吸空一侧乳房后，再吸吮另一侧。建议纯母乳喂养6个月，哺乳期至2岁及以上。

（4）有效母乳喂养的判断（表5-2）：①哺乳次数，按需哺乳，6~8次/日以上或更多。②新生儿排泄，每天换6次以上湿尿布，并有少量多次或大量1次质软大便。③体重，生理性体重下降不超过10%，10天内回升，每周平均增重150g左右（头1个月），之后每周增重200g左右（减去生理性脱水部分）。④睡眠，婴儿睡眠安静、满足，吸吮后自动放下乳头。⑤哺乳前母亲有乳房充满感，哺乳时有下乳感，哺乳后乳房较松软。

（5）母乳喂养新生儿排泄：新生儿出生后前3天，每日大小便量和出生天数基本相同，出生5~6天，大便转为金黄色，每日3~4次以上，小便量达到一日5~6次或以上，之后粪便的颜色和性状与喂养有关。

表5-2　婴儿摄入足够母乳的判断

日龄	小便次数	大便次数	大便颜色
第1天（出生日）	▯	■	黑色
第2天	▯▯	■■	黑色或墨绿色
第3天	▯▯▯	▮▮▮	棕、黄绿、黄色
第4天	▯▯▯▯	▮▮▮▮	棕、黄绿、黄色
第5天	▯▯▯▯▯	▯▯▯▯	黄色
第6天	▯▯▯▯▯▯	▯▯▯▯	黄色
第7天	▯▯▯▯▯▯▯	▯▯▯▯	黄色

注：产后1~7天，主要观察小便次数（无色或浅黄色）、大便次数和颜色，可以判断是否摄入足够的母乳。低于上述次数或者颜色明显偏高的，应及时与医护人员联系。

7. 心理护理　护理人员应耐心倾听产妇对分娩经历的诉说，了解产妇对孩子及新家庭的想法，鼓励产妇说出身体及心理的不适，积极回答产妇提出的各种问题。提供自我护理及新生儿护理知识，减少产妇的困惑及无助感。鼓励其积极参与照顾新生儿的活动，帮助其尽快适应母亲角色，建立产妇的自信心。指导丈夫及其他家属参与新生儿的护理及产妇的照护中。

8. 健康教育

（1）一般指导：产妇居室内清洁舒适，保持适宜温湿度，经常通风，但注意避免直吹。衣着应适当，冷暖适宜；注意个人卫生和会阴部清洁，保持愉快心情。合理膳食，保证充足的营养摄入。合理安排婴儿护理、家务与休息，保证睡眠，适应新的家庭生活方式。产后42天内应避免重体力劳动及长时间蹲位或站立。

（2）产后异常症状的识别：向产妇及家属讲解出现异常情况时要及时就诊，如发热；乳房红、肿、热、痛；持续的外阴疼痛；尿频、尿急、尿痛；血性恶露淋漓不尽或有臭味；会阴或腹部伤口红肿、疼痛、有分泌物；下肢皮肤发白、肿胀及肌肉疼痛等。

（3）产后活动：产后应尽早起床活动。经阴道分娩的产妇产后6~12小时内即可起床轻微活动，就可以进行适当的活动，剖宫产的产妇一般3天以后开始产后运动。运动循序渐进，强度适中，方式可选择产褥期保健操等。产后运动可促进子宫复旧、增进食欲、促进排尿、预防便秘，还可促进腹壁及盆底肌肉张力的恢复、预防静脉栓塞的发生。

（4）出院后喂养指导：①强调母乳喂养的重要性，评估产妇掌握的母乳喂养知识和技能，对知识缺乏的产妇及时进行宣教；②保证睡眠和休息，保持精神愉快，注意乳房卫生；③上班的母亲可在上班前挤出乳汁存放于冰箱内，婴儿需要时由他人哺喂，下班后及节假日坚持自己喂养；④告知产妇及家属如遇到喂养问题时选用咨询方法（医院热线电话，社区医疗保健人员的具体联系方法）。

（5）产后健身操：产后健身操有助于体力恢复、排尿及排便，避免或减少静脉栓塞的发生，且能促进腹壁和盆底肌肉张力的恢复，避免腹壁皮肤过度松弛，预防尿失禁、膀胱直肠膨出及子宫脱垂。根据产妇的情况，运动量由小到大，由弱到强循序渐进练习。一般在产后第 2 日开始，每 1～2 日增加 1 节，每节做 8～16 次。出院后继续做产后健身操直至产后 6 周。第 1 节：仰卧，深吸气，收腹部，然后呼气。第 2 节：仰卧，两臂直放于身旁，进行缩肛与放松运动。第 3 节：仰卧，两臂直放于身旁，双腿轮流上举与并举，与身体成直角。第 4 节：仰卧，髋与腿放松，分开稍屈，足底支撑，尽力抬高臀部及背部。第 5 节：仰卧起坐。第 6 节：跪姿，双腿分开，肩肘垂直，双手平放在床上，腰部进行左右旋转动作。第 7 节：全身运动，跪姿，双臂伸直支撑，左右腿交替向背后抬高。

（6）计划生育指导：产褥期子宫颈口未完全闭合、子宫内膜未完全修复，因此产后 42 天内禁忌性交。性生活恢复时间应根据产后检查情况而定，指导产妇选择适当的避孕措施，哺乳者以工具避孕为宜，不哺乳者可选用药物避孕。正常分娩产妇产后 3 个月可放置宫内节育器，剖宫产者术后半年可放置。

（7）产后检查：主要包括产后访视和产后健康检查两部分。

产后访视：在产妇出院后 3 日、产后第 14 日、产后第 28 日入户进行，通过访视，主要了解产妇康复情况、新生儿的健康状况及指导母乳喂养。内容包括：

1）产妇：测量生命体征，了解产妇的精神、睡眠、心理社会状态、饮食和大小便等情况；检查子宫收缩情况、恶露的性状、腹部或会阴部伤口的愈合情况、乳房有无肿胀及乳汁分泌情况，如发现异常及时处理。指导母乳喂养。

2）新生儿：询问新生儿哺乳、睡眠、大小便情况；检查新生儿面色，皮肤有无黄疸、脓疮，脐带有无感染；指导产妇为新生儿进行口腔、脐带、臀部和皮肤护理；检查新生儿觅食、拥抱和握持等生理反射、肌张力、视力、听力等情况。每次访视后均应记录访视内容及指导意见。

产后健康检查：产后 42 天产妇携婴儿回分娩医院门诊进行产后全面检查，以了解产妇各器官的恢复和婴儿的生长发育状况。

【护理评价】

1. 产妇生命体征稳定且正常。

2. 产妇情绪稳定、母亲角色适应正常。

3. 产妇排泄正常、无尿潴留和便秘的发生。

4. 产妇母乳喂养成功，新生儿体重增长正常。

5. 产妇主诉焦虑减轻或消失，表现为精神状态佳，积极配合护理。

第三节 正常新生儿的护理

正常足月新生儿（normal term infan）是指胎龄满 37 周至不满 42 周出生，2500g≤出生体重＜4000 克，无畸形及疾病的新生儿。新生儿期是指从胎儿出生后断脐至产后满 28 天的一段时期。

案例 5-2　临床资料

　　产妇李女士，孕 2 产 1，阴道分娩一足月男婴，出生后 1 分钟 Apgar 评分 9 分，产后 30 分钟母婴进行了皮肤接触，在产房内观察 2 小时后无异常进入产休室。

问题:

1. 如何对该新生儿进行护理评估?
2. 该新生儿的护理问题有哪些?
3. 如何针对该新生儿进行护理和健康指导?

一、正常新生儿生理特点

1. 体温调节　新生儿体温调节中枢发育不完善，皮下脂肪薄，皮肤体表面积相对较大，容易散热；体温容易随着外环境温度的变化而波动。

2. 皮肤黏膜　新生儿出生时体表覆盖有胎脂，具有保护皮肤、减少散热的作用。新生儿皮肤嫩薄，易受损伤而发生感染。新生儿口腔黏膜血管丰富，两面颊部有较厚的脂肪层，称颊脂体，可帮助吮吸；硬腭中线两旁有黄白色小点称上皮珠，齿龈上有白色韧性小颗粒称牙龈粟粒点。上皮珠和牙龈粟粒点是由上皮细胞堆积或黏液腺分泌物积蓄所致，出生后数周自然消失，切勿挑破以防感染。

3. 呼吸系统　新生儿出生后约 10 秒出现呼吸运动，呼吸中枢发育不成熟，胸腔较小，肋间肌薄弱，呼吸主要靠膈肌运动因而以腹式呼吸为主。呼吸频率浅而快，为 40～60 次/分，节律常不规则。

4. 循环系统　新生儿心率较快，熟睡时平均心率为 120 次/分，醒时可增至 140～160 次/分，受哭闹、吸吮等因素影响而使心率发生改变，其波动范围为 90～160 次/分。因出生后的几日内动脉导管未闭，在心前区可听到心脏杂音。

5. 消化系统　新生儿胃呈水平位，贲门括约肌发育较差，幽门括约肌发育较好，哺乳后易发生溢乳和呕吐。新生儿消化道可分泌消化酶（除胰淀粉酶外），因此，新生儿消化蛋白质的能力较强，消化淀粉的能力相对较弱。

6. 泌尿系统　新生儿一般在出生后 24 小时内排尿，尿色深，稍混，放置后有红褐色沉淀，为尿酸盐结晶，无须处理，如超过 48 小时仍无尿，需要查找原因。新生儿肾小球滤过率低，浓缩功能较成人差，容易发生水电解质紊乱，输尿管较长，弯曲度大，容易受压或扭转，发生尿潴留或泌尿道感染。

7. 神经系统　新生儿大脑皮质及锥体束尚未发育成熟，故动作慢而不协调，肌张力稍高，哭闹时可有肌强直；大脑皮质兴奋性低，睡眠时间长。正常足月新生儿出生时已具有原始的神经反射，如觅食反射、吸吮反射、拥抱反射、握持反射和交叉伸腿反射。由于锥体束发育不成熟，新生儿的巴氏征、克氏征、佛斯特征可呈阳性。

8. 免疫系统　胎儿可通过胎盘从母体获得免疫球蛋白 IgG，因此新生儿对麻疹、白喉等一些传染病有一定免疫力，但数月后逐渐消失；免疫球蛋白 IgA 和 IgM 不能通过胎盘，而自身合成又少，细胞免疫功能尚未完善，故新生儿易患呼吸道、消化道感染和各种细菌感染，尤其是大肠杆菌、金黄色葡萄球菌，感染后局限能力差，易发生败血症。

9. 热能、水和电解质需要量　新生儿因生长发育快，能量和水分相对需求较多。机体调节水、电解质、酸碱平衡能力差，患病时易发生水、电解质、酸碱紊乱。

10. 常见的几种特殊生理状态

（1）体温改变：正常腋下温度为 36～37.2℃，体温超过 37.5℃者与环境温度过高、过度保暖、脱水或感染有关；体温低于 36℃者见于室温过低、早产儿。

（2）生理性体重下降：新生儿出生后 2～4 日，因进食少、水分丢失、胎粪排出、出现体重下降，但一般不超过出生体重的 10%，7～10 日恢复到出生时水平。

（3）生理性黄疸：足月新生儿出生 2～3 天出现皮肤、巩膜黄染现象。一般持续 4～10 日消退，最迟不超过 2 周。

（4）乳腺肿大：由于胎儿在母体内受胎盘分泌的雌激素孕激素的影响，新生儿出生后 3～5 日可发生乳腺肿胀，一般 2～3 周内消退，切勿用力挤压以防感染。

（5）口腔内改变：新生儿上腭中线和齿龈切缘上常有黄白色小斑点，分别俗称为"上皮珠"和"板牙"，系由上皮细胞堆积或黏液腺分泌物积留所致，于生后数周至数月自行消失。新生儿两颊部的脂肪垫，俗称"螳螂嘴"，有利吸乳，不应挑割，以免发生感染。

（6）假月经：因妊娠后期母亲雌激素进入胎儿体内，出生后突然中断，有些女婴生后 5～7 天可出现阴道少量血性分泌物，持续 1～2 天自行消失，称假月经。一般不必处理。

二、正常新生儿护理评估

（一）健康史

了解父母的健康情况及家族中特殊病史；母亲的既往孕产史及本次妊娠经过、分娩经过、产程中胎儿情况；新生儿出生体重、性别、出生后检查结果等。

（二）身体评估

1. 身长、体重测量　新生儿身长为头顶最高点至足跟的距离，正常为 45～55cm。体重一般在每日沐浴后测量裸体体重，新生儿平均体重为 2500～4000g。新生儿由于摄入减少、排出水分较多，出生后 2～4 日内会出现生理性体重下降，下降幅度不超过 10%。4 日后体重逐渐回升，7～10 日恢复至出生时水平。若体重下降过快、回升过晚应寻找原因。

2. 头、面及颈部　足月新生儿的头颅较大，约占身体 1/4 长。评估时应观察新生儿头颅的大小及形状，有无产瘤、血肿，检查囟门的大小和紧张度，有无颅骨骨折和缺损。经阴道分娩的新生儿头颅因产道挤压，有轻微到中度的变形及产瘤，于出生后 12 小时逐渐消退。检查面部五官，评估巩膜有无黄疸或出血点、有无唇腭裂。观察颈部的对称性、活动性及肌张力是否正常。

3. 胸部　评估胸廓的形态、对称性，有无畸形；呼吸时是否有肋下缘和胸骨上下软组织下陷；听诊心率及节律，各听诊区有无杂音。判断呼吸音是否清晰、有无啰音。

4. 腹部　新生儿出生时腹形平软，之后肠管充满气体，腹略膨出。评估腹部外形有无异常、脐带残端有无出血或异常分泌物，触诊肝脾大小。脐带残端于出生后 24 小时开始变干燥、苍白、无出血，7～14 日脱落，每日评估脐带残端是否干燥，有无红肿、出血；若脐部红肿或分泌物有臭味，提示脐部感染。

5. 脊柱和四肢　检查脊柱是否垂直、完整；评估四肢是否对称、外形、活动度及肌张力；判断有无骨折及关节脱位。

6. 肛门及外生殖器　检查肛门有无闭锁。男婴睾丸是否已降至阴囊，女婴大阴唇是否完全覆盖小阴唇。

7. 排泄　正常新生儿出生后不久排尿，出生后 10～24 小时排出呈墨绿色黏稠状的胎粪，内含肠黏膜上皮细胞、羊水、消化液、胎脂及毳毛等。如超过 24 小时尚无排便应检查是否存在消化系统发育异常。

8. 神经反射　评估各种反射是否存在、反射的强度及身体两侧反应的对称性，了解新生儿神经系统发育情况。觅食反射、吸吮反射、拥抱反射、握持反射在出生 3～4 个月逐渐减退。

9. 日常评估　评估新生儿的生命体征、精神状态、反应情况、进食情况、大小便等。

（三）心理-社会状况评估

评估父母对新生儿日常护理、育儿知识有无缺乏，观察母亲与孩子间沟通的频率、方式及效果，评估母亲是否存在拒绝喂养新生儿行为。

案例分析 5-2

1. 如何对该新生儿进行护理评估？

答：（1）健康史：母亲既往史、本次孕产史、新生儿出生史和新生儿记录。

（2）身体评估：评估新生儿的体重、身长，新生儿的发育、反应、反射、肌力和肌张力，皮肤颜色、有无瘀斑、产伤或感染灶、头颅大小和形状、前囟大小及张力、有无产瘤和血肿；身体有无畸形，大小便。日常评估新生儿的生命体征、精神、反应、进食情况、大小便等。

（3）心理社会评估：评估父母对新生儿护理的情况、育儿知识有无缺乏。

三、计划护理

【常见护理诊断/问题】

1. 有体温改变的危险 与新生儿体温调节中枢功能不完善，皮下脂肪少有关。

2. 有感染的危险 与新生儿免疫系统不健全、脐部感染有关。

3. 有窒息的危险 与呛奶、误吸有关。

4. 营养失调: 低于机体需要量 与母乳喂养无效有关。

5. 知识缺乏 与产妇及家属缺乏正确喂养及新生儿护理知识有关。

案例分析 5-2

2. 该新生儿的护理问题有哪些？

答：有体温改变的危险、有窒息的危险、有感染的危险、营养失调。

【护理目标】

1. 住院期间新生儿体温维持正常。

2. 住院期间新生儿不发生窒息。

3. 住院期间新生儿不发生感染。

4. 新生儿体重正常增加。

5. 产妇和家属能说出喂养新生儿和护理新生儿的要点。

【护理措施】

1. 一般护理

（1）环境与安全：新生儿出生后如无异常应母婴同室，房间应光线充足、空气流通，室温在24～26℃、湿度以 50%～60%为宜。衣被适度，避免包裹过厚、过紧，根据室温酌情增减。加强新生儿安全管理：在新生儿同侧手足上分别系腕带，均要正确书写母亲姓名、住院号、床号、新生儿性别等；新生儿床应铺有床垫、配有床挡和床围，床上不放危险物品，如锐角玩具、过烫的热水袋等；新生儿抱出病区时应持医护人员开具的放行证明。

（2）生命体征：定时监测新生儿体温、心率及呼吸变化，2 次/日。保持室温恒定，进行检查及护理时，避免不必要的暴露。体温过低者加强保暖，体温过高者采取降温措施。观察呼吸道通畅情况、及时去除口鼻内的羊水及黏液，保持新生儿侧卧体位，避免窒息。

（3）预防感染：新生儿室内人员不宜过多，应尽量减少探访人员，所有和新生儿接触的人员应先认真洗手或消毒双手；接触新生儿的医护人员必须身体健康、定期体检；患有呼吸道、皮肤黏膜、胃肠道传染性疾病的医护人员及家属应暂离新生儿室。如新生儿患有脓疱疮、脐部感染性疾病时，应采取相应的消毒隔离措施。

2. 生活护理

（1）皮肤护理：新生儿皮肤黏膜较薄，护理不当易破溃及感染。出生后即刻擦净羊水及血迹，保持皮肤清洁干燥，剪去过长指（趾）甲、及时处理溢奶和大小便。口腔不宜擦洗，以防口腔黏膜破溃。注意耳内、耳外清洁，及时清理呕吐物。

（2）沐浴：不仅可以清洁皮肤、预防感染，还可以通过对皮肤的感觉刺激促进感知觉的发育。沐浴时室温保持在26～28℃，水温以38～42℃为宜。沐浴前不要喂奶。沐浴顺序由眼睛、面部到躯干、四肢，最后清洗臀部；清洗眼睛时应从内眦到外眦；尤其注意腋窝、腘窝及皮肤皱褶较多处的清洁；男婴包皮内应清洗干净，女婴应从前到后清洗外阴。沐浴后穿衣前给新生儿测量体重并做好记录。此外，为避免交叉感染，洗浴用品每个婴儿一套，用后须消毒。新生儿体温未稳定者不宜沐浴。

（3）脐部护理：以保持新生儿脐部清洁干燥为主，避免潮湿，每次沐浴后必须擦干脐部，无须消毒包扎。密切观察脐带有无出血或渗血，如出血需重新进行脐带结扎；如有渗血可压迫止血。如脐部分泌物多、有异味、脐周发红，则给予安尔碘局部消毒，并遵医嘱使用抗生素。脐带脱落处如有红色肉芽组织增生，轻者用酒精擦拭，重者用硝酸银烧灼局部。使用尿布时，注意不覆盖脐部，以防尿粪污染脐部。

（4）臀部护理：保持新生儿臀部清洁、干燥，尿布或纸尿裤避免包裹过紧并及时更换。大便后用温水清洗臀部，擦干后涂护臀霜保护。若发生红臀，可用红外线照射，每次10～20分钟，每日2～3次；如皮肤糜烂，可用消毒植物油或鱼肝油纱布敷于患处。

3. 喂养护理 新生儿喂养方法有母乳喂养、人工喂养和混合喂养三种。护理人员应帮助产妇选择恰当的喂养方法，给予喂养知识和技能的指导。

（1）母乳喂养：详见本章第二节。

（2）人工喂养：母乳是新生儿最理想的天然食物，但因各种原因不宜母乳喂养者可行人工喂养。人工喂养首选配方奶，配方奶是以牛奶为基础的改造奶制品，营养素成分尽量"接近"人乳，更适合新生儿的消化能力和肾功能。无条件选用配方奶时可选择羊奶等喂养，但是必须经过加热、加糖、加水后才可以喂养新生儿。新生儿人工喂养也要掌握正确的喂养技巧：喂养前应消毒奶具、洗净双手并检查奶品质量；调配乳品时使用煮沸后的温开水，哺喂前用前臂内侧试温；根据新生儿需求调整喂养时间，一般3小时左右喂哺1次；喂奶时奶液应充满整个奶嘴，以免吞入过多空气；喂奶后将新生儿竖起轻拍背部，然后取右侧卧位以防溢奶。

4. 免疫接种

（1）卡介苗：通过主动免疫促进机体抗体形成，可使新生儿免于感染结核杆菌。正常足月新生儿出生后12～24小时接种。方法为0.1ml卡介苗做左臂三角肌下端偏外侧皮内注射。体温高于37.5℃、早产儿、低体重儿、产伤、严重腹泻或其他疾病者禁止接种。

（2）乙肝疫苗：提供主动免疫，保护新生儿不被乙肝病毒感染。正常新生儿出生后24小时内、1个月、6个月各注射一次。方法为10μg乙肝疫苗注射于右臂三角肌。

5. 健康教育 鼓励产妇坚持母乳喂养至24个月（世界卫生组织及联合国儿童基金会倡导母乳喂养至24个月）。教会产妇给新生儿洗澡、换尿布、脐带护理等方法和技巧；讲解添加辅食的时间和内容；告知预防接种的时间和注意事项。使家长认识新生儿正常生理特点，会识别异常状况。

案例分析 5-2

3. 如何针对新生儿进行护理和健康指导？

答：维持体温恒定，保持呼吸道通畅，做好皮肤、脐部、臀部护理，做好免疫接种、预防交叉感染，合理喂养，健康教育。

【护理评价】

1. 新生儿体温维持正常。

2. 新生儿无窒息或感染发生。

3. 新生儿体重增加正常。

4. 新生儿脐部、皮肤无红肿。

5. 产妇和家属能说出正确的育儿知识。

思 考 题

1. 简述产褥期子宫复旧的评估方法。
2. 简述产后预防尿潴留的护理措施。
3. 简述产后会阴部的护理措施。
4. 简述恶露的分类及特点。

（刘琼玲）

第六章　高危妊娠管理

【知识目标】

掌握　高危妊娠病人的护理评估、护理措施、监护措施及胎儿窘迫和新生儿窒息的临床表现、护理评估、护理诊断。

熟悉　高危妊娠病人的护理问题、治疗要点和主要的辅助检查方法，胎心监护图形解读；胎儿窘迫和新生儿窒息的处理原则、护理措施。

了解　高危妊娠病人的病因、无应激试验及缩宫素激惹试验的方法和结果判断；胎儿窘迫和新生儿窒息的病因、病理生理、主要的辅助检查方法。

【技能目标】

学会胎动计数、听诊胎心、胎心监测等护理操作，熟悉脐血流监测；学会新生儿窒息复苏的准备工作，为新生儿清理呼吸道、建立呼吸等护理操作。

【素质目标】

培养学生对高危妊娠病人、胎儿窘迫和新生儿窒息的整体护理理念；引导学生重视健康教育、心理护理及人文关怀。

准确识别和系统管理高危妊娠，以降低孕产妇和围生儿死亡率，是衡量围生医学质量的重要指标。高危妊娠的筛查应全面、仔细、动态监测，并按危险程度给予不同的监测和管理。在妊娠早期，高危妊娠病人应注意保健，预防流产或新生儿畸形，不宜妊娠者应终止妊娠。妊娠中期保健重点为高危妊娠的筛查及管理预防，应全面评估、注意高危因素的发展及胎儿发育。妊娠晚期高危妊娠需要住院的病人除了一般性的治疗之外，需要针对病因，注意胎儿生长发育并进行安危监护，监测胎儿情况、胎盘功能和羊水情况，综合判断、适时计划分娩。对重症病人应加强监护、抑制宫缩、配血，必要时准备剖宫产，做好抢救产后出血、DIC 的准备。

第一节　高危妊娠与监护

案例 6-1　临床资料

赖某，已婚女性，36 岁，平素月经规则，周期 23~30 天，经期 7 天，经量中，有痛经。生育史：0-0-0-0。此次妊娠：因丈夫弱精于 2016 年 5 月 17 日行 IVF-ET 受孕，移植冷冻胚胎 1 枚，获单胎妊娠。根据移植日推算末次月经为 2016 年 5 月 1 日，预产期为 2017 年 2 月 8 日。妊娠期规范产检，2016 年 11 月 20 日行产科彩超发现胎儿偏小，2016 年 12 月 6 日产科彩超示：宫内妊娠，单活胎，大小相当于 28 周左右。产检：宫高 27cm，腹围 94cm，胎心音 139 次/分，未及宫缩。病人既往有甲亢病史，[131]I 治疗后出现甲减，现每日一次口服"优甲乐"75μg。曾因子宫内膜息肉多次行宫腔镜息肉摘除术，有青霉素过敏史。病人非常担心她的妊娠结局，经常问护士："你们这里以前有没有像我这样的孕妇？宝宝太小了怎么办？我能不能顺利怀到足月？孩子生出来后会好吗？我的甲减会加重吗……"

问题：

1. 根据病人的病史，判断该病人目前存在的问题有哪些？

2. 为了监护孕妇及胎儿情况，护士应为病人采取哪些监护措施？

3. 该病人可能的护理诊断及相应的护理措施是什么？

一、概　述

高危妊娠（high risk pregnancy）指妊娠期存在个人或社会不良因素及某种并发症或合并症，可能危害孕妇、胎儿、新生儿或可能导致难产的妊娠。

（一）高危因素

凡在妊娠和分娩时具有下列一个或一个以上因素者都属高危妊娠。

1. 社会经济因素及个人条件　孕妇及其丈夫的职业和稳定性差、收入低下、居住条件差、未婚或独居、年龄＜16 岁或＞35 岁、身高＜145cm、妊娠前体重过轻或过重、孕妇受教育时间＜6年、家属中有明显的遗传性疾病、营养低下、有吸烟、饮酒等不良生活习惯、未做或晚做产前检查。

2. 异常孕产史　如自然流产、异位妊娠、早产、死胎、死产、各种难产及手术产、新生儿死亡、新生儿溶血性黄疸、先天缺陷或遗传性疾病。

3. 各种妊娠并发症　如前置胎盘、胎盘早剥、妊娠期高血压疾病、羊水过多或过少、胎儿生长受限、过期妊娠、母儿血型不合等。

4. 各种妊娠合并症　如心脏病、糖尿病、高血压、肾炎、肝炎、甲状性功能异常、重度贫血、病毒感染（巨细胞病毒、疱疹病毒、风疹病毒）、性病、恶性肿瘤、智力低下、明显的精神异常等。

5. 可能发生的分娩异常　如胎位异常、巨大儿、多胎妊娠、产道异常（骨产道及软产道）等。

6. 妊娠期接触有害物质　如放射线、同位素、农药、化学毒物、一氧化碳中毒及服用对胎儿有害药物。

7. 胎盘功能异常。

8. 多年不育经治疗受孕者。

9. 盆腔肿物或曾有盆腔手术史等。

案例分析 6-1

1. 根据病人的病史，判断该病人目前存在的问题有哪些？

答：（1）高危妊娠，判断依据：高龄，病人 36 岁；非自然受孕，行 IVF-ET 受孕，移植冷冻胚胎后获单胎妊娠；宫腔手术史，曾因子宫内膜息肉多次行宫腔镜息肉摘除术。

（2）胎儿生长受限，判断依据：2016 年 12 月 6 日妊娠周数为妊娠 31^{+2} 周，而 2016 年 12 月 6 日产科彩超示：宫内妊娠，单活胎，大小相当于 28 周左右。产检：宫高 27cm，腹围 94cm。

（3）妊娠期合并甲状腺功能减退症，判断依据：既往有甲状腺功能亢进病史，^{131}I 治疗后出现甲状腺功能减退，现每日口服"优甲乐"。

（4）焦虑，判断依据：病人非常担心自己的妊娠结局，经常向护士表达对自身健康和胎儿安全的忧虑。

二、监　护　措　施

加强和完善高危妊娠监护可以降低孕产妇死亡率、围生儿死亡率和病残儿出生率，具体的监护措施有以下几种。

（一）人工监护

1. 确定孕龄　根据末次月经、早孕反应出现的时间、胎动开始的时间等推算胎龄。

2. 测量宫底高度及腹围　通过测量宫底高度和腹围估计胎儿的大小，以了解胎儿宫内发育情况。宫底高度是指耻骨联合上缘中点到宫底的弧形长度。腹围是指以软尺经脐绕腹一周的周径。简易的计算方法：胎儿体重（g）=宫底高度（cm）×腹围（cm）＋200。

3. 高危妊娠评分　使用高危评分法对孕妇进行动态监护，可以早期识别高危人群。采用"修改后的 Nesbitt 评分指标"（表 6-1）总分为 100 分，根据孕产妇病史及体征减去相应评分后，低于 70 分者为高危妊娠范畴，应予高危监护。

表 6-1 修改后的 Nesbitt 评分指标

1. 孕妇年龄		多于 2 年	−20
15~19 岁	−10	子宫颈不正常或松弛	−20
20~29 岁	0	子宫肌瘤	
30~34 岁	−5	大于 5cm	−20
35~39 岁	−10	黏膜下	−30
40 岁及以上	−20	卵巢肿瘤（>6cm）	−20
2. 婚姻状况		子宫内膜异位症	−5
未婚或离婚	−5	6. 内科疾病与营养	
已婚	0	全身性疾病	
3. 产次		急性：中度	−5
0 产	−10	重度	−15
1~3 产	0	慢性：消耗性	−20
4~7 产	−5	非消耗性	−5
8 产以上	−10	尿路感染	
4. 过去分娩史		急性	−5
流产 1 次	−5	慢性	−25
3 次以上	−30	糖尿病	−30
早产 1 次	−10	慢性高血压	
2 次以上	−20	中度	−15
死胎 1 次	−10	重度	−30
2 次以上	−30	合并肾炎	−30
新生儿死亡 1 次	−10	心脏病	
2 次以上	−30	心功能 I ~ II 级	−10
先天性畸形 1 次	−10	心功能 III ~ IV 级	−30
2 次以上	−20	心力衰竭史	−30
新生儿损伤		贫血	
骨骼	−10	Hb10~11g	−5
神经	−20	9~10g	−10
骨盆狭小		<9g	−20
临界	−10	血型不合	
狭小	−30	ABO	−20
先露异常史	−10	Rh	−30
剖宫产史	−10	内分泌疾病：垂体、肾上腺、甲状腺疾病	−30
5. 妇科疾病		营养	
月经失调	−10	不适当	−10
不育史		不良	−20
少于 2 年	−10	过度肥胖	−30

4. 胎动计数 是最简单、直接、真实、准确的自我监护办法，可通过计算 12 小时胎动次数判断胎儿在宫内的情况。胎动计数每小时 3~5 次，12 小时内胎动计数＞30 次为正常，表示胎儿宫内

存活良好；若胎动计数≥6次/2小时为正常，<6次/2小时或减少50%者提示可能存在胎儿缺氧。

5. 胎心听诊 是临床普遍使用的判断胎儿是否存活及是否宫内缺氧最简单的方法。可以用听诊器或多普勒胎心仪监测，测胎心的同时应注意胎心的强弱和节律。单纯胎心听诊不能判断瞬间的变化，因此应借助多种手段进行监护。

（二）妊娠图

妊娠图是反映胎儿宫内发育情况及孕妇健康情况的动态曲线图，在正常曲线的第10百分位和第90百分位之间，提示基本正常。若高于上线或低于下线应引起重视，指导孕妇进行妊娠期保健和适当增加产前检查次数。

计算胎儿发育指数的公式：胎儿发育指数=子宫长度（cm）–（月份+1）×3。若计算结果<–3，表示胎儿生长受限；–3～3，表示胎儿发育正常；>5，可能为双胎、羊水过多或巨大儿。

（三）仪器监护

1. B超 B超通过检查测量胎儿某一标志部分，如胎头双顶径（BPD）、股骨长度（FL）、腹围（AC）等来判断胎儿生长发育情况，其中BPD最常用。超声检查BPD>8.5cm者，表示胎儿已成熟体重>2500g，若BPD>10cm，则可能为巨大胎儿。此外还能显示胎儿数目、胎位、有无胎心搏动、胎盘的位置和成熟度，以及进行胎儿畸形筛查。

2. 胎儿心电图 通过在孕妇腹壁或胎儿体表放置电极，记录胎儿心脏活动的电位变化及其在心脏电传导过程中的图形。用于早期诊断胎儿宫内缺氧及先天性心脏病。

3. 血流动力学检测 彩色超声多普勒能通过胎儿脐动脉和大脑中动脉的血流声图谱，来监测胎盘、胎儿以及母体生理变化的血流动力学指标。监测脐血流能够及时、正确地诊断胎儿宫内窘迫，且对于预测胎儿预后有重要的临床价值。脐动脉血流常用指标有：收缩期最大血流速度与舒张末期血流速度比值（S/D比值）、搏动指数（PI）、阻力指数（RI）。随妊娠周数的增加，这些指标值应呈下降趋势，如妊娠晚期脐动脉S/D正常比值通常≤3。而当舒张末期脐动脉无血流时，提示胎儿将在一周内死亡。

4. 胎心电子监护 有内监护和外监护两种形式：外监护是将探头直接放在孕妇的腹壁上，操作方便，不会引起感染，但受外界干扰大；内监护是在宫口开大1cm以上，将单极电极经宫口与胎头直接连接进行监测，记录较准确，但有感染的机会。胎心电子监护有两种功能：监测胎心率和预测胎儿宫内储备能力。

（1）监测胎心率

1）胎心率基线（FHR-baseline，BFHR）：指在无胎动或无子宫收缩影响时，10分钟以上的胎心率平均值。胎心率基线包括每分钟心搏次数及FHR变异。正常FHR为110～160次/分。当出现10分钟以上FHR<110次/分，称为胎儿心动过缓；出现10分钟以上FHR>160次/分，称为胎儿心动过速。胎心率的基线摆动包括胎心率的摆动幅度和摆动频率。摆动幅度是指心率上下摆动波的高度，振幅变动范围正常为6～25次/分。摆动频率是指1分钟内波动的次数，正常为≥6次/分。正常变异的胎心率基线是胎儿本身交感神经与副交感神经间张力调节的变动所表现出的生理性变化，这表示胎儿有一定的储备能力，是胎儿健康的表现。胎心率基线变平（即变异消失）则提示胎儿储备能力的丧失。

2）胎心率一过性变化：受胎动、宫缩、触诊及声响等刺激，胎心率发生暂时性加快或减慢，随后又恢复到基线水平，称为胎心率一过性变化。

A. 无变化：子宫收缩后胎心率仍保持原基线率不变。

B. 加速：子宫收缩时胎心率基线暂时增加15次/分以上，且保持15秒以上。这是胎儿情况良好的表现，原因可能为胎儿局部或脐静脉暂时受到压迫。

C. 减速：指子宫收缩时胎心率短暂性减慢。可分三种情况：①早期减速，胎心减速与子宫收缩几乎同时开始，子宫收缩后迅速恢复正常，下降幅度<50次/分（图6-1）。这是子宫收缩时胎头受压，脑血流量一时性减少的表现，不受孕妇体位或吸氧影响。②变异减速，宫缩开始后胎心率不一定减速，减速与宫缩之间无恒定关系。一旦减速则下降幅度>70次/分，持续时间不定，恢复快

（图 6-2）。一般认为子宫收缩时脐带受压使迷走神经兴奋，而孕妇左侧卧位可减轻症状。③晚期减速，子宫收缩开始后一段时间出现胎心率减慢，下降缓慢，下降幅度＜50 次/分，持续时间长，恢复慢（图 6-3）。一般认为晚期减速是胎盘功能不良、胎儿缺氧的表现，应予以高度重视。

（2）预测胎儿宫内储备能力

1）无应激试验（non-stress test，NST）：指在无宫缩、无外界负荷刺激下，观察胎心基线的变异及胎动后胎心率的情况。方法：使用胎心监护仪在无宫缩、无外界负荷刺激下连续监测 20 分钟，观察胎心基线的变异及胎动后胎心率的情况，如果有 3 次以上胎动并伴胎心率加速超过 15 次/分，持续时间＞15 秒，则判断为正常，称 NST 有反应型；若胎动与胎心率加速少于上述值，称为 NST 无反应型，应延长试验时间至 40 分钟。此试验方法简单、安全，可在门诊进行（如无电子监测亦可用胎心音听诊法与胎动计数同时进行记录分析），常作为缩宫素激惹试验前的筛选试验。

2）缩宫素激惹试验（oxytocin challenge test，OCT）或宫缩应激试验（contraction stress test，CST）：是通过子宫收缩造成胎盘一过性缺氧来进行负荷试验及测定胎儿储备能力。临产后连续描绘宫缩与胎心率 10 分钟作为基数，若无宫缩，给予稀释缩宫素（1∶2000）静脉滴注，滴速自 8 滴/分开始，逐渐增加，调至有效宫缩（每次收缩 30 秒），当宫缩 3 次/10 分后开始监测，观察 3 次宫缩以判断结果。胎心率无晚期减速和明显的变异减速，胎动后胎心率加快，为 OCT 阴性，提示胎盘功能良好，1 周内无胎儿死亡的危险。如超过 50% 的宫缩出现晚期减速，胎心率基线变异减少，胎动后无胎心率增快，为 OCT 阳性，提示胎盘功能减退，但假阳性多，意义不如阴性大（图 6-1～图 6-3）。

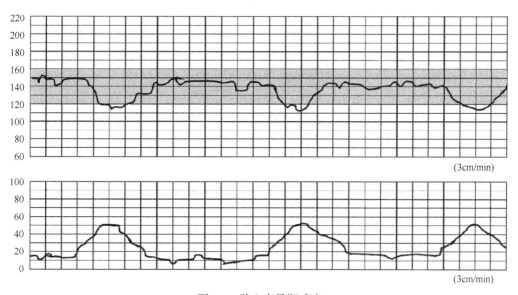

图 6-1 胎心率早期减速

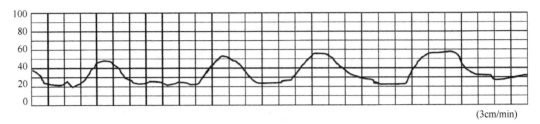

(3cm/min)

图 6-2　胎心率变异减速

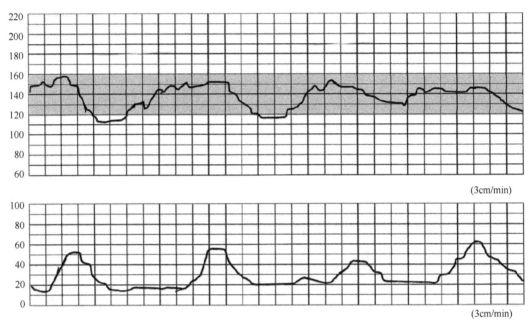

(3cm/min)

图 6-3　胎心率晚期减速

（四）羊膜镜检查

在严格消毒条件下,通过羊膜镜直接窥视羊膜腔内羊水性状,用以判断胎儿宫内情况。正常羊水为透明、淡青色或乳白色,透过胎膜可见胎发及飘动的胎脂碎片;胎粪污染时,羊水呈黄色、黄绿色,甚至草绿色,提示胎儿窘迫,因胎儿缺氧可引起迷走神经兴奋,使肠蠕动增加、肛门括约肌松弛致胎粪排于羊水中;Rh 或 ABO 血型不合病人,羊水呈黄绿色或金黄色;胎盘早剥病人羊水可呈血色;胎死宫内时羊水呈棕色、紫色或暗红色混浊状。禁忌证:产前出血、阴道或宫颈感染、先兆早产、羊水过多。

（五）实验室检查

1. 胎盘功能检查

（1）孕妇尿雌三醇（E_3）测定:自妊娠 28 周起测 24 小时尿,每周 1 次,正常＞15mg/24h,10～15mg/24h 为警戒值,＜10mg/24h 为危险值。如连续多次测得此值＜10mg/24h,表示胎盘功能低下。此检测值受饮食、休息等因素的影响。

（2）孕妇血清游离 E_3 测定:用此值协助确定胎龄及胎儿胎盘功能。血清游离 E_3 在妊娠 31～35 周时常停止上升,而在 36 周时突然上升;血清游离 E_3 持续缓慢下降可能为过期妊娠;血清游离 E_3 下降较快者可能为重度妊娠期高血压疾病或胎儿宫内发育迟缓;急骤下降或下降＞50%时说明胎儿有宫内死亡的危险;妊娠足月时该值的下限为 40μmol/L,若低于此值表示胎儿胎盘功能低下。

（3）孕妇血清人胎盘催乳素（HPL）值测定:妊娠足月时该值为 4～11mg/L,若该值于足月妊娠时小于 4mg/L 或突然下降 50%提示胎盘功能低下。

（4）阴道脱落细胞检查：舟状细胞成堆、无表层细胞、嗜酸粒细胞指数（E_1）<10%、致密核少者，提示胎盘功能良好；舟状细胞极少或消失、有外底层细胞、嗜酸粒细胞指数>10%、致密核多者，提示胎盘功能减退。

（5）孕妇血清妊娠特异性 β 糖蛋白测定：足月妊娠时<170mg/L，提示胎盘功能障碍。

2. 羊水分析 羊水中卵磷脂/鞘磷脂值（L/S），用于评估胎儿肺成熟度，也可用羊水泡沫试验或震荡试验（羊水混有胎便或血污染时不适用）评估胎儿肺成熟度。L/S>2，提示胎儿肺已成熟。羊水泡沫试验，若两管液面均有完整的泡沫环为阳性，相当于 L/S>2，表示胎儿肺成熟。羊水中肌酐值、胆红素光密度值、淀粉酶值及脂肪细胞出现率分别用于评估胎儿肾、肝、唾液腺及皮肤成熟度。肌酐值≥176.8μmol/L 提示胎儿肾成熟；羊水胆红素光密度值<0.02，提示胎儿肝成熟；淀粉酶值≥450U/L，提示胎儿唾液腺成熟；脂肪细胞出现率达 20%则提示胎儿皮肤已成熟。

3. 甲胎蛋白（AFP）测定 异常增高是胎儿患有开放性神经管缺损的重要指标。多胎妊娠、死胎及胎儿上消化道闭锁等也伴有 AFP 值的升高。

4. 胎儿头皮血 pH 测定 正常值为 7.25～7.35，如在 7.20～7.24 则提示胎儿可能有轻度酸中毒；若<7.20 则胎儿存在严重酸中毒。

案例分析 6-1

2. 为了监护孕妇及胎儿情况，护士应为病人采取哪些监护措施？

高危妊娠需要住院的病人，除了一般性的治疗之外，需要针对病因，注意胎儿生长发育并进行安危监护，监测胎儿、胎盘功能和胎儿成熟度，综合判断、适时计划分娩。故护士应采取如下监护措施。

（1）胎心听诊、进行高危评分评估。

（2）教会病人胎动计数。

（3）脐血流监测。

（4）胎心电子监护。

知识拓展

妊娠合并甲状腺功能减退

甲状腺功能减退（简称甲减）者月经紊乱，影响生育，故妊娠合并甲减少见。近年来，妊娠合并亚临床甲减逐年增加，妊娠合并甲减发生流产、死胎、低体重及宫内生长迟缓的发生率增加。妊娠期未进行治疗者，对胎儿生长发育会构成一定影响。建议针对高危因素孕妇进行甲减筛查。妊娠合并甲减孕妇易并发高血压、胎盘早剥、产后出血和心功能不全。

妊娠合并甲减的产科处理措施：

（1）妊娠期：早诊断，早治疗。预防胎儿及新生儿因甲状腺素水平不足引起的新生儿智力障碍、体格发育迟缓等。妊娠期甲状腺素的需求量比妊娠期增加25%～50%。

（2）产时：镇静、吸氧、缩短第二产程。先天性甲减产妇多数有腹直肌力量不足，常无力屏气向下用力，不能很好地增加腹压，必要时应用器械助产，适当放宽剖宫产指征。做好新生儿复苏准备，留脐带血检查甲状腺功能及 TSH。第三产程后注意预防产后出血，及时应用子宫收缩剂。

（3）产后：药物应减量，左甲状腺素剂量宜减少至妊娠前 100～200μg/d，即 1.6～1.7μg/（kg·d），或甲状腺素片 60mg/d。产后 6～8 周检测血 TSH 浓度以判断上述剂量是否适宜，此后即按常规每年随诊 1 次。

第二节 高危妊娠的护理

护 理 评 估

1. 健康史 了解孕妇年龄、生育史、疾病史，了解早期妊娠时是否用过对胎儿有害的药物或者接受放射线检查，是否有过病毒性感染。

2. 身心状况

（1）了解孕妇身高、步态、体重。身高<145cm，易发生头盆不称。步态异常常反映病人存在骨盆不对称。体重过轻或过重也会增加危险性。

（2）推算孕龄，测量宫底高度和腹围，绘制妊娠图。判断子宫大小是否与停经周期相符，大于正常值3cm者应排除羊水过多或双胎；小于正常值3cm者应进一步检查，怀疑宫内发育迟缓。

（3）了解胎位及胎动情况。

（4）测血压，评估心脏杂音及心功能检查。血压高于 140/90mmHg 或较基础血压升高30/15mmHg者应进行进一步检查。

（5）检查阴道出口是否过小，外阴部有无静脉曲张等。

（6）分娩时要评估有无胎膜早破、羊水量及性状。羊水中混有胎粪或羊水呈黄绿色提示有胎儿缺氧。

（7）心理状态评估：高危孕妇在妊娠早期常担心流产及胎儿畸形，在妊娠28周以后则担心早产、胎儿异常或者胎死宫内、死产等。孕妇可因前次妊娠的失败而对此次妊娠产生恐惧；由于需要休息而停止工作，产生烦躁不安；因为自己的健康与维持妊娠相矛盾而感到焦急、无助；也可因为不可避免的流产、死产、死胎、胎儿畸形等而产生悲哀和失落。要认真评估高危孕妇的应对机制、心理承受能力及社会支持系统。

3. 辅助检查 详见本章第一节。

4. 治疗原则 积极预防和治疗引起高危妊娠的病因。

（1）早期发现遗传性疾病，及时处理，预防为主。有下列情况者应做羊水穿刺遗传学诊断：孕妇年龄≥35岁；曾育有唐氏综合征患儿或有家族史；有先天性代谢障碍疾病或染色体异常家族史；有神经管开放性畸形儿妊娠史。

（2）及时发现高危人群，积极预防和处理妊娠期并发症、合并症，做好围生期保健，避免不良妊娠结局的发生。

【常见护理诊断/问题】

1. 有胎儿受伤的危险 与孕妇存在高危因素有关。

2. 自尊紊乱 与分娩的愿望及对孩子的期望得不到满足有关。

3. 焦虑 与担心妊娠结局有关。

4. 功能障碍性悲伤 与现实的或预感到丧失胎儿有关。

【护理目标】

1. 孕妇正确面对自己及孩子的危险。

2. 孕妇维持良好的自尊。

3. 孕妇悲哀、焦虑等情绪减轻，配合治疗。

4. 孕妇高危因素得到控制，母儿安全。

【护理措施】

1. 心理护理 评估孕妇的心理状态，鼓励其诉说心理感受。向孕妇解释各种检查和操作，提供指导及注意事项。必要的时候进行心理干预以减轻和转移孕妇的焦虑和恐惧。鼓励并指导家人参与和支持，提供有利于孕妇倾诉和休息的环境，避免不良刺激。

2. 一般护理

（1）增加营养，保证胎儿发育需要，尊重孕妇的饮食嗜好并提出合理建议。对胎盘功能减退、胎儿发育迟缓的孕妇给予高蛋白、高能量饮食，补充维生素、铁、钙及多种氨基酸；对胎儿增长过快者则要均衡营养、控制饮食。必要时遵医嘱使用营养性药物。

（2）预防早产，指导孕妇避免猛烈的活动或运动。必要时遵医嘱使用药物延长妊娠时间。

（3）卧床休息，一般取左侧卧位，以改善子宫胎盘血液循环。间歇低流量吸氧，以改善胎儿血氧饱和度，如每日 3 次，每次 30 分钟。注意个人卫生，勤换衣裤。保持室内温湿度适宜，空气新鲜，通风良好。

（4）选择适当的时间和适宜的方式终止妊娠，以保证产妇及胎儿的安全。对需要终止妊娠而胎儿成熟度较差者，可遵医嘱使用药物促进胎儿肺成熟，预防新生儿呼吸窘迫综合征。

（5）适宜阴道分娩者应尽量缩短第二产程，产时严密观察胎心变化，慎用麻醉镇静药，避免加重缺氧。

3. 健康指导 按孕妇高危因素给予个性化健康指导，主要包括自我监测、及时产前检查等。

4. 病情观察

（1）观察一般情况如孕妇的生命体征、活动耐受力，有无阴道流血、水肿、腹痛、胎儿缺氧等症状和体征，及时报告医生并记录处理经过。

（2）产时观察胎儿心率及羊水的颜色、量、性状，做好母儿监护及监护配合。如预测可能有胎儿窘迫时，应及早结束分娩并做好新生儿抢救的准备。

5. 检查及治疗配合

（1）对遗传性疾病应做到早发现、早处理，预防为主。对有以下高危因素者建议妊娠 16 周做羊水穿刺遗传学检测：①年龄≥35 岁；②曾生育过先天愚型儿或有家族史；③孕妇有先天性代谢障碍疾病或染色体异常家族史；④有神经管开放畸形儿妊娠史。

（2）做好围生期保健，预防并发症和不良妊娠结局的发生。

（3）对于妊娠合并症，因其严重威胁孕妇和胎儿安全，应加强妊娠期保健和产前检查。妊娠合并肾病者，出现肾衰竭症状时应及时终止妊娠，妊娠期给予低蛋白饮食、控制血压、预防感染。妊娠合并心脏病者则需预防心力衰竭和抗感染。妊娠合并糖尿病者注意监护胎儿血糖波动和预防酸中毒，遵医嘱正确使用胰岛素等药物。

案例分析 6-1

3. 该病人可能的护理诊断及相应的护理措施是什么？

（1）焦虑：与担心妊娠结局有关。

评估病人的焦虑程度及引起焦虑的原因；介绍环境、同室病友、主管医生及护士；耐心倾听病人的主诉，做好健康教育；指导病人放松疗法；适当告知病人相关信息；做好心理护理，鼓励家属给予爱的表达；减少病人感官刺激，避免与其他焦虑病人接触；必要时遵医嘱给予镇静剂。

（2）有胎儿受伤的危险：与妊娠合并甲减有关。

评估胎儿宫内情况及引起胎儿受伤的危险；嘱孕妇有流产、早产先兆及时通知医务人员；保证足够的睡眠，保持心情舒畅；左侧卧位，低流量吸氧；监测胎心音，教会孕妇自数胎动，如有异常及时告知医生，必要时行胎心监护；使用促胎儿肺成熟药物；抽血查雌三醇值，了解胎盘功能。

（3）知识缺乏：与缺乏妊娠相关知识有关。

对病人进行健康指导：活动、锻炼、饮食指导等。

【护理评价】

1. 孕妇是否能与医护人员共同讨论胎儿的安全或表达丧失胎儿的悲哀。

2. 孕妇是否能够主动获取自我护理的知识、技能，维持良好的自尊。

3. 孕妇是否能够顺利表达悲哀、焦虑等情绪，能够参与、配合治疗。

4. 孕妇的高危因素是否得到有效控制，胎儿发育、生长良好。

第三节　胎儿窘迫和新生儿窒息的护理

案例 6-2　临床资料

　　产妇陈某，42 岁，生育史 1-0-0-1，平素月经规律，此次自然受孕。末次月经：2016 年 3 月 22 日，预产期：2016 年 12 月 29 日。2009 年行左侧甲状腺癌及右侧甲状腺瘤切除术，术后患甲状腺功能减退症，一直口服优甲乐 100μg，每日一次。于 2016 年 12 月 22 日因"停经 39 周腹部阵痛 1 小时余"入院待产。产检：宫高 37cm，腹围 98cm，胎心率 130 次/分，宫缩间歇 5 分钟，持续 15 秒，强度弱。阴检：宫口开 1^+cm，S^{-3}，胎膜未破。12 月 22 日产科彩超示：宫内单活胎，足月妊娠，脐带绕颈 2 周，胎儿生物物理评分 8 分。产妇于凌晨 2 点临产，产程进展顺利。5：00 宫口开 4cm，S^{+1}，胎心正常。5：17 胎心监护开始出现不规则波形，胎心率波动在 60～180 次/分，立即给予持续低流量吸氧、左侧卧位等处理，不规则波形持续至 5：40。5：45 宫口开全，5：56 以头位娩出一活女婴，外观无畸形，体重 2850g，脐带绕颈两周，羊水Ⅲ度粪染、黏稠、量中等。Apgar 评分：1 分钟 2 分（心率得 2 分），立即将新生儿置于辐射台上保暖，予吸痰、弹足底刺激、复苏囊加压给氧后，5 分钟评 6 分（心率、肤色各得 2 分，呼吸、喉反射各得 1 分），10 分钟评 8 分（心率、肤色、喉反射各得 2 分，呼吸、肌张力各得 1 分）。转入儿科治疗。

问题：

　　1. 该病例是否发生胎儿窘迫，如何判断？

　　2. 该病例是否发生了新生儿窒息，如何判断？

一、胎儿窘迫的护理

（一）概述

　　胎儿窘迫（fetal distress）是指胎儿在宫内发生急性或慢性缺氧，危急胎儿健康和生命的综合症状。胎儿窘迫的主要表现为胎心音改变、胎动异常及羊水胎粪污染或羊水过少，严重胎动消失。根据其临床表现，可以分为急性胎儿窘迫和慢性胎儿窘迫。急性胎儿窘迫多发生在分娩期，慢性胎儿窘迫常发生在妊娠晚期，但在临产后常表现为急性胎儿窘迫。急性胎儿窘迫者，积极寻找原因并采取果断措施，迅速改善缺氧，停止使用催产素，纠正脱水及低血压。慢性胎儿窘迫者应针对病因，根据孕周、胎儿成熟度和窘迫程度决定处理方案。

（二）病因

1. 母体因素　母体血液含氧不足、母胎间血氧运输及交换障碍、胎儿自身因素异常，均可导致胎儿窘迫。

2. 胎儿因素　胎儿心血管系统功能障碍、胎儿畸形，如严重的先天性心血管病、母婴血型不合引起的胎儿溶血，胎儿贫血、胎儿宫内感染等。

3. 脐带、胎盘因素　脐带长度异常、缠绕、打结、扭转、狭窄、血肿、帆状附着等；胎盘植入异常、形状异常、发育障碍、循环障碍等。

（三）病理生理

胎儿窘迫的基本病理生理变化是缺血缺氧引起的一系列变化。缺氧早期或者一过性缺氧，机体能够通过减少胎盘和自身耗氧量来代偿，胎儿则通过减少对肾与下肢血供等方式来保证心脑血流量，不产生严重的代偿障碍及器官损害。缺氧严重则发生失代偿，可引起严重并发症。

缺氧初期因自主神经反射使交感神经兴奋，肾上腺儿茶酚胺及皮质醇分泌增多，血压上升、心率加快。胎儿的大脑、肾上腺、心脏及胎盘血流增加，而肾、肺、消化系统等血流减少，出现羊水减少、胎儿发育迟缓等。若缺氧继续加重，则转为迷走神经兴奋，血管扩张使有效循环血量减少，主要脏器的功能受损，继而出现胎心率减慢。如果缺氧继续发展下去，则可以引起缺血缺氧性脑病，甚至胎死宫内。缺氧时肠蠕动加快，肛门括约肌松弛引起胎粪排出，因此可形成恶性循环，更加重母儿的危险。不同原因引起的胎儿窘迫表现过程可以不完全一致，所以应加强监护，积极评价，及时发现高危征象并积极处理。

（四）护理评估

1. 病史　了解孕妇的年龄、生育史、内科疾病史（如高血压、慢性肾炎、心脏病等）；本次妊娠经过（如妊娠期高血压疾病、胎膜早破、子宫过度膨胀等）；分娩经过（如产程延长、催产素使用不当等）。了解有无胎儿畸形、胎盘功能障碍。

2. 身心状况

（1）胎动次数：胎儿窘迫时，孕妇可自感胎动增加或停止。在窘迫的早期可表现为胎动过频，一般 24 小时胎动 20 次以上，如缺氧未纠正或加重则胎动转弱且次数减少，进而消失。

（2）胎心率变化：胎心率超过 160 次/分，提示胎儿轻微或慢性缺氧；长时间或严重缺氧时，胎心率则会减慢。若胎心率<100 次/分，提示胎儿危险。

（3）羊水：胎粪污染或羊水过少均是胎儿窘迫的表现。羊水胎粪污染可以分为三度：Ⅰ度为浅绿色；Ⅱ度为黄绿色并混浊；Ⅲ度为棕黄色，稠厚。

（4）孕产妇心理变化：孕产妇及家属因胎儿遭遇生命危险而产生焦虑；对需要手术结束分娩产生犹豫、无助感；对于胎儿不幸死亡的病人，感情受到严重创伤，会经历否认、愤怒、抑郁、接受的心理过程。

3. 辅助检查

（1）胎盘功能检查：出现胎儿窘迫的孕妇一般 24 小时尿 E_3 值急骤减少 30%～40%，或妊娠末期连续多次测定 E_3 值在 10mg/24h 以下。

（2）胎心监测：胎动时胎心率加速不明显，基线变异率<3 次/分，出现晚期减速、变异减速等。

（3）胎儿头皮血血气分析 pH<7.20，PaO_2<10mmHg，$PaCO_2$>60mmHg，可诊断为胎儿酸中毒。

案例分析 6-2

1. 该病例是否发生胎儿窘迫，如何判断？

答：该病例发生了急性胎儿窘迫。

判断依据：5：17 胎心监护开始出现不规则波形，胎心率波动在 60～180 次/分，立即给予持续低流量吸氧、左侧卧位等处理，不规则波形持续至 5：40。5：56 以头位娩出一活女婴，羊水Ⅲ度粪染、黏稠、量中等。胎儿窘迫的基本病生理变化是缺血、缺氧引起的一系列变化，主要表现为胎心音改变、胎动异常及羊水胎粪污染或羊水过少，严重胎动消失。急性胎儿窘迫多发生在分娩期，主要表现为胎心率加快或减慢，CST 或者 OCT 等出现频繁的晚期减速或可变减速；羊水胎粪污染和胎儿头皮血 pH 下降，出现酸中毒。急性胎儿窘迫者，如宫颈未完全扩张，胎儿窘迫情况不严重者，给予吸氧，左侧卧位，可改善胎儿缺氧情况。

【常见护理诊断/问题】

1. 气体交换受损（胎儿） 与胎盘子宫的血流改变、血流中断（脐带受压）或血流速度减慢（子宫-胎盘功能不良）有关。

2. 焦虑 与胎儿宫内窘迫状态有关。

3. 预期性悲哀 与胎儿可能死亡有关。

【护理目标】

1. 胎儿情况改善，胎心率在 110～160 次/分。

2. 孕妇能运用有效的应对机制控制焦虑。

3. 产妇能够接受胎儿死亡的现实。

【护理措施】

1. 孕妇取左侧卧位，间断吸氧。严密监测胎心变化，一般每 15 分钟听一次胎心或进行胎心监护，注意胎心变化形态。

2. 为手术者做好术前准备，如宫口开全，胎先露部已达坐骨棘平面以下 3cm 者，应尽快阴道助产娩出胎儿。

3. 做好新生儿抢救和复苏的准备。

4. 心理护理

（1）向孕产妇夫妇提供相关信息，包括医疗措施的目的、操作过程、预期结果及孕产妇需做的配合，将真实情况告之孕产夫妇，有助于减轻焦虑，也可帮助他们面对现实。必要时陪伴他们，对他们的疑虑给予适当的解释。

（2）对于胎儿不幸死亡的父母亲，护理人员可安排一个远离其他婴儿和产妇的单人房间，陪伴他们或安排家人陪伴他们，勿让他们独处；鼓励他们诉说悲伤，接纳其哭泣及抑郁的情绪，陪伴在旁并提供支持及关怀；如果他们愿意，护理人员可让他们看看死婴并同意他们为死婴做一些事情，包括沐浴、更衣、命名、拍照或举行丧礼。但事先应向他们描述死婴的情况，使之有心理准备。解除"否认"的态度而进入下一个阶段；提供足印卡、床头卡等作纪念；帮助他们使用适合自己压力的应对技巧和方法。

【护理评价】

1. 胎儿情况是否改善，胎心率在 110～160 次/分。

2. 孕妇是否能运用有效的应对机制来控制焦虑，心理和生理上的舒适感是否有所增加。

3. 产妇是否经历了理智、情感的反应过程，是否能够接受胎儿死亡的现实。

二、新生儿窒息的护理

（一）概述

新生儿窒息（neonatal asphyxia）是指胎儿娩出后 1 分钟，仅有心跳而无呼吸或未建立规律呼吸的缺氧状态。新生儿窒息是新生儿死亡及伤残的主要原因之一。但在临床上大多数新生儿是有活力的，只有 10%的新生儿发生窒息需要医疗干预，仅 1%新生儿需要主要的复苏措施[如气管插管、胸外按压和（或）用药]才能存活。

（二）病因

许多种因素可以引起新生儿窒息：胎儿窘迫；胎儿吸入羊水、黏液致呼吸道阻塞、气体交换受阻；缺氧、滞产、产钳术使胎儿呼吸中枢受到损害；分娩过程中不当使用麻醉剂、镇静剂，抑制了呼吸中枢及早产、肺发育不良、呼吸道畸形等。

（三）病理生理

缺氧状态时，新生儿肺部缺乏通气导致肺小动脉持续收缩，阻止体动脉吸收血液中的氧，组织器官持续缺乏充分的血液灌注和组织氧合，会导致器官损伤，严重者会有脑损伤，甚至死亡。

胎儿/新生儿缺氧初期呼吸加快，继而出现原发性呼吸暂停。此时触觉刺激能使新生儿的心率改善。如果缺氧持续存在，则出现继发性呼吸暂停，伴有心率继续下降和血压下降。在此阶段，新生儿对刺激无反应，必须给予人工呼吸才能复苏。实施正压人工通气能迅速改善心率。

（四）护理评估

1. 病史　了解有无胎儿窘迫的诱因、有无胎儿先天性心脏病、颅内出血、胎儿畸形、脐带脱垂、脐带过长或过短、胎儿窘迫；胎心监测是否有晚期减速。

2. 身心状况

（1）新生儿：出生后 1 分钟、5 分钟进行 Apgar 评分。

（2）产妇：可产生焦虑、悲伤心理，害怕失去自己的孩子，表现为分娩疼痛、切口疼痛暂时消失、急切询问新生儿情况，神情不安。

3. 临床表现　以 Apgar 评分的高低为指标，分为轻度窒息和重度窒息。出生后 5 分钟 Apgar 评分对估计预后很有意义：评分越低，酸中毒和低氧血症越严重。如 5 分钟的评分数<3 分，则新生儿死亡率及日后发生脑部后遗症的机会明显增加。

（1）轻度/青紫窒息：Apgar 评分 4～7 分。新生儿面部与全身皮肤呈青紫色；呼吸表浅或不规律；心跳规则且有力，心率减慢（80～120 次/分）；对外界刺激有反应；喉反射存在；肌张力好；四肢稍屈。如果抢救治疗不及时，可转为重度窒息。

（2）重度/苍白窒息：Apgar 评分 0～3 分。新生儿皮肤苍白；口唇暗紫；无呼吸或仅有喘息样微弱呼吸；心跳不规律；心率<80 次/分且弱；对外界刺激无反应；喉反射消失；肌张力松弛。如果不及时抢救可致死亡。

4. 处理原则

（1）预防为主：分娩过程中应至少有一名能执行整个复苏过程的医护人员在场负责照料新生儿。一般情况下通过识别产前和产时的危险因素可预测新生儿是否需要复苏。当预知需要复苏时，负责抢救的人员应在分娩前就位。但不是所有新生儿窒息都可预测，因此所有新生儿都要进行初步评估。

（2）复苏抢救：一旦发生窒息，最重要和最有效的措施就是恢复婴儿的肺部通气。动作应迅速，每个步骤大约 30 秒，一个步骤完成后根据呼吸、心率和肤色迅速判断是否进入下一步骤。

> **案例分析 6-2**
> 2. 该病例是否发生了新生儿窒息，如何判断？
> 答：该病例发生了新生儿重度（苍白）窒息。判断依据：
> Apgar 评分：1 分钟 2 分（心率得 2 分），符合重度（苍白）窒息。新生儿皮肤苍白；口唇暗紫；无呼吸或仅有喘息样微弱呼吸；心跳不规律；心率<80 次/分且弱；对外界刺激无反应；喉反射消失；肌张力松弛。如果不及时抢救可致死亡。

【常见护理诊断/问题】

1. 气体交换受损（新生儿）　与呼吸道内存在羊水、黏液有关。

2. 有受伤的危险（新生儿）　与抢救操作、脑缺氧有关。

3. 功能障碍性悲伤（母亲）　与现实的或预感的失去孩子及孩子可能留有后遗症有关。

4. 恐惧（母亲）　与新生儿的生命受到威胁有关。

【护理目标】

1. 新生儿被抢救成功。

2. 新生儿并发症降低至最小。

3. 母亲情绪稳定。

【护理措施】

1. 配合医生进行新生儿窒息复苏，要点如下。

（1）摆正新生儿呈"鼻吸气"体位，使其呼吸道保持开放状态。

（2）给予适宜的触觉刺激，如拍打或弹足底、轻柔摩擦新生儿的背部等。

（3）对呼吸暂停的新生儿不宜继续触觉刺激，应及时开始正压人工呼吸。

（4）中心性发绀应常压给氧，恰当方式：①氧气面罩靠紧新生儿面部；②使用氧气管并将手弯成杯状罩住新生儿口腔和鼻腔；③气流充气式气囊面罩靠紧新生儿口腔和鼻腔。

知识拓展

正压人工通气操作的注意事项

1. 操作者在床边的位置。

2. 操作者可站在新生儿的一侧或头侧，这样能方便地使用复苏气囊及舒服地把面罩固定于患儿面上。右势者最好右手握气囊、左手拿持面罩，而左势者左手握气囊右手拿持面罩。可以旋转气囊上的面罩达到与新生儿面部和操作者位置最匹配的角度。

3. 注意操作者的视线不要被气囊挡住，以致无法观察新生儿的胸部起伏。因为人工呼吸时，操作者需要观察其胸部起伏。

这两种位置都有利于操作者观察患儿的胸腹部，必要时有利于胸外按摩及气管插管的进行。

---

2. 保暖 在整个抢救过程中必须注意保暖，应在30～32℃的辐射保暖台上进行抢救，维持肛温36.5～37℃。胎儿出生后立即揩干体表的羊水及血迹，减少散热，因为在适宜的温度中新生儿的新陈代谢及耗氧最低，有利于患儿复苏。

3. 复苏后护理 复苏后还需加强新生儿护理，保证呼吸道通畅，密切观察面色、呼吸、心率、体温，预防感染，做好重症记录。

4. 母亲护理 提供情感支持，刺激子宫收缩，预防产后出血。选择适宜的时间告之新生儿情况，抢救时避免大声喧哗，以免加重思想负担。

【护理评价】

1. 新生儿5分钟内的Apgar评分是否提高。

2. 新生儿是否没有受伤及感染的征象。

3. 母亲是否能理解新生儿的抢救措施，接受事实，未发生子宫收缩乏力等并发症。

思 考 题

1. 高危妊娠妊娠期保健重点有哪些？

2. 常见的胎心监护异常图形有哪几种？如何判读？

3. 如何纠正胎儿窘迫？

4. 新生儿窒息复苏后该如何护理？

（蒙莉萍）

第七章 妊娠期并发症妇女的护理

【知识目标】

掌握 自然流产、异位妊娠、早产、妊娠期高血压疾病、前置胎盘、胎盘早期剥离、双胎妊娠、羊水过多、羊水过少及胎膜早破等的基本概念；护理评估和护理措施。

熟悉 自然流产、异位妊娠、早产、妊娠期高血压疾病、前置胎盘、胎盘早期剥离、双胎妊娠、羊水量异常及胎膜早破的临床表现、分类、首优护理问题、治疗处理要点和主要的辅助检查方法。

了解 自然流产、异位妊娠、早产、妊娠期高血压疾病、前置胎盘、胎盘早期剥离、双胎妊娠、羊水量异常及胎膜早破的病因、病理、发病机制。

【技能目标】

应用所学知识，学会观察与判断病情，能够及时协助医师对异位妊娠、胎盘早剥、前置胎盘及子痫发作病人实施应急抢救并进行护理配合。学会临床常用安胎药物、解痉降压等药物的用药方法及观察。

【素质目标】

培养学生对流产、异位妊娠、早产、妊娠期高血压疾病、前置胎盘、胎盘早期剥离、双胎妊娠、羊水量异常及胎膜早破等病人的照护及受伤理念；能够对妊娠期并发症病人开展基本的健康教育及护理。

妊娠是极其复杂而又十分协调的生理过程。从受孕至胎儿及其附属物娩出的 40 周期间，各种因素的综合作用时常影响着母体和胎儿，若不利因素占优势，妊娠时则会出现一些并发症。流产、异位妊娠、早产、妊娠期高血压、前置胎盘、胎盘早剥、羊水量异常及胎膜早破等疾病是常见的并发症。其中异位妊娠、妊娠期高血压疾病、前置胎盘、胎盘早期剥离等并发症，严重时可危及母儿的生命安全，或致妇女失去生育能力；先兆流产、早产的安胎预后、双胎妊娠、羊水量异常及胎膜早破对胎儿的影响，可造成不良结果，增加剖宫产手术机会。因此，在提倡促进自然分娩方式的当前，整个妊娠期过程对病人进行正确的身心评估、心理疏导及精心的护理，可促使妊娠期并发症的母婴早日康复。

第一节 自 然 流 产

案例 7-1 临床资料

林女士，30 岁，末次月经为 2017 年 2 月 1 日，3 月 22 日开始有阴道出血，量不多，伴下腹隐痛，来院就诊，彩超提示：子宫大小如孕周，见有胎心搏动。提示：宫内早孕。妇检：阴道见有血迹，宫颈口闭。

问题：

1. 林女士最可能的临床诊断是什么？

2. 应如何护理？

3. 经住院处理后，于 3 月 26 日出现腹痛加重，阴道注血量增多，阴道窥器下宫颈口可见胚胎组织，医生告知林女士发生了难免流产，林女士表现伤心哭泣等情绪变化。护士应如何做好心理护理？

一、概　述

流产（abortion）指妊娠不足 28 周、胎儿体重不足 1000g 而终止者。流产又分为自然流产（spontaneous abortion）和人工流产（artificial abortion），本节仅阐述自然流产。自然流产是指自然状态（非人为目的造成）发生的流产，胚胎着床后约有 31% 的概率发生自然流产。其中 80% 以上为早期流产（妊娠终止于 12 周以前者），在早期流产中，约 2/3 为隐性流产，即发生在月经期之前的流产，也称生化妊娠。而发生在妊娠 12 周至不足 28 周者称为晚期流产。

按自然流产发展的不同阶段，分为以下临床类型。

（一）先兆流产

先兆流产指妊娠 28 周前出现少量的阴道出血及轻微下腹痛，阴道流出物常为暗红色或血性白带，无妊娠产物排出。妇科检查宫颈口未开，胎膜未破，子宫大小与停经周数相符。若经休息及治疗后症状消失，可继续妊娠；若阴道流血量增多或下腹痛加剧，可发展为难免流产。

（二）难免流产

难免流产指流产已不可避免，在先兆流产基础上，阵发性腹痛加重，阴道出血量增多，或出现阴道流液（胎膜破裂）。妇科检查宫颈口已扩张，有时可见胚胎组织或胎囊堵塞于宫颈口内，子宫大小与停经周数基本相符或略小。

（三）不全流产

不全流产多发生在妊娠 8 周以后，由难免流产发展而来，表现为部分妊娠物已排出体外，尚有部分残留在宫腔内，阴道出血多，甚至发生失血性休克。妇科检查见宫颈口已扩张，宫颈口有妊娠物堵塞及持续性血液流出，一般子宫小于停经周数。

（四）完全流产

完全流产指的是妊娠物已完全排出宫腔，阴道出血逐渐减少或停止，腹痛逐渐消失。妇科检查宫颈口已关闭，子宫接近正常大小。

（五）稽留流产

稽留流产又称过期流产，指胚胎或胎儿已死亡且滞留宫腔内未自然排出者。表现为早孕反应消失，有先兆流产症状或无任何症状，子宫不再增大反而缩小。若已到中期妊娠，孕妇腹部不见增大，胎动消失。妇科检查宫颈口未开，子宫较停经周数小，质地不软，未闻及胎心。

（六）复发性流产

复发性流产指同一性伴侣连续发生 3 次及 3 次以上的自然流产。近年多数学者提出连续 2 次及 2 次以上的流产应给予重视。每次流产多发生于同一妊娠月份，其临床经过与一般流产相同。早期复发性流产常见原因为胚胎染色体异常、免疫功能异常、黄体功能不足、甲状腺功能减退症等。晚期复发性流产常见原因为子宫畸形或发育不良、宫颈内口松弛、子宫肌瘤等。

（七）流产合并感染

流产过程中，若阴道流血时间长，有组织残留于宫腔内或非法堕胎，有可能引起宫腔感染，常为厌氧菌及需氧菌混合感染，严重感染可扩展至盆腔、腹腔甚至全身，并发盆腔炎、腹膜炎、败血症及感染性休克。

二、病　因

（一）胚胎因素

染色体的数目或结构异常所致的胚胎发育不良，是自然流产最常见的原因，占 50%～60%，由此可见，遗传因素是自然流产最主要的因素，尤其是早孕期间的流产。除遗传因素外，感染、药物等因素也可引起胚胎染色体异常。

（二）母体因素

1. 全身性疾病 母体患全身性疾病，如急性传染病，病原体经胎盘侵入胎儿，造成胎儿死亡而发生流产；或由于孕妇高热、中毒可引起子宫收缩而导致流产；孕妇患慢性疾病如心力衰竭、贫血，可使胎儿缺氧而导致流产；或患有肾炎、慢性高血压，因血管硬化引起胎盘病变而导致流产；内分泌失调如黄体功能不全、甲状腺素缺乏等影响胚胎的正常发育，导致胎儿死亡而流产。

2. 免疫因素 母体妊娠后母儿双方免疫不适应，导致母体排斥胎儿；母体内有抗精子抗体也常导致流产。

3. 局部因素 母体生殖器官疾病：如子宫发育不良、子宫畸形、子宫肌瘤、子宫颈口松弛，均易引起流产。胎盘因素：胎盘发育不良如梗死、位置异常、早期剥离等导致胎死宫内而导致流产。

4. 其他 如跌倒、过度劳累、撞击、性生活、酗酒、吸烟、接触有毒有害物质等不良习惯等诱因，亦能导致流产的发生。母儿血型不合（如 Rh 或 ABO 血型系统等）可能导致晚期流产。

（三）父亲因素

来自父亲的精子携带了构成胚胎的半数基因，大量研究显示父亲因素可影响胚胎发生、植入、出生缺陷和流产。其中体细胞染色体异常、精子染色体变异、精子质量缺陷、基因突变、高龄、感染等父系基因异常均可导致自然流产的发生。

（四）环境因素

孕妇过多受到有害化学物质（如含汞、铅、镉等）或有毒环境的影响；受到外界的物理因素，如高温、噪声的干扰和影响，也可导致流产。

三、病　理

在妊娠早期，因胎盘绒毛发育尚不成熟，与子宫结合不牢固，因此在妊娠 8 周以内发生的流产，妊娠产物多数与子宫壁完整剥离而排出，出血不多。妊娠 8～12 周，胎盘绒毛发育茂盛，与底蜕膜结合牢固，此时若发生流产，妊娠产物不易完整分离，部分妊娠物滞留宫腔，影响子宫收缩，导致出血较多。妊娠 12 周后，胎盘已完全形成，流产时往往先有腹痛，然后排出胎儿、胎盘。胎儿在宫腔内如死亡过久，可形成血样胎块、肉样胎块或石胎。

四、治　疗　原　则

（一）保胎治疗

保胎治疗适用于先兆流产和部分复发性流产病人。包括：①心理治疗，增强保胎信心。②卧床休息，加强营养，注意饮食卫生，禁止性生活。③补充维生素和叶酸，有利于胚胎和胎儿发育；紧张、焦虑者必要时给予镇定剂，对黄体功能低下者可遵医嘱使用孕酮。④定期进行超声检查，了解胎儿发育情况，避免盲目保胎。⑤宫颈内口松弛者，可于妊娠 14～16 周做宫颈环扎术。

（二）手术治疗

手术治疗适用于难免流产、不全流产、稽留流产、感染性流产病人。原则上一旦确诊，应尽早清除宫腔内容物。难免流产者子宫小于妊娠 12 周，应及时行清宫术；子宫大于妊娠 12 周，应先给药物引产，引产后如宫内仍有组织残留再行清宫术。稽留流产者，处理较困难，考虑死亡的胎儿及胎盘组织在宫腔内稽留时间长，可发生严重的凝血功能障碍及 DIC，因此术前应检查凝血功能，配血备用，凝血功能障碍者需先纠正凝血功能，术中输液并给予缩宫素减少出血。不全流产者须立即清宫，避免继续出血危及病人生命。流产合并感染，阴道流血量不多，先控制感染，再行清宫术；

阴道流血量多，可先用卵圆钳夹出宫内残留物以减少出血，待感染控制后再行清宫术。

五、护 理 评 估

（一）健康史

护士应详细询问停经史、生育史、早孕反应情况；全面了解妊娠期间有无全身性疾病、内分泌功能失调、生殖系统疾病及有无接触有害物质，以识别发生流产的诱因。

（二）身体状况

1. 症状

（1）停经：流产病人多数有明显的停经史。

（2）阴道流血：常见于妊娠 3 个月内流产者，绒毛和蜕膜分离，血窦开放，故早期流产者均有阴道流血，而且出血量较多。

（3）腹痛：早期流产大多先表现阴道流血后腹痛，因宫腔内血块刺激子宫收缩，呈持续性下腹痛。晚期流产腹痛明显，先出现阵发性的子宫收缩痛，之后胎儿胎盘排出。

（4）当流产有继发感染时，可出现发热、寒战、脓性白带、全腹痛等。

2. 体征
流产孕妇可因出血过多而出现休克，或因出血时间过长、宫腔内有残留组织而发生感染，因此，护士应全面评估孕妇的各项生命体征，不全流产病人可出现面色苍白、四肢厥冷、脉搏细速、血压下降等休克征象。通过妇科检查可了解阴道内有无组织物排出，堵塞宫颈口，宫颈是否扩张，子宫大小是否与妊娠周数相符，有无压痛等。

（三）心理-社会支持状况

流产孕妇的心理状况常以焦虑和恐惧为特征。孕妇对阴道出血往往不知所措，孕妇从发现妊娠的喜转为流产失去胎儿的悲，其心理状态出现严重的不稳定，担心保住胎儿的健康问题也影响孕妇的情绪，如果发生流产，孕妇及家属会表现为悲伤、郁闷、愤怒等。

（四）辅助检查

1. 实验室检查
连续测定血 β-hCG、正常妊娠 6～8 周时，其值每日应以 66% 的速度增长，若 48 小时增长速度 <66%，提示妊娠预后不良。测定血孕酮水平，有助于妊娠诊断和预后判断。

2. B 型超声检查
超声显像可显示有无胎囊、胎动、胎心等，从而协助诊断并鉴别流产及其类型，指导正确处理。

> **案例分析 7-1**
> 1. 林女士最可能的临床诊断是什么？
> 答：林女士临床诊断为先兆流产。依据：
> （1）在妊娠 28 周前。
> （2）出现少量的阴道出血及轻微下腹痛。
> （3）妇科检查宫颈口未开，胎膜未破，子宫大小与停经周数相符。

六、计 划 护 理

【常见护理诊断/问题】

1. 有感染的危险 与阴道流血时间过长、宫腔内有残留组织等因素有关。

2. 焦虑 与担心胎儿健康等因素有关。

3. 疼痛 与流产物滞留宫腔刺激子宫有关。

4. 组织灌注无效 与不全流产引起大出血有关。

【护理目标】

1. 出院时护理对象无感染征象。
2. 先兆流产孕妇能积极配合保胎措施继续妊娠。
3. 疼痛消失。
4. 病人出血得到及时控制，生命体征平稳。
5. 能叙述流产的相关知识，焦虑有所缓解。

【护理措施】

（一）先兆流产的护理

1. 一般护理 应尽量卧床休息，禁止性生活，减少各种刺激，提供足够的营养。护士应指导孕妇做好生活护理，保持外阴清洁，保持大便通畅，预防腹胀与便秘的产生。

2. 病情观察 严密观察病情，尤其注意腹痛、阴道流血及有无妊娠物的排出。协助做好辅助检查的测定，注意观察分泌物的量与性状。

3. 用药护理 通常遵医嘱给孕妇适量对胎儿无害的镇静剂、孕激素等，如使用宫缩抑制剂者，应严密监测孕妇的生命体征，观察药物的毒性反应。

（二）妊娠不能再继续的护理

护士应积极采取措施，协助医师做好终止妊娠的各项工作。必要时开放静脉，做好输液、输血准备。严密监测孕妇的生命体征，观察其面色、腹痛、阴道流血及休克征象。有凝血功能障碍者应予以纠正，再行引产或手术。

（三）预防感染

保持外阴清洁，使用消毒液擦洗外阴每日2次，使用消毒的卫生垫；出血时间长，按医嘱给予抗生素；严密观察病人体温、血象及阴道分泌物的性状；手术时严格执行无菌操作规程；流产合并感染者，先给予足量的抗生素，感染控制后再行手术"刮宫"。当护士发现感染征象应及时报告医师，并按医嘱进行抗感染处理；流产后禁止性生活1个月。

（四）心理护理

对于先兆流产的孕妇，其情绪状态的变化会影响其保胎效果，因此护士应注意观察及稳定孕妇的情绪，增强保胎信心。护士向孕妇及家属讲明以上保胎措施的必要性，以取得孕妇及家属的理解和配合。对于复发性流产失去胎儿的病人，孕妇的心理出现从妊娠的喜到失去胎儿的悲的较大幅度情绪反应，此时，护士应给予同情和理解，帮助病人及家属接受现实，顺利度过悲伤期；必要性与孕妇及家属共同探讨流产的原因，向他们讲解流产的相关知识，帮助他们为再次妊娠做好准备。

案例分析 7-1

2. 应如何护理？

答：（1）一般护理：绝对卧床休息，禁止性生活，尽量减少各种刺激，提供足够的营养。护士应指导孕妇做好生活护理，保持大便通畅，防止腹胀与便秘的产生。

（2）病情观察：严密观察病情，尤其注意腹痛、阴道流血及有无妊娠物的排出。协助做好辅助检查的测定。

（3）用药护理：通常遵医嘱给孕妇适量对胎儿无害的镇静剂、孕激素等，如使用宫缩抑制剂者，应按要求严密监测孕妇的生命体征，观察药物的毒性反应。

3. 经住院处理后，于3月26日出现腹痛加重，阴道注血量增多，阴道窥器下宫颈口可见胚胎组织，医生告知林女士发生了难免流产，林女士表现伤心哭泣等情绪变化。护士如何做好心理护理？

答：林女士表现出伤心哭泣，心理特点经历了从妊娠的喜悦到失去胎儿的悲伤等较大情绪反应，护士应同情和理解，帮助病人及家属接受现实，顺利度过悲伤期；与孕妇及家属共同讨论此次流产的原因，向他们讲解流产的相关知识，帮助他们为再次妊娠做好准备。

（五）健康教育

早孕期间应注意饮食卫生和避免过分劳累，保持情绪稳定，妊娠的最初 3 个月禁性生活。对习惯性流产史的孕妇在下一次妊娠确诊后，应卧床休息，禁止性生活，补充维生素 C、维生素 B、维生素 E 等，治疗时间必须超过以往流产的妊娠月份。病因明确者，应积极接受对因治疗，遵医嘱正确使用药物治疗预防流产；对于流产后的病人，护士应积极告知人类生存的自然淘汰原则，大多数流产掉的胚胎一般都是有先天缺陷的，帮助他们为再次妊娠做好准备。

知识拓展

黄体酮保胎治疗的争议

黄体酮又称孕酮，是由卵巢黄体分泌的一种天然孕激素，也是维持妊娠必需的一种性激素。正常情况下，精子卵子结合后，孕激素即孕酮分泌增多，促进子宫内膜生长增厚，从而有利于受精卵的着床。然而，有些女性因为黄体功能不全等原因，不能分泌足够的孕酮，导致子宫内膜较薄，这会影响受精卵的顺利着床，即便着床了，也很容易发生流产或者胎停。专家指出以下三点：①如果确实是孕酮不足引起的先兆流产，可以及时补充孕酮，孕酮在促进子宫内膜生长的同时，有抑制子宫收缩的作用，这些都有助于胎儿在子宫内顺利地生长发育。然而，临床上因为孕酮不足所致的早期流产并不是很多，大多数早期流产和染色体异常等有关，也就是说胚胎本身存在问题。这样的流产并不是补充孕酮就能保胎成功的。更重要的是，这样的流产是一种优胜劣汰的选择，是人类不断优化自身的一种方式，是好事而非坏事。②如果没有发生阴道出血、腹痛等异常情况或存在不良孕产史等问题，根本没有必要进行孕酮检查，目前没有证据支持补充孕酮可以改变妊娠结局。③黄体功能不足难以评估，每个人妊娠期间孕激素水平是不一样的，孕酮值低但妊娠正常和孕酮值正常但仍然流产的情况都很常见。

【护理评价】

1. 病人疼痛是否消失。
2. 病人出血是否得到控制，生命体征正常。
3. 是否发生感染，或感染是否得到控制。
4. 焦虑是否缓解，是否能正确认识流产的原因，积极配合治疗，为再次妊娠做准备。
5. 妊娠是否能继续。

第二节　异位妊娠

案例 7-2　临床资料

王女士，27岁，因"停经48天，左下腹撕裂样疼痛30分钟"入院。病人平素月经规则，30 分钟前因无明显诱因出现左下腹撕裂样疼痛，伴恶心、呕吐。既往有慢性盆腔炎。血压：80/50mmHg。病人呈贫血貌，面色苍白、四肢厥冷。全腹压痛、反跳痛及腹肌紧张，移动性浊音阳性。妇科检查：宫颈举痛及摇摆痛，阴道后穹隆饱满、有触痛。左附件区可触及明显肿块。

问题：

1. 异位妊娠的简单可靠辅助诊断方法是什么？
2. 您认为该病人目前最主要的护理诊断/问题是什么？
3. 应该如何护理该病人？

异位妊娠（ectopic pregnancy）是指孕卵在子宫体腔以外着床发育的异常妊娠过程，习称"宫外孕"，是妇产科常见急腹症之一，发病率约2%，是孕产妇死亡原因之一。近年来，由于异位妊娠的早期诊断和处理，病人的存活率和生育能力的保留率明显提高。

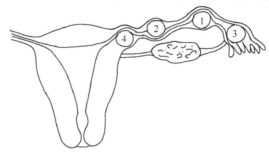

图7-1　输卵管妊娠的发生部位

①壶腹部妊娠；②峡部妊娠；③伞部妊娠；④间质部妊娠

异位妊娠包括输卵管妊娠、卵巢妊娠、腹腔妊娠、宫颈妊娠及阔韧带妊娠等，以输卵管妊娠最常见。当输卵管妊娠流产或破裂时，可引起腹腔内严重出血，如不及时诊断、处理，可危及生命。输卵管妊娠常发生于壶腹部，约占78%，其次是峡部、伞部、间质部（图7-1）。

一、病　因

（一）输卵管炎症

输卵管炎症是输卵管妊娠的常见原因。输卵管慢性炎症可分为输卵管黏膜炎和输卵管周围炎，输卵管黏膜炎可使管腔黏膜粘连，管腔变窄或纤毛缺损；输卵管周围炎主要在输卵管的浆膜层与浆肌层，常造成输卵管周围粘连、输卵管扭曲、管腔狭窄、输卵管管壁平滑肌蠕动减弱等。这些因素均妨碍了受精卵的顺利通过和运行，从而影响着床的位置，发生异位妊娠。

（二）输卵管发育不良或功能异常

输卵管过长、憩室、肌层发育差、黏膜纤毛缺乏等发育不良，输卵管蠕动、纤毛活动及上皮细胞的分泌功能异常，均可影响受精卵的正常运行。此外，精神因素也可引起输卵管痉挛和蠕动异常，干扰受精卵的正常运送。

（三）输卵管妊娠史或手术史

曾患过输卵管妊娠的妇女，不管是保守治疗还是接受过输卵管保守手术，输卵管绝育再通、输卵管修补术等，均可使输卵管产生瘢痕及管腔变窄，而引起输卵管妊娠。

（四）辅助生殖技术

辅助生育技术的广泛应用，使输卵管妊娠发生率增加，既往少见的异位妊娠，如卵巢妊娠、宫颈妊娠、腹腔妊娠的发生率增加。

（五）其他

如卵游走在一侧输卵管受精，受精卵向对侧输卵管游走，移行时间过长，受精卵发育增大，即可在对侧输卵管内着床形成输卵管妊娠；子宫肌瘤或卵巢肿瘤，可影响受精卵运送的通畅而发生输卵管妊娠；放置宫内节育器可使异位妊娠发生率增高，已引起国内外重视。最近相关调查研究表明，宫内节育器本身并不增加异位妊娠的发生率，但若宫内节育器避孕失败而受孕时，则发生异位妊娠的机会较大。

二、病　理

由于输卵管管腔狭窄、管壁薄、缺乏完整的蜕膜，孕卵着床在肌层，破坏肌层血管，引起出血。血液浸入孕卵滋养层与周围组织之间，随着孕卵的发育长大，压力增加及绒毛的侵蚀，会引起以下病理变化。

（一）输卵管妊娠流产

输卵管妊娠流产多见于输卵管壶腹部妊娠，发病多在妊娠8～12周。由于输卵管妊娠时管壁形成的蜕膜不完整，发育中的囊胚常向管腔内突出生长，最终突破包膜而出血，导致囊胚与管壁分离（图 7-2）。若整个囊胚剥离落入管腔，并经输卵管逆蠕动排入腹腔，即形成输卵管完全流产，出血一般不多。若囊胚剥离不完整，有一部分组织仍残留于管腔，则为输卵管不完全流产，可能引起大出血，如有大量血液流入腹腔，则出现腹腔刺激症状，同时引起休克。

（二）输卵管妊娠破裂

输卵管妊娠破裂多见于输卵管峡部妊娠，常发生在妊娠 6 周左右。孕卵着床于输卵管黏膜皱襞间，当胚泡生长时绒毛侵蚀管壁的肌层及浆膜，以致穿破浆膜，形成输卵管妊娠破裂（图 7-3）。由于输卵管肌层血管丰富，短期内即可发生大量腹腔内出血使孕妇发生休克，远较输卵管妊娠流产出血多，亦可反复出血，形成盆腔及腹腔血肿。

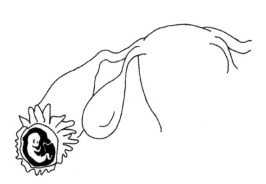
图 7-2 输卵管妊娠流产

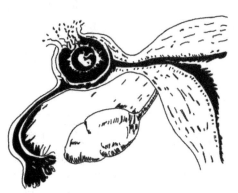
图 7-3 输卵管妊娠破裂

（三）陈旧性异位妊娠

发生输卵管妊娠流产或破裂后，或内出血已逐渐停止，时间过久，胚胎死亡或被吸收。积聚在盆腔的血肿可机化变硬，并与周围组织粘连，临床上称为"陈旧性宫外孕"。

（四）继发性腹腔妊娠

发生输卵管妊娠流产或破裂后，胚胎被排入腹腔，大部分死亡，不会再生长发育。但偶尔也有存活者，若存活胚胎的绒毛组织附着于原位或排至腹腔后重新种植而获得营养，可继续生长发育形成继发性腹腔妊娠，若破裂口在阔韧带内，可发展为阔韧带妊娠。

（五）持续性异位妊娠

近年来，对输卵管妊娠行保守性手术机会增多，残留有存活滋养细胞而继续生长，致术后 HCG 不下降或反而上升，称为持续性异位妊娠。

（六）子宫变化

输卵管妊娠和正常妊娠一样，滋养细胞产生的 HCG 维持黄体生长，使黄体激素分泌增加，因此月经停止来潮。子宫肌纤维增生肥大，子宫增大变软，但子宫增大与停经月份不相符。子宫内膜出现蜕膜反应。蜕膜的存在与孕卵的生存密切相关，若胚胎死亡，滋养细胞活力消失，蜕膜自宫壁剥离而发生阴道流血。有时蜕膜可完整剥离，随阴道流血排出三角形的蜕膜管型；有时则呈碎片排出。排出的组织见不到绒毛，组织学检查无滋养细胞。

三、处理原则

（一）手术治疗

根据情况采用经腹或腹腔镜，行患侧输卵管切除术或保留患侧输卵管及其功能的保守性手术。

对严重内出血合并休克病人，应在积极纠正休克的同时，进行手术抢救。

（二）药物治疗

采用化疗药物治疗，治疗机制是抑制滋养细胞增生、破坏绒毛，使胚胎组织坏死、脱落、吸收。但在治疗中若有严重内出血征象，或疑输卵管间质部妊娠或胚胎继续生长时仍应及时进行手术治疗。主要适用于早期输卵管妊娠，要求保持生育能力的年轻病人。根据中医辨证论治方法，合理运用中药，或用中西医结合的方法，对输卵管妊娠进行保守治疗已取得显著成果。在临床米非司酮应用于异位妊娠治疗也取得成果。

四、护理评估

（一）健康史

仔细询问月经史，慢性盆腔炎，输卵管手术史，宫腔操作史等。对不孕、放置宫内节育器、绝育术、输卵管复通术、盆腔炎等与发病相关的高危因素予以高度重视。

（二）身体状况

1. 症状

（1）停经：多数病人停经 6～8 周以后出现不规则阴道流血，但有 20%～30% 的病人因月经仅过期几天而不认为是停经，或误将异位妊娠时出现的不规则阴道流血误认为月经。

（2）腹痛：是输卵管妊娠病人就诊的主要症状，占 95%。输卵管妊娠未发生流产或破裂前，常表现为一侧下腹隐痛或酸胀感。输卵管妊娠流产或破裂时，病人突感一侧下腹部撕裂样疼痛，常伴有恶心、呕吐。若血液局限于病变区，主要表现为下腹部疼痛，当血液积聚于直肠子宫陷凹处，可出现肛门坠胀感。随着血液由下腹部流向全腹，疼痛亦遍及全腹，血液刺激膈肌，可引起肩胛部放射性疼痛及胸部疼痛。

（3）阴道流血：常有不规则阴道流血，色暗红或深褐，量少呈点滴状，一般不超过月经量。可伴有蜕膜管型或蜕膜碎片排出，系子宫蜕膜剥离所致。少数病人阴道流血量较多，类似月经。流血常在病灶除去后停止。腹痛可出现于阴道流血前或后，也可与阴道流血同时发生。

（4）晕厥与休克：由于腹腔内急性出血及剧烈腹痛，轻者出现晕厥，严重者出现失血性休克。休克程度取决于内出血速度及出血量，出血量多且快，症状越严重，但与阴道流血量不成正比。

（5）腹部包块：当输卵管妊娠流产或破裂后所形成的血肿时间过久，可因血液凝固，逐渐机化变硬并与周围器官（子宫、输卵管、卵巢、肠管等）发生粘连而形成包块。

2. 体征

（1）一般情况：当病人腹腔内出血较多时呈贫血貌，严重者有面色苍白，四肢湿冷，脉快、弱、细，血压下降等休克症状。体温一般正常，出现休克时体温略低，腹腔内血液吸收时体温略升高，但不超过 38℃。

（2）腹部检查：下腹有明显压痛、反跳痛，尤以患侧为重，肌紧张不明显，叩诊有移动性浊音。血凝后下腹可触及包块。

（3）妇科检查：阴道常有少许血液，子宫稍大而软，输卵管妊娠未发生流产或破裂者，可触及胀大的输卵管并轻度压痛。输卵管妊娠流产或破裂者，阴道穹后部饱满，有触痛。将宫颈轻轻上抬或左右摇动时引起剧烈疼痛，称为宫颈抬举痛或摇摆痛，是输卵管妊娠的主要体征之一。腹腔内出血多时检查子宫呈漂浮感。

（三）心理-社会支持状况

病人因妊娠终止的现实，害怕手术，担心自身生命安全等，出现异常紧张、焦虑和恐惧的情绪反应，妊娠的失败，对有生育要求的病人及其家属，会担心以后生育问题，可表现出哭泣、自责、无助、抑郁等行为。

（四）辅助检查

1. 阴道后穹隆穿刺 是一种简单可靠的诊断方法，适用于疑有腹腔内出血的病人。由于腹腔内血液易积聚于直肠子宫陷凹，即使血量不多，也能经阴道后穹隆穿刺抽出。用长针头自阴道后穹隆刺入直肠子宫陷凹，抽出暗红色不凝血为阳性；如抽出血液较红，放置 10 分钟内凝固表明误入血管。无内出血、内出血量少、血肿位置较高或直肠子宫陷凹有粘连时，可能抽不出血液，因而穿刺阴性不能排除输卵管妊娠存在。如有移动性浊音，可做腹腔穿刺。

2. β-HCG 测定 尿或血的 β-HCG 测定对早期诊断异位妊娠至关重要。测出异位妊娠的阳性率一般可达 80%～90%，其水平较宫内妊娠低，但 β-HCG 阴性者仍不能完全排除异位妊娠。

3. 超声检查 阴道 B 型超声检查较腹部 B 型超声检查准确性高。声像特点：宫腔内未探及妊娠囊，若宫旁探及液性暗区或实性包块，且测见胚芽及原始胎心搏动，可确诊异位妊娠。未测见胚芽及原始胎心搏动，可结合 β-HCG 检测结果，协助诊断。

4. 腹腔镜检查 适用于输卵管妊娠尚未流产或破裂的早期病人和诊断有困难的病人，是异位妊娠诊断的金标准。腹腔内大量出血或伴有休克者，禁做腹腔镜检查。早期异位妊娠病人，腹腔镜可见一侧输卵管肿大，表面紫蓝色，腹腔内无出血或有少量出血。

> **案例分析 7-2**
> 1. 异位妊娠的简单可靠的辅助诊断方法是什么？
> 答：阴道后穹隆穿刺术是一种简单可靠的辅助诊断方法，适用于疑有腹腔内出血的病人。

五、计划护理

【常见护理诊断/问题】

1. 疼痛：腹痛 与输卵管妊娠流产或破裂有关。
2. 组织灌注量不足 与腹腔内大出血有关。
3. 潜在并发症 出血性休克。
4. 焦虑/恐惧 与担心手术失败及因输卵管病变影响今后生育问题有关。
5. 有感染的危险 与内出血及手术治疗致身体抵抗力下降有关。

> **案例分析 7-2**
> 2. 您认为该病人目前最主要的护理诊断/问题是什么？
> 答：（1）疼痛：腹痛，与输卵管妊娠流产或破裂有关。
> （2）组织灌注量不足：与腹腔内大出血有关。

【护理目标】

1. 经过处理后病人的疼痛减轻或消失。
2. 病人内出血得到控制，组织灌注量得到改善。
3. 病人不出现休克或休克得到纠正。
4. 病人接受此次妊娠失败的现实。
5. 病人不出现发热等感染。

【护理措施】

（一）治疗配合

1. 手术治疗 积极做好术前准备，腹腔镜是近年治疗异位妊娠的主要方法，也可以行输卵管切除术。护士在严密监测病人生命体征的同时，配合医师积极纠正病人休克症状，做好术前准备。对于严重内出血并发现休克的病人，护士应立即开放静脉，交叉配血，做好输血输液的准备，以便配合医师积极纠正休克、补充血容量，并按急诊手术要求迅速做好术前准备。术前准备与术后护理的有关内容请参见腹部手术病人的护理及腹腔镜检查章节。

2. 药物治疗 加强化学药物治疗的护理，化疗一般采用全身用药，也可采用局部用药。在用药期间，应用 B 型超声和 β-HCG 进行严密监护，并注意病人的病情变化及药物毒副作用。常用药物有甲氨蝶呤。不良反应较小，常表现为消化道反应，骨髓抑制以白细胞下降为主，有时可出现轻微肝功能异常，药物性皮痒、脱发等，大部分反应是可逆的。临床上口服米非司酮治疗异位妊娠者，严格指导用药，给药前后 2 小时禁食，准时给药，温冷开水送服。

（二）严密观察病情

护士需密切观察病人的一般情况、生命体征，重视病人的主诉，尤应注意阴道流血量与腹腔内出血量不成比例，当阴道流血量不多时，不要误以为腹腔内出血量亦很少。护士应向病人及时介绍病情发展的指征，如出血增多、腹痛加剧、肛门坠胀感明显等，以便当病人病情发生变化时，医患双方均能及时发现，给予相应处理。

（三）一般护理

保持周围环境安静，指导病人休息与饮食。卧床休息可以避免腹部压力增大，而减少异位妊娠破裂的机会。

（四）心理护理

护士应以亲切的态度和切实的行动赢得病人及家属的信任，术前简洁明了地向病人及家属讲明手术的必要性，减少和消除病人的紧张、恐惧心理，协助病人接受手术治疗方案。术后护士应帮助病人以正常的心态接受此次妊娠失败的现实，向她们讲述异位妊娠的有关知识，一方面可以减少因害怕再次发生异位妊娠而抵触妊娠的不良情绪，另一方面，也可以增强和提高病人的自我保健意识。

（五）健康教育

病人出院后注意休息，加强营养，保持外阴清洁，禁止性生活 1 个月。输卵管妊娠的预后在于防止输卵管的损伤和感染，因此，护士应指导妇女防止发生盆腔感染，发生盆腔炎后须立即彻底治疗，以免延误病情。另外，由于输卵管妊娠者中约有 10% 的再发生率和 50%～60% 的不孕率。因此，护士需告诫病人，下次妊娠时要及时就医，不宜轻易终止妊娠。护士还应指导病人摄取足够的营养物质，尤其是富含铁蛋白的食物，如动物肝脏、鱼肉、豆类、绿叶蔬菜及黑木耳等，以促进血红蛋白的增加，增强病人的抵抗力。

案例分析 7-2

3. 应该如何护理该病人？

（1）手术治疗配合：护士在严密监测病人生命体征的同时，立即开放静脉，交叉配血，做好输血输液的准备，以便配合医师积极纠正休克、补充血容量，并按急诊手术要求迅速做好术前准备。

（2）心理护理：提供心理支持，护士以亲切的态度和切实的行动赢得病人及家属的信任，减少和消除病人的紧张、恐惧心理。术后，护士应帮助病人以正常的心态接受此次妊娠失败的现实，向她们讲述异位妊娠的有关知识，一方面可以减少因害怕再次发生异位妊娠而抵触妊娠的不良情绪；另一方面，也可以增强和提高病人的自我保健意识。

【护理评价】

1. 病人的休克症状是否得以及时发现并纠正。

2. 病人是否消除了恐惧心理，愿意接受手术治疗。

3. 病人是否能以正常心态接受此次妊娠失败的现实。

4. 病人是否出现发热等感染。

> **知识拓展**
>
> 剖宫产子宫切口瘢痕妊娠
>
> 1978 年 Larsen 及 Solomon 首次报道提出剖宫产子宫切口瘢痕妊娠（caesarean scar pregnancy，CSP），是指孕卵着床于子宫剖宫产瘢痕处。目前国内外学者一致认为 CSP 为异位妊娠的一种极为少见的特殊形式，是一种特殊的肌层妊娠：一种是孕囊向宫腔生长，有继续妊娠的可能，但常常至中、晚期发生子宫破裂及严重出血等并发症。另一种是绒毛深深地植入瘢痕中，妊娠早期即发生出血甚至子宫破裂，危险性极大。临床表现因受精卵着床部位、种植深浅、有无出血、出血时间长短及出血量多少等而不同。
>
> B 超检查是确定 CSP 诊断的可靠且简便的检查手段，经阴道超声更利于观察孕囊与子宫剖宫产切口瘢痕的位置关系；经腹部超声则利于了解孕囊或团块与膀胱的关系，测量局部肌层的厚度。三维超声、MRI 与腹腔镜一般不作为常规检查方法，仅在特殊疑难病例、诊断困难时应用。

第三节　早　产

> **案例 7-3　临床资料**
>
> 吴女士，29 岁，初孕妇，以"停经 32 周，阴道少量流血，持续 3 天，不伴腹痛"为主诉步行入院，产科检查：宫高 30cm，腹围 85cm，近宫底部可触到软而不规则的胎儿部分，胎心清楚，为 144 次/分。
>
> **问题：**
>
> 1. 应考虑的医疗诊断是什么？
> 2. 你认为吴女士目前存在的护理问题有哪些？
> 3. 假如吴女士入院后安胎失败，出现不可避免的早产，此时应该采取哪些处理方法？

一、概　述

早产（preterm labor）是指妊娠满 28 周至 37 周之间分娩者。此时娩出的新生儿称早产儿（preterm neonates），出生体重多小于 2500g，各器官发育尚不够成熟。据统计早产儿中有 5%～15%于新生儿期死亡，出生 1 岁内死亡的婴儿与早产有关。防止早产是降低围生儿死亡率的重要环节之一。

（一）分类

1. 自发性早产　主要原因与早产史、先兆流产史、宫内感染史、宫内压力过大，妊娠期高强度劳动，胎盘前置、胎盘功能减退等原因有关。其他如孕妇有吸烟史、营养不良等，近期研究发现免疫调节基因异常可能与自发性早产有关系。

2. 未足月胎膜早破早产　病因及高危因素包括胎膜早破史、体重指数小于 $19.8kg/m^2$、营养不良、吸烟、宫颈功能不全、子宫畸形、宫内感染、子宫过度膨胀、辅助生育技术受孕等。

3. 治疗性早产　是指由母体或胎儿健康原因不允许继续妊娠，在未足 37 周时采取引产或剖宫产终止妊娠。如子痫前期、胎盘早期剥离、羊水异常、胎儿宫内窘迫、多胎妊娠等均可致早产。

（二）处理原则

若胎膜完整和母胎情况允许，通过休息和药物治疗抑制宫缩，尽量维持至足月；若胎膜已破，早产已不可避免时，则应尽可能提高早产儿的存活率预防新生儿并发症的发生。

案例分析 7-3

1. 应考虑的医疗诊断是什么？

答：吴女士临床诊断为先兆早产。诊断依据：①停经 32 周。②阴道少量流血，持续 3 天，不伴腹痛。

二、护理评估

（一）健康史

详细评估可致早产的高危因素，如孕妇以往有流产、早产史或本次妊娠期有阴道流血则发生早产的可能性大，应详细询问有无劳累、剧烈咳嗽、排便困难等诱发早产的高危因素及接受治疗的情况。

（二）身体状况

1. 症状 主要表现为子宫收缩，最初为不规则宫缩，常伴有少许阴道血性分泌物或出血，胎膜早破的发生较足月临产多，继之可发展为规律有效宫缩，与足月临产相似，使宫颈管消失和宫口扩张。

2. 体征 妊娠满 28 周后至 37 周前出现有明显的规则或者不规则宫缩伴有宫颈管进行性缩短，可诊断为先兆早产。如果妊娠 28~37 周间，出现 20 分钟 4 次及以上且每次持续 30 秒或 60 分钟出现 8 次及以上的规律宫缩，并伴随宫颈管缩短 80%，宫颈进行性扩张 1cm 以上者，可诊断为早产临产。

（三）心理-社会支持状况

早产已不可避免时，孕妇及家属会表现担心胎儿的安全，对早产儿的治疗费用及预后的不确定而焦虑、紧张不安的情绪反应。

（四）辅助检查

通过 B 型超声波检查，结合阴道分泌物的生化指标检测，核实孕周，评估胎儿成熟度、胎方位，胎膜是否早破等；观察产程进展，确定早产的进程。

【常见护理诊断/问题】

1. 新生儿受伤的危险 与早产儿发育不成熟有关。

2. 焦虑 与担心早产儿预后有关。

案例分析 7-3

2. 你认为吴女士目前存在的护理问题有哪些？

答：（1）有新生儿受伤的危险：与早产儿发育不成熟有关。

（2）焦虑：与担心早产儿预后有关。

（3）知识缺乏：与缺乏先兆早产知识有关。

【护理目标】

1. 新生儿不存在因护理不当而发生并发症。

2. 病人能平静地面对事实，接受治疗及护理。

【护理措施】

1. 一般护理 做好妊娠期保健工作，预防早产。保持环境安静，舒适，加强营养，积极治疗各种并发症及合并症。宫缩较频繁，宫颈无改变，阴道分泌物胎儿纤维连接蛋白（fFN）阴性，不必住院和卧床，但需适当地减少活动强度和避免长时间站立；宫颈有改变的先兆早产者，需住院和指导卧床休息；已早产临产者，应绝对卧床休息。宫颈内口松弛者应于妊娠 14~16 周或更早些时间做子宫内口缝合术，防止早产的发生。

2. 用药护理 先兆早产的主要治疗为抑制宫缩，护理人员应能明确具体药物的作用和用法，并能识别药物的副作用，以避免毒性作用的发生。常用抑制宫缩的药物有以下几类。

（1）肾上腺素受体激动剂：其作用为激动子宫平滑肌 β_2 受体，从而抑制宫缩。常用的药物为利托君等。此类药物的副作用为心跳加快、血压下降、血糖增高、血钾降低、恶心、出汗、头痛等。因此，用药期间应该严密观察孕妇的自觉症状、心率、血压及宫缩，若心率≥120 次/分，应减慢滴数，若≥140 次/分，应立即停药；如出现胸痛，应行心电监护。

（2）硫酸镁：镁离子直接作用于肌细胞，使平滑肌松弛，抑制子宫收缩。一般采用 25%硫酸镁 16ml 加入 25%葡萄糖液 100ml 中，在 30~60 分钟内缓慢静脉滴入，以每小时 1~2g 静脉滴注，直至宫缩消失，每天最多不可超过 30g，建议应用硫酸镁时间不超过 48 小时，密切观察病人有无中毒迹象。

（3）钙通道阻滞剂：阻滞钙离子进入肌细胞而抑制宫缩。常用硝苯吡啶，首剂 20mg，之后根据宫缩情况再以 10~20mg 口服，每 6~8 小时一次。用药时必须密切注意孕妇心率及血压的变化，对已用硫酸镁者应慎用，以防血压急剧下降。

（4）阿托西班：是一种缩宫素类似物，与缩宫素竞争子宫平滑肌受体，抑制缩宫素引起的子宫收缩。副作用较少。

3. 促进胎儿肺成熟 对早产者，在分娩前按医嘱给孕妇糖皮质激素如地塞米松、倍他米松等，可促胎儿肺成熟，明显降低新生儿呼吸窘迫综合征的发病率。妊娠<34 周，预测一周内可能分娩的孕妇，予地塞米松 6mg 肌内注射，每 12 小时一次，共 4 次。妊娠<32 周后选单疗程治疗。

4. 做好分娩准备 如早产已不可避免，应尽早决定合理分娩的方式。早产儿尤其是<32 孕周的极早早产儿需要良好的新生儿救治条件，故对有条件者可转到有早产儿救治能力的医院分娩；产程中加强胎心监护以识别胎儿窘迫，以便及时处理；不提倡常规会阴侧切，也不支持没有指征的产钳应用；对臀位特别是足先露者应根据当地早产儿治疗护理条件权衡剖宫产利弊，因地制宜地选择分娩方式。同时，充分做好早产儿保暖和复苏的准备，临产后慎用镇静剂，避免发生新生儿呼吸抑制的情况；产程中应给孕妇吸氧；早产儿出生后适当延长 30~120 秒后断脐，可减少新生儿输血的需要，大约可减少 50%的新生儿脑室内出血。

5. 病情观察 在保胎过程中，应每日行胎心监护，教会病人自数胎动，有异常时及时采取应对措施。严密观察孕妇的生命体征、宫缩、胎心、胎动情况。观察药物的不良反应；观察是否胎膜破裂及羊水性状，发现异常及时报告医生。出现以下病情变化，可遵医嘱配合医生终止早产治疗：①宫缩进行性增强，经过治疗无法控制者；②有宫内感染者；③衡量母胎利弊，继续妊娠对母胎的危害大于胎儿肺成熟对胎儿的好处；④孕周已达 34 周，如无母胎并发症，应停用抗早产药，顺其自然，不必干预，只需严密监测宫缩进行性变化即可。

6. 心理支持 护士可安排时间与孕妇进行开放式的讨论，介绍早产的发生原因，避免为减轻孕妇的负疚感而给予过于乐观的保证。由于早产大多出乎意料，大部分孕妇没有足够的精神和物质准备，在产程中的孤独感、无助感尤为敏感，因此，丈夫、家人和护士的陪伴支持较足月分娩更显重要，帮助孕妇重建自尊，以良好的心态承担早产儿母亲的角色。

7. 健康教育 加强妊娠期监护和保健指导，指导孕妇识别早产征象，若出现临产征兆应及时就诊；向产妇及家属传授早产儿的喂养和护理知识；无子女者至少半年后方可再次受孕。

案例分析 7-3

3. 假如吴女士入院后安胎失败，出现不可避免的早产，此时应该采取哪些处理方法？

答：为分娩做准备，尽早决定合理分娩的方式。产程中加强胎心监护有利于识别胎儿窘迫，尽早处理；不提倡常规会阴侧切，也不支持没有指征的产钳应用；同时，充分做好早产儿保暖和复苏的准备，临产后慎用镇静剂，避免发生新生儿呼吸抑制的情况；产程中应给孕妇吸氧；早产儿出生后适当延长 30~120 秒后断脐，可减少新生儿输血的需要，大约可减少 50%的新生儿脑室内出血。

【护理评价】

1. 病人能否积极配合医护措施。

2. 母婴能否顺利经历全过程。

第四节　妊娠期高血压疾病

案例 7-4　临床资料

田女士，35 岁，以"停经 31^{+2} 周，胸闷、头痛 3 天，眼花 2 小时"入院。病人平素月经规则，2 个月前出现颜面及下肢水肿，未引起重视。5 天前出现胸闷、头痛，到当地诊所就诊治疗无好转。2 小时前出现眼花、视物模糊，急来我院急诊入院。检查发现血压 160/110mmHg，水肿（++），尿蛋白（++++）。

问题：

1. 该病人最可能的疾病是什么？

2. 存在的哪些需要帮助解决的护理问题？

3. 为了预防子痫发作，负荷剂量 2.5~5.0g，用药时间长短根据病情需要调整，一般每天静脉滴注 6~12 小时，24 小时总量不超过 25g；取 25%硫酸镁溶液 10g 加入 5%葡萄糖 250ml 里，按要求 6 小时内滴完，护士应该如何调节输液的滴数？

4. 病人今天上午在护士床边交接班时，突然出现全身抽搐，牙关紧闭，此时，护士应该如何进行紧急处理？

一、概　　述

妊娠期高血压疾病（hypertensive disorders in pregnancy）是妊娠和血压升高并存的一组特有的疾病，发病率为 5%~12%。该病严重影响母婴健康，是孕产妇及围出生儿病死率升高的主要原因，包括妊娠期高血压、子痫前期、子痫、慢性高血压并发子痫前期及慢性高血压合并妊娠。其中妊娠期高血压、子痫前期和子痫以往统称为妊娠高血压综合征。

（一）高危因素

依据流行病学调查发现，妊娠期高血压疾病可能与以下因素有关：①孕产妇年龄大于 40 岁者；②子痫前期病史；③抗磷酸抗体阳性；④有慢性高血压、慢性肾炎、糖尿病等病史的孕妇；⑤初次产检时 BMI≥35kg/m² 者；⑥家族中有高血压史，尤其是孕妇之母有重度妊娠期高血压史者；⑦本次妊娠为多胎妊娠、首次妊娠、妊娠间隔时间≥10 年及妊娠早期收缩压≥130mmHg 或者舒张压≥80mmHg。

（二）病因

1. 免疫学说 认为胎儿胎盘是具有半抗原性移植体，妊娠的成功要求母体免疫系统对其充分耐受。妊娠期高血压疾病病因实质上是胎儿胎盘对母体诱导出的较强的免疫应答反应，与移植免疫的观点很相似。如妊娠期高血压病人蜕膜及胎盘血管动脉粥样硬化病变与移植器官时的血管病变相似；妊娠期高血压病人体液免疫与细胞免疫功能异常等，都支持免疫学说。

2. 子宫-胎盘缺血缺氧学说 临床上本病易发生于腹壁较紧的初产妇、多胎妊娠、羊水过多等。本学说认为由于子宫张力增高，影响子宫血液间的血液供应，造成子宫-胎盘缺血、缺氧所致。或者全身血液循环不能适应子宫-胎盘的需要，如孕妇有严重贫血、慢性高血压、肾炎等也易伴发本病。此学说解释了临床现象，但没有阐明疾病的本质。

3. 血管内皮细胞受损 研究发现血管内皮细胞受损是子痫前期的基本病理变化，血管内皮细胞受损致使血管扩张物质减少，而缩血管物质合成增加，从而促进血管痉挛。同时，血管内皮损伤，胶原暴露，易出现血栓；缺血、缺氧之胎盘变性坏死，释放促凝物质进入母体血液循环，激发血管内凝血，诱发血小板凝聚，加重了子痫前期高凝状态，而导致一系列病理变化。

4. 营养缺乏及其他因素 据流行病学调查，妊娠易引起母体缺钙，导致妊娠期高血压疾病发生，而妊娠期补钙可使妊娠期高血压疾病的发生率下降，妊娠期高血压疾病的发生可能与钙缺乏有关。另外，以白蛋白缺乏为主的低蛋白血症、锌、硒等的缺乏与子痫前期的发生发展有关。此外，其他因素如胰岛素抵抗、遗传等因素与妊娠期高血压疾病发生的关系亦有所报道。

（三）病理

基本病理生理变化是全身小动脉痉挛，由于小动脉痉挛造成管腔狭窄，周围阻力增大，内皮细胞损伤，通透性增加、体液和蛋白质渗漏，表现为血压上升、蛋白尿、水肿和血液浓缩等。全身各组织器官因缺血、缺氧而受到不同程度的损害，严重时脑、心、肝、肾及胎盘等的病理生理变化可导致抽搐、昏迷、脑水肿、脑出血、心肾衰竭、肺水肿、肝细胞坏死及被膜下出血，胎盘绒毛退行性变、出血和梗死，胎盘早期剥离及凝血功能障碍而导致 DIC 等，严重危害母儿健康。

（四）分类

1. 妊娠期高血压 妊娠期首次出现收缩压≥140mmHg 和（或）舒张压≥90mmHg，并于产后 12 周内恢复正常；尿蛋白（−）。若收缩压≥160mmHg 和（或）舒张压≥110mmHg 则为重度妊娠期高血压。

2. 子痫前期

（1）轻度：妊娠 20 周后出现收缩压≥140mmHg 和（或）舒张压≥90mmHg；尿蛋白≥0.3g/24h，尿蛋白/肌酐值≥0.3 或随机尿蛋白＞（＋）；无蛋白尿但伴有心、肺、肝、肾等重要器官或血液系统、消化系统、神经系统的异常改变，胎盘-胎儿受到累及等。血压和（或）尿蛋白水平持续升高，发生母体器官功能受损或胎盘-胎儿并发症是子痫前期病情向重度发展的表现。

（2）重度：子痫前期孕妇出现下述任一表现可诊断为重度子痫前期。①血压持续升高：收缩压≥160mmHg 和（或）舒张压≥110mmHg。②持续性头痛、视觉障碍或其他中枢神经系统异常表现。③持续性上腹部疼痛及肝包膜下血肿或肝破裂表现。④肝酶异常：血谷丙转氨酶（ALT）或谷草转氨酶（AST）水平升高。⑤肾功能受损：尿蛋白＞2g/24h；少尿（24 小时尿量小于 400ml 或每小时尿量小于 17ml）或血肌酐＞106μmol/L。⑥低蛋白血症伴腹水、胸腔积液或心包积液。⑦血液系统异常：血小板计数呈持续性下降并低于 $100×10^9$/L；微血管内溶血。⑧心力衰竭。⑨肺水肿。⑩胎儿生长受限或羊水过少、胎死宫内、胎盘早剥等。

3. 子痫 指在子痫前期的基础上出现不能用其他原因解释的抽搐，或伴昏迷。多发生于妊娠晚期或临产前，称产前子痫；少数发生于分娩过程中，称产时子痫；个别发生在产后 48 小时内，称产后子痫。

子痫典型发作过程：先表现为眼球固定，瞳孔散大，头扭向一侧，牙关紧闭，继而口角及面部肌肉颤动，数秒后全身及四肢肌肉强直（背侧强于腹侧），双手紧握，双臂伸直，发生强烈的抽动。抽搐时呼吸暂停，面色青紫。持续 1～1.5 分钟，抽搐强度减弱，全身肌肉松弛，随即深长吸气而恢复呼吸。抽搐期间病人神志丧失。病情转轻时，抽搐次数减少，抽搐后很快苏醒，但有时抽搐频繁且持续时间较长，病人可陷入深昏迷状态。抽搐过程中易发生唇舌咬伤、摔伤甚至骨折等多种创伤，昏迷时呕吐可造成窒息或吸入性肺炎。

4. 慢性高血压并发子痫前期 慢性高血压孕妇，妊娠 20 周前无蛋白尿，妊娠 20 周后出现尿蛋白≥0.3g/24h 或随机尿蛋白≥（+）；或妊娠 20 周前有蛋白尿，妊娠 20 周后尿蛋白定量明显增加；或出现血压进一步升高等上述重度子痫前期的任何一项表现。

5. 妊娠合并慢性高血压 既往存在的高血压或在妊娠 20 周前发现收缩压≥140mmHg 和（或）舒张压≥90mmHg，妊娠期无明显加重；或妊娠 20 周后首次诊断高血压并持续到产后 12 周以后。

案例分析 7-4

1. 该病人最可能的疾病是什么？

答：该病人诊断为子痫前期重度。诊断依据：

（1）血压：160/110mmHg，水肿（++），尿蛋白（++++）

（2）胸闷、头痛 3 天，眼花 2 小时。病人已出现了持续性头痛和视觉障碍。

（五）处理原则

1. 轻症 加强妊娠期检查，密切观察病情变化，注意休息、调节饮食、采取左侧卧位，以防发展为重症。保证充足的睡眠，水肿严重者限制食盐摄入。

2. 子痫前期 需住院治疗，积极处理，防治发生子痫及并发症。治疗原则为解痉、镇静、有指征地降压、利尿，密切观察母胎情况，适时终止妊娠。

3. 子痫 应控制抽搐，病情稳定后终止妊娠。

二、护理评估

（一）健康史

详细了解此次妊娠经过，出现血压异常现象的时间及治疗经过，在妊娠前及妊娠 20 周以后有无出现血压升高、蛋白尿、水肿及抽搐等征象；了解既往有无原发性高血压、慢性肾炎及糖尿病等；有无高血压病的家族史。认真询问病人有无头痛、眼花，视物模糊等视力改变，了解病人有无上腹不适等主诉症状。

（二）身体状况

1. 症状 典型表现为妊娠 20 周后出现高血压、水肿、蛋白尿。根据病变程度不同，不同临床类型的病人有相应的临床表现。护士除评估病人一般健康状况外，需重点评估病人的血压、尿蛋白、水肿、自觉症状及抽搐、昏迷等情况。孕妇出现头痛、眼花、胸闷、恶心、呕吐等自觉症状时提示病情的进一步发展，即进入子痫前期阶段，护士应高度重视。抽搐与昏迷是最严重的表现，护士应特别注意发作状态、频率、持续时间、间隔时间、神志情况及有无唇舌咬伤、摔伤甚至骨折、窒息或吸入性肺炎等。

2. 体征 血压升高和水肿是主要的体征变化。妊娠后期水肿发生的原因除妊娠期高血压疾病外，还可由于下腔静脉受增大子宫压迫受阻、营养不良性低蛋白血症及贫血等引起，因此水肿的轻重并不一定反映病情迫使血液回流的严重程度。但是水肿不明显者，也有可能迅速发展为子痫，应引起重视。此外，还应注意水肿不明显，但体重于 1 周内增加超过 0.5kg 的隐性水肿。

（三）心理-社会支持状况

孕妇的心理状态与病情的轻重、病程的长短、孕妇对疾病的认识、自身的性格特点及社会支持系统的情况有关。孕妇及其家属误认为是高血压或肾病而没有对妊娠期高血压疾病给予足够的重视；有些孕妇对自身及胎儿预后过分担忧和恐惧而终日心神不宁；也有些孕妇则产生否认、愤怒、自责、悲观、失望等情绪。孕妇及家属均需要不同程度的心理疏导。

（四）辅助检查

1. 妊娠期高血压　应注意进行以下常规检查和必要时的复查：①血常规；②尿常规；③肝功能；④肾功能；⑤心电图；⑥产科超声检查。尤其是对于妊娠 20 周后才开始进行产前检查的孕妇，注意了解和排除孕妇基础疾病和慢性高血压，必要时进行血脂、甲状腺功能、凝血功能等的检查。

2. 子痫前期及子痫　视病情发展和诊治需要应酌情增加以下检查项目：①眼底检查；②血电解质；③超声等影像学检查肝、肾等脏器及胸腔积液腹水情况；④动脉血气分析；⑤心脏彩超及心功能测定；⑥超声检查胎儿生长发育指标；⑦头颅 CT 或 MRI 检查。

3. 眼底检查　眼底视网膜小动脉变化是反映妊娠期高血压疾病严重程度的一项重要参考指标。眼底检查可见眼底小动脉痉挛，动静脉管径比例可由正常的 2∶3 变为 1∶2，甚至 1∶4，或出现视网膜水肿、渗出、出血，甚至视网膜剥离、一时性失明。

三、护　理　计　划

【常见护理诊断/问题】

1. 体液过多　与血液回流受阻或低蛋白血症有关。

2. 有母儿受伤的危险　与高血压、胎盘早剥、胎盘功能减退、胎儿缺氧有关。

3. 潜在并发症　胎盘早期剥离、脑出血。

4. 有药物中毒的危险　与使用硫酸镁有关。

5. 焦虑　与担心病情发展有关。

案例分析 7-4

2. 存在哪些需要帮助解决的护理问题？

答：（1）体液过多：与颜面及下肢水肿有关。

（2）有母儿受伤的危险：与高血压、头晕、眼花、视物模糊等有关。

（3）潜在并发症：胎盘早期剥离，脑出血。

（4）焦虑：与担心病情发展有关。

【护理目标】

1. 妊娠期高血压疾病孕妇病情缓解，未发生子痫及并发症。

2. 妊娠期高血压疾病孕妇明确妊娠期保健的重要性，积极配合产前检查及治疗，出现母儿受伤。

【护理措施】

（一）一般护理

1. 保证休息　轻度妊娠期高血压疾病孕妇可住院也可在家休息，但建议子痫前期病人住院治疗。保证充分的睡眠，每日休息不少于 10 小时。在休息和睡眠时，以左侧卧位为宜，可减轻子宫对腹主动脉、下腔静脉的压迫，使回心血量增加，改善子宫胎盘的血供。左侧卧位 24 小时可使舒张压降低 10mmHg。

2. 调整饮食　轻度妊娠期高血压孕妇需摄入足够的蛋白质（每天 100g 以上）、蔬菜，补充维生素、铁和钙剂。食盐不建议限制摄入，长期低盐饮食可引起低钠血症，易发生产后血液循环衰竭，也会影响食欲，对母儿均不利。全身水肿的孕妇应限制食盐入量。

（二）病情观察

1. 密切监护母儿状态　护士应询问孕妇是否出现头痛、视力改变、上腹不适等症状。每日控制体重及血压，每日或隔日复查尿蛋白和定期检查 24 小时尿蛋白定量。定期监测血压、胎儿发育状况和胎盘功能。

2. 改善供氧，给予间断吸氧，可增加血氧含量，改善全身主要脏器和胎盘的氧供。对产后 3 天的病人应该至少每 4 小时观察一次血压，因使用大量硫酸镁的病人，产后易发生子宫收缩乏力，应严密观察子宫收缩情况。

（三）用药护理

1. 解痉　目前治疗子痫前期和子痫的首选解痉药物为硫酸镁，可采用肌内注射或静脉用药。应明确硫酸镁的用药方法、毒性反应及注意事项。

（1）控制子痫抽搐：静脉用药负荷剂量为 4～6g，溶于 10% 葡萄糖溶液 20ml 静脉推注（15～20 分钟），或加入 5% 葡萄糖溶液 100ml 快速静脉滴注，一般要求在 30 分钟内滴完，继而 1～2g/h 静脉滴注维持。夜间睡眠前停用静脉给药，可改用肌内注射，用法为 25% 硫酸镁 20ml+2% 利多卡因 2ml 臀部肌内注射，24 小时硫酸镁总量 25～30g。

（2）预防子痫发作：适用于重度子痫前期和子痫发作后，负荷剂量 2.5～5.0g，维持剂量与控制子痫抽搐相同。用药时间长短根据病情需要调整，一般每天静脉滴注 6～12 小时，24 小时总量不超过 25g；用药期间每天评估病情变化，决定是否继续用药；引产和产时可以持续使用硫酸镁，若剖宫产术中应用要注意产妇心脏功能；产后继续使用 24～48 小时。

（3）若为产后新发现高血压合并头痛或视物模糊，建议启用硫酸镁治疗。

（4）硫酸镁用于重度子痫前期预防子痫发作及重度子痫前期的期待治疗时，为避免长期应用对胎儿（婴儿）钙水平和骨质的影响，建议及时评估病情，病情稳定者在使用 5～7 天后停用硫酸镁；在重度子痫前期期待治疗中，必要时间歇性应用。

（5）毒性反应：硫酸镁的治疗浓度和中毒浓度相近，因此在进行硫酸镁治疗时应严密观察其毒性作用，并认真控制硫酸镁的入量。通常主张硫酸镁的滴注速度以 1～2g/h 为宜，每天用量 15～20g。硫酸镁过量会使呼吸及心肌收缩功能受到抑制甚至危及生命。中毒现象首先表现为膝反射减弱或消失，随着血浓度的增加可出现全身肌张力减退及呼吸抑制，严重者心跳可突然停止。

（6）注意事项：护士在用药前及用药过程中均应监测孕妇血压，同时还应监测以下指标。①膝腱反射必须存在；②呼吸不少于 16 次/分；③尿量每 24 小时不少于 400ml，或每小时不少于 17ml。尿少提示排泄功能受抑制，镁离子易积蓄而发生中毒。由于钙离子可与镁离子争夺神经细胞上的同一受体，阻止镁离子的继续结合，因此应随时备好 10% 的葡萄糖酸钙注射液，以便出现毒性作用时及时予以解毒。10% 的葡萄糖酸钙 10ml 在静脉推注时宜在 3 分钟以上推完，必要时可每小时重复 1 次，直至呼吸、排尿和神经抑制恢复正常，但 24 小时内不超过 8 次。

2. 镇静　镇静剂兼有镇静和抗惊厥作用，常用地西泮和冬眠合剂，可用于硫酸镁有禁忌或疗效不明显者，分娩期应慎用，以免药物通过胎盘导致对胎儿的神经系统产生抑制作用。

3. 降压药物　仅用于血压过高，特别是舒张压≥110mmHg 或收缩压≥160mmHg 者，以及原发性高血压妊娠前已用降血压药者。选用的药物以不影响心搏出量、肾血流量及子宫胎盘灌注量为宜。常用药物有拉贝洛尔、肼屈嗪、酚妥拉明等。使用降压药时在注意用药安全、防止直立性低血压发生的情况下，严密观察血压变化，及时遵医嘱调整滴数。

4. 扩容药物　一般不主张扩容治疗，扩容药物仅用于低蛋白血症、贫血的病人。采用扩容治疗应严格掌握其适应证和禁忌证，并应严密观察病人的脉搏、呼吸、血压及尿量，防止肺水肿和心力衰竭的发生。常用的扩容剂：人血白蛋白、全血、平衡液和低分子右旋糖酐。

5. 利尿药物 仅用于全身性水肿、急性心力衰竭、肺水肿、脑水肿或血容量过多且伴有潜在性脑水肿者。用药过程中应严密监测病人的水和电解质平衡情况及药物的毒副作用。常用药物有呋塞米、甘露醇。

（四）子痫病人的急救护理

1. 协助医生控制抽搐 病人一旦发生抽搐，应尽快控制。硫酸镁为首选药物，必要时可加用强有力的镇静药物。

2. 专人护理，防止受伤 子痫发生后，首先应保持呼吸道通畅，并立即给氧，用开口器或于上、下磨牙间放置一缠好纱布的压舌板，用舌钳牵拉固定舌头以防咬伤唇舌或致后坠的发生。病人取头偏向一侧，以防唾液吸入呼吸道或舌头阻塞呼吸道，也可避免发生低血压综合征。有活动性假牙应取出，必要时，用吸引器吸出喉部唾液或呕吐物，以免窒息。在病人昏迷或未完全清醒时，禁止给予饮食和口服药，以防误入呼吸道而致吸入性肺炎。

3. 减少刺激，以免诱发抽搐 病人应安置于单人暗室，保持绝对安静，以避免声、光刺激；一切治疗活动和护理操作尽量轻柔且相对集中，避免干扰病人。

4. 严密监护 密切注意血压、脉搏、呼吸、体温及尿量，遵医嘱记 24 小时出入量及必要的血、尿常规检查和各种特殊检查，及早发现脑出血、肺水肿、急性肾衰竭等并发症。

5. 为终止妊娠做好准备 子痫发作后大多自然临产，应严密观察、及时发现产兆，并做好母子抢救准备。如经治疗病情得以控制仍未临产者，应在孕妇清醒后 24~48 小时内引产，或子痫病人经药物控制后 6~12 小时，考虑终止妊娠。护士应做好终止妊娠的准备。

6. 终止妊娠时机 终止妊娠是彻底治疗妊娠期高血压疾病的重要手段。重度子痫前期孕妇：妊娠不足 26 周者经治疗病情危重者建议终止妊娠。妊娠 26 周至不满 28 周者根据母胎情况及当地母儿诊治能力决定是否可以行期待治疗。妊娠 28~34 周者，如病情不稳定，经积极治疗病情仍加重，应终止妊娠；如病情稳定，可以考虑期待治疗，并建议转至具备早产儿救治能力的医疗机构。大于妊娠 34 周者，可考虑终止妊娠。终止妊娠的方式：根据具体情况选择剖宫产或阴道分娩。

（1）若决定经阴道分娩，需加强各产程护理。在第一产程中，应密切监测病人的血压、脉搏、尿量、胎心、子宫收缩情况及有无自觉症状；血压升高时应及时与医师联系。在第二产程中，应尽量缩短产程，避免产妇用力，初产妇可行会阴侧切并用产钳或胎吸助产。在第三产程中，必须预防产后出血，在胎儿娩出前肩后立即静脉推注缩宫素，禁用麦角新碱，及时娩出胎盘并按摩子宫，在病情稳定后方可送回病房。在产褥期仍需继续监测血压，产后 48 小时内应至少每 4 小时观察 1 次血压。

（2）选择剖宫产结束妊娠，须做好术前准备。适用于有产科指征，宫颈条件不成熟，不能在短时间经阴道分娩，引产失败，胎盘功能明显减退，已发生胎儿窘迫和产科严重并发症者。

案例分析 7-4

3. 为了预防子痫发作，负荷剂量 2.5~5.0g，用药时间长短根据病情需要调整，一般每天静脉滴注 6~12 小时，24 小时总量不超过 25g；取 25%硫酸镁溶液 10g 加入 5%葡萄糖 250ml 里，按要求 6 小时内滴完，护士应该如何调节输液的滴数？

答：（1）25%硫酸镁溶液 10g，其剂量为 40ml。

（2）25%硫酸镁溶液 40ml+5%葡萄糖 250ml 液体量为 290ml，6 小时滴完，每分钟入量为 290（ml）÷360（分钟）。

（3）则每分钟应调滴数为 290÷360×输液系数。

4. 病人今天上午在护士床边交接班时，突然出现全身抽搐、牙关紧闭，此时，护士应该如何进行紧急处理？

答：应保持呼吸道通畅，并立即给氧，用开口器或于上、下磨牙间放置一缠好纱布的压舌板，用舌钳固定舌以防咬伤唇舌或致舌后坠的发生。病人取头低侧卧位，以防唾液吸入呼吸道或舌头阻塞呼吸道，也可避免发生低血压综合征。在病人昏迷或未完全清醒时，禁止给予饮食和口服药，以防误入呼吸道而致吸入性肺炎。同时报告医生，遵医嘱进一步的处理。

（五）心理护理

建立良好的护患关系，对病情较轻、无自觉症状的病人，护士应向病人及家属说明病情的危害性，以引起重视；病情较重者，应给予安抚，减轻其心理压力，改善焦虑状态，促进其积极配合治疗。

（六）健康教育

加强妊娠期教育，对高危人群进行可能有效的预防措施教育：适度锻炼，合理休息，保持妊娠期身体健康，合理饮食，妊娠期不推荐严格限盐的摄入，也不推荐肥胖孕妇限制热量摄入；适当补钙，可遵医嘱用阿司匹林抗凝。轻度妊娠期高血压疾病病人应合理饮食，休息以左侧卧位为主，加强胎儿监护，自数胎动，重视自觉症状，加强产前检查，定期接受产前保护措施；对重度妊娠期高血压疾病病人，应指导病人掌握识别不适症状及用药后的不适反应。指导产后自我护理方法，加强母乳喂养的指导。同时，注意家属的健康教育，使孕妇得到心身的支持。

【护理评价】

1. 妊娠期高血压疾病者是否休息充分、睡眠良好、饮食合理、病情缓解。
2. 重度子痫前期的孕妇病情是否得以控制，未出现子痫及并发症。
3. 妊娠期高血压疾病的孕妇分娩经过是否顺利、母子平安。
4. 治疗中，病人是否出现硫酸镁的中毒反应。

知识拓展

HELLP 综合征

HELLP 综合征（HELLP syndrome）是妊娠高血压的严重并发症，以溶血（hemolysis）、肝酶升高（elevated liver enzymes）及血小板减少（low platelets）为特点，常危及母儿生命。

其病因和发病机制尚不清楚，主要病理改变与妊娠期高血压疾病相同。临床症状不典型，主要临床表现为右上腹部疼痛，恶心、呕吐、全身不适感等非特异性症状，少数可有轻度黄疸。体格检查可以没有任何阳性体征，但 90% 的孕妇有右上腹或上腹部肌紧张、轻压痛，部分病人还可能有显著的体重增加和水肿。多数病人有重度子痫前期的基本特征，约有 20% 病人血压正常或轻度增高，但仍有 15% 病人无血压升高，所以临床上常因孕妇血压升高不明显而忽略本病。因其临床表现的症状不典型，所以要求护士必须加强病情观察，关注各项检验指标。

在确诊妊娠期高血压的基础上，完全性 HELLP 综合征的诊断：①血管内溶血，血涂片 RBC 变形、破碎，网织 RBC 增多；血清总胆红素 > 20.5μmol/L；血清结合珠蛋白 < 250mg/L。②肝酶异常，ALT ≥ 40U/L 或 AST ≤ 70U/L，LDH 水平增高。③血小板计数 < 100 × 10⁹/L。

治疗原则为在严密监护母儿的情况下，积极治疗妊娠期高血压疾病。早期使用糖皮质激素，适当输注血小板等血制品，适时终止妊娠。对妊娠不足 35 周、母儿情况稳定者可给予大剂量糖皮质激素静脉注射 24～48 小时后分娩；对母体情况恶化，或有胎儿宫内窘迫或已超过妊娠 35 周、激素治疗不能满足局麻要求者，应立即分娩。延长妊娠的保守治疗是否改善围生儿预后有待进一步评价。

第五节 前置胎盘

案例 7-5 临床资料

周女士，25 岁，因"停经 31 周，发现中央型胎盘前置 3 周"为主诉入院接受期待疗法。病人平素月经规则，产科检查：子宫增大，脐上 4 横指，未触及宫缩，胎位骶左前，先露高浮，胎心率 146 次/分。遵医嘱予卧床休息等护理措施，于住院第 7 天，床上置便盆排尿时突然发现阴道流血，色鲜红，量约 500ml。

问题：

1. 何谓完全型前置胎盘？有什么特点？
2. 该病人目前最主要的护理诊断/问题是什么？
3. 应该如何护理该病人？

一、概　　述

正常胎盘附着于子宫体部的后壁、前壁或侧壁。妊娠 28 周后若胎盘附着于子宫下段，甚至胎盘下缘达到或覆盖宫颈内口处，其位置低于胎先露部时，称为前置胎盘（placenta previa）。妊娠 28 周前超声提示胎盘下缘达到或覆盖宫颈内口处称为胎盘前置状态。前置胎盘是妊娠晚期出血的主要原因之一，是妊娠期的严重并发症，若处理不当可危及母儿生命。多见于经产妇及多产妇。前置胎盘的发病率，国外报道是 0.5%，国内报道为 0.24%～1.57%。

（一）病因

目前病因尚不明确，多产、剖宫产或多次刮宫，子宫畸形及吸烟、吸毒者的妇女为高危人群。其病因可能与以下原因有关。

1. 子宫内膜发育不良　当子宫内膜有过损伤或瘢痕（如产褥感染、子宫内膜炎），都可引起子宫内膜炎或萎缩性病变，使子宫蜕膜血管生长不良、营养不足，致使胎盘为摄取足够的营养而扩大面积，伸展到子宫下段，形成前置胎盘。辅助生育技术等引起体内激素水平改变，致使子宫内膜与胚胎发育不同步等，可导致前置胎盘的发生。

2. 胎盘面积过大或胎盘形状异常　由于多胎妊娠或巨大儿形成过大面积的胎盘，伸展至子宫下段或遮盖子宫颈内口；或副胎盘延伸至子宫下段。

3. 受精卵发育迟缓　当受精卵到达宫腔时，因其尚未达到植入条件而继续下移植入子宫下段，在该处生长发育而形成前置胎盘。

（二）分类

按胎盘边缘与子宫颈内口的关系，前置胎盘可分为三种类型（图 7-4）。胎盘边缘与子宫颈内口的关系随着子宫颈的消失和子宫颈口的扩张而改变，分类也随之改变。目前均以处理前的最后一次检查结果来确定其类型。阴道流血时间的早晚、反复发作的次数、流血量的多少与前置胎盘的类型有关。

1. 完全性前置胎盘　胎盘组织完全覆盖子宫颈内，又称中央性前置胎盘。初次出血的时间早，约在妊娠 28 周，反复出血的次数频繁，量较多，有时一次大量阴道流血即可使病人陷入休克状态。

2. 部分性前置胎盘　胎盘组织部分覆盖子宫颈内口，出血情况介于完全性前置胎盘和边缘性前置胎盘之间。

3. 边缘性前置胎盘　胎盘附着于子宫下段，边缘不超越子宫颈内口。初次出血发生较晚，多于妊娠 37～40 周或临产后，量也较少。

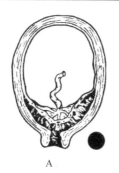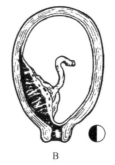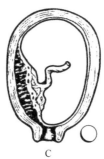

图 7-4　前置胎盘的类型

A. 完全性前置胎盘；B. 部分性前置胎盘；C. 边缘性前置胎盘

（三）处理原则

基本原则为抑制宫缩，止血、纠正贫血和预防感染。根据孕妇的一般情况、妊娠期、胎儿成熟度、出血量及产道条件等综合分析，制订具体方案。

1. 期待疗法　其目的是在保证孕妇安全的前提下使胎儿能达到或更接近足月，从而减少早产，提高胎儿成活率。这种方案适用于妊娠不足 34 周或估计胎儿体重小于 2000g，阴道流血量不多，孕妇一般情况良好，胎儿存活者。其妊娠结局与住院与否无明显差异，可视依从性选择门诊或住院治疗。对于有阴道流血的病人，强调住院治疗。密切监测孕妇生命体征及阴道流血情况。

2. 终止妊娠　终止妊娠的时机及方式应根据临床判断，辅以超声检查结果。①终止妊娠的指征：孕妇反复发生多量出血甚至休克者，无论胎儿成熟与否，为了孕妇安全应终止妊娠；胎龄达 36 周以上；胎儿成熟度检测提示胎儿肺成熟者；胎龄在妊娠 34～36 周，出现胎儿窘迫征象，或胎儿电子监护发现胎心异常、检测胎儿肺未成熟者，经促胎儿肺成熟处理后；胎儿已死亡或出现难以存活的畸形，如无脑儿。②剖宫产指征：完全性前置胎盘，持续大量阴道流血；部分性和边缘性前置胎盘出血量较多，先露高浮，胎龄达 36 周以上，短时间内不能结束分娩，有胎心、胎位异常。

> **案例分析 7-5**
>
> 1. 何谓完全型前置胎盘？有什么特点？
>
> 答：完全性前置胎盘又称中央性前置胎盘，子宫颈内口全部为胎盘组织所覆盖。特点：①初次出血的时间早，约在妊娠 28 周。②反复出血的次数频繁，量较多，有时一次大量阴道流血即可使病人陷入休克状态。

二 、 护 理 评 估

（一）健康史

详细了解孕产史、月经史、既往史及不良嗜好。在孕产史中尤其注意识别有无剖宫产史、人工流产史及子宫内膜炎等前置胎盘的易发因素；此外妊娠过程特别妊娠 28 周后，是否出现无痛性、无诱因、反复阴道流血症状。

（二）身体状况

1. 症状　典型症状为妊娠晚期或临产时突发性无诱因、无痛性阴道流血。完全性前置胎盘初次出血时间多在妊娠 28 周左右，称为"警戒性出血"；边缘性前置胎盘出血多发生在妊娠晚期或临产后，出血量少；部分性前置胎盘的初次出血时间、出血量及反复出血次数，介于两者之间。

2. 体征　常见胎头高浮，约 1/3 病人出现胎位异常，其中以臀先露较为多见。腹部软，无压痛与反跳痛，子宫大小与停经周数相符。出血严重可出现贫血或休克征象。临产时检查见宫缩为阵发性，间歇期子宫完全松弛。大量出血时可见面色苍白、脉搏细速、血压下降等休克症状。

（三）心理-社会支持状况

孕妇及其家属可因突然阴道流血而表现出恐惧或焦虑，因担心孕妇的健康及胎儿的安危，可能显得恐慌、紧张、手足无措等。及时评估孕妇及家属的情绪变化，对孕妇生命安全及胎儿存活问题的担心程度，了解孕妇因长时间卧床产生的焦虑状态。

（四）辅助检查

1. 超声波检查　B 型超声断层像可清楚看到子宫壁、胎头、宫颈和胎盘的位置，胎盘定位准确率达 95% 以上，可反复检查，是目前最安全、有效的首选方法。

2. 阴道检查　严禁肛查，慎用阴道检查。只有在近预产期出血不多时，终止妊娠前为排除其他出血原因或明确诊断决定分娩方式前考虑采用，要求阴道检查操作必须在输血、输液和做好手术准备的情况下方可进行。

3. 产后检查　胎盘及胎膜胎盘的前置部分可见陈旧血块附着呈黑紫色或暗红色，如这些改变位于胎盘的边缘，而且胎膜破口处距胎盘边缘＜7cm，则为部分性前置胎盘。如行剖宫产术，术中可直接了解胎盘附着的部位并确诊。

三、计 划 护 理

【常见护理诊断/问题】

1. 潜在并发症　出血性休克。

2. 有感染的危险　与前置胎盘剥离面靠近子宫颈口，细菌易经阴道上行感染有关。

3. 有胎儿受损的危险　与前置胎盘出血导致胎儿宫内缺血缺氧有关。

4. 恐惧/焦虑　与担心疾病预后和胎儿安危有关。

【护理目标】

1. 接受期待疗法的孕妇血红蛋白不再继续下降，胎龄达到或更接近足月，胎儿情况正常。

2. 产妇产后未发生产后出血和产后感染。

> **案例分析 7-5**
> 　2. 该病人目前最主要的护理诊断/问题是什么？
> 　（1）出血性休克：与血容量不足有关。
> 　（2）有胎儿受伤的危险：与前置胎盘出血导致宫内缺血、缺氧有关。

【护理措施】

根据病情需立即接受终止妊娠的孕妇，孕妇取去枕侧卧位，开放静脉，配血，做好输血准备。在抢救休克的同时，按腹部手术病人的护理要求进行术前准备，并做好母儿生命体征监护及抢救准备工作。

接受期待疗法孕妇的护理如下。

（一）一般护理

保证休息，减少刺激。孕妇需住院观察，绝对卧床休息，尤以左侧卧位为佳，避免各种刺激，以减少出血机会。尽量少做腹部检查，如果需要应动作轻柔，严禁阴道检查及肛查。加强营养，建议孕妇多食高蛋白及含铁丰富的食物，如动物肝脏、绿叶蔬菜及豆类等，保持大便通畅，避免增加腹压的动作。

（二）病情观察

监测生命体征，及时发现病情变化。严密观察阴道流血的量、色、流血时间及一般状况，做好记录。定时监测胎儿的宫内状态，可间断吸氧，一般每日2次，每次20分钟，提高胎儿血氧供应。及时完成实验室检查项目，交叉配血备用。发现异常及时报告医师，按抢救流程配合处理。

（三）预防产后出血和感染

1. 胎儿娩出后及早使用宫缩剂，以预防产后大出血；对新生儿严格按照高危儿护理。

2. 产妇产后应继续严密观察产妇的生命体征及阴道流血情况，以防止或及时发现产后出血。及时更换会阴垫，保持会阴部清洁、干燥。

（四）心理护理

向病人及家属介绍前置胎盘的相关知识，耐心细致地解答病人提出的问题，让病人正视病情，配合治疗。同时允许家属陪伴，给予情感支持。

（五）健康教育

指导围孕期妇女避免吸烟、酗酒等不良行为，避免多次刮宫、引产，防止多产，减少子宫内膜损伤或子宫内膜炎。对妊娠期出血，无论量多少均应就医，做到及时诊断，正确处理。

> **案例分析 7-5**
>
> 3. 应该如何护理该病人？
>
> 答：（1）立即取去枕侧卧位，开放静脉，配血，做好输血准备。在抢救休克的同时，按腹部手术病人的护理要求进行术前准备，并做好母儿生命体征监护及抢救准备工作。
>
> （2）预防产后出血和感染。严密观察产妇的生命体征及阴道流血情况，保持会阴部清洁。
>
> （3）心理护理。

> **知识拓展**
>
> #### 前置胎盘合并胎盘植入
>
> 前置胎盘合并胎盘植入的发生率为1%～5%，并随着剖宫产次数增多而明显增高。其诊断主要根据临床表现及术中所见。对于无产前出血的前置胎盘，更要考虑胎盘植入的可能性，不能放松对前置胎盘凶险性的警惕。术中发现胎盘与宫壁无间隙，或胎盘附着处持续大量出血，应及时做出判断。通过超声提示：胎盘内多个不规则的无回声区伴丰富血流信号和（或）膀胱壁连续性的中断，强烈提示胎盘植入可能。其他具有提示意义和诊断参考价值的超声征象包括子宫肌层变薄（厚度<1mm），胎盘和子宫分界不清。MRI对诊断胎盘植入有很大的帮助，能更清楚地显示胎盘侵入肌层的深度、局部吻合血管分布及宫旁侵犯情况，可提供准确的局部解剖层次，指导手术路径。此外，病理检查有助于明确诊断。

【护理评价】

1. 接受期待疗法的孕妇是否接近（或达到）足月时终止妊娠，且新生儿健康状况良好。

2. 产妇产后是否出现产后出血和感染。

第六节 胎盘早期剥离

> **案例 7-6 临床资料**
>
> 骆女士，女，26岁，"以停经38^{+4}周，下腹痛1$^+$小时"为主诉于2016年12月7日22：20入院。拟诊：孕1产0，38^{+4}周宫内妊娠。于12月08日12：55胎心监测时，病人诉突发

下腹痛，持续性，程度剧烈，无阴道流血、流水，胎心监测提示胎心上升至 180～190 次/分，持续约 1 分钟后，胎心下降至 50～60 次/分，立即嘱其左侧卧位后，胎心逐渐上升至 80～90 次/分，追问病史，病人诉昨日腹部意外撞击桌角，程度轻，未重视。查体：腹膨隆，呈妊娠腹型，腹肌紧张，呈板状腹，双下肢无水肿。产检：可扪及持续性宫缩，程度强，胎方位 LOA，胎心 102～138 次/分；考虑：腹痛原因待查；胎盘早剥；胎儿宫内窘迫。于 13：30 入手术室在腰硬联合麻醉下行"子宫下段剖宫手术"。胎膜自行完整娩出，查看胎盘可见约 1/2 早剥面，胎盘娩出后子宫收缩欠佳，出血汹涌，予彻底止血，新生儿 Apgar 评分 7 分，断脐后转新生儿科进一步治疗。术程顺利，出血 2000ml，尿量 400ml，色清，因胎盘早剥，产后出血，输红细胞悬液 3 单位，新鲜冷冻血浆 600ml，于 15：30 安返病房（体温 36.5℃，脉搏 72 次/分，呼吸 20 次/分，血压 133/80mmHg），术后予持续吸氧、心电监护监测生命征情况，给予预防性抗感染、促宫缩、补液、输血等治疗。

问题：

1. 该病人发生胎盘早剥的原因是什么？
2. 属于什么类型的早剥？
3. 存在哪些护理问题。
4. 如何落实护理措施？

一、概　述

妊娠 20 周后或分娩期，正常位置的胎盘在胎儿娩出前，部分或全部从子宫壁剥离，称为胎盘早期剥离（placental abruption），简称胎盘早剥。发病率国外报道为 1%～2%，国内报道为 0.46%～2.1%，是妊娠晚期的一种严重并发症，起病急、进展快，若处理不及时，可危及母儿生命。

（一）病因

1. 血管病变

（1）常见于妊娠期高血压疾病、妊娠合并慢性高血压、慢性肾脏疾病或身血管病变的病人。在上述疾病中，底蜕膜螺旋小动脉痉挛或硬化，引起远端毛细血管缺血坏死以致破裂出血，血液流至底蜕膜层形成血肿，导致胎盘自子宫壁剥离。

（2）妊娠晚期或临产后，孕妇长时间取仰卧位时，可发生仰卧位低血压综合征。此时，由于增大的子宫压迫下腔静脉，回心血量减少，血压下降，而子宫静脉淤血，静脉压升高，导致蜕膜静脉床淤血或破裂，形成胎盘后血肿，部分或全部胎盘自子宫壁剥离。

2. 机械性因素
当腹部受撞击、挤压、摔伤或行外倒转术纠正胎位时动作粗暴等，均可造成血管破裂而发生胎盘早剥。此外，脐带过短或因脐带绕颈、绕体等原因而相对较短时，分娩时随着胎儿下降牵拉脐带也能造成胎盘早剥。

3. 子宫内压力突然下降
羊水过多破膜时，羊水流出过快，或双胎在第一个胎儿娩出后，均可致宫腔缩小、宫压骤降而发生胎盘错位引起剥离。

4. 其他
一些高危因素包括吸烟、营养不良、吸毒、孕妇有血栓形成倾向，子宫肌瘤（尤其是胎盘附着部位肌瘤）与发生胎盘早剥有相关性；有胎盘早剥史者再次发生的可能性增加。

（二）病理类型

胎盘早剥的主要病理变化是底蜕膜出血，形成血肿，使胎盘自附着处剥离。按病理特点，分为显性剥离、隐性剥离及混合性出血 3 种类型（图 7-5）。

1. 显性剥离（revealed abruption）或外出血
剥离面小，出血停止、血液凝固，临床多无症状。如继续出血，血液冲开胎盘边缘及胎膜，沿胎膜与宫壁间经宫颈向外流出，出现阴道出血，为显性剥离或外出血。

2. 隐性剥离（concealed abruption）**或内出血**　血液在胎盘后形成血肿使剥离面逐渐扩大。当血肿不断增大，胎盘边缘仍附着于子宫壁上，或胎头固定于骨盆入口时，均使血液不能向外流而积聚在胎盘与子宫壁之间，无阴道出血，此为隐性剥离或内出血。

3. 混合性出血（mixed hemorrhage）　当内出血过多时，血液也可冲开胎盘边缘，向宫颈口外流出，形成混合性出血。有时出血穿破羊膜流入羊水中，形成血性羊水。内出血严重时，血液向子宫肌层内浸润，引起肌纤维分离、断裂、变性，此时子宫表面呈紫蓝色瘀斑，尤其在胎盘附着处更明显，这种情况称为子宫胎盘卒中（uteroplacental apoplexy），又称库弗莱尔子宫（Couvelaire uterus）。

严重的胎盘早剥可能发生凝血功能障碍，主要是由于从剥离处的胎盘绒毛和蜕膜中释放大量的组织凝血活酶，进入母体血液循环，激活凝血系统而发生弥散性血管内凝血（DIC）。子宫胎盘卒中影响子宫肌层收缩，可导致产后出血。尤其合并 DIC 时，更容易出现难以纠正的产后出血和急性肾衰竭。

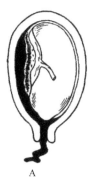 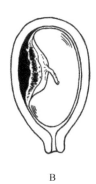 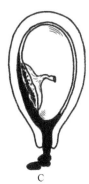

A　　　　　　　　　　B　　　　　　　　　　C

图 7-5　胎盘早期剥离的分类

A. 显性剥离；B. 隐性剥离；C. 混合性出血

案例分析 7-6

1. 该病人发生胎盘早剥的原因是什么？

答：机械性因素。腹部受撞击造成血管破裂而发生胎盘早剥。

2. 属于什么类型的早剥？

答：该病人无阴道出血，属于隐性剥离。

（三）分型

胎盘剥离的严重程度与剥离面的大小及剥离部位的位置有关，其中剥离面小于 1/3，以外出血为主者属于轻型；胎盘剥离面超过 1/3，伴有较大的胎盘后血肿，常为内出血或混合性出血者属于重型。

（四）处理原则

纠正休克、及时终止妊娠、防治并发症是处理胎盘早剥的原则。终止妊娠的方法根据胎次、早剥的严重程度、胎儿宫内状况及宫口开大等情况而定。

二、护理评估

（一）健康史

孕妇在妊娠晚期或临产时突然发生腹部剧痛，有急性贫血或休克现象，应引起高度重视。护士需结合有无妊娠期高血压疾病或高血压病史、胎盘早剥史、慢性肾炎史、仰卧位低血压综合征史及外伤史等，进行全面评估。

（二）身体状况

1. 症状

（1）突然发生的腹部持续性疼痛：轻型胎盘早剥病人疼痛较轻微或无腹痛。重型胎盘早剥病人主要症状为突然发生的持续性腹部疼痛和（或）腰酸、腰背痛，其程度与胎盘后积血多少呈正相关。严重时可出现恶心、呕吐，以及面色苍白、出汗、脉弱及血压下降等休克征象。

（2）痛性阴道流血：轻型胎盘早剥病人阴道流血量一般较多，色暗红，贫血体征不显著。重型胎盘早剥病人可无阴道流血或少量阴道流血及血性羊水，贫血程度与外出血量不相符，子宫出现出血不凝或仅有较软的凝血块，有时尚可发生血尿、咯血及呕血等现象。

2. 体征

（1）子宫强直性收缩：主要见于重型胎盘早剥者。轻型胎盘早剥者子宫软，宫缩有间歇期，腹部压痛不明显或仅局部有压痛。重型胎盘早剥者偶见宫缩，子宫多处于高张状态，硬如板状，压痛明显，胎位不正，子宫收缩间歇期不能放松，因此胎位触不清楚。

（2）皮肤、黏膜有出血倾向：重型胎盘早剥，特别是胎死宫内的病人可能发生 DIC 及凝血功能障碍。临床上表现为皮下、黏膜或注射部位出血。

（三）心理-社会支持状况

病情危急，多需紧急手术，预后未知，病人及其家属常高度紧张与恐惧。

（四）辅助检查

1. 产科检查
通过四步触诊判定胎方位、胎心情况、宫高变化、腹部压痛范围和程度等。

2. B 型超声检查
若胎盘与子宫壁之间有血肿时，在胎盘后方出现液性低回声区，暗区常不止一个，并见胎盘增厚。若胎盘后血肿较大时，能见到胎盘胎儿面凸向羊膜腔，甚至能使子宫内的胎儿偏向对侧。当胎盘边缘已与子宫壁分离时，未形成胎盘后血肿，见不到上述图像，故 B 型超声诊断胎盘早剥有一定的局限性。重型胎盘早剥时常伴胎心、胎动消失。

3. 实验室检查
主要了解病人贫血程度及凝血功能。重型胎盘早剥病人应检查肾功能与二氧化碳结合力。若并发 DIC 时进行筛选试验（血小板计数、凝血酶原时间、纤维蛋白原测定），结果可疑者可做纤溶确诊试验（凝血酶时间、优球蛋白溶解时间、血浆鱼精蛋白副凝试验）。

【常见护理诊断/问题】

1. **疼痛** 与胎盘后积血刺激子宫平滑肌收缩有关。
2. **组织灌注量不足** 与大出血有关。
3. **潜在并发症** 弥散性血管内凝血。
4. **恐惧** 与胎盘早剥起病急、进展快，危及母儿生命有关。
5. **预感性悲哀** 与死产、担心新生儿预后及切除子宫有关。
6. **有胎儿受损的危险** 与胎儿宫内窒道，出生后新生儿窒息有关。

> **案例分析 7-6**
> 　3. 存在哪些护理问题？
> 　（1）疼痛：腹痛与胎盘后积血刺激子宫平滑肌收缩有关。
> 　（2）组织灌注量不足：与失血过多有关。
> 　（3）恐惧：与大出血、担心胎儿及自身安危有关。

【护理目标】

1. 入院后，孕妇出血性休克症状得到控制。

2. 病人未出现凝血功能障碍、产后出血和急性肾衰竭等并发症。

3. 新生儿预后良好。

【护理措施】

（一）急救护理配合

1. 为终止妊娠做好准备　一旦确诊，为抢救母儿生命应及时终止妊娠，减少并发症的发生。分娩方式则依孕妇病情轻重、胎儿宫内状况、产程进展、胎产式等具体状态决定，护士须做好相应的配合与术前准备。

2. 纠正休克，改善病人一般情况　迅速开放静脉，积极补充血容量，及时输入新鲜血，既能补充血容量，又可补充凝血因子。

3. 严密观察病情变化，及时发现并发症　凝血功能障碍者表现为皮下、黏膜或注射部位出血，子宫出血不凝，有时有尿血、咯血及呕血等现象；急性肾衰竭者可表现为尿少或无尿。护士应高度重视上述症状，一旦发现，及时报告医师并配合处理；同时密切监测胎儿状态。

4. 做好新生儿复苏的准备　至少有 1 名熟练掌握新生儿复苏技术的人员在场，并提前备有新生儿复苏物品和药品。

（二）一般护理

提供清洁安静的病室休养环境，取合适体位，指导加强营养。产褥期保持会阴清洁，及时更换消毒会阴垫，防止感染。视母亲情况给予指导母乳喂养，如母婴分离的病人，应该指导挤奶及母乳的储存方法，如死产者及时指导退乳措施。

（三）心理护理

由于胎盘早剥起病急，发展快，对母婴危害大，因此，要求护士在抢救过程中保持沉着冷静的同时，积极与家属做好沟通，告知病情，说明治疗方案，解释手术的必要性，取得配合。如死产，须做好安抚，对于切除子宫的病人应该给予关心、理解，帮助建立今后面对生活的信心。

（四）预防产后出血

胎盘早剥的产妇易发生产后出血，因此，分娩前应配血备用，分娩时开放两条静脉。胎儿娩出后应及时给予宫缩剂，并配合按摩子宫，必要时按医嘱做切除子宫的术前准备。未发生出血者，产后仍应加强生命体征观察，预防晚期产后出血的发生。

（五）健康教育

胎盘早剥是一种妊娠晚期严重危及母儿生命的并发症，积极预防非常重要。做好妊娠期保健，加强产前检查，积极治疗血管病变，预防和及时治疗妊娠期高血压疾病、慢性高血压、慢性肾病等；妊娠晚期避免仰卧位及腹部外伤；施行外倒转术时动作要轻柔；处理羊水过多和双胎者时，避免子宫腔压力下降过快等。

> **案例分析 7-6**
>
> 4. 如何落实护理措施？
>
> （1）做好相应的配合与术前准备。纠正休克，改善病人一般情况。护士应迅速开放静脉，积极补充血容量，及时输入新鲜血。
>
> （2）严密观察病情变化，及时发现并发症。
>
> （3）提供清洁安静的病室休养环境，取合适体位。指导加强营养。产褥期保持会阴清洁，指导挤奶。
>
> （4）心理护理。

【护理评价】

1. 母亲分娩是否顺利，婴儿是否平安出生。

2. 病人是否出现并发症。

第七节 双胎妊娠

案例 7-7 临床资料

吴女士，26 岁，以"停经 37 周，发现双胎妊娠 8 个月"为主诉步行入院。既往体健。查体：体温 36.5℃，脉搏 80 次/分，呼吸 20 次/分，血压 110/70mmHg，神志清楚。产检：腹围 105cm，宫高 39cm，胎位 ROA/LOA，胎心 130/142 次/分，未扪及宫缩，先露头。

问题：

1. 在使用多普勒胎心仪为吴女士测听胎心时，测听到的两个胎心有什么特点时可考虑双胎？

2. 吴女士在阴道分娩过程，接生者接生第一个胎儿娩出后，应如何准备接生第二个胎儿？

3. 分娩过程如何预防产后出血？

一、概　述

多胎妊娠（multiple pregnancy）指在一次妊娠中宫腔内同时有两个或两个以上的胎儿，以双胎妊娠（twin pregnancy）最多见。其发生率在不同国家、地区、人种之间有一定差异。近年来，随着促排卵药物的应用和辅助生育技术的开展，双胎妊娠的发生率有增高趋势。多胎妊娠易引起妊娠高血压、妊娠肝内胆汁淤积症、贫血、胎膜早破、早产及胎儿发育异常等并发症，单绒毛膜双胎可引起双胎输血综合征、选择性生长受限等特殊并发症。因此，双胎妊娠属于高危妊娠范畴。

（一）影响因素

一般情况下，多胎的好发人群有下列特点。①遗传：孕妇或其丈夫家族中有多胎妊娠史者，多胎的发生率增加。②年龄和胎次：双胎发生率随着孕妇年龄增大而增加，尤其是 35～39 岁者最多。孕妇胎次越多，发生多胎妊娠的机会越多。③药物：曾因不孕症而使用了促排卵作用，导致双胎妊娠的发生率增加。

（二）分类

1. 双卵双胎 即由两个卵子分别受精而形成的双胎妊娠。与应用促排卵药物，多胚胎宫腔内移植有关系，约占双胎妊娠的 2/3。两个卵子可来源于同一成熟卵泡，或同一卵巢的不同成熟卵泡或两侧卵巢的成熟卵泡。因此，两个胎儿的基因不同，其性别、血型、容貌可相同或不相同。双卵双胎各自形成自己的胎盘和胎囊，两者血液互不相通，有时胎盘紧贴在一起似融合，但两个胎囊之间仍隔有两层羊膜和两层绒毛膜，有时两层绒毛膜可融为一层。

2. 单卵双胎 即由一个卵子受精后分裂而形成的双胎妊娠，约占双胎妊娠 30%。两个胎儿的基因相同，其性别、血型一致，容貌相似。单卵双胎的每个胎儿均有 1 根脐带，其胎盘和胎囊则根据受精卵分裂时间而有差异。①若分裂发生在桑椹期（早期囊胚），即在受精的 72 小时内分裂形成两个受精卵、两个羊膜囊和两个绒毛膜，则独立着床形成各自胎盘，与双卵双胎类似，占单卵双胎的 18%～36%。②若分裂发生在受精后第 4～8 天（晚期囊胚），则形成双羊膜囊、单绒毛膜的单卵双胎妊娠，共同拥有一个胎盘及绒毛膜，其中隔有两层羊膜。此类占单卵双胎的 2/3。③若分裂发生在受精后 9～13 天，胚胎在羊膜囊形成后分裂则各自发育成胎儿，两个胎儿共用一个胎盘，共存于一个羊膜腔内，称单羊膜囊双胎妊娠，较罕见，所占比例不足 1%，且新生儿死亡率甚高。④若分裂发生在受精 13 日以后，在原始胚胎形成之后，则可能导致不同程度、不同形式的联体儿，极其罕见。

（三）处理原则

妊娠期及早诊断出双胎妊娠者，增加其产前检查次数，注意休息，预防贫血、妊娠期高血压疾病的发生，防止早产、羊水过多、产前出血。分娩期应密切观察产程和胎心变化，如发现有宫缩乏力或产程延长，必要时采用阴道助产术，并注意防止胎头交锁导致难产。第二个胎儿娩出后应立即肌内注射或静脉滴注缩宫素，腹部放置沙袋，防止腹压骤降引起休克，同时预防发生产后出血，尤其是产后 2~4 小时内的迟发性出血。必要时使用抗生素预防感染。

二、护 理 评 估

（一）健康史

询问家族中有无多胎史、孕妇的年龄、胎次，妊娠前是否使用促排卵药；了解本次妊娠经过及产前检查情况等。

（二）身体评估

1. 症状 妊娠期早孕反应较重，子宫大于妊娠孕周，尤其是妊娠 24 周以后。中后期子宫增大明显，使横膈抬高，引起呼吸困难；胃部受压、胀感，食欲下降，摄入量减少，孕妇会感到极度疲劳和腰背部疼痛。孕妇自感胎动明显而且位置不固定。

2. 体征 有下列情况应考虑双胎妊娠：①子宫比孕周大，羊水量也较多；②妊娠晚期触及多个小肢体和两胎头；③胎头较小，与子宫大小不成比例；④在不同部位听到两个频率不同的胎心，同时计数 1 分钟，胎心率相差 10 次以上，或两胎心音之间隔有无音区；⑤妊娠中晚期体重增加过快，不能用水肿及肥胖进行解释者。

案例分析 7-7

1. 在使用多普勒胎心仪为吴女士测听胎心时，测听到的两个胎心有什么特点时可考虑双胎？

答：在不同部位听到两个频率不同的胎心，同时计数 1 分钟，胎心率相差 10 次以上，或两胎心音之间隔有无音区。

（三）心理-社会支持状况

双胎妊娠的孕妇在妊娠期必须适应两次角色转变，首先是接受妊娠，其次当被告知是双胎妊娠时，必须适应第二次角色转变，即成为两个孩子的母亲。双胎妊娠属于高危妊娠，孕妇既兴奋又常常担心母儿的安危，尤其是担心胎儿的存活率。

（四）辅助检查

1. B 型超声检查 可以早期诊断双胎、畸胎，能提高双胎妊娠的妊娠期监护质量。B 型超声在妊娠 8 周时见到两个妊娠囊，妊娠 13 周后清楚显示两个胎头光环及各自拥有的脊柱、躯干、肢体等，B 型超声对中晚期的双胎诊断率几乎达 100%。

2. 多普勒胎心仪 应用多普勒胎心仪在妊娠 12 周后听到两个频率不同的胎心音。晚期电子胎心监护可监测出两个不同的胎心基线等图形。

三、计 划 护 理

【常见护理诊断/问题】

1. 有胎儿受伤的危险 与双胎妊娠引起早产有关。

2. 潜在并发症 早产、脐带脱垂或胎盘早剥，产后出血。

【护理目标】

1. 孕妇摄入足够营养，保证母婴需要。

2. 孕妇及胎儿、婴儿的并发症被及时发现，保证了母婴安全。

【护理措施】

（一）一般护理

1. 增加产前检查的次数，每次监测宫高、腹围和体重。

2. 注意多休息，尤其是妊娠最后 2～3 个月，要求适当卧床休息，防止跌伤意外。卧床时最好取左侧卧位，增加子宫、胎盘的血供，减少早产的机会。

3. 加强营养，尤其是注意补充铁、钙、叶酸等，以满足妊娠的需要。

（二）心理护理

帮助双胎妊娠的孕妇完成两次角色转变，接受成为两个孩子母亲的事实。告知双胎妊娠虽属于高危妊娠，但孕妇不必过分担心母儿的安危，说明保持心情愉快、积极配合治疗的重要性。指导家属准备双份新生儿用物，安排好照看两个婴儿的问题。

（三）病情观察

双胎妊娠孕妇易伴发妊娠期高血压疾病、羊水过多、前置胎盘、贫血等并发症，因此，应加强病情观察，及时发现并处理。

（四）症状护理

双胎妊娠的孕妇胃区受压致胃纳差、食欲减退，因此应鼓励孕妇少量多餐，满足妊娠期需要，必要时给予饮食指导，如增加铁、叶酸、维生素的供给。因双胎妊娠的孕妇腰背部疼痛症状较明显，应注意休息，可指导其做骨盆倾斜运动，局部热敷也可缓解症状。采取措施预防静脉曲张的发生。

（五）治疗配合

1. 严密观察产程和胎心率变化，如发现有宫缩乏力或产程延长，则及时处理。按医嘱使用抗生素。

2. 第一个胎儿娩出后，尽量等待脐带搏动消失后再行断脐，并固定第二个胎儿为纵产式，密切观察第二个胎儿的胎心情况，通常再等待 20 分钟左右，第二个胎儿自然娩出。如等待 15 分钟仍无宫缩，则可协助人工破膜或遵医嘱静脉滴注催产素促进宫缩。产程过程中应严密观察，及时发现脐带脱垂或胎盘早剥等并发症。

3. 为预防产后出血的发生，产程中开放静脉通道，做好输液、输血准备；第二个胎儿娩出后应立即肌内注射或静脉滴注缩宫素，腹部放置沙袋，并以腹带紧裹腹部，防止腹压骤降引起休克。产后严密观察子宫收缩及阴道流血情况，发现异常及时配合处理。

4. 双胎妊娠者如系早产，产后应加强对早产儿的观察和护理。

（六）健康教育

护士应指导孕妇注意休息，加强营养，注意阴道流血量和子宫复旧情况，及早识别产后出血、感染等异常情况。并指导产妇正确进行母乳喂养，选择有效的避孕措施。

【护理评价】

1. 孕妇能否主动与他人讨论两个孩子的将来并做好分娩的准备。

2. 孕产妇、胎儿或新生儿是否安全。

案例分析 7-7

2. 吴女士在阴道分娩过程，接生者接生第一个胎儿娩出后，应如何准备接生第二个胎儿？

答：第一个胎儿娩出后，尽量等待脐带搏动消失后再行断脐，并固定第二个胎心为纵产式，密切观察第二个胎儿的胎心情况，通常再等待20分钟左右，第二个胎儿自然娩出。如等待15分钟仍无宫缩，则可协助人工破膜或遵医嘱静脉滴注催产素促进宫缩。产程过程中应严密观察，及时发现脐带脱垂或胎盘早剥等并发症。

3. 分娩过程如何预防产后出血？

答：产程中开放静脉通道，做好输液、输血准备；第二个胎儿娩出后应立即肌内注射或静脉滴注缩宫素，腹部放置沙袋，并以腹带紧裹腹部，防止腹压骤降引起休克。产后严密观察子宫收缩及阴道流血情况，发现异常及时配合处理。

知识拓展

纸 样 胎 儿

纸样胎儿（fetus papyraceous）或压缩儿（fetus compressus）指双胎妊娠时，尤其是单卵双胎，两胎儿胎盘血管相互吻合，发生所谓第三循环，可使胎儿致死（发生胎儿转输综合征），胎儿之一死于宫内，另一胎儿继续发育。如发生在早期，死胎可全部吸收；妊娠3～4个月死亡的胎儿，由于躯干尚未完全骨化，组织中水分和羊水渐被吸收，结果被活胎压缩变平形成。临床以纸样儿随同另一胎儿分娩一并排出确诊。

第八节　羊水量异常

一、羊 水 过 多

案例 7-8　临床资料

病人曾女士，33岁，以"以停经38^{+6}周"为主诉步行入院。神志清楚，应答切题。查体：体温36.5℃，脉搏80次/分，呼吸22次/分，血压100/70mmHg，腹壁皮肤发亮。产检：腹围99cm，宫高40cm，LOA，胎心130次/分，未扪及宫缩，先露头。彩超提示：羊水指数为27cm等；拟诊：羊水过多；孕1产0，38^{+6}周宫内妊娠。

问题：

1. 该病人的诊断依据是什么？
2. 该病人存在的需要解决的护理问题可能有哪些？

（一）概述

凡在妊娠任何时期内羊水量超过 2000ml 者，称为羊水过多（polyhydramnios）。其发生率为0.5%～1%，羊水的外观和性状与正常无异样，多数孕妇羊水增多缓慢，在较长时间内形成，称为慢性羊水过多；少数孕妇可在数日内羊水急剧增加，称为急性羊水过多。

1. 病因　羊水过多的确切原因不十分清楚，临床常见于以下几种情况：

（1）多胎妊娠：多胎妊娠并发羊水过多者是单胎的 10 倍，尤以单卵双胎居多。因为单卵双胎之间血液循环相互沟通，占优势的胎儿（其中体重较重的一个胎儿）循环血量较多，尿量增加，以致羊水增多。

（2）胎儿畸形：包括胎儿结构畸形、胎儿肿瘤，神经肌肉发育不良、代谢性疾病、染色体或遗传基因异常，等。明显的羊水过多常伴有胎儿畸形，其中以中枢神经系统和上消化道畸形最为常见。

（3）妊娠合并症：糖尿病孕妇的胎儿血糖也增高，羊水过多的发生率达到13%～36%。母体的高血糖致胎儿血糖高，产生高渗性利尿排入羊水中，同时胎盘胎膜渗透出增加至羊水过多。ABO

或 Rh 血型不合的孕妇，由于血型不合时胎儿免疫性水肿、胎盘绒毛水肿影响液体交换，导致羊水过多。妊娠期高血压疾病、急性肝炎、孕妇严重贫血等均可致羊水过多。

（4）胎盘脐带病变：胎盘绒毛血管瘤直径>lcm、15%～30%合并羊水过多。巨大胎盘、脐带帆状附着等有时也可引起羊水过多。

（5）特发性羊水过多：其原因不明。约有 30%羊水过多者，未发现孕妇、胎儿或胎盘有任何异常。

2. 处理原则 针对病因，根据胎儿及孕妇自觉症状的严重程度进行处理。经诊断为羊水过多合并胎儿畸形者应及时终止妊娠；羊水过多但仍为正常胎儿者，则应根据羊水过多的程度与胎龄决定处理方法。

（二）护理评估

1. 健康史 详细询问病史，了解孕妇年龄、有无妊娠合并症、有无先天畸形家族史及生育史。

2. 身体状况

（1）急性羊水过多：由于羊水量急剧增多，在数日内子宫急剧增大，横膈上抬，病人出现呼吸困难，不能平卧，甚至出现发绀，孕妇表情痛苦，腹部因张力过大而感到疼痛，食量减少。由于胀大的子宫压迫下腔静脉，影响静脉回流，导致孕妇下肢及外阴部水肿、静脉曲张。子宫明显大于妊娠月份，胎位不清，胎心遥远或听不清。较少见，多发生于妊娠 20～24 周。

（2）慢性羊水过多：羊水可在数周内逐渐增多，多数孕妇能适应。孕妇子宫大于妊娠月份，腹部膨隆、腹壁皮肤发亮、变薄，触诊时感到皮肤张力大，胎位不清，胎心遥远或听不到。较多见，多发生于妊娠晚期。

3. 心理-社会支持状况 病人及家属因担心胎儿可能会有某种畸形，会感到紧张、焦虑不安，甚至产生恐惧心理。

4. 辅助检查

（1）B超：羊水过多的重要辅助检查方法。B超诊断羊水过多的标准有两个：①测量羊水最大暗区垂直深度（AFV）≥8cm 才能诊断为羊水过多。其中 AFV 8～11cm 为轻度羊水过多，12～15cm 为中度羊水过多，>15cm 为重度羊水过多。②计算羊水指数（AFI），将孕妇腹部经脐横线与腹白线作为标志线，分为 4 个区，4 个区羊水最大暗区垂直深度之和，即为羊水指数，≥25cm 为羊水过多。

（2）甲胎蛋白（AFP）测定：母血、羊水中 AFP 值明显增高提示胎儿畸形。胎儿神经管畸形（无脑儿、脊柱裂）、上消化道闭锁等羊水 AFP 呈进行性增加。羊水 AFP 平均值超过同期正常妊娠平均值 3 个标准差以上；还可以用 PCR 的技术检测胎儿是否感染细小病毒 B19、梅毒、弓形虫、单纯疱疹病毒、风疹病毒、巨细胞病毒等。

（3）孕妇血型及血糖检查：检查孕妇 Rh、ABO 血型，排除母儿血型不合。必要时行葡萄糖耐量试验，以排除妊娠期糖尿病。

（4）胎儿染色体检查：需排除胎儿染色体异常时，可做羊水细胞培养，或采集胎儿血培养，做染色体核型分析，了解染色体数目、结构有无异常。

【常见护理诊断/问题】

1. 有胎儿受伤的危险 与破膜时易并发胎盘早剥、脐带脱垂、早产等有关。

2. 焦虑 与担心胎儿可能有畸形的结果有关。

3. 潜在的并发症 早产、胎膜早破、脐带脱垂、胎盘早剥等。

【护理目标】

1. 羊水过多但胎儿正常者，母婴健康平安。

2. 羊水过多合并胎儿畸形者，孕妇能面对现实，终止妊娠，顺利度过产褥期。

【护理措施】

（一）一般护理

向孕妇及其家属介绍羊水过多的原因及注意事项，包括指导孕妇摄取低钠饮食，防止便秘。减少增加腹压的活动以防胎膜早破。

（二）病情观察

观察孕妇的生命体征，定期测量宫高、腹围和体重，判断病情进展，并及时发现并发症。观察胎心、胎动及宫缩，及早发现胎儿宫内窘迫及早产的征象。人工破膜时应密切观察胎心和宫缩，及时发现胎盘早剥和脐带脱垂的征象。产后应密切观察子宫收缩及阴道流血情况，防止产后出血。

（三）配合治疗

腹腔穿刺放羊水时应防止速度过快、量过多引起脐带脱垂、胎盘早剥和腹压骤降发生休克。一次放羊水量不超过 1500ml，每小时约 500ml。放羊水后腹部可适当放置沙袋或加腹带包扎。腹腔穿刺放羊水应注意无菌操作，防止发生感染，同时按医嘱给予抗感染药物。

（四）心理护理

向病人和家属解释羊水过多的原因和注意事项。若是胎儿畸形，提供情感支持，以良好的心态接受现实。鼓励其积极查找原因，对病因进行治疗和预防。

（五）健康教育

确诊的病人应定期随访，每 1～2 周 B 超监测羊水情况，每 2 周一次胎心监护。在多数情况下尚缺乏有效预防羊水过多的措施，但羊水过多又是一种相对常见的产科并发症，所以应该严密监测病程，尽可能及早明确病因，及时处理以减少不良妊娠结局。

【护理评价】

1. 母婴是否安全，无并发症发生。

2. 孕妇是否积极参与治疗与护理过程。

3. 对于因胎儿畸形终止妊娠者是否能正确面对现实。

二、羊水过少

（一）概述

妊娠足月时羊水量少于 300ml 者称为羊水过少（oligohydramnios）。发病率为 0.4%～4%。羊水过少者约 1/3 有胎儿畸形。羊水过少可发生于妊娠各期，但以妊娠晚期为常见。羊水过少严重影响围生儿的预后，若羊水量少于 50ml，胎儿窘迫的发生率达 50% 以上，围生儿的死亡率也高达 88%，同时增加剖宫产的概率，应当引起高度重视。

1. 病因 部分羊水过少的原因不明，临床常见以下几种情况。

（1）胎儿畸形：主要包括染色体异常、囊性淋巴瘤、泌尿生殖道畸形、小头畸形、法洛四联症、甲状腺功能减退、腹裂、脐膨出等，但以先天性泌尿系统异常最多见。泌尿系统畸形如胎儿先天肾缺如、肾发育不全、输尿管或尿道狭窄等导致的少尿或无尿。

（2）胎盘功能异常：过期妊娠、胎儿宫内生长迟缓、胎盘退行性变等均可导致胎盘功能异常；胎儿脱水及宫内慢性缺氧而使胎儿血流量下降，以及胎儿成熟过度等导致肾小管对抗利尿激素的敏感性增高，胎儿尿的生成减少致羊水过少。

（3）胎膜早破：羊水外漏速度超过羊水生成速度，导致羊水过少。

（4）母体因素：妊娠期高血压疾病导致胎盘血流减少。孕妇脱水、服用某些药物，如前列腺素合成酶抑制剂、血管紧张素转换酶抑制剂、利尿剂、布洛芬等均有引起羊水过少的发生。

（5）其他：羊膜病变等因素与羊水过少的发生有一定关系。

2. 处理原则 针对病因，并根据胎儿及孕周情况制订处理方案。确诊羊水过少合并胎儿畸形应极早终止妊娠。羊水过少合并胎儿正常，寻找原因并给予排除。

案例分析 7-9

1. 考虑致该病人发生羊水过少的原因是什么？

答：主要原因可能由胎盘功能异常引起。诊断依据：

（1）彩超提示：羊水指数为 4.5cm；胎盘 2⁺级等。

（2）病人无明显阴道流水的主诉，窥器检查宫颈口未见液体流出。

（二）护理评估

1. 健康史 详细询问病史，了解孕妇月经生育史、用药史、有无妊娠合并症、有无先天畸形家族史等，同时了解孕妇感觉到的胎动情况。

2. 身体状况 孕妇于胎动时感觉腹痛，检查时发现宫高、腹围小于同期正常妊娠孕妇，子宫的敏感度较高，轻微的刺激即可引起宫缩，临产后阵痛剧烈，宫缩不协调，宫口扩张缓慢，产程延长。

3. 心理-社会支持状况 病人及家属因担心胎儿可能有畸形常感到紧张无措、焦虑不安。

4. 辅助检查

（1）产科检查：羊水过少者宫高、腹围增长缓慢。

（2）B 超：测量单一最大羊水暗区垂直深度（AFV）≤2cm 者为羊水过少；≤1cm 者为严重羊水过少。羊水指数（AFI）≤5cm 者为诊断羊水过少，≤8cm 者诊断为羊水偏少。B 超还可判断胎儿有无畸形，羊水与胎儿的交界情况等。

（3）直接测量羊水量：破膜时使用容器置于外阴收集羊水量，少于 300ml 即可诊断。直接测量不能做到早期发现。

（4）胎心电子监护仪检查：羊水过少的主要威胁是脐带及胎盘受压，使胎儿储备力减低，NST 呈无反应型，一旦子宫收缩脐带受压加重，则出现胎心变异减速和晚期减速。

【常见护理诊断/问题】

1. 有胎儿受伤的危险 与胎儿发育畸形、宫内发育迟缓等有关。

2. 恐惧　与担心胎儿畸形有关。

3. 潜在并发症　早产、胎儿宫内窘迫。

【护理目标】

1. 羊水过少但胎儿正常者，母婴健康平安。

2. 合并胎儿畸形者，孕妇能面对现实，积极配合治疗。

【护理措施】

1. 一般护理　指导孕妇休息时取左侧卧位，改善胎盘血液供应；教会孕妇自我监测宫内胎儿情况的方法和技巧，同时积极预防胎膜早破的发生。

2. 病情观察　观察孕妇的生命体征，定期测量宫高、腹围和体重，判断病情进展。根据胎盘功能测定结果、胎动、胎心监测和宫缩的变化，及时发现并发症。发现羊水过少者，严格 B 超监测羊水量，并注意观察有无胎儿畸形。出生后的胎儿应认真全面评估，识别畸形。

3. 治疗配合　发现羊水过少时若妊娠已近足月，应指导孕妇在短期内重复测定羊水量并监测胎心和胎动变化。若合并有过期妊娠、胎儿宫内发育迟缓等需及时终止妊娠者，应遵医嘱做好阴道助产或剖宫产的准备。若羊水过少合并胎膜早破或者产程中发现羊水过少，需遵医嘱进行预防性羊膜腔灌注治疗者，应注意严格无菌操作，防止发生感染，同时按医嘱给予抗感染药物。

4. 心理护理　向孕妇及其家属介绍羊水过少的可能原因。以积极的态度接受治疗方案，如果诊断为胎儿畸形需要终止妊娠者，应给予引导，使家属及病人面对现实，改善其不良情绪，顺利度过分娩期。

5. 健康教育　指导病人定期产检，加强妊娠期保健，积极治疗妊娠合并症，指导终止妊娠者避孕半年后方可再次妊娠，妊娠前应进行遗传及优生优育咨询。

> **案例分析 7-9**
>
> 2. 该病人的主要护理措施有哪些？
>
> 答：（1）指导孕妇休息时取左侧卧位，改善胎盘血液供应；教会孕妇自我监测宫内胎儿情况的方法和技巧。
>
> （2）定期测量宫高、腹围和体重，判断病情进展。根据胎盘功能测定结果、胎动、胎心监测和宫缩的变化，及时发现并发症。指导孕妇在短期内重复测定羊水量并监测胎心和胎动变化。
>
> （3）心理护理。

【护理评价】

1. 母婴是否安全，无并发症发生。

2. 对于胎儿畸形终止妊娠者是否能积极配合治疗。

第九节　胎膜早破

> **案例 7-10　临床资料**
>
> 张女士，以"停经 38^{+4} 周，阴道流水 2 小时"为主诉入院。产科检查：无宫缩，查宫口未开，先露 S^{-3}，胎心好，胎动正常。
>
> **问题：**
>
> 1. 确诊胎膜早破较常用哪些方法？
>
> 2. 确认胎膜早破后，孕妇的体位管理上有何要求？

一、概　述

胎膜早破（premature rupture of membranes，PROM）是指临产前胎膜自然破裂。未足月胎膜早破指在妊娠 20 周以后、未满 37 周在临产前发生的胎膜破裂。其发生率在妊娠满 37 周为 10%，妊娠不满 37 周的胎膜早破发生率为 2.0%～3.5%，胎膜早破对妊娠和分娩均造成不利影响，可导致早产及围生儿死亡率的增加，可使孕产妇宫内感染率和产褥感染率增加。

（一）病因

1. 生殖道感染　可由细菌、病毒或弓虫体上行感染引起胎膜炎，使胎膜局部张力下降而破裂。

2. 胎膜受力不均　胎先露部高浮、头盆不称、胎位异常可使胎膜受压不均导致破裂。

3. 羊膜腔内压力升高　常见于多胎妊娠、羊水过多等。

4. 营养因素缺乏　维生素 C、锌及铜缺乏，可使胎膜张力下降而破裂。

5. 宫颈内口松弛　由于先天性或创伤使宫颈内口松弛、前羊水囊楔入、受力不均及胎膜发育不良而发生胎膜早破。

6. 细胞因子 IL-1、IL-6、IL-8、TNF-α 升高，可激活溶酶体酶破坏羊膜组织导致胎膜早破。

7. 机械性刺激　创伤如羊膜穿刺不当、反复阴道检查刺激和人工破膜，或妊娠后期性生活也可导致胎膜早破。

（二）处理原则

预防发生感染和脐带脱垂等并发症。妊娠<24 周的孕妇建议终止妊娠。妊娠 28～35 周的孕妇若胎儿肺不成熟，无感染征象，无胎儿窘迫者，可采用期待疗法，若胎儿肺成熟并有明显感染者，应立即终止妊娠，对胎儿窘迫者，妊娠>34 周，终止妊娠。足月胎膜早破一般在破膜后 12 小时内自然临产，若 12 小时内未临产者，可予药物引产。

二、护理评估

（一）健康史

详细询问病史，了解诱发胎膜早破的原因，确定胎膜破裂的时间，妊娠周数，是否有宫缩及感染的征象。

（二）身体状况

1. 症状　90% 孕妇突感有较多液体自阴道流出可混有胎脂及胎粪，继而少量间断性排出，无腹痛等其他产兆。当咳嗽、打喷嚏、负重等增加腹压的动作后，羊水流出。

2. 体征　肛诊时上推胎先露部，见阴道流水增加，阴道窥器检查可见后穹窿有羊水自宫口流出。如羊水有臭味，伴发热，母儿心率加快，子宫压痛，则预示有羊膜腔内感染。

（三）心理-社会状况

由于孕妇突然发生不可自控的阴道流液，可能惊惶失措，担心会影响胎儿及自身的健康，有些孕妇可能开始设想胎膜早破会带来的种种后果，甚至会产生恐惧心理。

（四）辅助检查

1. 阴道液酸碱度检查　正常阴道液呈酸性，pH 为 4.5～5.5；羊水的 pH 为 7.0～7.5；尿液的 pH 为 5.5～6.5。用 pH 试纸检查，若流出液 pH>6.5 时，视为阳性，准确率可达 90%。要注意受血液、尿液、宫颈黏液、精液及细菌污染时出现的假阳性。

2. 阴道液涂片检查　阴道液干燥片检查有羊齿植物叶状结晶出现为羊水，准确率达 95%。

3. 羊膜镜检查　可直视胎先露部，看不到前羊膜囊，即可确诊为胎膜早破。

4. 胎儿纤维结合蛋白（fFN）　是胎膜分泌的细胞外基质蛋白。当宫颈及阴道分泌物内 fFN 含量＞0.05mg/L 时，胎膜抗张能力下降，易发生胎膜早破。

5. 胰岛素样生长因子结合蛋白-1（IGFBP-1）**检测** 检测人羊水中 IGFBP-1，特异性强，不受血液、精液、尿液和宫颈黏液的影响。

6. 羊膜腔感染监测 包括：①羊水细菌培养；②羊水涂片革兰氏染色检查细菌；③羊水 IL-6 的测定：IL-6≥7.9ng/ml 时，提示羊膜腔感染；④血 C 反应蛋白＞8mg/L，提示羊膜腔感染。

案例分析 7-10

1. 确诊胎膜早破较常用几种什么方法？

（1）阴道液酸碱度检查：用 pH 试纸检查，若 pH＞6.5 时，视为阳性，准确率可达 90%。

（2）阴道液涂片检查：阴道液干燥片检查有羊齿植物叶状结晶出现为羊水，准确率达 95%。

（3）羊膜镜检查：可直视胎先露部，看不到前羊膜囊，即可确诊。

三、计划护理

【常见护理诊断/问题】

1. 有感染的危险 与胎膜破裂后，病原体上行感染有关。

2. 有胎儿受伤的危险 与脐带脱垂和早产儿肺部不成熟有关。

3. 潜在并发症 宫内感染、早产、脐带脱垂、胎儿窘迫等。

4. 舒适的改变 与胎膜破裂后卧床体位有关。

5. 焦虑 与担心母儿安全有关。

【护理目标】

1. 孕妇不发生感染。

2. 胎儿无并发症发生。

【护理措施】

（一）一般护理

胎膜早破、胎先露未衔接的住院待产妇应绝对卧床，采取左侧卧位，注意抬高臀部，调整体位应介于孕妇自感舒适又无出现阴道流水的位置，防止脐带脱垂造成胎儿缺氧或宫内窘迫。加强饮食指导，保持环境舒适整洁。

（二）严密观察胎儿情况

密切观察胎心率的变化，监测胎动及胎儿宫内安危。定时观察羊水性状、颜色、气味等。头先露者，如为混有胎粪的羊水流出，则是胎儿宫内缺氧的表现，应及时给予吸氧等处理。进行阴道检查确定脐带有无隐性脱垂，如有脐带先露或脐带脱垂，应在数分钟内结束分娩。

（三）期待保胎过程中的处理

对于少于妊娠 34 周无期待保胎治疗禁忌证者，均应遵医嘱给予糖皮质激素治疗。建议对妊娠 34～34 周的孕妇，依据其个体情况和当地的医疗水平来决定是否给予促胎儿肺成熟的处理，如果孕妇合并妊娠期糖尿病，建议进行促胎儿肺成熟处理。

（四）积极预防感染

1. 嘱孕妇保持外阴清洁，每日会阴护理 2 次。

2. 放置吸水性好的消毒会阴垫于外阴，勤换会阴垫，保持清洁干燥，防止上行性感染。

3. 严密观察产妇的生命体征，每天监测体温 4 次，定期进行白细胞计数监测，了解是否存在感染。

4. 遵医嘱给予抗生素预防感染。

（五）心理护理

与病人及家属了解并解释发病原因，讲解应对方法，增强信心，改善焦虑状态，以积极态度配合治疗护理。

（六）健康教育

1. 为孕妇讲解胎膜早破的影响，使孕妇重视妊娠期卫生保健并积极参与产前保健指导活动。

2. 嘱孕妇妊娠后期禁止性生活。

3. 避免负重及腹部受碰撞。

4. 宫颈内口松弛者，应卧床休息，并遵医嘱于妊娠 14～18 周行宫颈环扎术。

5. 注意指导其营养。

案例分析 7-10

　　2. 确认胎膜早破后，孕妇的体位管理上有何要求？

　　答：胎膜早破胎先露未衔接的住院待产妇应绝对卧床，采取左侧卧位，注意抬高臀部，调整体位应介于孕妇自感舒适又无出现阴道流水的位置，防止脐带脱垂造成胎儿缺氧或宫内窒迫。

【护理评价】

1. 孕妇是否能积极参与护理过程，是否对胎膜早破的处理感到满意。

2. 母儿生命是否安全、未发生并发症。

思 考 题

1. 描述本章所列妊娠期常见并发症的原因、病理生理变化特点。
2. 陈述本章所列妊娠期常见并发症妇女的临床表现、处理原则及护理。
3. 解释本章内容所涉及的专业名词。
4. 介绍本章所列妊娠期常见并发症的相关检查项目及其临床意义。
5. 案例：孕妇王某，以"停经 33 周，发现高血压 1 个多月，自感头晕 1 天"为主诉步行入院，入院体检：血压为 156/100mmHg，胎心好，孕妇于妊娠 8 周时因"先兆流产"住院治疗后，于妊娠 22 周彩超提示：胎盘处于前置状态，未完全覆盖宫颈内口，妊娠 28 周出现下肢水肿，随机尿蛋白（+），血压 142/96mmHg。

问题：

（1）病人的入院诊断是什么？

（2）该病人是否可诊断为前置胎盘？

（3）请列出该病人存在的需要解决的护理问题。

（4）指出该病人存在的心理-社会支持问题并为其提供相应的心理指导。

6. 病人潘某，以"停经 70 天，下腹痛 2 小时"为主诉入院，入院体温、脉搏、呼吸正常，血压 90/50mmHg，妇检：子宫增大如妊娠 2 月余，双附件明显压痛，拒按，触诊不清。急诊彩超提示：早孕，宫内单活胎，右侧下腹部有大量液性暗区，考虑腹腔内血，即行阴道穹后部穿刺，穿出不凝固血。拟诊为：腹痛待查；腹腔内大出血；孕 1 产 0，宫内妊娠 10 周。急行剖腹探查术。术中出见腹腔内出血 800ml，右侧输卵管间质增粗 3cm×3cm×2cm，表面呈紫蓝色，可见 2cm 的破口有活动性出血。术后诊断：右输卵管间质部妊娠并腹腔内出血；孕 1 产 0，宫内妊娠 10 周。

问题：

（1）列出病人存在的主要护理问题。

（2）如何配合医生做好急诊手术的术前准备？

（3）术后如何做好健康教育？

（黄琼瑜）

第八章 妊娠合并症妇女的护理

【知识目标】

掌握 妊娠合并心脏病、糖尿病、病毒性肝炎、贫血、阑尾炎妇女的临床表现、护理评估和护理措施。

熟悉 心脏病、糖尿病、病毒性肝炎、贫血及阑尾炎孕、产妇的护理问题、治疗要点和主要检查方法。

了解 心脏病、糖尿病、病毒性肝炎、贫血及阑尾炎与妊娠、分娩之间的相互影响。

【技能目标】

熟练进行吸氧、血糖测定、输血等操作，能对肝炎产妇的新生儿实施免疫阻断，能指导母乳喂养，能配合心脏病产妇阴道分娩产程处理。

【素质目标】

培养学生对妊娠合并心脏病、糖尿病、病毒性肝炎、贫血及阑尾炎妇女的整体护理理念，建立健康教育意识，重视心理护理和人文关怀。

妊娠合并症指孕妇在妊娠期间发生或在妊娠前已有各种内外科疾病。常见的内科合并症有心脏病、糖尿病、病毒性肝炎、贫血等；外科合并症以阑尾炎多见。妊娠合并症若处理不当会危及母儿安全，影响妊娠结局。妊娠期间孕妇需定期产前检查，及时处理合并症，保障母儿健康。

第一节 妊娠合并心脏病妇女的护理

案例 8-1 临床资料

王女士，女，27 岁，已婚，到门诊行妊娠前检查与咨询。自诉平素体质差，易感冒，剧烈运动后有心悸气短，休息后缓解。4 岁体检发现先天性心脏病房间隔缺损，未治疗。体格检查：胸骨左缘第 2 肋间闻及 2/6 级收缩期吹风样杂音。辅助检查：心脏彩超示房间隔回声中断约 9mm。王某不停地追问可否妊娠，医生告知可以妊娠后，仍然担忧心脏病对妊娠有无影响。

问题：

1. 如何向其解释心脏病与妊娠是否相互影响？

2. 妊娠期有哪些可能的护理诊断和相应的护理措施？

一、概　述

妊娠合并心脏病是妇女在围生期患有的一种严重的妊娠合并症，包括妊娠前已患有的心脏病、妊娠后发现或发生的心脏病，其发病率各国报道为 1%～4%，我国发病率约为 1%。随着产科出血、感染和高血压引起孕产妇死亡的减少，妊娠合并心脏病对孕妇的危害日益突出，高居我国孕、产妇死因顺位第二位，非直接产科死因首位。妊娠合并心脏病中，先天性心脏病最常见，占 35%～50%。其次为风湿性心脏病。妊娠期高血压疾病性心脏病、围生期心肌病、贫血性心脏病和心肌炎等也占一定比例。妊娠、分娩和心脏病相互影响，应加强监护与保健，以期获得理想的妊娠结局。

（一）妊娠、分娩对心脏病的影响

1. 妊娠期 心脏负担加重。妊娠期妇女的循环血容量于妊娠第 6 周开始逐渐增加,在妊娠 32～34 周达到高峰,较妊娠前增加 30%～45%,并维持此水平直至分娩。血容量增加可引起心排血量增加和心率增快,至妊娠晚期每分钟心率增加 10～15 次,心脏负担加重,导致心肌轻度肥大。妊娠晚期子宫增大,膈肌上升使,心脏向上、向左移位,大血管扭曲。以上因素均增加了心脏负担,特别是血流限制性损害的心脏病,易诱发心力衰竭。

2. 分娩期 为心脏负担最重的时期。第一产程中每次宫缩有 250～500ml 血液被挤入体循环,体循环血容量增加,每次宫缩时心排血量增加约 24%,同时血压增高、脉压增宽、中心静脉压升高。第二产程中除子宫收缩外,产妇会屏气用力,屏气时肺循环压力增大;用力时腹肌和骨骼肌收缩,周围血液循环阻力增加,三者致回心血量进一步增多。胎儿娩出后,腹压骤然降低,大量血液向内脏灌注,回心血量锐减。第三产程胎盘娩出后,胎盘循环停止,子宫血窦内约有 500ml 血液突然进入体循环,回心血量骤增。分娩期这种急剧的血流动力学变化加重心脏负担,极易导致妊娠合并心脏病的产妇发生心力衰竭。

3. 产褥期 产后 3 日内仍是心脏负担较重的时期。①子宫复旧使部分血液进入体循环,妊娠期组织间潴留的液体也开始回流到体循环,使产妇体循环血量仍有增加;②妊娠期出现的一系列心血管变化尚不能迅速恢复到妊娠前状态;③产妇分娩疲劳、休息不佳、伤口和宫缩疼痛、照顾新生儿等。以上因素均增加了心脏负担,因此仍需警惕心力衰竭的发生。

综上所述,妊娠 32～34 周、分娩期、产褥期的最初 3 日内,是心脏病孕妇最危险的时期,需严密监护。

（二）心脏病对妊娠、分娩的影响

心脏病不影响受孕。心脏病变轻、心功能Ⅰ～Ⅱ级、无心力衰竭史、无其他并发症者可以妊娠。心脏病变重、心功能Ⅲ～Ⅳ级、有心力衰竭病史、肺动脉高压、严重心律失常、右向左分流型先天性心脏病、围生期心肌病遗留有心脏扩大、心脏病并发细菌性心内膜炎、风湿热活动期、急性心肌炎等情况不宜妊娠。年龄在 35 岁以上,心脏病病程较长者不宜妊娠。

心脏病孕妇心功能较好者,胎儿相对安全,可根据具体情况选择适宜的分娩方式,但剖宫产概率增加。

（三）心脏病对胎儿的影响

不宜妊娠者一旦妊娠或妊娠后心功能恶化者,流产、早产、死胎、胎儿生长受限、胎儿窘迫、新生儿窒息发生率明显增加。围生儿死亡率为正常妊娠的 2～3 倍。某些治疗心脏病的药物如地高辛对胎儿存在潜在的毒性作用。多数先天性心脏病为多基因遗传,双亲任何一方患有先天性心脏病,其后代先天性心脏病及其他畸形发生率明显增高。

案例分析 8-1

1. 如何向其解释心脏病与妊娠是否相互影响?

答:（1）心脏病不影响受孕。病情轻、心功能Ⅰ～Ⅱ级、无心力衰竭史、无其他并发症者可以妊娠。心功能≥Ⅲ级、有心力衰竭病史等病情严重者不能受孕。

（2）妊娠期孕妇体循环血容量增加,到 32～34 周达到高峰;分娩期子宫收缩,血流动力学急剧变化;产褥期组织间潴留的液体也开始回流到体循环,使产妇体循环血量仍有增加。

房间隔缺损为左向右分流型先天性心脏病,对妊娠影响取决于缺损大小。该妇女房间隔回声中断约 9mm,缺损面积相对小,目前心功能较好,对妊娠影响不大。

二、护 理 评 估

（一）健康史

了解本次妊娠经过；既往不良孕产史；收集既往病史资料，包括心脏病病史及其相关疾病史、诊疗经过、心功能状态。评估有无增加心脏负荷的因素如贫血、感染、便秘等。了解孕妇的遵医行为及妊娠适应状况：如药物使用、活动与休息、饮食与排泄等。

（二）身体状况

1. 一般状况 评估孕妇与心脏病有关的症状和体征，如疲乏、活动受限、水肿、口唇发绀、心率、呼吸、血压、心脏增大征等，注意有无早期心力衰竭。早期心力衰竭征象：①轻微活动即出现胸闷、心悸、气短。②休息时心率仍超过 110 次/分，呼吸超过 20 次/分。③夜间常因胸闷而坐起呼吸，或需到窗口呼吸新鲜空气。④肺底部出现少量持续性湿啰音，咳嗽后不消失。

2. 心功能评估 美国纽约心脏病协会（NYHA）依据病人日常体力活动耐受状况将其心功能分为 4 级，见表 8-1。

表 8-1 纽约心脏病协会（NYHA）心功能分级

心功能分级	心脏状态	临床表现
I 级	心脏具有完全代偿能力	能正常工作、学习、生活，甚至胜任较重的劳动或体育活动，与正常人几乎无区别
II 级	心脏代偿能力开始减退	较重活动（如快走、上楼）时即会出现气急、水肿或心绞痛，休息后可缓解，为轻度心力衰竭
III 级	心脏代偿能力已减退	轻度活动如如厕、洗澡、打扫室内卫生时也会引起气急等症状，为中度心力衰竭
IV 级	心脏代偿能力已严重减退	休息时仍有气急等症状，为重度心力衰竭

1994 年美国心脏病协会（AHA）对 NYHA 的心功能分级方案进行修订后，采用并行的两种分级方案，即第一种为上述病人主观功能量，第二种根据客观检查（心电图、X 线、负荷试验、超声心动图等）评估心脏病严重程度，分为四级：

A 级：无心血管疾病客观依据。

B 级：客观检查结果表明病人有轻度心血管疾病。

C 级：客观检查结果表明病人有中度心血管疾病。

D 级：客观检查结果表明病人有重度心血管疾病。

轻、中、重的标准未做明确规定，由医师根据检查结果判断。用两种方法并列描述病人的心功能状态，如心功能 II 级 C；心功能 I 级 B。

3. 产科状况 妊娠期监测胎儿宫内发育与健康状况，评估宫高、腹围、体重与孕周是否相符。分娩期评估宫缩和产程进展情况。产褥期重视生命体征的测量，观察恶露的量、色及性状，及早判断是否有产后出血、感染等诱发心力衰竭的因素。

（三）心理-社会支持状况

评估孕产妇不同时期的心理表现及原因。妊娠期孕妇常担心自身健康状况是否影响足月妊娠，胎儿是否健康，能否安全分娩；如心力衰竭发生，常有恐惧感。分娩后如母子平安，则产妇表现为心情愉悦；如果失去新生儿，常不能接受现实。评估家属对妊娠合并心脏病护理知识的掌握程度。

（四）辅助检查

选择心电图、超声心动图、影像学检查、血生化检测等评估心脏病的严重程度。使用电子胎心监护仪、无应激试验等评估胎儿宫内安危。

（五）治疗原则

1. 妊娠期 不宜妊娠者，在妊娠 12 周内行治疗性人工流产术；妊娠超过 12 周后，不宜终止妊娠。防治心力衰竭，严密监护胎儿，适时终止妊娠。对顽固性心力衰竭孕妇行剖宫取胎术。

2. 分娩期 心功能Ⅰ～Ⅱ级、胎儿不大、胎位正常、宫颈条件良好的孕妇，可在严密监护下行阴道分娩，行阴道助产术缩短第二产程。心功能≥Ⅲ级、产道条件不佳、胎儿偏大、合并其他并发症者，均应择期剖宫产，尽量避免急诊手术。不宜再妊娠者，可同时行输卵管结扎术。主张对心脏病孕妇放宽剖宫产手术指征。

3. 产褥期 产后 3 日内尤其产后 24 小时内仍是发生心力衰竭的危险时期，需严密监护。重点预防产后出血、感染和血栓栓塞等严重并发症。预防性使用广谱抗生素 1 周。心功能Ⅲ级及以上者，不宜哺乳。经阴道分娩而不宜再次妊娠者可在产后 1 周行绝育术。

三、计划护理

【常见护理诊断/问题】

1. 活动无耐力 与心功能下降有关。

2. 潜在并发症 心力衰竭、感染、胎儿窘迫。

【护理目标】

1. 孕妇能适应妊娠，日常生活能自理或部分自理。

2. 孕、产妇未发生感染、心力衰竭，新生儿健康。

【护理措施】

1. 妊娠期护理 不宜妊娠者，对其解释原因，配合医生行流产术。可继续妊娠者，加强妊娠期监护与保健，尽可能顺利度过妊娠期。

（1）指导孕妇定期产前检查：心脏病孕妇是否进行系统性产前检查，心力衰竭发生率和孕、产妇死亡率可相差 10 倍。随妊娠进展，发生心力衰竭的机会增加，根据病情调整产前检查时间非常重要。妊娠 20 周前，每 2 周检查 1 次，20 周后尤其 32 周后每周检查 1 次，重点判断心功能和胎儿宫内安危。有早期心力衰竭征象者，立即入院治疗。心功能Ⅰ～Ⅱ级，妊娠期平顺者，亦应在妊娠 36～38 周提前入院待产。

知识拓展

妊娠合并心脏病的诊治专家共识（2016）摘录

为保证心脏病孕妇能够得到产科、心脏内外科、重症监护科等多学科联合管理，制定了妊娠合并心脏病诊治的分级管理制度。从Ⅰ～Ⅴ级妊娠风险逐级增加。对所有确诊或疑似先天性或获得性心脏病的妇女，尽可能在妊娠前行风险咨询和评估；所有合并心脏病的孕妇应接受妊娠风险评估；妊娠后新发心脏病症状或体征者行心脏相关辅助检查；心脏病高危孕妇应接受多学科诊治和监测。心脏病孕妇应加强母儿监护。妊娠风险分级Ⅰ～Ⅱ级且心功能Ⅰ级的孕妇，产前检查频率同正常妊娠，行常规产前检查。妊娠风险增加者需缩短产前检查间隔时间。产前检查常包括：常规产科项目；心功能评估；辅助检查，如心肌酶学、心电图、心脏超声、血气分析等；胎儿心脏病筛查和并发症监测等内容。

（2）预防心力衰竭发生

1）充分休息：向孕妇及家属解释休息的重要性，指导孕妇调整日常生活作息，保证每天至少 10 小时睡眠，中午休息 1～2 小时，每餐后至少休息 30 分钟。休息时宜左侧卧位或半卧位。整个妊娠期应限制体力劳动，避免情绪激动。

2）合理饮食：指导孕妇少量多餐，摄入高蛋白、高维生素、低盐、低脂饮食，预防便秘。体重增加以每月增长不超过 0.5kg，整个妊娠期不超过 12kg 为宜。妊娠 16 周以后，每日食盐摄入量不超过 5g。妊娠 20 周后预防性应用铁剂以防贫血。

3）防治心力衰竭诱因：常见诱因有感染、贫血、心律失常、妊娠期高血压疾病等。孕妇衣着应注意保暖，活动尽量避开公共场所，预防上呼吸道感染。进食后清洁口腔，避免炎症发生。保持外阴清洁，预防泌尿和生殖系统感染。遵医嘱用药，积极防治贫血、纠正心律失常等，静脉输液者注意滴注速度。定期监测血压，观察下肢水肿及体重增加情况。协助卧床孕妇经常更换体位，按摩双下肢，防止血栓形成。

4）心理支持：鼓励孕妇倾诉内心的感受和顾虑。及时提供有效信息，使孕妇和家属了解目前的身体状况、监护胎儿的方法，能识别病情加重的征象，减轻无助与焦虑感。指导孕妇和家属掌握心力衰竭诱发因素的预防、早期心力衰竭症状的识别等知识，学会自我照顾方法，提高家庭应对能力。

（3）急性心力衰竭的抢救配合

1）体位：协助孕妇取半卧位或端坐位，双腿下垂以减少回心血量，减轻心脏负荷。

2）吸氧：6～8L/min 高流量鼻导管给氧、面罩给氧或加压给氧，给氧时可在氧气湿化瓶内加入 50%～70%的乙醇溶液，以降低肺泡表面张力，改善肺气体交换功能。若不能耐受，可降低乙醇浓度或给予间断吸入。

3）用药：遵医嘱正确使用药物，注重疗效和不良反应观察。常用药物：①快速利尿剂，如呋塞米 20～40mg 静脉注射，可减轻心脏前负荷；需要注意检查电解质，防止低血钾发生。②血管扩张剂，如硝普钠、硝酸酯类和酚妥拉明等静脉滴注，可用于急性心力衰竭早期，通过扩张容量血管和外周阻力血管而减轻心脏前后负荷。硝普钠起始剂量为 $0.3\mu g/(kg\cdot min)$，硝酸甘油起始剂量为 10～20μg/min，酚妥拉明起始剂量为 0.1μg/min。有条件者使用输液泵控制滴速；严格按医嘱定时监测血压，根据血压调整药物剂量。③正性肌力药，如毛花苷丙 0.4mg 加 5%葡萄糖 20ml 缓慢静脉注射，常应用于使用最佳剂量的利尿剂和血管扩张剂后心力衰竭无改善，或病人存在低心排血量低灌注情况时。必要时遵医嘱每 2～4 小时后再使用。

4）病情观察：行心电监护，严密监测血压、呼吸、血氧饱和度、心电图，严格记录出入量。观察孕妇的精神意识状态、皮肤颜色及温度、咳嗽、咳痰的变化等。送检血气分析、电解质等实验室检查。

5）心理护理：过度的焦虑和恐惧可使孕妇躁动，增加心脏额外负担，病情加重，呼吸更加困难。护士表情镇静，操作熟练可使孕妇产生信任与安全感。可留家属陪伴孕妇，提供情感支持。

案例分析 8-1

2. 妊娠期有哪些可能的护理诊断和相应的护理措施？

答：（1）活动无耐力：与心脏负担加重有关。

充分休息，保证每天至少 10 小时睡眠，中午休息 1～2 小时，每餐后至少休息 30 分钟。合理饮食，整个妊娠期体重以不超过 12kg 为宜。

（2）潜在并发症：心力衰竭。

定期产前检查，及时发现病情变化。防治心力衰竭诱发因素。充分休息。

案例 8-1　临床资料（续）

该孕妇妊娠 36^{+4} 周入院待产。妊娠早期平顺，妊娠 4 月余自觉胎动至今。OGTT 未见异常。妊娠中晚期无头晕眼花及胸闷病史。妊娠晚期活动后有心悸气短，休息后消失。妊娠期增重 12.5kg。因"合并先天性心脏病"入院待产。入院后精神、饮食、睡眠可，大小便正常。入院诊断：宫内妊娠36⁺⁴周，待产，头位，孕1产0，先天性心脏病（房间隔缺损），心功能Ⅱ级。

问题：

1. 该孕妇临产后，产程中如何护理？
2. 该孕妇经阴道顺利娩出胎儿，产褥期的护理有哪些注意事项？

2. 分娩期护理

（1）阴道分娩产妇的护理

1）第一产程：专人守护，降低产妇精神紧张程度，遵医嘱使用地西泮、哌替啶等镇静剂。左侧卧位，避免仰卧位低血压综合征发生。宫缩时，指导产妇缓解疼痛方法，以减轻疼痛对血流动力学的影响。宫缩间歇期鼓励产妇放松休息。严密观察产程进展，每30分钟测胎心率1次。警惕心力衰竭早期征象，每15分钟测血压、脉搏、呼吸和心率各1次。一旦发现心力衰竭征象，即遵医嘱给予氧气吸入和药物治疗。产程开始后即遵医嘱使用抗生素预防感染。

2）第二产程：每5～10分钟测胎心率1次，每10分钟测血压、脉搏、呼吸、心率各1次，或者使用监护仪连续监测上述指标。避免产妇屏气使用腹压；分娩时可取半坐位，使用阴道助产术尽量缩短第二产程；做好新生儿的抢救准备。

3）第三产程：胎儿娩出后，立即在腹部放置1～2kg重的沙袋24小时，以防腹压骤降诱发心力衰竭。肌内或静脉注射缩宫素10～20U，预防产后出血；禁用麦角新碱，以防静脉压升高。出血过多者，遵医嘱补液、输血，严格控制补液速度，预防急性肺水肿发生。

（2）剖宫产产妇的护理：术前解释手术的必要性，简要说明手术过程，减轻产妇的紧张和焦虑。做好术前检查、备皮、禁食等准备工作。术中可采取左侧倾斜15°、上半身抬高30°的体位，防止仰卧位低血压综合征的发生；密切观察各项生命体征，严格控制输液速度。术后监测生命体征，记录出入水量。做好术前术后的健康教育。

3. 产褥期护理

（1）活动与休息：保证产妇充足的睡眠和休息，休息时取半卧位或侧卧位。心功能允许的情况下，鼓励产妇尽早下床活动，避免下肢静脉血栓形成。

（2）病情观察：严密观察产妇的生命体征、心功能状况，使之顺利度过心力衰竭危险期。

（3）预防便秘：清淡饮食，适当多食蔬菜、水果，必要时用缓泻剂。

（4）预防感染：做好会阴和皮肤护理。遵医嘱应用抗生素。

（5）指导新生儿喂养：心功能Ⅰ～Ⅱ级的产妇可以母乳喂养，但应避免劳累；心功能Ⅲ～Ⅳ级者不宜哺乳，应及时回乳，但不宜使用雌激素，以防水钠潴留。指导产妇及家属人工喂养方法。长期服用华法林者因药物可分泌至乳汁中，也不宜哺乳。

（6）心理护理：产妇往往担心新生儿是否有心脏缺陷，或因心功能欠佳，不能亲自照顾新生儿而烦恼。护士应及时告知新生儿健康状况，协助产妇在心功能尚可的状态下适度参与到照顾新生儿的活动中来，促进亲子互动，有助于维持其情绪稳定。如果新生儿有缺陷或夭折，应允许产妇表达悲伤，指导家属多陪伴，预防产后抑郁症的发生。

（7）出院指导：指导制订家庭计划，确保母儿得到良好照顾。根据病情及时复诊。未做绝育手术者要严格避孕，但不宜选用口服避孕药，因其可能导致水钠潴留和血栓性疾病。

4. 健康教育　育龄期心脏病妇女应行妊娠前咨询和检查，确定是否适宜妊娠。不宜妊娠者，指导其采取合适措施严格避孕。可以妊娠者妊娠后需加强产前检查，动态监测胎儿宫内生长发育和孕妇的心功能，及时处理异常。可以再次妊娠者，最好避孕1年后视情况而定。

案例分析 8-1（续）

1. 该孕妇临产后，产程中如何护理？

答：第一产程：专人守护，左侧卧位；宫缩间歇期鼓励其放松休息；严密观察产程进展，每30分钟测胎心率1次，每15分钟测血压、脉搏、呼吸和心率各1次；警惕心力衰竭早期征象。第二产程：每10分钟测血压、脉搏、呼吸、心率各1次，每5~10分钟测胎心率1次，或使用监护仪连续监测；避免屏气使用腹压；采用阴道助产术尽量缩短第二产程；做好抢救新生儿的准备工作。第三产程：胎儿娩出后，立即在腹部放置沙袋24小时；肌内或静脉注射缩宫素10~20U加强宫缩，出血多者，遵医嘱输血、补液，严格控制输液速度，防止急性肺水肿发生。

2. 该孕妇经阴道顺利娩出胎儿，产褥期的护理有哪些注意事项？

答：充分休息；观察生命体征和心功能状况；预防便秘和感染；心功能Ⅰ~Ⅱ级的产妇可以母乳喂养；保持心情平静。

【护理评价】

1. 孕妇是否有一定的自我护理能力，能否自我护理以适应妊娠。

2. 孕、产妇有无发生心力衰竭，是否顺利度过妊娠、分娩和产褥期。

第二节　妊娠合并糖尿病妇女的护理

案例 8-2　临床资料

许女士，女，28岁，停经24^{+5}周，来医院行常规产前检查。平素月经规律，妊娠早期平顺，妊娠4个月感胎动至今。定期产前检查。自妊娠以来无头晕眼花等不适；无明显多食、多尿、多饮等症状。平素体健，无高血压、糖尿病等病史。家族史：其母有糖尿病。OGTT：空腹血糖5.5mmol/L，餐后1小时血糖10.2 mmol/L，餐后2小时血糖8.4 mmol/L。诊断为妊娠期糖尿病。行饮食、运动指导，嘱其观察血糖控制效果。该孕妇非常担心妊娠分娩能否顺利，分娩后会不会一直是糖尿病。

问题：

1. 糖尿病对妊娠、分娩有什么影响？

2. 行 OGTT 有哪些注意事项？

3. 如何指导该孕妇做好饮食控制？

一、概　　述

妊娠合并糖尿病包括两种类型：①妊娠前糖尿病（pregestational diabetes mellitus，PGDM）：糖尿病合并妊娠，孕妇在妊娠前已明确诊断或已患糖尿病。②妊娠期糖尿病（gestational diabetes mellitus，GDM）：是指妊娠前糖代谢正常，妊娠期才出现的糖尿病。糖尿病孕妇中90%以上是GDM。随着GDM诊断标准的变更，GDM发病率明显上升，达15%以上。糖尿病孕妇的临床经过复杂，对母儿均有较大危害，必须引起重视。

（一）妊娠、分娩对糖尿病的影响

妊娠可使既往无糖尿病的孕妇发生 GDM，亦可使原有糖尿病的孕妇病情加重。

1. 妊娠期　妊娠早期，雌激素、孕激素增强机体对葡萄糖的利用能力，胎儿摄取葡萄糖不断增加，肾糖阈下降使部分孕妇尿糖增加，导致孕妇空腹血糖降低，易发生低血糖和酮症酸中毒。妊娠中晚期，孕妇体内拮抗胰岛素样物质如胎盘生乳素、雌激素、孕激素、肿瘤坏死因子等增加，降低机体对胰岛素的敏感性。使用胰岛素者需及时调整用量。

2. 分娩期　该期产妇进食少且体力消耗大，如不调整胰岛素用量，容易发生低血糖。

3. 产褥期　胎盘娩出后，胎盘分泌的抗胰岛素样物质迅速消失，全身内分泌变化逐渐恢复到妊娠前水平，胰岛素需求减少。若不及时停用胰岛素或调整用量，极易发生低血糖。

（二）糖尿病对妊娠、分娩的影响

糖尿病对妊娠、分娩的影响程度取决于糖尿病病情和血糖控制水平。

1. 对妊娠的影响

（1）胎儿：糖尿病可影响胎儿发育。高血糖可使胚胎发育异常或死亡，流产发生率为 15%～30%；胎儿严重畸形发生率为正常妊娠的 7～10 倍。胎儿体内因高血糖形成的高胰岛素血症，既影响肺泡Ⅱ型细胞表面活性物质的合成与释放，使胎儿肺成熟延迟；又促进蛋白质、脂肪合成和抑制脂解，使巨大胎儿发生率达 25%～42%。糖尿病合并微血管病变者，胎儿生长受限发生率为 21%。早产发生率为 10%～25%。

（2）孕妇：糖尿病使妊娠并发症增加。例如：①妊娠期高血压疾病，发生率为非糖尿病孕妇的 2～4 倍，糖尿病合并肾脏病变时，妊娠期高血压疾病发生率高达 50% 以上，使病情较难控制。②羊水过多，发生率比非糖尿病孕妇多 10 倍，使胎膜早破和早产的发生率增加。可能与胎儿高血糖、高渗性利尿导致胎尿增多有关。③感染，孕妇抵抗力下降，易合并感染，最常见的是泌尿生殖系统感染。④糖尿病酮症酸中毒，是糖尿病孕妇死亡的主要原因。发生在妊娠早期可致胎儿畸形，发生在妊娠中晚期易导致胎儿窘迫及胎死宫内。

2. 对分娩的影响　巨大胎儿发生率高达 25%～42%，使难产与手术产概率、产道损伤增加。对糖原利用不足，能量不够，产妇易发生产程延长、产后宫缩乏力而导致产后出血。新生儿出生后，高胰岛素血症仍然存在，若不及时补充糖，易发生低血糖，严重者危及新生儿生命。新生儿呼吸窘迫综合征、红细胞增多症、高胆红素血症等发生率增加。

> **案例分析 8-2**
> 1. 糖尿病对妊娠、分娩有什么影响？
> 答：高血糖可使胚胎发育异常，易流产；胎儿生长受限；巨大儿；胎儿肺发育延迟；易发生妊娠期高血压疾病；羊水过多；感染发生率高；难产与手术产概率增加；易产后出血。

二、护 理 评 估

（一）健康史

详细询问本次妊娠经过、糖尿病病史、病情控制及用药情况；了解糖尿病家族史，异常孕产史。了解孕妇及家属对糖尿病的认知程度及自我护理能力。

（二）身体状况

1. 一般状况　评估孕妇是否肥胖，妊娠前有无"三多一少"，即多食、多饮、多尿和体重下降的症状及严重程度；有无感染、羊水过多、妊娠期高血压疾病等多种并发症的表现和体征。临产后注意产妇休息、饮食状况，评估有无头晕、心慌、出冷汗等低血糖表现；有无恶心、呕吐、呼吸深快、视物模糊等酮症酸中毒症状。

2. 产科情况　通过腹部触诊和相关检查，了解有无羊水过多，确定胎儿宫内发育与安危。临产后注意胎心、宫缩及产程进展速度。

3. 妊娠合并糖尿病的分期　依据孕妇糖尿病发病年龄、病程长短及是否存在血管并发症等进行分期（White 分类法），有助于判断病情的严重程度和预后。

A 级：妊娠期诊断的糖尿病。

A1 级：经饮食控制，空腹血糖 <5.3mmol/L，餐后 2 小时血糖 <6.7mmol/L。

A2 级：经饮食控制，空腹血糖≥5.3mmol/L，餐后 2 小时血糖≥6.7mmol/L。

B 级：显性糖尿病，20 岁以后发病，病程＜10 年。

C 级：发病年龄 10～19 岁，或病程达 10～19 年。

D 级：10 岁前发病，或病程≥20 年，或合并单纯性视网膜病。

F 级：糖尿病性肾病。

R 级：眼底有增生性视网膜病变或玻璃体积血。

H 级：冠状动脉粥样硬化性心脏病。

T 级：有肾移植史。

（三）心理-社会支持状况

妊娠前糖尿病孕妇妊娠时　般病情稳定，对糖尿病有一定的认识，虽担心妊娠结局，多心态平和，能积极配合治疗和护理。GDM 孕妇往往会担心、焦虑。需评估孕妇对疾病的认知程度和态度、压力应对方式，家庭支持系统是否得力。

（四）辅助检查

1. 口服葡萄糖耐量试验（oral glucose tolerance test，OGTT）　妊娠 24～28 周及以后，未被诊断为糖尿病的孕妇，可行 75g OGTT。方法：OGTT 试验前连续 3 日正常体力活动，正常饮食，即每日进食碳水化合物不少于 150g；前 1 日晚餐后禁食至少 8 小时至次日晨（最迟不超过上午 9 时），将 75g 葡萄糖溶于 300ml 水中，5 分钟内口服完毕，分别抽取服糖前、服糖后 1 小时、2 小时静脉血测血糖值。检查期间静坐、禁烟。诊断标准：空腹 5.1mmol/L，1 小时 10.0mmol/L，2 小时 8.5mmol/L，任何一点血糖值达到或超过上述标准即可诊断为 GDM。

> **案例分析 8-2**
>
> 2. 行 OGTT 试验有哪些注意事项？
>
> 答：试验前 3 日正常体力活动，正常饮食；试验前 1 日晚开始禁食至少 8 小时；糖水要在 5 分钟内口服完毕；从喝第一口糖水开始计时。检查期间静坐、禁烟。

2. 血糖测定　医疗资源缺乏的地区，建议妊娠 24～28 周首先检查空腹血糖（FPG），如果≥5.1mmol/L，可直接诊断为 GDM，如果 4.4mmol/L≤FPG＜5.1mmol/L，尽早做 75g OGTT，如果 FPG＜4.4mmol/L，可暂不行 75g OGTT。血糖测定既是诊断依据，也是病情监测和治疗效果指标。

3. 其他　①糖化血红蛋白、肾功能、眼底检查：了解糖尿病病情。②B 超：了解胎儿宫内发育情况、胎盘状况及羊水量；电子胎心监护：了解胎心和胎动。

（五）治疗原则

1. 糖尿病管理　妊娠期先通过医学营养治疗和适度运动等措施控制血糖。如血糖不能达满意标准，首先推荐应用胰岛素，从小剂量开始，根据病情、孕周及血糖值加以调整。分娩期停用皮下注射胰岛素，改为静脉滴注，以利控制用量。产后根据空腹血糖值停用或调整胰岛素用量。

2. 产科处理　妊娠期加强母儿监护。根据有无母儿并发症、血糖控制水平等选择合适时机终止妊娠，采取阴道分娩或剖宫产。

三、计划护理

【常见护理诊断/问题】

1. 有感染的危险　与糖尿病孕妇血糖高、白细胞功能下降有关。

2. 知识缺乏　与缺乏糖尿病饮食控制相关知识有关。

【护理目标】

1. 孕产妇妊娠期、分娩期及产褥期没有出现感染。

2. 孕妇能够说出饮食控制的重要性，并能按要求正确安排每日饮食。

【护理措施】

1. 妊娠期

（1）定期产前检查：妊娠前糖尿病孕妇需每周检查 1 次至第 10 周。妊娠中期每 2 周检查 1 次，32 周以后每周检查 1 次。除了常规产前检查项目外，还会定期检查：①血糖，调整胰岛素用量的依据。②肾功能、糖化血红蛋白和眼底检查；尿糖、尿酮体和尿蛋白检查，协助了解糖尿病病情进展。③B 超，筛查胎儿畸形，监测胎儿宫内发育状况。④无应激试验，妊娠 32 周开始，每周 1 次，36 周后每周 2 次，了解胎儿宫内储备能力。⑤胎盘功能测定。

（2）饮食护理：饮食控制是糖尿病治疗的基础。多数 GDM 孕妇经合理饮食控制和适当运动治疗，即能将血糖控制在满意的范围。帮助孕妇制订合理的膳食计划，既要避免摄入过多，又不过分限制，以免导致胎儿生长受限和孕妇饥饿性酮症。妊娠早期摄入热量可与妊娠前相同。妊娠中期以后，每日增加热量 200kcal。热量供给构成碳水化合物占 50%～60%，蛋白质占 20%～25%，脂肪占 25%～30%。食物分配根据孕妇的生活习惯、血糖值和配合药物治疗合理安排，做到定时定量。主食多选择血糖指数低的粗粮，如玉米面、燕麦片、黑米、甘薯等，蛋白质摄入多选择鱼、肉、蛋、牛奶、豆制品等，食用含水分较多的茎叶类蔬菜瓜果，提倡低盐饮食。建议孕妇书写糖尿病日记，记录每日正餐和加餐的种类和量、血糖值、胰岛素使用的种类和时间、运动项目及时间等，以利更好调整饮食，控制血糖。每日补充钙剂 1～1.2g，叶酸 5mg，铁剂 15mg 及维生素等。

> **知识拓展**
>
> **糖尿病孕妇体重指数增长标准**
>
> 我国《妊娠合并糖尿病诊治指南（2014）》推荐糖尿病孕妇每日摄入能量应根据不同妊娠前体重指数和妊娠期的体重指数增长速度而定，但应避免能量限制过度，妊娠早期应保证不低于 1500kcal/d，妊娠晚期不低于 1800kcal/d。基于妊娠前体重指数推荐的孕妇每日能量摄入量和妊娠期体重指数增长标准见表 8-2。
>
> **表 8-2　孕妇每日能量摄入与体重指数增长标准**
>
> | 妊娠前体质指数（kg/m²） | 能量系数（kcal/kg 理想体质量） | 平均能量（kcal/d） | 妊娠期体质量增长值（kg） | 妊娠中晚期每周体质量增长值（kg）范围 |
> | --- | --- | --- | --- | --- |
> | <18.5 | 35～40 | 2000～2300 | 12.5～18 | 0.44～0.58 |
> | 18.5～24.9 | 30～35 | 1800～100 | 11.5～16.0 | 0.35～0.50 |
> | ≥25.0 | 25～30 | 1500～1800 | 7.0～11.5 | 0.23～0.33 |

表中平均能量=能量系数×理想体质量，对我国常见身高为 150～175cm 的孕妇，可以参考理想体质量=身高（cm）－105。身材过矮或过高的孕妇根据其状况调整膳食能量推荐。妊娠中晚期在上述基础上平均依次再增加 200cal/d。妊娠早期平均体质量增加 0.5～2.0kg。多胎者应在单胎基础上每日适当增加 200cal 能量摄入。

> **案例分析 8-2**
>
> 3. 如何指导该孕妇做好饮食控制？
>
> 答：结合孕周和体重指数，计算每天所需能量。热量供给构成碳水化合物占 50%～60%，蛋白质占 20%～25%，脂肪占 25%～30%。食物分配根据孕妇的生活习惯、血糖值和配合药物治疗合理安排，做到定时定量。主食多选择血糖指数低的粗粮。提倡低盐饮食。

（3）运动指导：适度运动可提高胰岛素的敏感性，改善血糖和脂代谢紊乱，利于糖尿病病情控制和正常分娩。运动时间选择在进餐 30 分钟后进行，持续 20～40 分钟，运动后休息 30 分钟。运动方式可选择散步、上臂运动、妊娠期瑜伽等。运动场所选择场地安全、空气流通的地方，避免酷热或寒冷。运动前需行检查排除运动疗法禁忌证。运动期间出现腹痛、阴道流血或流水、头晕眼花、胸痛、肌无力等情况及时就医。

（4）用药护理：妊娠前糖尿病者在妊娠前即改为胰岛素治疗。GDM 孕妇经饮食和运动疗法血糖控制不能达标的用药首选胰岛素。选择上臂三角肌、臀大肌、腹部和大腿前侧等部位皮下注射胰岛素，并经常更换注射部位。

（5）自我病情观察：教会孕妇使用血糖仪自我监测血糖，评估进餐、生活事件（运动、用餐、情绪变化等）和降糖药对血糖的影响，利于医生和护士为其制订个体化生活方式和药物干预方案。教会孕妇识别低血糖的常见症状，如头晕、心慌、出汗、饥饿感、软弱无力等。一旦确定发生低血糖，尽快补充糖分，轻者可给予口服含糖饮料或饼干，重者应立即给予 50%葡萄糖 40～60ml，或静脉滴注 10%葡萄糖溶液。告知孕妇如果出现恶心、呕吐，视物模糊，呼吸烂苹果味等酮症酸中毒症状应立即就医。妊娠 28 周以后，教会孕妇和家属自数胎动的方法。发现 12 小时胎动计数小于 10 次或逐日下降大于 50%而不能恢复时及时就诊。

（6）妊娠期血糖控制标准：孕妇无明显饥饿感，空腹血糖在 3.3～5.3mmol/L，餐前 30 分钟为 3.3～5.3mmol/L，餐后 2 小时为 4.4～6.7mmol/L，夜间为 4.4～6.7mmol/L。

知识拓展

GDM 一日门诊

国内部分医院通过"GDM 一日门诊"形式指导 GDM 孕妇自我监护和护理。GDM 一日门诊是一种管理模式，由医生、护士、营养师等组成专业团队，邀请孕妇 1 天 12 小时在医院，并全程陪伴。在院期间孕妇由医院提供固定能量标准餐，并安排餐前和餐后血糖监测、运动、食物交换份学习等项目。通过亲身体验和理论学习、实物操作等健康教育形式，使孕妇掌握饮食原则及膳食搭配、运动方法及注意事项、血糖监测方法等知识和技能，利于孕妇妊娠期血糖的控制。

（7）心理护理：鼓励孕妇主动倾诉，了解其心理症结，及时告知孕妇和家属血糖控制和胎儿发育情况，指导孕妇配合治疗，教会其自我护理措施，协助家庭成员调整角色任务，提高家庭的支持能力，从而提高孕妇的自信心，利于其顺利度过妊娠期。

案例 8-2 临床资料（续）

该孕妇以"停经 39 周，发现血糖升高 3 月余，规律性下腹部疼痛 2 小时"为主诉入院。自诊断为糖尿病以来，控制饮食加用胰岛素，血糖控制在正常范围。查体：血压 120/78mmHg，一般情况可。产科检查：宫高 29cm，腹围 112cm，先露头，入盆。宫缩较规律（20～30 秒/3～5 分钟），无阴道流血流液等。内诊：宫口 1cm，居后，宫颈 1.5cm，质中，先露头，S^{-2}。骨盆内外测量正常。彩超胎儿估重：（3400±341）g。孕妇阴道分娩意愿强烈。

问题：

1. 产程护理中，有哪些注意事项？
2. 新生儿娩出后需要注意些什么？

---

2. 分娩期

（1）阴道分娩产妇的护理：临产后，紧张、宫缩痛和体力消耗会使血糖波动，胰岛素用量不宜掌握，除继续采用糖尿病饮食外，需停用皮下注射胰岛素，改用静脉输注法。遵医嘱将胰岛素加入生理盐水中静脉滴注，每 2～4 小时监测血糖 1 次，根据血糖值调整输液速度。血糖＞5.6mmol/L，滴注胰岛素 1.25U/h；血糖 7.8～10.0mmol/L，滴注胰岛素 1.5U/h；血糖＞10.0mmol/L，滴注胰岛素 2U/h。注意根据血糖复查结果继续调整滴速。重视产妇的主诉，询问有无心悸、乏力、出冷汗等征象。观察产程进展，一般应在 12 小时内结束分娩，避免因产程过长增加产妇酮症酸中毒、胎儿缺氧和感染的危险性，胎儿娩出后即用缩宫素预防产后出血。产程中协助产妇维持身心舒适，减轻心理压力。

> **案例分析 8-2（续）**
> 1. 产程护理中，有哪些注意事项？
> 答：停用皮下注射胰岛素，改为静脉滴注，监测血糖，调整滴注速度；重视产妇主诉。观察产程进展，避免产程过长。减轻产妇心理压力。

（2）剖宫产产妇的护理：做好术前的各项准备工作。术前一日晚餐前停用精蛋白锌胰岛素，手术日停止皮下注射所有胰岛素，术日晨监测血糖和尿酮体，根据空腹血糖水平和每日胰岛素用量，改为小剂量胰岛素持续静脉滴注。按照 3～4g 葡萄糖加 1U 胰岛素比例配制葡萄糖注射液，按每小时输入 2～3U 胰岛素的速度持续静脉滴注，每 1～2 小时测血糖 1 次，尽量控制术中血糖在 6.67～10.0mmol/L。术后每 2～4 小时测血糖 1 次，直至饮食恢复。了解产妇及家属的压力源，做针对性心理疏导。

3. 产褥期

（1）产妇的护理：产后仍应密切观察血糖变化，遵医嘱及时减少胰岛素用量，预防低血糖发生。观察宫缩和恶露，预防产后出血。保持会阴和伤口清洁，及时识别感染征象并处理。指导产妇掌握母乳喂养的知识和技能，促进亲子关系的建立。

（2）新生儿的护理：新生儿无论体重大小均按高危儿护理，注意保暖、吸氧。出生时留脐血测定血糖、钙、镁、磷等。重点防止新生儿低血糖，出生后尽早开奶，可喂糖水，必要时 10% 葡萄糖液静脉滴注。观察新生儿有无低血糖、低血钙、新生儿呼吸窘迫综合征（NRDS）等症状。

> **案例分析 8-2（续）**
> 2. 新生儿娩出后需要注意些什么？
> 答：新生儿无论体重大小均按高危儿处理；防止低血糖；观察有无低血糖、低血钙、呼吸窘迫综合征等。

（3）出院指导：按时复诊，定时监测血糖，调整胰岛素用量。继续坚持合理膳食和适当运动，保持良好心境。指导新生儿家庭护理注意事项。糖尿病产妇产后应长期避孕，建议使用阴茎套，避免使用避孕药和宫内节育器。GDM 产妇应在产后 6～12 周行 OGTT 检查，如果仍异常，可能为产前漏诊的糖尿病病人。

4. 健康教育 糖尿病育龄期妇女应在妊娠前确定疾病严重程度，未经治疗的 D、F、R 级糖尿病妇女妊娠时容易危及母儿安全，应严格避孕。器质性病变较轻、血糖控制良好者，可在严密监护下妊娠，确保妊娠前、妊娠期及分娩期血糖正常。GDM 孕妇再次妊娠时复发率高达 33%～69%，应警惕。远期患糖尿病概率增加，17%～63% 将发展为 2 型糖尿病，故产后血糖正常的 GDM 产妇应至少每 3 年进行一次糖尿病筛查。

【护理评价】

1. 孕产妇是否出现感染症状。

2. 孕妇能否说出控制饮食的重要性，能否合理安排一日饮食。

第三节　妊娠合并病毒性肝炎妇女的护理

案例 8-3　临床资料

刘女士，28 岁，以"停经 39^{+2} 周，下腹坠胀 12 小时余"为主诉就诊。该孕妇平素月经规律，末次月经为 2016 年 10 月 21 日，预产期为 2017 年 7 月 28 日。停经 40 天出现恶心、呕吐等早孕反应，妊娠早期无异常。妊娠 4 月余自感胎动至今。定期围产保健，妊娠晚期无明显不适。孕妇既往体检发现 HBsAg（＋），抗-HBe（＋）。肝功能无明显异常。门诊以孕 1 产 0，妊娠 39^{+2} 周，先兆临产，HBV 携带者收住入院。

问题：

1. HBV 对妊娠、分娩有何影响？
2. 如何向该孕妇解释分娩方式的选择？
3. 新生儿如何进行母婴阻断？

一、概　　述

病毒性肝炎是多种病毒引起的以肝脏病变为主的传染性疾病。目前已经确定致病性的肝炎病毒有 5 种：甲型病毒（HAV）、乙型病毒（HBV）、丙型病毒（HCV）、丁型病毒（HDV）及戊型病毒（HEV），以 HBV 感染最常见。妊娠合并病毒性肝炎病变发展迅速，严重危及母儿安全，尤其是妊娠合并重型肝炎，是我国孕产妇死亡的主要原因之一。

（一）妊娠、分娩对病毒性肝炎的影响

妊娠本身不增加机体对肝炎病毒的易感性，但是妊娠期的生理变化及代谢特点，会加重肝脏负担，导致肝炎病情波动。主要原因：①妊娠后，母体基础代谢率增高，营养物质消耗增多，肝糖原储备减少。②妊娠早期食欲缺乏，体内营养物质相对不足，肝抗病能力下降。③妊娠期产生的大量雌激素在肝内代谢灭活，并妨碍肝脏运转脂肪和排泄胆汁。④胎儿的代谢产物需经母体肝脏内解毒。⑤分娩时体力消耗、酸性代谢产物增多、麻醉、手术、产后出血等均可加重肝脏负担。⑥妊娠期内分泌系统的变化可导致体内 HBV 再激活。⑦妊娠期细胞免疫功能增强，重症肝炎发生率较非妊娠期高。

（二）病毒性肝炎对妊娠、分娩的影响

1. 对孕产妇的影响　病毒性肝炎可使孕妇早孕反应加重，持续时间延长；妊娠晚期合并急性病毒性肝炎，使妊娠期高血压疾病发生率增加；肝脏功能受损后，凝血因子合成功能减退，易致产后出血。妊娠合并肝炎与非妊娠期相比，易发展为重症肝炎。妊娠合并重型肝炎病死率可高达 60%。

2. 对围生儿的影响　妊娠早期患病毒性肝炎，胎儿畸形发生率可增高 2 倍。妊娠晚期合并肝炎，易出现胎儿窘迫、早产、死胎，新生儿死亡率增高。有报道肝功能异常的孕产妇，围生儿死亡率高达 46‰。胎儿可通过胎盘屏障垂直传播而感染，尤以乙型肝炎母婴传播率高。

案例分析 8-3

1. HBV 对妊娠、分娩有何影响？

答：可使孕妇早孕反应重，持续时间长；妊娠期高血压疾病发生率高；分娩时出血多；胎儿畸形发生率高；易早产、胎儿窘迫，围生儿死亡率高。

3. 母婴传播

（1）甲型病毒性肝炎（viral hepatitis A）：由 HAV 引起。HAV 不能通过胎盘屏障感染胎儿，但

分娩过程中可经接触母血、吸入羊水或受粪便污染使新生儿感染。

（2）乙型病毒性肝炎（viral hepatitis B）：由 HBV 引起。母婴传播是其主要传播途径，引起的 HBV 感染约占我国婴幼儿感染的 1/3；我国高达 50% 的慢性 HBV 感染者是经母婴传播造成的。具体传播途径：①宫内传播，是产后免疫接种失败的主要原因。可能是胎盘屏障受损或通透性增强引起母血渗漏而造成。②产时传播，占母婴传播的 40%～60%。胎儿通过产道时吞入含有 HBV 的母血、羊水、阴道分泌物，或子宫收缩使胎盘绒毛血管断裂，母血进入胎儿血液循环。③产后传播，可通过母乳及接触母体唾液传播。

（3）丙型病毒性肝炎（viral hepatitis C）：母血中检测到较高滴度 HCV-RNA 时才会发生母婴传播。妊娠晚期患病者母婴传播率增加，许多宫内感染的新生儿在生后 1 年内自然转阴。

（4）丁型病毒性肝炎（viral hepatitis D）：HDV 需伴随 HBV 存在，经体液、血行或注射途径传播。

（5）戊型病毒性肝炎（viral hepatitis E）：由 HEV 引起，已有母婴间传播的报道，传播途径与甲型病毒性肝炎相似。与乙型肝炎重叠时，易发生重型肝炎。

二、护　理　评　估

（一）健康史

评估孕妇有无肝炎疾病家族史，有无肝炎病人接触史，半年内有无输血或使用血制品史。收集本次患病史、检查治疗经过。了解胎儿发育情况。

（二）身体状况

1. 症状　了解孕妇消化道症状如厌油腻、食欲减退、恶心、呕吐、腹胀、腹泻、腹痛等的严重程度；有无身体不适、全身酸痛、乏力等；皮肤有无瘙痒。重型肝炎孕妇有无肾衰竭和肝性脑病症状。

2. 体征　评估有无皮肤、巩膜黄染；皮肤、黏膜有无出血点；有无肝掌及蜘蛛痣；能否触及肝脾大。

（三）心理-社会支持状况

孕妇常担心疾病传染给胎儿，常有矛盾、自卑、愧疚心理。了解家属对孕妇妊娠的态度和支持情况。评估孕妇及家属对疾病的治疗、护理、预后等知识的了解程度，判断压力源。

（四）辅助检查

1. 血清病原学检测　HAV-IgM 阳性表示近期感染 HAV。HCV 感染会出现抗体阳性。丁型病毒性肝炎需同时检测 HDV 抗体和"乙肝两对半"。戊型病毒抗体出现较晚，有时在急性期难以诊断，需反复检测。HBV 感染后血液中可出现一系列血清学标志物（表 8-3）。

表 8-3　乙型肝炎病毒血清学标志物及其临床诊断意义

HBsAg	抗-HBs	HBeAg	抗-HBe	抗-HBc	临床意义
+	−	+	−	+/−	HBV 感染、传染性强
+	−	−	+/−	+	HBV 感染、有传染性
+	−	−	+	−	HBV 感染、有传染性
+	+	+/−	+/−	+/−	HBV 感染、有传染性、HBV 有可能变异
+	−	−	−	−	HBV 感染潜伏期、有传染性
−	+	−	+/−	+	既往 HBV 感染已恢复、有保护力
−	+	−	+	−	既往 HBV 感染已恢复、有保护力
−	+	−	−	−	接种疫苗或既往 HBV 感染已恢复、有保护力

续表

HBsAg	抗-HBs	HBeAg	抗-HBe	抗-HBc	临床意义
−	−	−	+/−	+	既往 HBV 感染已恢复、无保护力
−	−	−	+	−	既往 HBV 感染已恢复、无保护力
−	−	−	−	−	既往无 HBV 感染、易感人群

2. 肝功能检查 丙氨酸氨基转移酶（ALT）是反映肝细胞损伤程度最常用的敏感指标。胆红素上升而转氨酶下降，称为"胆酶分离"，提示重型肝炎的肝细胞坏死严重，预后不良。凝血酶原时间百分活度（PTA）是判断病情严重程度和预后的主要指标。

3. B 超 观察肝脾大小，有无肝硬化、腹水、肝脏脂肪变性；胎儿宫内发育情况。

（五）治疗原则

1. 肝炎的治疗 主要使用中西药进行护肝、对症、支持治疗。重型肝炎孕妇除护肝外，还应积极防治肝性脑病、凝血功能障碍（DIC）和肾衰竭。DIC 是妊娠期重型肝炎孕产妇的主要死因，可酌情使用肝素治疗，但产前 4 小时至产后 12 小时不宜应用，以免发生产后出血。

2. 产科处理 非重型肝炎孕妇可以继续妊娠，但需加强监护；妊娠中、晚期尽量避免终止妊娠，避免手术、药物对肝脏的影响；分娩方式选择以产科指征为主；经阴道分娩者，肌内注射维生素 K_1，备新鲜血液，防止滞产，阴道助产缩短第二产程，预防产后出血及感染。重型肝炎孕妇需早期识别，及时转送，病情稳定 24 小时后尽快结束分娩，以剖宫产为宜。

> **案例分析 8-3**
> 2. 如何向该孕妇解释分娩方式的选择？
> 答：非重症肝炎孕妇分娩方式的选择以产科指征为主，重症肝炎孕妇在积极治疗后以剖宫产方式为宜。该孕妇 HBsAg（+），抗-HBe（+），肝功能无明显异常，可以选择阴道分娩。

三、计 划 护 理

【常见护理诊断/问题】

1. 营养失调：低于机体需要量 与厌食、恶心、呕吐致摄入不足有关。

2. 预感性悲哀 与认为肝炎病毒会传染给新生儿有关。

【护理目标】

1. 孕妇妊娠期体重增长理想，胎儿正常发育。
2. 孕妇了解肝炎病毒传播途径，能说出新生儿的免疫阻断措施。

【护理措施】

1. 妊娠期

（1）休息与隔离：孕妇应避免体力劳动，保证每天 10 小时的睡眠。讲解肝炎的传播途径及消毒隔离的方法和意义，取得孕妇和家属的理解与配合。

（2）加强营养：增加富含优质蛋白、高维生素、低脂食物摄入，保证摄取足量碳水化合物。食用新鲜蔬菜和水果，保持大便通畅，减少氨的产生和吸收。合并重型肝炎的孕妇严格限制蛋白质摄入[小于 0.5g/（kg·d）]。

（3）加强母儿监护：定期产前检查，防治并发症。及时了解住院孕妇病情变化：记录生命体征，观察意识状态，皮肤、巩膜是否黄染，尿液颜色及尿量，有无口鼻、皮肤黏膜出血等，及早发现肝性脑病等并发症的征象。监测重型肝炎孕妇中心静脉压、24 小时出入水量；完成肝功能、凝血功能、血常规、电解质等检测项目的标本采集。协助孕妇完成 B 超、胎心电子监护等检查，以了解胎儿宫内情况及胎盘功能。指导孕妇掌握自数胎动方法。

（4）用药护理：遵医嘱使用护肝、对症治疗、预防感染等药物，观察疗效和副作用。

（5）心理护理：鼓励孕妇倾诉内心感受，向孕妇和家属介绍病毒性肝炎对母儿的影响及母婴传播阻断措施，使孕妇能消除或减轻焦虑，正确对待疾病及妊娠，配合治疗与护理。

2. 分娩期

（1）第一产程：将产妇置于隔离产房，专人守护，严密观察产程进展，勤听胎心率。鼓励产妇在宫缩间歇期休息，及时进食和排尿。允许家属陪伴，减少产妇的紧张、恐惧心理。注意消毒与隔离。

（2）第二产程：行胎头吸引术或产钳术缩短第二产程。正确保护会阴，避免软产道裂伤，注意保护新生儿，以降低产时母婴传播概率。严格遵守无菌技术操作规程，避免交叉感染。

（3）第三产程：胎儿娩出后即给予缩宫素促进子宫收缩。协助胎盘胎膜娩出并检查完整性，防止残留。仔细检查软产道，正确缝合会阴切口。准确评估阴道出血量。监测产妇的生命体征，发现异常及时处理。接触产妇的医疗用物用 2000mg/L 的含氯消毒液浸泡后按相关规定处理。

3. 产褥期 分娩过程中的出血、麻醉、疲劳等，往往会导致病情恶化，出现肝性脑病、肾衰竭，需加强监护，及时发现异常。

（1）产妇的护理：协助生活护理，保证产妇足够的休息。观察子宫收缩和恶露的性状，及时发现产后出血。注意皮肤黏膜有无出血点。做好会阴、口腔、皮肤护理，预防感染。讲解新生儿喂养知识：推荐母乳喂养；《乙型肝炎病毒母婴传播预防临床指南》（第 1 版）认为，即使孕妇 HBeAg 阳性，母乳喂养并不增加感染风险，正规预防后，不管孕妇 HBeAg 阳性还是阴性，新生儿都可母乳喂养，无须检测乳汁中有无 HBV DNA。确定不能母乳喂养的产妇，可使用炒麦芽煎水喝或芒硝外敷乳房等方法退乳，不可用雌激素，以免加重肝脏负担。

（2）新生儿的护理：HBsAg 阳性孕妇的足月新生儿，出生后 24 小时内（最好是 12 小时内），即采用主、被动联合免疫法，可显著提高母婴传播阻断率。①被动免疫：乙型肝炎免疫球蛋白（HBIG）皮下注射，剂量为 100～200U。在出生 12 小时内尽可能早使用。②主动免疫：注射 HBIG 的同时，在不同部位接种 10μg 重组酵母或 20μg 中国仓鼠卵母细胞乙型肝炎疫苗第 1 针，出生后 1 个月、6 个月再分别接种乙型肝炎疫苗第 2 针和第 3 针。在其 7～12 月龄随访。对 HBsAg 阳性孕妇的早产儿，被动免疫同前，主动免疫常需接种 4 针乙型肝炎疫苗；最后 1 针后 1～6 月内随访。

> **知识拓展**
>
> **新生儿 HBV 主、被动联合免疫法的作用机制**
>
> 主动免疫是接种乙型肝炎疫苗。其主要成分是 HBsAg，接种第 2 针后 1 周左右，抗-HBs 才转为阳性，即开始接种后 35～40 天对 HBV 有免疫力。接种第 3 针可使抗-HBs 水平明显升高，延长保护年限。被动免疫是使用 HBIG，理论上越早使用越好。其有效成分是抗-HBs，肌内注射 15～30 分钟即开始发挥作用。保护性抗-HBs 可维持 42～63 天，此时体内已主动产生抗-HBs，故无须再次注射 HBIG。

> **案例分析 8-3**
>
> 3. 新生儿如何进行母婴阻断？能否母乳喂养？
>
> 答：HBsAg 阳性孕妇的足月新生儿，出生后 24 小时内（最好是 12 小时内），即采用主、被动联合免疫法。正规预防后，新生儿都可母乳喂养。

（3）出院指导：合理饮食，注意休息和个人的清洁卫生。鼓励继续母乳喂养，或指导人工喂养注意事项。按时进行新生儿预防接种。指导产妇使用阴茎套避孕。做好家庭隔离，避免日常接触方式传播，定期复诊。

4. 健康教育 母婴传播是病毒性肝炎的重要传播途径，预防感染应从妊娠前开始。妊娠前常规检测病毒血清标志物，病毒抗体阴性者行预防接种。急性肝炎妇女至少在病情痊愈 6 个月后，最好是 2 年后再妊娠。病情严重者妊娠早期应终止妊娠，妊娠中、晚期尽量避免终止妊娠，定期监测肝功能和血清标志物。夫妇有一方患肝炎者，性生活时应采用阴茎套避免交叉感染。

【护理评价】

1. 孕妇是否能够根据肝炎疾病知识，合理搭配膳食，使体重增长理想。

2. 孕妇是否心情平静，能否说出肝炎传播途径和新生儿免疫阻断措施。

第四节　妊娠合并贫血妇女的护理

案例 8-4　临床资料

王女士，22 岁，以"停经 24 周，活动时心悸 2 周"为主诉到医院就诊。平素月经规律，经量多。妊娠早期无明显恶心、呕吐等早孕反应。妊娠期没有阴道出血史。未行规律产前保健。近 2 周来，多次在快速行走、上楼梯时出现心慌不适，休息后缓解。查体：口唇、睑结膜略苍白；心肺未及明显异常。检查：血常规 86g/L。初步印象：妊娠合并缺铁性贫血。嘱服用速力菲，定期复查。

问题：

1. 妊娠合并缺铁性贫血如何处理？

2. 服用铁剂有何注意事项？

一、概　述

孕妇外周血血红蛋白（Hb）110g/L 及血细胞比容＜0.33 为妊娠期贫血。根据 Hb 水平分为：轻度贫血（100～109g/L），中度贫血（70～99g/L），重度贫血（40～69g/L），极重度贫血（＜40g/L）。妊娠期贫血以缺铁性贫血（iron deficiency anemia）为最常见类型，占妊娠期贫血 95%；其他有巨幼红细胞性贫血、再生障碍性贫血、地中海贫血等。本节主要介绍缺铁性贫血。

妊娠期血容量增加及胎儿生长发育对铁的需求量增加，孕妇铁摄入不足或吸收不良将导致缺铁性贫血。重度贫血可能导致贫血性心脏病、妊娠期高血压性心脏病。严重贫血降低机体失血耐受性，易发生失血性休克。贫血使机体抵抗力低下，易发生产褥感染。不同程度的贫血均会降低孕妇对分娩、出血、麻醉和手术的耐受力。贫血导致的疲倦感影响孕妇心理。

在孕妇骨髓与胎儿竞争摄取母体血清铁的过程中，胎儿占优势，因此一般情况下，胎儿缺铁不是很严重。但是，当孕妇严重贫血时，经胎盘供氧和营养物质不足，可导致胎儿生长发育受限、胎儿窘迫、死胎或早产等。

二、护理评估

（一）健康史

了解孕妇既往有无月经过多或消化道疾病引起的慢性失血病史，有无胃肠道功能紊乱或饮食习惯导致的营养不良病史；询问贫血检查治疗经过。了解本次妊娠经过。

（二）身体状况

1. 症状 轻度贫血者可无明显症状。重者可有面色苍白、乏力、头晕、耳鸣、心悸、气短、水肿、食欲不振、腹胀、腹泻等表现。

2. 体征　评估有无皮肤、口唇、睑结膜苍白，皮肤毛发干燥，指甲脆薄等。

（三）心理-社会支持状况

评估孕妇及家属对疾病、妊娠的态度，家庭支持程度。了解家庭的经济状况、饮食习惯。孕妇是否有因贫血引起的倦怠感，采取的应对方式等。

（四）辅助检查

1. 血常规　血红蛋白<110g/L，红细胞<$3.5×10^{12}$/L，血细胞比容<0.30，白细胞和血小板计数一般没有变化。

2. 血清铁浓度　反映缺铁情况的灵敏指标，血清铁<6.5μmol/L。

3. B超　监测胎儿双顶径、股骨径等，了解胎儿宫内生长发育情况。

（五）治疗原则

去除导致贫血的原因，补充铁剂。以口服铁剂为主，如硫酸亚铁 0.3g 或琥珀酸亚铁 0.1g，3次/日，同时服用维生素 C 0.1～0.3g 以保护铁不被氧化。对症处理胃肠道功能紊乱和消化不良。重度贫血或严重胃肠道反应不能口服者，可改用右旋糖酐铁或山梨醇铁深部肌内注射。重度贫血者可在预产期前或剖宫产前少量多次输入红细胞悬液，临产后做好输血准备。避免产程延长。注意保护会阴，避免软产道损伤。预防产后出血和感染。

案例分析 8-4

1. 妊娠合并缺铁性贫血如何处理？

答：补充铁剂，去除导致贫血的原因；对症处理胃肠道功能紊乱和消化不良；预防感染和产后出血。

三、计划护理

【常见护理诊断/问题】

1. 营养失调：低于机体需要量　与铁的需要量增加、铁摄入不足有关。

2. 活动无耐力　与血红蛋白减少致携氧能力下降有关。

【护理目标】

1. 孕妇贫血得到纠正。

2. 孕妇维持较好的体力，日常生活自理。

【护理措施】

1. 妊娠期

（1）合理饮食：纠正孕妇的不良饮食习惯，鼓励孕妇多进食含铁丰富的食物，如动物肝脏、瘦肉、蛋类、芝麻酱、深色蔬菜等，注意饮食搭配。饭后不立即饮用浓茶。

知识拓展

2014 年《妊娠期铁缺乏和缺铁性贫血诊治指南》摘录

通过饮食指导可增加铁摄入和铁吸收。铁吸收量取决于生理需求量、食物含铁量和生物利用度。孕妇对铁的生理需求量比月经期高 3 倍，且随妊娠进展增加，妊娠中晚期需要摄入元素铁 30mg/d。孕妇膳食铁吸收率约为 15%（1%～40%）。血红素铁比非血红素铁更容易吸收。膳食铁中 95% 为非血红素铁。含血红素铁的食物有红色肉类、鱼类及禽类等。水果、土豆、绿叶蔬菜、菜花、胡萝卜和白菜等含维生素 C 的食物可促进铁吸收。牛奶及奶制品可抑制铁吸收。其他抑制铁吸收的食物还包括谷物麸皮、谷物、高精面粉、豆类、坚果、茶、咖啡、可可等。

中华医学会围产医学分会. 妊娠期铁缺乏和缺铁性贫血诊治指南. 中华围产医学杂志, 2014, 17（7）: 451-454.

（2）用药护理：遵医嘱口服铁剂，避免与其他药物同时服用。为了避免食物抑制非血红素铁的吸收，建议进食前1小时口服铁剂，同时服用维生素C 0.1～0.3g以促进铁的吸收。进餐时或进餐后服用可减少胃肠道反应。液体铁剂以吸管服用，避免牙齿染色。服药前后的1小时禁饮茶、咖啡以防阻碍铁吸收。服用铁剂后会形成黑色便，予以解释。医嘱需注射铁剂者，应行深部肌内注射，注射后多走动以促进铁剂吸收，注意局部有无硬结形成。

案例分析 8-4

2. 服用铁剂有何注意事项？

答：口服铁剂在饭后服用，可同时服用维生素C 0.1～0.3g。液体铁剂以吸管服用，避免牙齿染色。服用铁剂后会形成黑色便。

（3）病情监测：询问孕妇头晕、耳鸣、心悸、气短、疲乏等自觉症状有无改善；观察皮肤黏膜颜色和水肿情况改变。定期监测血红蛋白变化。需输血者，注意观察心率和心律，输血速度宜慢，以免造成急性左心衰竭。勤听胎心，计数12小时胎动，遵医嘱做无应激试验以了解胎儿宫内储备能力。

（4）心理护理：鼓励孕妇诉说自我感受，提供有效信息使孕妇及家属了解贫血对母儿的影响，目前采用的治疗、护理和预后等。鼓励家属和孕妇一起制订合理的饮食计划，满足孕妇家庭情感需要。

2. 分娩期 重度贫血者提前住院待产。中重度贫血产妇临产前遵医嘱备血，给予维生素C、维生素 K_1 等药物。鼓励产妇进食。严密观察产程，防止产程延长；宫口开全后，酌情助产以缩短第二产程。积极预防产后出血，胎儿前肩娩出后，肌内或静脉注射缩宫素10～20U。如无禁忌证，胎盘娩出后，可肌内注射或静脉注射麦角新碱0.2mg，同时应用20U缩宫素加于5%葡萄糖注射液中持续滴注至少2小时。严格无菌操作，产后即遵医嘱应用广谱抗生素。2014年《妊娠期铁缺乏和缺铁性贫血诊治指南》指出：储存铁减少的孕妇分娩时，延迟60～120秒钳夹脐带，可提高新生儿储存铁，有助于降低婴儿期和儿童期铁减少相关后遗症的风险；早产儿延迟30～120秒钳夹脐带，可降低输血和颅内出血的风险。

3. 产褥期 产妇以卧床休息为主，待体力恢复后，适当下床活动；体位转换注意安全，防止晕厥、跌倒。观察子宫复旧、恶露的颜色和量，注意生命体征变化。遵医嘱继续应用铁剂和抗生素，每日行会阴擦洗2次。指导新生儿喂养技巧，不能哺乳者，提供回乳方法。

4. 健康教育 妊娠前应体检，贫血者及时治疗并去除导致贫血的原因。妊娠期注意合理饮食，避免饮用浓茶和咖啡。定期检测血常规，尤其妊娠晚期应重复检查。妊娠16周起可常规口服硫酸亚铁0.3g/d。

【护理评价】

1. 孕妇能否合理搭配膳食，坚持用药，纠正妊娠期贫血。

2. 孕妇是否保持良好体力，能适度运动，顺利度过妊娠、分娩期。

第五节　妊娠合并急性阑尾炎妇女的护理

案例 8-5 临床资料

王女士，29岁，以"停经 35^{+2} 周，下腹胀痛1天余"为主诉急诊入院。1天前无明显诱因出现下腹疼痛，呈间断性，在当地医院门诊静脉滴注硫酸镁抑制宫缩保胎治疗，下腹胀痛无明显缓解。妊娠早期平顺，妊娠 4 月余感胎动至今，定期产前检查。平素体健，无高血压、糖尿病病史，无手术外伤史。入院查体：体温 37.6℃，脉搏 84 次/分，呼吸 20 次/分，血压 120/80mmHg，心肺未见明显异常，腹软，右下腹压痛、反跳痛，未触及包块。产科检查：头先露，高浮，胎心 140 次/分。宫缩弱，间隔 7~8 分钟，持续约 20 秒。阴道检查：宫口未开。入院诊断：①孕 1 产 0，妊娠 35^{+2} 周，头位，先兆早产；②妊娠合并阑尾炎？

问题：

1. 妊娠期的急性阑尾炎有什么特点？
2. 如何向孕妇解释妊娠合并急性阑尾炎的处理原则？

一、概　　述

急性阑尾炎（acute appendicitis）是妊娠期最常见的外科合并症之一，发病率为（2.4~10.1）/10000，以妊娠早中期多见。由于妊娠中期开始阑尾位置改变，阑尾炎的临床体征与非妊娠期不一致，使诊断困难，误诊率高，严重时约 20%并发腹膜炎。并发腹膜炎时，流产和早产率均增加。因此，早期诊断和及时处理对母儿的预后至关重要。

（一）妊娠期阑尾位置变化

在妊娠初期，阑尾的位置与非妊娠期相似，阑尾根部的体表投影在右髂前上棘至脐连线中外 1/3 处（麦氏点）。随妊娠周数增加，子宫增大，盲肠和阑尾的位置也随之向上、向外、向后移位。在妊娠 12 周末位于髂嵴下 2 横指，20 周末升至髂嵴水平，32 周末升至髂嵴上 2 横指，足月时可达胆囊区。随着盲肠向上移位的同时，阑尾呈逆时针方向旋转，被子宫推向外、上后方，位置相对较深，常被增大的子宫覆盖。产后 10~12 日恢复至非妊娠期位置。但也有学者认为，不论孕周多少，80%的孕妇仍是表现为右下腹疼痛。

（二）妊娠期阑尾炎特点

妊娠并不诱发阑尾炎，但随着妊娠进展，阑尾位置改变使阑尾炎的体征不典型，有以下两个特点。

1. 早期诊断困难　妊娠期阑尾炎多无阑尾炎的典型症状与体征：妊娠早期发病时恶心、呕吐症状与早孕反应相似；腹痛部位不再局限于右下腹；腹痛症状易与其他妊娠期腹痛疾病如早产、胎盘早剥等相混淆；妊娠期白细胞计数也升高。

2. 炎症容易扩散　原因：①妊娠期盆腔的血液及淋巴循环旺盛，毛细血管通透性增强，组织蛋白溶解能力强。②增大的子宫妨碍大网膜游走，还使腹壁与发炎阑尾分开，降低两者的防卫能力。③炎症如若诱发宫缩，宫缩又促使炎症扩散。④阑尾炎症状与体征不典型，容易漏诊而延误治疗时机。

案例分析 8-5

1. 妊娠期的急性阑尾炎有什么特点？

答：妊娠期发生急性阑尾炎时，具有早期诊断困难和炎症容易扩散两个特点。早期诊断困难与随着妊娠进展，阑尾位置改变，使其没有阑尾炎的典型特征有关。炎症容易扩散与妊娠期盆腔的血液及淋巴循环旺盛、增大的子宫妨碍大网膜游走、宫缩促使炎症扩散、体征不典型延误诊断等因素有关。

二、护理评估

（一）健康史

评估孕妇有无阑尾炎既往史；本次发病经过，腹痛发生的时间、性质、部位，有无其他伴随症状。

（二）身体状况

评估孕妇产科情况，注意胎动、胎心率和宫缩。重点评估急性阑尾炎的临床表现。妊娠期急性阑尾炎的症状和体征不典型，在妊娠不同时期又有差异。

1. 症状

（1）妊娠早期：症状与非妊娠期基本相同。表现为腹痛，伴恶心、呕吐；发热；70%～80%孕妇有转移性右下腹痛。

（2）妊娠中晚期：腹痛症状不典型或不明显，常无明显的转移性右下腹痛。阑尾位于子宫背面时，疼痛可能放射至右侧腰部。

2. 体征 妊娠早期的急性阑尾炎体征与非妊娠期基本相同，即有右下腹麦氏点固定压痛、反跳痛或肌紧张。妊娠中晚期由于增大的子宫撑起腹壁，腹部压痛、反跳痛和肌紧张常不明显，压痛点位置偏高，使局限性腹膜炎体征不典型。

（三）心理-社会支持状况

一旦阑尾炎确诊，孕妇与家属会担心疾病、药物对胎儿的影响，担忧能否顺利妊娠至胎儿足月。评估孕妇及家属对疾病的认识、心理承受能力和应对方式。

（四）辅助检查

1. 血常规 白细胞计数>15×10⁹/L 有诊断意义；中性粒细胞>0.80，或有核左移现象，伴恶心、腹肌紧张有助于妊娠期阑尾炎的诊断。

2. B超 右下腹 B 超如果发现不受压的阑尾直径>6mm，肌壁厚度≥2mm，或在阑尾区域出现复杂包块，可协助诊断阑尾炎穿孔合并腹腔积脓。

（五）治疗原则

一经确诊，在积极抗感染治疗和维持水、电解质及酸碱平衡的同时，立即手术，尤其在妊娠中晚期。一时诊断困难但高度怀疑急性阑尾炎，可剖腹探查。术后应继续抗感染治疗。继续妊娠者，选择对胎儿影响小的广谱抗生素。术后3～4日内使用宫缩抑制剂及镇静剂等保胎治疗。

> **案例分析 8-5**
> 2. 如何向孕妇解释妊娠合并急性阑尾炎的处理原则？
> 答：妊娠合并急性阑尾炎时，由于妊娠期子宫增大，阑尾位置改变，阑尾炎的临床体征与非妊娠期不一致，使诊断困难，再加之妊娠期盆腔的血液及淋巴循环旺盛、增大的子宫妨碍大网膜游走等因素，使炎症容易扩散，易并发腹膜炎，致流产和早产发生率增加。因此，一旦确诊，首选手术治疗，术后选择对胎儿影响小的广谱抗生素继续抗感染治疗。

三、计划护理

【常见护理诊断/问题】

1. 焦虑 与担心疾病是否会影响胎儿健康有关。

2. 胎儿受伤的可能 与炎症刺激诱发子宫收缩有关。

【护理目标】

1. 孕妇了解阑尾炎疾病对胎儿的影响，能够配合治疗与护理。

2. 手术前后未发生胎儿宫内窘迫、流产、早产等异常情况，继续妊娠。

【护理措施】

1. 术前护理 强调手术的必要性，耐心做好孕妇的解释安抚工作，鼓励家属给予情感支持。遵医嘱完成术前各项准备如指导孕妇禁食、皮肤准备等。

2. 术中配合 将手术床向左侧倾斜约30°，使子宫左移，便于暴露阑尾，防止仰卧位低血压综合征。术中减少对子宫的刺激。注意胎儿监护，及时发现胎心率异常。

3. 术后护理

（1）卧位与活动：术后6小时血压平稳后由平卧改为半卧位，可减小腹壁张力，减轻切口疼痛。如果没有产科异常征兆，鼓励孕妇早下床活动，避免肠粘连、血栓形成等并发症。若留有引流管，活动时妥善固定。

（2）病情观察：密切观察体温、切口、腹部体征，如果有体温下降后又升高，切口红、肿、痛、腹痛、腹胀、腹肌紧张等任一症状，提示感染或脓肿，及时汇报给医生予以处理。

（3）胎儿监护：对术后继续妊娠的孕妇，定时听诊胎心，指导孕妇自数胎动。每天常规吸氧2次，每次30分钟，预防和纠正胎儿宫内缺氧。注意孕妇有无宫缩和阴道流血、流液，及早发现流产、早产、胎膜早破征象。

（4）治疗配合：①保胎治疗，术后3~4日内，对继续妊娠者遵医嘱给予宫缩抑制剂及镇静药，如口服沙丁胺醇、维生素E，肌内注射孕酮注射液，肌内注射或静脉滴注硫酸镁等，以降低流产与早产的发生率。②控制感染，遵医嘱继续使用广谱抗生素，如甲硝唑与头孢菌素类、青霉素类配伍使用。用药期间，注意用药安全和药物的不良反应。

4. 心理护理 疾病带来的疼痛和不适及对胎儿安危的担心会使孕妇比较烦躁、焦虑。应理解孕妇心理变化，术前介绍治疗方案，术后指导缓解疼痛的措施，及时告知胎儿情况，指导家属给予情感支持，使孕妇情绪稳定。

【护理评价】

1. 孕妇是否获得妊娠合并阑尾炎的相关知识、情绪稳定、配合治疗与护理。

2. 妊娠是否继续，母儿一般情况是否良好。

思 考 题

1. 简述妊娠、分娩与心脏病之间的相互影响。

2. 简述妊娠、分娩与糖尿病之间的相互影响。

3. 简述妊娠、分娩与乙型肝炎之间的相互影响。

4. 简述 HBsAg 阳性孕妇的新生儿免疫阻断措施。

5. 刘某，30岁，职员，孕1产0，妊娠34^{+2}周，以"发热3天，胸闷、不能平卧1天"入院。自幼患先天性心脏病房间隔缺损未治疗，妊娠前无不适情况，妊娠后渐进性出现劳累后心慌、气短，休息后能缓解。3天前受凉后出现发热、咳嗽，1天前出现心慌、胸闷，不能平卧。查体：体温38.2℃，脉搏114次/分，血压120/80mmHg。该孕妇半卧位，呼吸促，口唇及甲床发绀。胎位：LOA，胎心：130次/分，无宫缩，胎膜未破。问题：

（1）该孕妇的心功能如何？依据是什么？

（2）该孕妇目前主要的护理问题有哪些？应采取哪些护理措施？

6. 王某，28岁，教师，孕1产0，妊娠28周，产前检查时发现空腹血糖8.6mmol/L。该孕妇既往无糖尿病史。拟诊断"妊娠期糖尿病"。问题：

（1）为了明确该孕妇存在的护理问题，护士还应收集哪些资料？

（2）护士应给予该孕妇哪些方面的健康指导？

如果该孕妇确诊为妊娠期糖尿病，现已临产。问题：

（3）阴道分娩过程有哪些注意事项？

（4）产褥期如何护理产妇和新生儿？

7. 王某，23岁，农民，孕2产0，妊娠27周，自觉头晕、心悸、乏力2周。实验室检查：血红蛋白72g/L。诊断为妊娠合并缺铁性贫血。问题：

（1）为明确该孕妇存在的主要护理问题，还需评估哪些方面？

（2）如何给该孕妇提供饮食和用药指导？

（高金玲）

第九章　异常分娩妇女的护理

【知识目标】

掌握　子宫收缩乏力的护理评估和护理措施。

熟悉　子宫收缩过强、产道异常、胎位异常、胎儿发育异常的护理评估和护理措施；异常分娩病因、对母儿的影响和常见护理诊断/问题。

了解　异常分娩的护理目标和护理评价。

【技能目标】

学会阴道检查、宫缩评估、胎心监护仪的使用、产程曲线图的绘制及缩宫素的使用方法。

【素质目标】

培养学生对产程观察护理的整体观念；引导学生重视对产妇整个产程的健康教育、心理护理及人文关怀。

异常分娩（abnormal labor），又称难产（dystocia）是指影响分娩的因素在分娩过程中，任何一个或一个以上因素发生异常，或几个因素间不能相互协调、适应而导致分娩过程受到阻碍的情况。由于分娩是个动态变化的过程，产妇分娩过程中顺产与难产在一定条件下可以相互转化，若处理及时、得当，难产可能转变为顺产；相反，若处理不当或不及时，顺产也可以转变为难产。因此，及时、正确发现产程进展的异常情况，给予适时、适当的处理，以保障母儿安全是处理异常分娩的关键。在判断异常分娩时，不要将影响分娩的因素分割考虑。

第一节　产力异常

> **案例 9-1　临床资料**
>
> 　　某孕妇，29 岁，因孕 2 产 0，妊娠 39^{+2} 周，阵发性腹痛 6 小时入院。既往体健，平素月经规律，妊娠期定期产检，无异常发现。近 2 天有不规则下腹痛，夜间加重，休息欠佳。6 小时前出现阵发性腹痛，伴阴道少量血性分泌物，无阴道流水及其他不适。入院查体：一般情况好，血压 120/70mmHg，骨盆径线测量均正常，宫高 34cm，腹围 100cm，LOA，胎心 136 次/分，宫缩 30 秒/4～5 分钟，强度中等，阴道检查：宫口开大 3cm，S^{-2}，未破膜。1 小时后宫缩 35 秒/3～4 分钟，强度中等，阴道检查：宫口开大 6cm，S^{-1}。入院 5 小时宫缩减弱至 30 秒/5～6 分钟，强度弱，阴道检查：宫口仍开 6cm，S^{-1}，未破膜。孕妇此时烦躁不安，认为自己不能经阴道分娩，频繁要求剖宫产。
>
> **问题：**
> 　　1. 根据孕妇的症状和体征判断该孕妇的临床诊断有哪些？
> 　　2. 针对该孕妇目前出现的情况应做哪些进一步的处理？
> 　　3. 该孕妇可能的护理诊断及相应的护理措施是什么？

产力（powers of labor）指将胎儿及附属物从子宫内逼出的力量，包括子宫收缩力、腹肌和膈肌收缩力及肛提肌收缩力。其中以子宫收缩力为主，贯穿分娩的全过程。分娩后期，即第一产程末到第二产程，腹肌、膈肌和肛提肌的收缩力也参与其中。在分娩过程中，子宫收缩的节律性、对称性及极性不正常或强度、频率有改变，称为子宫收缩力异常（abnormal uterine action），简称产力异常。临床上根据宫缩的强度分为子宫收缩乏力（简称宫缩乏力）和子宫收缩过强（简称宫缩过强）两类。每类又有协调性及不协调性之分（图9-1）。

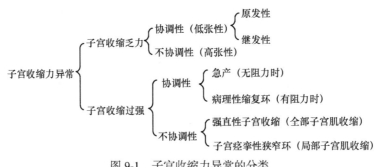

图9-1　子宫收缩力异常的分类

一、子宫收缩乏力

（一）病因

子宫收缩乏力多由几种因素引起，常见的原因如下。

1. 头盆不称或胎位异常（最常见）　当骨盆异常或胎位异常时，胎先露部下降受阻，不能紧贴子宫下段及宫颈内口，影响内源性缩宫素的释放及不能有效刺激子宫阴道神经丛引起反射性子宫收缩，出现继发性宫缩乏力。

2. 精神因素　多见于初产妇，尤其是35岁以上的高龄初产妇。由于缺少产前系统培训，对妊娠或分娩生理认识不足，因此对分娩有恐惧心理，精神过度紧张，对疼痛的耐受性差，干扰了中枢神经系统正常功能，导致大脑皮质功能紊乱。加之临产后进食不足及过多消耗体力、水及电解质紊乱，均可导致原发性宫缩乏力。

3. 子宫因素　子宫壁过度膨胀（如双胎、羊水过多、巨大胎儿），可使子宫肌纤维过度伸展，失去正常收缩的能力；多次妊娠分娩及子宫的急、慢性炎症均可使子宫肌纤维变性、结缔组织增生而影响子宫收缩；子宫肌瘤、子宫发育不良、子宫畸形（如双角子宫）等均能影响子宫收缩的对称性和极性，引起原发性宫缩乏力。

4. 内分泌失调　分娩是一个复杂的过程，许多内分泌因素参与了分娩过程，临产后产妇体内雌激素、缩宫素及前列腺素合成及释放减少，子宫对这些促进子宫收缩物质的敏感性降低及雌激素不足使缩宫素受体量减少，均可使子宫收缩乏力；临产后孕激素下降缓慢，使得子宫对乙酰胆碱的敏感性降低，从而影响子宫肌兴奋阈，也导致子宫收缩乏力；胎儿肾上腺发育未成熟，使得胎儿胎盘单位合成与分泌硫酸脱氢表雄酮量少，致宫颈成熟欠佳，也可引起原发性宫缩乏力。

5. 药物影响　产程早期使用大剂量解痉、镇静剂、镇痛剂、麻醉剂及宫缩抑制剂，如硫酸镁、氯丙嗪、哌替啶、吗啡、盐酸利托君等，或行硬膜外麻醉镇痛分娩时，均可不同程度地使子宫收缩受到抑制，引起继发性宫缩乏力。

6. 其他　膀胱、直肠过度充盈，前置胎盘影响胎先露下降；第一产程过早使用腹压；产妇过度疲乏、睡眠不足、体质虚弱及急慢性疾病致全身衰竭等，都可能引起继发性宫缩乏力。

（二）对母儿影响

1. 对母体的影响

（1）产程延长：子宫收缩乏力使产程进展缓慢或停滞。原发性宫缩乏力使潜伏期延长，继发性宫缩乏力根据发生时限不同可导致第一或第二产程延长、停滞，甚至滞产。

（2）体力损耗：产程延长直接影响产妇休息及进食。同时，由于体力消耗及过度换气，可以导致产妇精神疲惫、全身疲乏无力、肠胀气、排尿困难等，严重者引起脱水、酸中毒、低钾血症，可进一步加重宫缩乏力。

（3）产伤：由于第二产程延长，膀胱或尿道较长时间被压迫于胎先露部（特别是胎头）与耻骨联合之间，被压迫部位的膀胱或尿道组织缺血、缺氧、水肿、坏死脱落，形成膀胱阴道瘘或尿道阴道瘘。

（4）产后出血：因子宫收缩乏力，影响胎盘剥离和及时娩出，也影响子宫壁的血窦关闭，容易引起产后出血。

（5）产后感染：产程延长使阴道检查次数增加、胎膜早破、产后出血等均增加产后感染的机会。

2. 对胎儿、新生儿的影响　子宫收缩乏力容易导致产程延长，胎头和脐带受压时间过久，易发生胎儿窘迫。同时由于手术干预机会增多，产伤增加，新生儿颅内出血及吸入性肺炎等的概率增加；不协调性子宫收缩乏力时，子宫壁在宫缩的间隙期亦不能完全放松，影响胎盘-胎儿血液循环，胎盘供血、供氧不足，容易发生胎儿宫内窘迫；或因胎膜早破、脐带受压或脱垂容易导致胎儿宫内窘迫、新生儿窒息或死亡。

（三）护理评估

1. 健康史　首先要评估产妇产前检查的一般资料，了解产妇的身体发育状况、身高、骨盆类型、胎儿大小与头盆关系等，同时还要注意既往病史，尤其是既往妊娠及分娩史；评估临产后产妇的精神状态、休息、进食及排泄情况；重点评估宫缩相关内容，如宫缩的节律性、对称性、极性、强度与频率是否正常，以及宫口开大及先露下降情况，从而了解产程的进展；其次评估产妇的社会支持系统情况，了解产妇宫缩乏力发生的时间，判断宫缩乏力属于原发性还是继发性。

2. 身体评估

（1）症状

1）协调性子宫收缩乏力，又称低张性子宫收缩乏力（hypotonic uterine inertia）：是指子宫收缩具有正常的节律性、对称性和极性，但收缩力弱，低于180 montevideo（MU），持续时间短，间歇期长且不规律，宫缩小于2次/10分钟。

> **知识拓展**
>
> MU的计算是将10分钟内每次宫缩产生的压力（mmHg）相加而得，假如10分钟内有3次宫缩，每次宫缩的压力分别是53mmHg、55mmHg和58mmHg，则宫缩强度为166MU。

根据宫缩乏力在产程中出现的时间可分为原发性宫缩乏力和继发性宫缩乏力。①原发性宫缩乏力：指产程一开始就出现子宫收缩乏力，宫口不能如期扩张，胎先露部不能如期下降，导致产程延长。表现为潜伏期、活跃期早期宫颈扩张延缓或停滞。②继发性宫缩乏力：指产程开始时子宫收缩正常，只是在产程进行到某一阶段（多在活跃期或第二产程）子宫收缩减弱，产程进展缓慢，甚至停滞。

2）不协调性子宫收缩乏力：又称高张性子宫收缩乏力（hypertonic uterine inertia），多见于初产妇，临床表现为子宫收缩失去正常的节律性、对称性和极性。子宫收缩的极性倒置，宫缩的兴奋点不是起源于两侧子宫角部，而是来自子宫下段一处或多处冲动，子宫收缩波由下向上扩散，收缩波小而不规律，频率高，节律不协调；宫缩时，宫底部不强，而是子宫中段或下段强，宫缩间歇期子宫肌也不能完全松弛，这种宫缩不能使宫口如期扩张、使胎先露如期下降，属无效宫缩。此种宫缩乏力属于原发性宫缩乏力，即产程一开始就出现宫缩乏力，故需与假临产鉴别。鉴别方法是给予镇静剂如哌替啶100mg肌内注射，能使宫缩停止者为假临产，不能使宫缩停止者为原发性宫缩乏力。产妇自觉下腹部持续疼痛，拒按，精神紧张，烦躁不安，严重者出现脱水、电解质紊乱、肠胀气、尿潴留。

（2）体征

1）协调性子宫收缩乏力：当宫缩高峰时，宫体隆起不明显，用手指按压宫底部肌壁仍可出现凹陷，先露下降及子宫颈口扩张缓慢，产程延长，此种宫缩乏力，多属于继发性宫缩乏力，临产早期子宫收缩正常，但至宫口扩张进入活跃期或第二产程时子宫收缩减弱。常见于中骨盆与骨盆出口平面狭窄，胎先露部下降受阻，形成持续性枕横位或枕后位等，协调性宫缩乏力时由于宫腔内压力低，对胎儿影响不大。

2）不协调性子宫收缩乏力：产妇往往有头盆不称和胎位异常，使胎头无法衔接，不能紧贴子宫下段及宫颈内口，不能引起反射性子宫收缩。胎盘-胎儿循环障碍，出现胎儿宫内窘迫。产科检查时下腹部有压痛，宫缩期子宫收缩强度弱，间歇期子宫张力高，胎位触不清，胎心不规律。宫口扩张早期缓慢或停滞，潜伏期延长，胎先露下降延缓或停滞。

3）产程时限异常：以下 6 种情况可以单独存在，也可以并存。

A. 潜伏期延长（prolonged latent phase）：从规律宫缩开始至宫颈口扩张 6cm 称为潜伏期。初产妇>20 小时，经产妇>14 小时。

B. 活跃期停滞（arrested active phase）：当破膜后子宫颈口扩张≥6cm 后，如宫缩正常，子宫颈口停止扩张≥4 小时，如宫缩欠佳，子宫颈口停止扩张≥6 小时。

C. 第二产程延长（protracted second stage）：初产妇>3 小时，经产妇>2 小时（硬膜外麻醉镇痛分娩时初产妇>4 小时，经产妇>3 小时）。产程无进展（胎头下降、旋转）。

D. 胎头下降延缓（protracted descent）：在宫颈扩张减速期及第二产程时，胎头下降速度最快。此阶段下降速度初产妇<1cm/小时、经产妇<2cm/小时。

E. 胎头下降停滞（arrested descent）：减速期后胎头下降停止>1 小时。

F. 滞产（prolonged labor）：指总产程超过 24 小时，称为滞产。

临产后应密切注意产程进展，认真绘制产程图。一旦出现上述产程进展异常情况，积极寻找原因，做出相应的处理。

案例分析 9-1

1. 根据孕妇的症状和体征判断该孕妇的临床诊断有哪些？

答：该病人主要的临床诊断是①孕 2 产 0，妊娠 39^{+2} 周 LOA 临产。②继发性宫缩乏力。③活跃期停滞。判断依据：

（1）因孕 2 产 0，妊娠 39^{+2} 周，阵发性腹痛 6 小时入院。

（2）入院后 1 小时查宫缩 35 秒/3～4 分钟，强度中等，阴道检查：宫口开大 6cm，S^{-1}。4 小时后复查宫缩减弱，宫口仍开 6cm，说明进入活跃期后，宫口停止扩张达 4 小时。

---

3. 辅助检查

（1）阴道检查：适时在宫缩时进行阴道检查，了解宫颈的软硬度、厚薄、宫口扩张程度、骨盆腔大小、确定胎位及胎头下降程度。阴道检查在严密消毒的情况下进行。

（2）多普勒胎心听诊仪：潜伏期 0.5～1 小时，活跃期 15～30 分钟，第二产程 5～10 分钟听胎心一次，可及时发现胎心率减慢或过快。协调性宫缩乏力胎心变化出现较迟，不协调性宫缩乏力较早出现胎心音的变化。

（3）胎心监护仪：监测胎心，宫缩的节律性、强度、频率及宫腔压力的变化，了解胎心改变与宫缩的关系变化情况。

（4）绘制产程曲线图：有助于判断产程进展情况，对产程延长者及时查找原因并进行处理。

（5）实验室检查：尿液检查可出现尿酮体阳性，血液生化检查，可出现钾、钠、氯及钙等电解质的改变，二氧化碳结合力可降低。

（6）进行 Bishop 宫颈成熟度评分：可以利用 Bishop 宫颈成熟度评分法（表 9-1），估计人工破膜加强宫缩的效果。该评分法满分为 13 分。若产妇得分≤3 分，人工破膜均失败，应该用其他方法；4～6 分的成功率约为 50%；7～9 分的成功率约为 80%；≥10 分均成功。

表 9-1　Bishop 宫颈成熟度评分法

指标	分数			
	0	1	2	3
宫口开大（cm）	0	1～2	3～4	≥5
宫颈管消退（%）（未消退为 3cm）	0～30	40～50	60～70	≥80
先露位置（坐骨棘水平=0）	−3	−2	−1～0	+1～+2
宫颈硬度	硬	中	软	
宫口位置	后	中	前	

4. 心理-社会支持状况　由于产程进展受阻，产程延长，产妇常表现为烦躁不安，担心胎儿及自身的安危。主要需评估产妇精神状态及其影响因素，了解焦虑、恐惧程度；以前的分娩情况；产妇及亲属对新生儿的看法；是否有良好的支持系统。

5. 治疗原则　严密监测，及时发现异常宫缩并确定其类型，给予纠正。

（1）协调性子宫收缩乏力：不论是原发性还是继发性子宫收缩乏力，首先应寻找原因，在排除头盆不称、产道狭窄、胎位异常等因素后，方可针对原因，采取措施加强宫缩。

（2）不协调性子宫收缩乏力：停止一切操作，首先恢复子宫收缩正常的节律性、对称性及极性，使之恢复至协调性宫缩，然后按协调性子宫收缩乏力处理。但在子宫收缩恢复其协调性之前，严禁应用缩宫素。严密观察宫缩及胎心变化，若经过处理宫缩未能恢复正常或伴有胎儿窘迫，应协助医生做好阴道助产或剖宫产术前准备。

知识拓展

引发较强宫缩的技术

1. 水合作用　确保产妇有足够的水分，但不能过量。口服补液可有各种各样的果汁、茶、水。

2. 运动和体位　如果产程进展缓慢，让产妇步行 30 分钟，频繁改变产妇体位（每 30 分钟一次），避免仰卧位。

3. 舒适的触摸　如抚摸、背部按摩、拥抱等都可以提高内源性催产素释放。

4. 乳头刺激　由产妇自己或伴侣刺激乳头可促进子宫收缩，因为乳头刺激能提高内源性催产素的释放。开始时，只刺激一侧乳头，观察能否产生预期效果；如果无效，可刺激两侧乳头，宫缩可能明显加强，持续时间延长。如果宫缩过强或持续时间过长而对胎儿不利时，应立即停止刺激乳头。

5. 指压按摩　可用来加强宫缩。

6. 热敷　热敷或用热水袋放在子宫底部可加强宫缩。

【常见护理诊断/问题】

1. 疼痛　与不协调性宫缩乏力有关。

2. 疲乏　与宫缩乏力、产程延长、睡眠少及体力消耗过多有关。

3. 焦虑　与知识经验缺乏、产程进展异常、担心自身及胎儿安危有关。

4. 有感染的危险　与产程延长、多次阴道检查和手术有关。

5. 潜在并发症　产后出血。

【护理目标】

1. 不协调性宫缩得到纠正，产妇能理解正常分娩疼痛的过程。

2. 产妇体力恢复正常，未出现过度疲乏。

3. 产妇及家属能积极配合医护人员的处理方案，情绪稳定，安全度过分娩。

4. 产妇无感染发生。

5. 产后 24 小时内阴道出血小于 500ml。

【护理措施】

1. 协调性子宫收缩乏力者 有明显头盆不称或胎位异常不能从阴道分娩者，应及时做好剖宫产的术前准备；若估计为可经阴道分娩者应做好以下护理。

（1）第一产程的护理

1）一般护理：①应指导产妇多休息，首先要关心和安慰产妇，消除其精神紧张与恐惧心理。对产程长、产妇过度疲劳或烦躁不安者遵医嘱可给镇静剂，如地西泮（安定）10mg 缓慢静脉推注或哌替啶 100mg 肌内注射，使其休息后体力有所恢复，子宫收缩力也得以恢复。②补充营养、水分、电解质，鼓励产妇多进易消化、高热量饮食，必要时应根据生化检查结果遵医嘱给予静脉输液，纠正水、电解质紊乱和酸碱平衡；低钾血症时应给予氯化钾缓慢静脉滴注；酸中毒时根据二氧化碳结合力遵医嘱补充适量 5%碳酸氢钠。③保持膀胱和直肠的空虚状态。自然排尿有困难者可先行诱导法，无效时应导尿，因排空膀胱能使产道拓宽。经上述处理后，子宫收缩力可加强。

2）人工破膜：宫颈扩张≥3cm，无头盆不称，胎头已衔接而产程延缓者，可在宫缩间歇期行人工破膜。破膜后胎头直接紧贴子宫下段和宫颈内口，引起反射性子宫收缩，加速宫口扩张及产程进展，但对潜伏期宫缩乏力者不主张行人工破膜术。一旦破膜时应立即听胎心并观察羊水的量和性状。破膜 12 小时以上应遵医嘱给予抗生素预防感染。

3）药物加强子宫收缩：①缩宫素静脉滴注，适用于协调性宫缩乏力、宫口扩张≥3cm、胎心良好、胎位正常、头盆相称者。原则是以最小浓度获得最佳宫缩，一般将缩宫素 2.5U 加入 0.9%生理盐水 500ml 内静脉滴注，从 4～5 滴/分开始，根据宫缩强弱进行调整到有效剂量，每次增加 4～5 滴/分，最大给药剂量不超过 60 滴/分。即维持宫腔内压力 50～60mmHg，宫缩间歇期 2～3 分钟，持续时间 40～60 秒。对于不敏感者，可酌情增加缩宫素剂量。产妇对缩宫素的反应与用药前子宫的收缩活性、敏感性、宫颈成熟度及孕周有关。因此，在使用缩宫素静脉滴注时，应有专人监测宫缩、胎心、血压及产程进展情况，调节剂量、浓度和滴速，调整间隔时间 15～30 分钟并记录。评估宫缩的方法有 3 种：a. 触诊子宫；b. 电子胎儿监护；c. 宫腔内导管测量子宫收缩力。一般临产时宫缩强度为 80～120MU，活跃期宫缩强度为 200～250MU，应用缩宫素促进宫缩时必须达到 200～300MU，才能引起有效宫缩。若 10 分钟内宫缩≥5 次、宫缩持续超过 1 分钟，或胎心率异常，应立即停止静脉滴注缩宫素。外源性缩宫素在母体血中的半衰期为 1～6 分钟，故停药后能迅速好转，必要时加用镇静剂。若发现血压升高，应减慢滴注速度。由于缩宫素有抗利尿作用，水的重吸收增加，可出现尿少，需警惕水中毒的发生。有明显产道梗阻或伴瘢痕子宫者，也不宜应用。②地西泮（安定）10mg 缓慢静脉推注：地西泮能选择性地使宫颈肌纤维松弛，而不影响子宫体肌收缩，且因降低母体交感神经系统兴奋性，使子宫血管张力下降，有助于改善子宫的血液循环。同时，其镇静、催眠作用可缓解产妇的紧张情绪及疲惫状态，进而减少产妇体内儿茶酚胺的分泌而有助于子宫收缩。适用于宫口扩张缓慢及宫颈水肿时，与缩宫素联合应用效果更佳。加强宫缩前需要评估宫缩的频率、持续时间及强度。同时，行阴道检查，了解子宫颈的长度、软硬程度、位置，宫颈口的扩张情况及胎先露部的位置。

4）剖宫产术前准备：如经上述处理产程仍无进展，甚至出现胎儿宫内窘迫、产妇体力衰竭等情况时，应立即做好剖宫产术前准备。

（2）第二产程的护理：若头盆相称，在第二产程中出现宫缩乏力时，也应加强宫缩，给予缩宫素静脉滴注以促进产程进展。若胎头双顶径已通过坐骨棘平面，可等待自然分娩或行阴道助产。若胎头仍未衔接或伴有胎儿窘迫现象，此时应立即做好剖宫产的术前准备。

（3）第三产程的护理：为预防产后出血。在胎儿前肩娩出时，可遵医嘱静脉推注缩宫素 10U 并同时给予缩宫素 10～20U 静脉滴注，加强子宫收缩，促进胎盘剥离与娩出及子宫血窦关闭。若产程长、破膜时间长及阴道助产者，应用抗生素预防感染。同时，密切观察子宫收缩、阴道出血情况及生命体征各项指标。注意产后及时保暖及鼓励产妇饮用一些高热量饮品，以利于产后 2 小时产妇的休息与恢复。

2. 不协调性宫缩乏力者　应指导产妇宫缩时做深呼吸、腹部按摩及放松技巧，稳定其情绪，缓解其不适。遵医嘱给予适当的镇静剂，如哌替啶 100mg 或吗啡 10mg 肌内注射，使产妇充分休息，醒后不协调性宫缩多能恢复为协调性宫缩。在宫缩恢复协调性之前，严禁使用缩宫素。若经上述处理，不协调性宫缩未得到纠正或伴胎儿窘迫、头盆不称等，应通知医师，及早做好剖宫产术前准备。如果不协调性宫缩已被控制，但宫缩仍弱时，可以用协调性宫缩乏力时加强宫缩的各种方法处理。

3. 心理护理　产妇的心理状态是直接影响子宫收缩的重要因素之一，护士必须重视评估产妇的心理状况。在进行每一项操作或检查之前，要创造一个私密、舒适且产妇及其支持者都感到安全的环境氛围，要向产妇解释其注意事项，并将检查结果告诉她，防止其精神紧张。也可用语言和非语言沟通技巧以示关心，指导产妇休息时行左侧卧位。鼓励产妇尝试各种体位和运动方式，使用自己感觉良好的体位或运动形式，最舒适的体位和运动能促进产程进展。健康产妇产时进行适当运动对心理有益，会促进产程进展，没有证据表明运动是有害的。并鼓励家属在产程中提供导乐陪伴分娩，给产妇以生理和情感上的支持，应用抚触、Lamaze 呼吸减轻产妇分娩疼痛，提高分娩质量。

4. 健康教育

（1）活动指导：第一、第二产程如无异常不适，可以采取自由体位或进行下床走动等，有胎心变化者采取合适体位。产程中产妇频繁地变换体位，使胎头与母体骨盆的适应性达到最优（有助于解决枕后位、头盆倾势不均、俯屈不良）。当胎轴与骨盆轴方向一致时，产妇常感疼痛减轻。持续运动（骨盆摇动、摇摆，步行）能使骨盆各骨骼之间和骨盆形状发生连续性变化，可能会使胎头移动到更合适的有利位置。没有哪一种单一体位对于任何情况或任何时候都合适。所以，应该鼓励产妇运动，试着采用多种体位。当产程长时间没有进展时，不要总停留于一种体位。

（2）饮食指导：在产程早期，宫缩痛不太强烈，可选择包子、稀饭、鸡蛋羹等这种柔软、易消化的食物。要少食多餐。在产程后期子宫收缩频繁，强烈的宫缩会压迫胃部，引起呕吐，加上消耗增加，需要补充一些能被迅速吸收的高能量食物。如运动性饮料、果汁、巧克力等食物，快速补充体力，帮助胎儿娩出。在产后应补充一些热饮。

知识拓展

产程中的入量管理

WHO 明确指出：阴道分娩过程中及时补充能量和液体是降低剖宫产术的技术措施之一，但建议不要常规静脉补液。

分娩需要大量的体能，饮食要以补充能量为重点，在产程的各阶段饮食各有重点。

在产程早期，宫缩痛不太强烈，可选择包子、稀饭、鸡蛋羹等这种柔软、易消化的食物。要少食多餐。在产程后期子宫收缩频繁，强烈的宫缩会压迫胃部，引起呕吐，加上消耗增加，需要补充一些能被迅速吸收的高能量食物。如运动性饮料、果汁、巧克力等食物，快速补充体力，帮助胎儿的娩出。在产后应补充一些热饮。

对于低风险产妇，提倡产程中自由进食水，产房护理应制定出入量的监测制度，记录出入量，包括口服入量，确保产妇有适度水分摄入。如果饮食安排得当，不仅能补充身体需要，还能增进产力，促进产程发展，帮助产妇顺利分娩。

分娩前不宜吃油腻、蛋白质过多、需花太久时间消化的食物。产妇如果宫缩很严重，太过疼痛不能进食，可以通过输入葡萄糖、维生素来补充能量。

案例分析 9-1

3. 该孕妇可能的护理诊断及相应的护理措施是什么？

答：（1）疲乏：与宫缩乏力、体力消耗过多有关。

创造一个私密、舒适且感到安全的环境，保证休息；鼓励产妇多进易消化、高热量饮食，补充液体；保持膀胱、直肠的空虚状态，鼓励产妇 1~2 小时排尿一次。

（2）焦虑：与产程进展异常，担心自身及胎儿安危有关。

给予私密、安静的环境，保护产妇的隐私；给予支持和安慰，使用非药物干预措施，耐心观察和等待；陪伴者要创造融洽的关系，提高产妇对其的信任感，减少产妇的心理压力，增加产妇积极健康的心理感受，有利于产程进展。

（3）有感染的危险：与产程延长、多次阴道检查有关。

减少阴道检查的次数，阴道检查前要严格无菌技术操作。

【护理评价】

1. 不协调性宫缩是否得到纠正，疼痛有无减轻。

2. 产妇体力是否出现过度疲乏。

3. 产妇及家属情绪是否稳定，有无焦虑。

4. 产妇生命体征是否正常，有无感染发生。

5. 产妇是否出现产后出血。

二、子宫收缩过强

（一）病因

1. 急产几乎都发生于经产妇，其主要原因是软产道阻力小。

2. 缩宫素应用不当，如剂量过大或误注缩宫剂，或个体对缩宫素过于敏感。

3. 产妇的精神过度紧张、产程延长、极度疲劳、胎膜早破及多次粗暴的宫腔内操作均可引起痉挛性不协调性宫缩过强。

4. 分娩中遇有阻力或胎盘早剥，血液浸润子宫肌层，也可致强直性子宫收缩。

（二）对母儿的影响

1. 对母体的影响

（1）急产：协调性子宫收缩过强，若产道无阻力则导致急产。

（2）产道裂伤：宫缩过强导致软产道未得到充分扩张，易造成宫颈、阴道、会阴撕裂伤，甚至严重损伤。若有梗阻，胎先露部下降受阻，则可能发生子宫破裂，危及产妇生命。

（3）感染：接产时来不及消毒，容易导致产褥期感染。

（4）羊水栓塞可能：宫缩过强，宫腔压力增高，发生羊水栓塞的危险增加。

（5）产后出血及胎盘滞留：胎儿娩出后子宫肌纤维缩复不良易发生胎盘滞留或产后出血。

2. 对胎儿及新生儿的影响　宫缩过强、过频影响子宫胎盘的血液循环，易发生胎儿窘迫、新生儿窒息甚至胎死宫内。胎儿娩出过快，胎头在产道内受到的压力突然解除可致新生儿颅内出血。如果来不及消毒即分娩，新生儿易发生感染。若坠地可发生骨折、外伤等。

知识拓展

院外分娩的急救措施

假若院外分娩无法避免，又该如何做好护理呢？

呼救→转运→清洁接产→清理呼吸道→保暖→胎盘娩出→促进子宫收缩→指导哺乳

首先呼叫人帮忙，尽快拨打 120，送往就近医院。及时询问孕妇病史、既往史，是否有正规产检。孕妇应尽量平躺，嘱孕妇宫缩时不要用力屏气，要张口呼吸。用清洁巾单铺在孕妇臀部下形成清洁区。当胎儿头部露出时，用双手托住头部，注意千万不能硬拉或扭动。当婴儿肩部露出时，用两手托着头和身体，慢慢地向外提拉，在娩出胎儿后，应立即清理新生儿呼吸道，将其侧卧，挤捏其口鼻腔内的羊水，并用衣物包好，注意保暖。不要牵拉脐带，等待胎盘自行娩出。断脐时切不可自行模仿电视剧剧情随意使用剪刀断脐，可先用绳子将脐带两处牢牢扎紧（可距离脐带根部一定距离，方便到医院后在无菌条件下断脐），待胎盘自行娩出后，将胎盘放置于垃圾袋中带回医院以便到院后仔细检查胎盘的完整性。同时要注意产妇保暖，促进子宫收缩，可快速轻捏乳头或者按摩子宫（持续有力按揉下腹部呈质地偏硬的部位），指导产妇哺乳，减少阴道出血，在密切监护下尽快将产妇和婴儿送往医院。

（三）护理评估

1. 健康史　评估产妇产前检查记录，包括骨盆测量值、胎儿情况及妊娠并发症等相关资料。经产妇需了解有无急产史。重点评估产妇临产时间、宫缩频率、强度及胎心、胎动情况。产程中是否使用缩宫素。

2. 身体状况

（1）协调性子宫收缩过强：是指子宫收缩的节律性、对称性和极性均正常，仅子宫收缩力过强（宫腔压力≥60mmHg）、过频（10分钟内宫缩≥5次），宫口扩张速度≥5cm/h（初产妇）或10cm/h（经产妇），若产道无阻力，分娩在短时间内结束，造成急产（precipitous labor），即总产程＜3小时，多见于经产妇。若存在产道梗阻或瘢痕子宫，可能发生病理性缩复环（图9-2）甚至子宫破裂。

（2）不协调性子宫收缩过强有两种表现

1）强直性子宫收缩（tetanic contraction of uterus）：是指子宫强烈收缩，失去节律性，宫缩无间歇。产妇烦躁不安、持续性腹痛、拒按。胎位触不清，胎心听不清。有时可在脐下或脐平处见一环状凹陷，即病理性缩复环（pathologic retraction ring）。伴有血尿等先兆子宫破裂的征

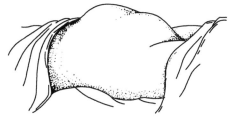

图9-2　病理性缩复环

象。常见于缩宫药物使用不当时，如缩宫素静脉滴注剂量过大、肌内注射缩宫素或米索前列醇引产等。

2）子宫痉挛性狭窄环（constriction ring of uterus）：是指子宫局部平滑肌呈痉挛性不协调性收缩所形成的环状狭窄，持续不放松，称为子宫痉挛性狭窄环。狭窄环发生在宫颈、宫体的任何部分，多发生在子宫上下段交界处，也可在胎体某一狭窄部，以胎颈、胎腰处多见（图 9-3）。产妇出现持续性腹痛、烦躁不安、宫颈扩张缓慢、胎先露下降停滞、胎心时快时慢。阴道检查时在宫腔内可触及较硬而无弹性的狭窄环。此环与病理性缩复环不同的是不随宫缩上升。多因精神紧张、过度疲劳及不适当地应用缩宫药物或粗暴地进行阴道内操作所致。

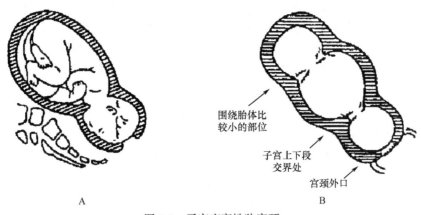

图 9-3　子宫痉挛性狭窄环

A. 狭窄环围绕胎颈；B. 狭窄环容易发生的部位

3. 辅助检查

（1）阴道检查：了解宫口扩张情况及先露下降程度。

（2）胎心监护：监测胎心变化、宫缩频率、持续时间及强度。观察宫缩及间歇期时限变化及宫腔压力改变情况。

（3）产科检查：发现宫缩持续时间长、宫缩时宫腔内压力很高，宫体硬、间歇时间短，触诊胎方位不明，胎心音不清。可在腹部见到病理性缩复环，子宫下段压痛明显。

4. 心理-社会支持状况　产妇子宫收缩过频、过强，产程进展很快，无喘息机会，产妇毫无思想准备，尤其在周围无医护人员及家人时，感到恐惧和极度的无助，担心胎儿及自身的安危。主要需评估产妇紧张、恐惧程度；是否有良好的支持系统。

5. 治疗原则　以预防为主，识别发生急产的高危人群和急产的征兆，正确处理急产，预防并发症发生。

【**常见护理诊断/问题**】

1. 疼痛　与子宫收缩过频、过强有关。

2. 恐惧　与担心自身及胎儿安危有关。

3. 有母儿受伤的危险　与急产、手术产有关。

4. 潜在并发症　子宫破裂。

【**护理目标**】

1. 产妇能应用减轻疼痛的常见技巧。

2. 产妇情绪稳定。

3. 母婴平安。

4. 未发生子宫破裂。

【护理措施】

1. 一般护理

（1）凡有急产史的孕妇，嘱其在预产期前1～2周不要外出远行，有条件者应提前住院待产，以防院外分娩，造成损伤和意外。

（2）严密观察病情及产程进展。一旦出现产兆，嘱产妇应卧床休息，最好左侧卧位，提前做好接产及抢救新生儿的准备。

（3）提供缓解疼痛的支持性措施，如鼓励产妇深呼吸、提供背部抚触、变换体位、通过交谈分散产妇注意力等。

（4）若产妇主诉有便意时，先行阴道检查判断宫口大小及胎先露下降情况，以防分娩在厕所造成意外伤害。

2. 预防宫缩过强　遵医嘱使用子宫收缩抑制剂，如25%硫酸镁20ml加入5%葡萄糖注射液20ml缓慢静脉推注（不少于5分钟），哌替啶100mg或吗啡10mg肌内注射，同时密切观察胎心；如属梗阻性原因，立即停止一切刺激，如禁止阴道内操作、停用缩宫素等，及时通知医生。

3. 防止母婴受伤　分娩时嘱产妇不要用力屏气，胎头娩出时注意保护会阴及无菌操作。尽可能行会阴侧切术，以防会阴撕裂，如有裂伤，应及时缝合。但不得强力抵压胎头，以免造成子宫破裂或新生儿颅内出血。并遵医嘱给予维生素K_1肌内注射以防颅内出血。如产道阻力大或存在头盆不称，则可能导致子宫破裂，应该立即停用缩宫剂，遵医嘱快速给予解痉、镇静药物，尽快结束分娩。

4. 做好产后护理　除观察子宫体复旧、会阴伤口、阴道出血、生命体征等情况外，应向产妇进行健康教育及出院指导。新生儿如出现意外，需协助产妇及家属顺利度过哀伤期，并为产妇提供出院后的避孕指导。

5. 提供心理支持　提供陪伴分娩，与产妇交谈分散其注意力，及时告知产程中可能出现的问题、采取的措施及结果，减轻其焦虑、恐惧心理。以便取得理解和配合。

【护理评价】

1. 产妇能否应用减轻疼痛的技巧，增加舒适感。

2. 产妇是否情绪稳定。

3. 产妇能否配合处理，母婴是否平安。

4. 产妇是否发生子宫破裂。

第二节　产　道　异　常

案例9-2　临床资料

　　某孕妇，26岁，孕1产0，因"停经37^{+3}周，阵发性腹痛8小时"入院。既往体健，平素月经规律，妊娠期定期产检，无异常发现。入院查体：一般情况好，血压125/82mmHg，宫高30cm，腹围91cm，骨盆测量：骶耻外径17.5cm，坐骨棘间径9.5cm，坐骨结节间径7.5cm。坐骨结节间径+后矢状径＞15cm。B超提示：BPD 8.9cm，FL 7.0cm，HC 31.9cm，AC 31.6cm，估计胎儿大小2900g，LOA，胎头跨耻征可疑阳性，胎心140次/分钟，宫缩30秒/3～4分钟，强度中等，阴道检查：宫口开大3cm，S^{-3}，胎膜未破，未入盆。孕妇听说自己骨盆偏小后焦虑不安，担心自己和胎儿的安全，不愿试产。

问题：

　　1. 根据此病例判断该病人的临床诊断是什么？

　　2. 该病人能否自然分娩？诊断依据是什么？如何处理？

　　3. 该病人可能的护理诊断及相应的护理措施是什么？

产道异常包括骨产道异常及软产道异常,临床上以骨产道异常多见,而骨产道又是分娩因素中相对不变的因素。因此,在异常分娩中应引起高度重视。常见的骨产道异常有骨盆入口平面狭窄、中骨盆及出口平面狭窄、骨盆三个平面均狭窄、畸形骨盆。

一、病 因

(一)骨产道异常

骨产道异常是指骨盆径线过短或形态异常,致使骨盆腔小于胎先露可通过的限度,阻碍胎先露下降,影响产程顺利进展,又称为狭窄骨盆(contracted pelvis)。狭窄骨盆可以表现为一个平面或多个平面狭窄,也可以是一条或多条径线过短。在临床实践中常遇到的是临界或轻度的骨盆狭窄,能否构成难产,还与胎儿大小、胎位、胎头可塑性、产力和处理是否得当等密切相关

1. 骨盆入口平面狭窄(contracted pelvic inlet) 扁平骨盆最常见,以骨盆入口平面前后径狭窄为主,其形态呈横扁圆形。入口骨盆平面狭窄的程度可分为 3 级(表 9-2)。I 级:正常体重胎儿绝大多数胎儿可以自然分娩。II 级:必须经过充分试产后,才能确定能否经阴道分娩。III 级:必须以剖宫产结束分娩,绝对性狭窄少见。多为临界性狭窄或相对性狭窄。

表 9-2 骨盆入口平面正常与异常各径线值(cm)

级别	程度	骶耻外径	对角径	骨盆入口前后径
	正常	18~20	12.5~13	10~11
I 级	临界性狭窄	18	11.5	10
II 级	相对性狭窄	16.5~17.5	10~11	8.5~9.5
III 级	绝对性狭窄	≤16.0	9.5	≤8.0

骨盆入口平面狭窄根据形态变异分为 2 类,常见的有:

(1)单纯扁平骨盆(simple flat pelvis):骨盆入口平面呈横扁圆形,骶岬向前下突出,骨盆入口前后径短,横径正常(图 9-4)。

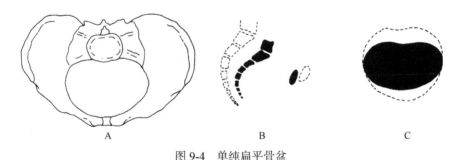

A B C

图 9-4 单纯扁平骨盆

A. 入口平面形态;B. 入口平面前后径缩短;C. 入口平面呈横扁圆形(横径正常)

(2)佝偻病性扁平骨盆(rachitic flat pelvis):骨盆入口平面呈横的肾形,骶岬向前突出,骨盆入口前后径短,骶骨变直向后翘。尾骨呈钩状突向骨盆出口平面。由于坐骨结节外翻,耻骨弓角度增大,骨盆出口横径变宽。整个骨盆变浅,下部宽大,骶骨下段平直后移,骶骨失去正常弧度(图 9-5)。佝偻病性扁平骨盆多因幼年时患佝偻病,使骨骼软化,致骨盆变形。

2. 中骨盆平面狭窄(contracted midpelvis) 以坐骨棘间径及中骨盆后矢状径狭窄为主,常见于类人猿型骨盆,亦称横径狭窄型骨盆,中骨盆平面狭窄的程度可分为 3 级(表 9-3)。中骨盆平面狭窄较入口平面狭窄更常见,单纯中骨盆平面狭窄的诊断比较困难,临床上容易被忽视。但在

下列5项中具有3项以上应考虑中骨盆狭窄：①坐骨棘中度或重度突出；②坐骨切迹底部宽度即骶结节韧带<4.5cm（<2横指）；③耻坐径（耻骨联合下缘到同侧坐骨棘的距离）<8cm；④中骨盆前后径<10cm；⑤坐骨结节间径<7.5cm。

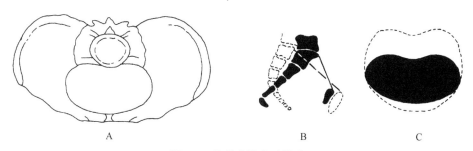

图9-5　佝偻病性扁平骨盆

A. 入口平面形态；B. 入口平面前后径缩短；C. 入口平面呈横扁圆形（横径正常）

表9-3　中骨盆平面正常与异常各径线值（cm）

级别	程度	坐骨棘间径	坐骨棘间径加中骨盆后矢状径
	正常	10.0	>15
Ⅰ级	临界性狭窄	10.0	13.5
Ⅱ级	相对性狭窄	8.5~9.5	12~13
Ⅲ级	绝对性狭窄	≤8.0	≤11.5

3. 骨盆出口平面狭窄（contracted pelvis outlet）　常与中骨盆平面狭窄相伴行，以坐骨结节间径与骨盆出口后矢状径狭窄为主，常见于男性骨盆，亦称漏斗型骨盆，出口平面狭窄的程度可分为3级（表9-4）。

表9-4　骨盆出口平面正常与异常各径线值（cm）

级别	程度	坐骨结节间径	坐骨结节间径加出口后矢状径
	正常	8.5~9.5	>15
Ⅰ级	临界性狭窄	7.5	15
Ⅱ级	相对性狭窄	6.0~7.0	12~14
Ⅲ级	绝对性狭窄	≤5.5	≤11

中骨盆平面狭窄和出口平面狭窄常见以下两种类型。

（1）漏斗型骨盆（funnel shaped pelvis）：骨盆入口各径线值正常，两侧骨盆壁逐渐向内收，状似漏斗而得名。其特点是中骨盆及骨盆出口平面均明显狭窄，使坐骨棘间径和坐骨结节间径缩短，坐骨切迹宽度（骶棘韧带宽度）<2横指，耻骨弓<90°，坐骨结节间径与出口后矢状径之和<15cm（图9-6）。常见于男性骨盆。

（2）横径狭窄骨盆（transversely contracted pelvis）：与类人猿型骨盆类似。骨盆各平面横径均缩短，入口平面呈纵椭圆形（图9-7）。常因中骨盆及骨盆出口平面横径狭窄，导致难产。

4. 骨盆三个平面狭窄　骨盆外形属正常女性骨盆，但骨盆三个平面各径线均比正常值小2cm或更多，称为均小骨盆（generally contracted pelvis）（图9-8）。多见于身材矮小、体形匀称的妇女。如胎儿较小，胎位正常，宫缩良好，可借助胎头的极度俯屈和变形，仍有经阴道分娩的可能。

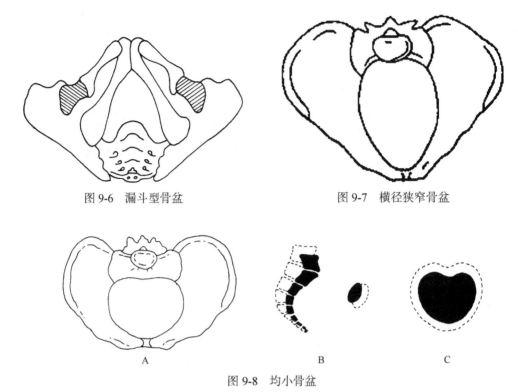

图9-6　漏斗型骨盆　　　　　　　　　图9-7　横径狭窄骨盆

图9-8　均小骨盆

A. 入口平面形态；B. 入口平面前后径缩短；C. 入口平面形态正常（各径线均小于正常值2cm以上）

5. 畸形骨盆　骨盆失去正常形态及对称性,包括跛行及脊柱侧突所致的偏斜骨盆和骨盆骨折所致的畸形骨盆（图 9-9）。偏斜骨盆的特征是骨盆两侧的侧斜径（一侧髂后上棘与对侧髂前上棘间径）或侧直径（同侧髂后上棘与髂前上棘间径）之差>1cm。骨盆骨折常见于尾骨骨折使尾骨尖前翘或骶尾关节融合使骨盆出口前后径缩短,导致骨盆出口狭窄而影响分娩。

（二）软产道异常

软产道包括阴道、宫颈、子宫及盆底软组织。软产道异常也可导致异常分娩,但相对少见,容易被忽视,但分娩中如处理不当会造成母儿损伤。因此,应在妊娠早期常规行妇科检查和B超检查,以便及早发现软产道及盆腔器官的异常。软产道异常可由先天发育异常及后天

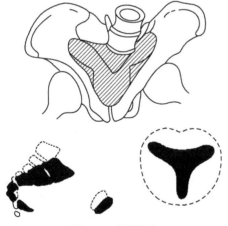

图9-9　畸形骨盆

疾病引起。

1. 阴道异常

（1）阴道横隔：多位于阴道上、中段,往往较坚韧。完全性阴道横隔不能受孕,不完全性横隔在其中央或稍偏一侧常有一小孔,易被误认为宫颈外口。阴道横隔常影响胎先露的下降,当胎头下降将横隔撑薄后,此时可在直视下自小孔处将横隔做"X"形切开。待分娩结束再切除剩余的隔。若横隔高且坚厚,阻碍胎先露部下降,则需行剖宫产术。

（2）阴道纵隔：常伴有双子宫、双宫颈畸形,位于一侧子宫内的胎儿下降,通过该侧阴道分娩时,纵隔被推向对侧,一般不阻碍分娩。如果纵隔位于胎先露部的前方,胎先露继续下降,如纵隔

薄，可自行断裂，分娩无阻碍。若纵隔厚，阻碍胎先露部下降时，须在纵隔中间剪断，待分娩结束后，再剪除剩余的隔。

（3）阴道包块：包括阴道囊肿和阴道肿瘤。阴道囊肿较大时，阻碍胎先露部下降，此时可行囊肿穿刺抽出其内容物，待产后再选择时机进行处理。阴道内肿瘤阻碍胎先露部下降而又不能经阴道切除者，特别是有恶性肿瘤可能者，应行剖宫产术。原有病变待产后再行处理。

（4）阴道闭锁或狭窄：先天性阴道闭锁常伴有子宫发育不良，通常没有受孕机会。阴道狭窄范围小者临产后胎先露对其扩张往往能克服瘢痕阻力而完成分娩。瘢痕广泛而坚韧者，可阻碍胎头下降，不宜试产，应行剖宫产。

2. 宫颈异常

（1）宫颈粘连和瘢痕：宫颈粘连和瘢痕易导致宫颈性难产。轻度的宫颈粘连多在分娩受阻时发现，当宫颈管消失而宫口迟迟不扩张，行阴道检查时用手指轻轻扩张宫口，使粘连分离，宫口可以迅速扩张。严重的宫颈粘连和瘢痕应行剖宫产术。

（2）宫颈坚韧：常见于高龄初产妇或精神高度紧张的初产妇，或宫颈手术后瘢痕形成，宫颈坚韧不宜扩张者，可于宫颈内侧注入 0.5%利多卡因 5～10ml 或地西泮 10mg 静脉推注，若仍不能缓解，可改为剖宫产。

（3）宫颈水肿：轻者可抬高产妇臀部，减轻胎头对宫颈的压力，也可于宫颈两侧各注入 0.5%利多卡因 5～10ml 或地西泮 10mg 静脉推注，待宫口近开全，用手将水肿的宫颈前唇上推，使其逐渐越过胎头，上推后予加强宫缩使胎头下降，防止宫颈再度下滑。上推宫颈时应避免使用暴力，以防宫颈裂伤和出血。若上述处理无明显效果，可行剖宫产术。

（4）宫颈肿瘤：常见有子宫颈肌瘤和宫颈癌。较大的子宫下段或宫颈肌瘤可占据盆腔，妨碍胎头入盆，应行剖宫产术。如肌瘤在胎头以上不阻碍先露下降，可经阴道分娩，产后再处理肌瘤。宫颈癌合并妊娠不常见。癌肿质硬而脆，缺乏伸展性，经阴道分娩易致宫颈裂伤、出血及癌肿扩散，应行剖宫产术。若为早期浸润癌，可先行剖宫产术，随即行子宫颈癌根治术。

3. 子宫异常

（1）子宫畸形：包括中隔子宫、双子宫、双角子宫等，子宫畸形时难产发生概率明显增加，胎位和胎盘位置异常的发生率增加；易出现子宫收缩乏力、产程异常、宫颈扩张缓慢和子宫破裂。子宫畸形合并妊娠者，临产后应严密观察，适当放宽剖宫产手术指征。

（2）瘢痕子宫：瘢痕子宫再孕分娩时子宫破裂的风险增加。近年来由于初产妇剖宫产率升高，剖宫产后再孕分娩者增加，但并非所有曾行剖宫产的妇女再孕后均需剖宫产。剖宫产后阴道分娩（vaginal birth after caesarean，VBAC）应根据前次剖宫产术式、指征、术后有无感染、术后再孕间隔时间、既往剖宫产次数、有无紧急剖宫产的条件及本次妊娠胎儿大小、胎位、产力及产道情况等综合分析决定。若只有一次剖宫产史、切开为子宫下段横切口、术后再孕间隔时间超过 2 年且胎儿体重适中，阴道试产成功率较高。阴道试产过程中发现子宫破裂征象，应紧急剖宫产同时修补子宫破口，必要时需切除子宫。

4. 盆腔肿瘤

（1）子宫肌瘤：对分娩的影响主要取决于肌瘤大小、数量和生长部位。黏膜下肌瘤合并妊娠，容易发生流产及早产；肌壁间肌瘤可引起子宫收缩乏力，产程延长；宫颈肌瘤或子宫下段肌瘤或嵌顿于盆腔内的浆膜下肌瘤，均可阻碍胎先露衔接及下降，应行剖宫产术，并可同时行肌瘤切除术。若肌瘤在骨盆入口以上而胎头已入盆，肌瘤未阻塞产道则可经阴道分娩，待产后再行处理。

（2）卵巢肿瘤：妊娠合并卵巢肿瘤时，由于卵巢随子宫提升，子宫收缩的激惹和胎先露部下降的挤压，卵巢肿瘤容易发生蒂扭转、破裂和感染。卵巢肿瘤位于骨盆入口，阻碍胎先露衔接者，应行剖宫产术，并同时切除卵巢肿瘤。

二、对母儿的影响

（一）对母体的影响

1. 产程延长或停滞 狭窄骨盆可发生产程延长或停滞。若为入口平面狭窄，潜伏期及活跃期均延长或停滞；中骨盆平面狭窄胎头下降延缓或停滞，活跃期及第二产程延长；骨盆出口平面狭窄，第二产程延长及胎头下降停滞。

2. 胎位异常 若为骨盆入口平面狭窄，影响胎先露部衔接，易发生胎位异常。若为中骨盆平面狭窄，影响胎头的俯屈和内旋转，容易发生持续性枕横位、枕后位。

3. 产后出血 由于胎头下降受阻，常引起继发性子宫收缩乏力，导致产程延长或停滞，从而使手术助产、软产道裂伤及产后出血发生率增多。

4. 生殖道瘘 胎头长时间嵌顿于产道内，压迫软组织引起局部缺血、水肿、坏死、脱落，于产后易形成生殖道瘘。

5. 产褥感染 因胎膜早破、手术助产增加及产程异常行阴道检查的次数过多，感染发生率亦会增加。

6. 先兆子宫破裂及子宫破裂 严重梗阻性难产若不及时处理，可导致先兆子宫破裂，甚至子宫破裂，危及产妇生命。

（二）对胎儿和新生儿的影响

骨盆入口狭窄使胎头高浮，容易发生胎膜早破或脐带脱垂，导致胎儿窘迫、胎死宫内；胎头受压过久，易发生颅内出血；产道狭窄，手术助产机会增多，易发生新生儿产伤及感染。

三、护 理 评 估

（一）健康史

评估产妇产前检查的相关资料，尤其是骨盆各径线测量值提示有产道异常，妇科检查有异常经相关处理的情况记录及身体反应。询问孕妇有无佝偻病、脊髓灰质炎、脊柱和骨关节结核及外伤史。若为经产妇，应了解既往有无难产史及发生原因、分娩方式、新生儿体重、出生后的情况、有无新生儿产伤等情况。

（二）身体状况

1. 骨盆入口平面狭窄 影响胎先露的正常衔接，孕妇常表现为腹形异常，如初产妇腹型多为尖腹，经产妇呈悬垂腹。胎位异常如臀位、面先露、肩先露的发生率是正常骨盆的 3 倍。胎先露衔接受阻，临产后仍不能入盆，胎头骑跨在耻骨联合上方（即跨耻征阳性），易出现潜伏期和活跃早期延长、继发性宫缩乏力。临产后前羊水囊受力不均，易致胎膜早破。偶有狭窄骨盆伴有宫缩过强，可能出现病理性缩复环、肉眼血尿等先兆子宫破裂的征象。

2. 中骨盆和骨盆出口平面狭窄 骨盆出口平面狭窄往往与中骨盆平面狭窄同时存在。胎头能正常衔接，但影响胎儿俯屈及内旋转，容易形成持续性枕横位或枕后位，产程延长。胎头双顶径不能通过骨盆出口。胎头下降受阻，胎头极度变形，颅骨严重重叠，软组织水肿，形成较大产瘤。在第一产程，产妇过早出现肛门坠胀及便意感，容易出现继发性宫缩乏力，使胎头在产道内滞留过久，压迫尿道和直肠，引起排尿困难，甚至发生生殖道瘘。产程进入活跃晚期及第二产程后进展缓慢，甚至停滞。

3. 骨盆三个平面狭窄 胎儿小、产力好、胎位正常者可借助胎头极度俯屈和变形，经阴道分娩。中等大小以上的胎儿经阴道分娩则有困难。

4. 畸形骨盆 大多不能经阴道分娩。

5. 软产道异常

（1）阴道异常：临床上常见的阴道异常有阴道纵隔和阴道横隔，当隔膜薄时，可自行断裂，分娩无阻碍。隔膜厚时，阻碍胎先露部下降，影响胎儿娩出。此外，阴道囊肿和阴道肿瘤均阻碍胎先露下降。

（2）宫颈异常：宫颈粘连和瘢痕、宫颈坚韧、宫颈水肿、宫颈肿瘤均可造成宫颈性难产，影响胎头下降，导致产程延长。

（3）子宫异常：子宫畸形和瘢痕子宫容易出现子宫收缩乏力、产程异常、子宫破裂。

（4）盆腔肿瘤：子宫肌瘤和卵巢肿瘤均可阻碍胎先露衔接及下降，应行剖宫产术，并可同时行肿瘤切除术。

案例分析 9-2

1. 根据此病例判断该病人的临床诊断是什么？

答：该病人的临床诊断：①孕 1 产 0，妊娠 37^{+3} 周 LOA 临产。②头盆相对不称。

判断依据：（1）孕 1 产 0，停经 37^{+3} 周，阵发性腹痛 8 小时。

（2）骨盆测量：骶耻外径 17.5cm，坐骨棘间径 9.5cm，坐骨结节间径 7.5cm，坐骨结节间径+后矢状径＞15cm。

（3）胎头跨耻征可疑阳性。

（4）B 超提示 LOA。

（三）辅助检查

1. 一般检查 评估产妇身高是否＜145cm，观察产妇的体型、步态有无跛足，有无脊柱及髋关节畸形，米氏菱形窝是否对称，有无悬垂腹等体征。

2. 腹部检查

（1）观察腹部外形：有无尖腹及悬垂腹，测量子宫底高度和腹围，估计胎儿大小。

（2）胎位检查：四步触诊判断胎位是否正常。

（3）胎头跨耻征检查：该检查目的在于判断头盆是否相称（图 9-10）。产妇体位：排尿后仰卧，两腿伸直。检查者将手放于耻骨联合上方，将浮动的胎头向骨盆方向推压，若胎头低于耻骨联合平面表示胎头可以入盆，头盆相称，称为跨耻征阴性；若胎头与耻骨联合在同一平面，表示可疑，为跨耻征可疑阳性；若胎头高于耻骨联合平面，则表示头盆明显不称，为跨耻征阳性。此项检查在初产妇预产期前 2 周或经产妇临产后胎头尚未入盆时有一定的临床意义。

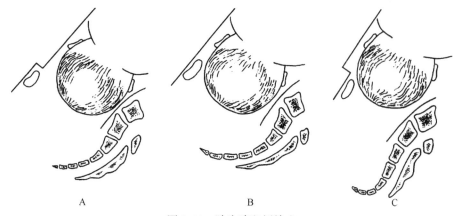

A   B   C

图 9-10 胎头跨耻征检查

A. 头盆相称；B. 头盆可能不称；C. 头盆不称

3. 骨盆测量 除测量髂棘间径、髂嵴间径、骶耻外径、坐骨结节间径外，还应注意检查耻骨弓角度、对角径、坐骨切迹宽度、坐骨棘内突程度、骶凹曲度及骶尾关节活动度等，以便充分预测骨盆各平面的狭窄程度。

4. B超检查 观察胎先露与骨盆的关系，通过测量胎头双顶径、头围、腹围、股骨长度，预测胎儿体重，判断能否顺利通过骨产道。

5. 产程图动态监测 骨盆入口狭窄表现潜伏期和活跃期早期延长，中骨盆及骨盆出口狭窄常表现为活跃期晚期及第二产程延长或胎头下降延缓或停滞。

6. 软产道检查 行双合诊检查，了解阴道、宫颈及子宫有无异常，有无盆腔肿瘤。

（四）心理-社会支持状况

产道异常时，胎儿大多不能经阴道自然分娩，产妇在手术前就希望了解手术及麻醉的过程、手术对自身及胎儿带来的影响。经阴道试产者，对试产的过程及结果感到不确定，产妇及家属产生了紧张、焦虑，希望得到医护人员肯定的答案。

（五）治疗原则

骨盆绝对性狭窄已很少见，临床上多见的是相对性骨盆狭窄。必须根据狭窄骨盆的类型、程度，同时参考产力、胎儿大小、胎方位、胎头变形程度及胎心等因素，综合分析、判断，决定分娩方式。

案例分析 9-2

2. 该病人能否自然分娩？诊断依据是什么？如何处理？

答：（1）轻度头盆不称者在严密监护下可以试产。

（2）诊断依据：①跨耻征可疑阳性；②骶耻外径 17.5cm，坐骨棘间径 9.5cm，坐骨结节间径 7.5cm。坐骨结节间径+后矢状径>15cm。

（3）处理：足月胎儿小于 3000g，产力、胎位及胎心均正常。应在严密监护下行阴道试产，必须经过充分试产后，才能确定能否经阴道分娩。

四、计划护理

【常见护理诊断/问题】

1. 焦虑 与担心胎儿及自身的安全有关。

2. 有感染的危险 与胎膜早破、产程延长、手术操作有关。

3. 有新生儿窒息的危险 与产道异常、产程延长有关。

4. 潜在并发症 子宫破裂、胎儿窘迫。

【护理目标】

1. 产妇焦虑程度减轻，情绪稳定。

2. 产妇的感染征象得到预防和控制。

3. 新生儿出生状况良好，Apgar 评分>7 分。

4. 产妇能顺利分娩，无并发症发生。

【护理措施】

1. 产程中的护理 根据骨盆各平面的狭窄程度对产程各阶段的不同影响来观察护理，发现异常及时汇报。

（1）有明显头盆不称，不能从阴道分娩者，按医嘱做好剖宫产术的术前准备。

（2）轻度头盆不称者在严密监护下可以试产，试产过程一般不用镇静、镇痛药。试产时间不宜过长，一般 2~4 小时，人工破膜后不超过 2 小时。胎头仍未入盆并伴胎儿窘迫者，则应停止试产。试产时应有专人陪伴产妇，关心其饮食，指导其休息，保证有良好的产力。注意产程进展，密切观察宫缩、胎心、羊水变化，发现异常时立即停止试产，及时通知医生及早处理，预防子宫破裂。

（3）中骨盆狭窄时，胎头俯屈及内旋转受阻，易发生持续性枕横位或枕后位。若宫口已开全，胎头双顶径达坐骨棘水平或更低，可用胎头吸引、产钳等阴道助产术，并做好抢救新生儿的准备；若胎头未达坐骨棘水平，或出现胎儿窘迫征象，应做好剖宫产术前准备。骨盆出口平面狭窄者应在临产前对胎儿的大小、头盆关系做充分估计，及早决定分娩方式，出口平面狭窄者不宜试产。

（4）骨盆三个平面均狭窄时，若胎儿小、产力好，胎位胎心正常可考虑试产，若胎儿较大，合并头盆不称及出现胎儿窘迫，应积极配合行剖宫产术。

（5）畸形骨盆的产妇，根据畸形骨盆的种类、狭窄程度、胎儿大小、产力等情况具体分析。若畸形严重、明显头盆不称者，应及时行剖宫产术。

（6）软产道异常时，如阻碍胎先露下降，影响分娩，及时做好剖宫产准备。

2. 心理护理　向产妇及家属讲清楚阴道分娩的可能性及优点，解答产妇及家属的疑问时，要持肯定的态度。及时告知产程进展及胎儿情况，增强其信心，使其主动配合。让其建立对医护人员的信任感，缓解恐惧，安全度过分娩期。

3. 产后护理　胎儿娩出后及时遵医嘱使用宫缩剂、抗生素。预防产后出血及感染。保持外阴清洁，每日擦洗会阴2次，使用消毒会阴垫。行会阴切开术者，嘱产妇健侧卧位。产后密切观察阴道流血量、子宫收缩及膀胱充盈状况等。胎先露长时间压迫阴道或出现血尿时，应及时留置导尿管8～12天，必须保证导尿管通畅，以防止发生生殖道瘘。定期更换集尿袋，防止感染。保持外阴清洁。

4. 新生儿护理　胎头在产道压迫时间过长或经手术助产的新生儿，应按产伤处理，严密观察颅内出血或其他损伤的症状。

> **案例分析 9-2**
> 　3. 该病人可能的护理诊断及相应的护理措施是什么？
> 　答：（1）焦虑：与担心胎儿及自身的安全有关。
> 　向产妇及家属讲清阴道分娩的优点，产道异常对分娩的影响及应对措施，解除其对阴道试产的疑虑和担忧，及时让产妇了解产程进展和胎儿情况，增强阴道分娩的信心；鼓励产妇尝试各种体位和运动，使胎头移动到更合适的有利位置，促进产程进展。
> 　（2）有新生儿窒息的危险：与产道异常有关。
> 　注意观察产程进展情况，如有胎儿窘迫征象，胎头双顶径在坐骨棘水平以下且无颅骨重叠者，可行阴道助产；做好新生儿窒息的抢救准备与配合，提前通知麻醉科医师及新生儿科医师参加抢救。
> 　（3）潜在并发症：子宫破裂、胎儿窘迫。
> 　严密观察产程，如出现胎儿窘迫征象或有病理缩复环者，而胎头双顶径未达坐骨棘平面，第二产程延长，应立即停止试产，并向产妇及家属讲明行剖宫产术的目的及必要性。及时做好术前准备。

【护理评价】

1. 产妇焦虑是否减轻，情绪是否稳定。

2. 产妇有无感染征象，是否得到预防和控制。

3. 新生儿出生状况是否良好，有无窒息。

4. 产妇有无并发症发生。

第三节 胎位异常

案例9-3 临床资料

某孕妇，28岁，孕1产0，因"停经39⁺⁶周，不规律下腹痛5小时伴阴道流液1小时"

入院。既往体健，平素月经规律，妊娠期规律产检无异常。入院查体：宫高34cm，腹围95cm，骨盆测量正常，B超检查 BPD 9.4cm，FL 7.4cm，AC 34.5cm，HC 33.9cm，估计胎儿体重3500g。当晚出现规律宫缩，胎心132次/分。8小时后胎心146次/分，宫缩35秒/3～4分钟，强度中等，阴道检查：宫口开大6cm，S^{-1}，LOP，予左侧侧卧位。2小时后宫口开10cm，S^{+1}，LOP，胎心138次/分，宫缩50秒/2分钟。孕妇诉腰痛严重，烦躁不安。

问题：
1. 根据孕妇的症状和体征判断该孕妇的临床诊断有哪些？
2. 该孕妇应有哪些进一步的处理？
3. 该孕妇可能的护理诊断及相应的护理措施是什么？

胎位异常（abnormal fetal position）包括胎头位置异常、臀先露及肩先露，是造成难产常见的因素。以头为先露的难产，又称头位难产。

一、病　因

（一）持续性枕后位、持续性枕横位

在分娩过程中，胎头多为枕后位或枕横位衔接，枕部在下降过程中，向前旋转成枕前位，以最小径线通过产道自然分娩，若胎头枕骨持续不能转向前方，直至临产后仍位于母体骨盆后方或侧方，致使分娩发生困难者，称为持续性枕后位或持续性枕横位。多因骨盆异常、头盆不称、胎头俯屈不良等影响胎头下降、俯屈及内旋转而造成持续性枕后（横）位，常引起子宫收缩乏力。反之，宫缩乏力又引起胎头下降及内旋转动力不足，两者互为因果关系。另外，前壁胎盘、膀胱充盈、子宫下段肌瘤、胎儿发育异常等均可影响胎头内旋转，形成持续性枕后（横）位（图9-11）。

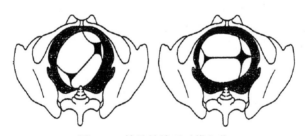

图9-11　持续性枕后（横）位

（二）臀先露

臀先露（breech presentation）是常见的一种异常胎位，指胎儿以臀、足或膝为先露，以骶骨为指示点（图9-12）。根据胎儿两下肢所取姿势又可分为：①单臀先露（frank breech presentation）又称腿直臀先露，胎儿双髋关节屈曲，双膝关节伸直，以臀部为先露。此类最多见。②完全臀先露（complete breech presentation）又称混合臀先露，胎儿双髋关节及膝关节均屈曲呈盘膝坐，以臀部和双足为先露。此类较多见。③不完全臀先露（incomplete breech presentation），以一足或双足、一膝或双膝、一足一膝为先露。此类较少见。多因胎儿在宫腔内活动范围过大；胎儿在宫腔内活动范围受限；胎头衔接受阻引起。

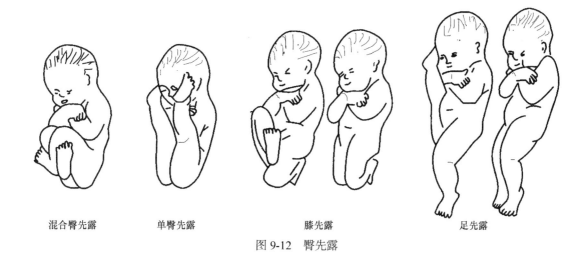

| 混合臀先露 | 单臀先露 | 膝先露 | 足先露 |

图 9-12　臀先露

（三）肩先露（shoulder presentation）

当胎体横卧于骨盆入口以上，其纵轴与母体纵轴垂直，称为横产式（俗称横位），先露为肩称肩先露，是对母儿最不利的胎位。多因经产妇腹壁松弛、早产儿、多胎妊娠、羊水过多、骨盆狭窄、前置胎盘、子宫异常或肿瘤等影响胎头正常衔接引起。

（四）复合先露（compound presentation）

常常是胎头或胎臀伴有肢体（上肢或下肢）作为先露部同时进入骨盆入口，临床以一手或一前臂沿胎头脱出最常见。多因经产妇腹壁松弛、临产后胎头高浮、骨盆狭窄、胎膜早破、早产、双胎、羊水过多引起。

二、对母儿的影响

（一）对母体的影响

1. 手术产机会增加　持续性枕后（横）位时，由于胎头以较大的径线适应产道，胎头下降缓慢或停滞。由于产程长，产妇疲劳，胎儿也容易发生窘迫，常以剖宫产及阴道助产结束分娩。

2. 软产道损伤　臀位时由于产道扩张不充分，或操作不当，宫口未开全强行牵引，容易造成复杂的宫颈、阴道裂伤，甚至延及子宫下段。另外，胎头以较大的径线适应产道，容易引起产程延长，特别是第二产程延长，胎头长时间压迫软产道，可发生软组织缺血、坏死、脱落，形成生殖道瘘。

3. 产后出血　持续性枕后（横）位、臀位时因胎先露不能紧贴子宫下段及宫颈内口，易引起继发宫缩乏力，产程延长，产妇疲劳；产后子宫复旧差，容易发生产后出血。

4. 产褥感染　胎位异常常导致继发性宫缩乏力，使产程延长，阴道检查次数增加，阴道助产及剖宫产增加，容易诱发产褥感染。

（二）对胎儿、新生儿的影响

由于产程长，手术助产常引起胎儿窘迫、新生儿窒息和产伤，使围生儿死亡率增加；臀位因胎先露形态不规则，前羊水囊压力不均匀可致胎膜早破、脐带先露、脐带脱垂，引起胎儿窘迫甚至死亡；臀位分娩时由于后出胎头导致牵出困难，除了可能发生新生儿窒息，还可能发生脊柱损伤、臂丛神经损伤、胸锁乳突肌损伤导致的斜颈及颅内出血。

三、护理评估

（一）健康史

评估产妇产前检查的资料，如产妇年龄、身高、骨盆测量值、胎方位、胎儿大小等，评估待产过程中产程进展、胎头下降等情况。

（二）身体状况

1. 持续性枕横位或枕后位 产妇自觉肛门坠胀及排便感。由于胎儿枕骨持续位于母体骨盆后方，直接压迫直肠在宫颈口尚未开全时，就不自主地过早用力屏气使用腹压，使宫颈前唇水肿，产妇疲劳，影响产程进展，常致胎头下降停滞、活跃晚期及第二产程延长。第二产程时若阴道口虽已见到胎头，但历经多次宫缩屏气却不见胎头继续顺利下降时，应考虑持续性枕后位或枕横位。

2. 臀先露 为孕妇常感觉肋下胀痛或上腹部有圆而硬的胎头，临产后由于胎臀或胎足不能紧贴子宫下段及宫颈内口，易引发子宫收缩乏力、胎膜早破、脐带脱垂等，导致产程延长、后出胎头困难、手术产机会及新生儿产伤增多。

3. 肩先露 临产后由于先露部不能紧贴子宫下段，缺乏直接刺激，容易发生宫缩乏力；胎肩对宫颈压力不均，容易发生胎膜早破，破膜后羊水迅速外流，胎儿上肢或脐带容易脱出，可导致胎儿窘迫甚至死亡。足月活胎不可能经阴道娩出。

（三）辅助检查

1. 腹部检查 持续性枕后位、臀位时胎体纵轴与母体纵轴一致。横位时胎体纵轴与母体纵轴垂直。如在子宫底部触及胎臀，胎背偏向母体后方或侧方，前腹壁触及胎体，胎心在脐下偏外侧处听得最清楚时，一般为枕后位。如在宫底部触到圆而硬、按压时有浮球感的胎头，在耻骨联合上方触及软而宽、不规则的胎臀，胎心在脐上左（右）侧听得最清楚时为臀位。如发现子宫呈横椭圆形，于腹部两侧触及胎儿的头臀两极为横位。

2. 阴道检查 当宫颈口部分开大或开全时，行阴道检查如感到盆腔后部空虚，胎头矢状缝在骨盆斜径上，前囟在骨盆的右（左）前方，后囟在骨盆的右（左）后方，提示为枕后位；若触及软而宽且不规则的胎臀、胎足或生殖器等可确定为臀位；阴道检查次数不宜过多，应严格控制，检查前须严格消毒，防止感染。

3. B超检查 了解胎儿状况，测量胎头的大小、位置及形态，评估头盆是否相称，做出胎位异常的诊断。

> **案例分析 9-3**
> 1. 根据孕妇的症状和体征判断该孕妇的临床诊断有哪些？
> 答：根据孕妇的症状和体征判断该孕妇的临床诊断有：①孕 1 产 0，妊娠 39^{+6} 周临产。②胎膜早破。③持续性枕左后位。判断依据：
> （1）症状：孕 1 产 0，停经 39^{+6} 周，不规律下腹痛 5 小时伴阴道流液 1 小时入院，分娩过程中出现严重腰痛，烦躁不安。
> （2）阴道检查：宫口开 10cm，S^{+1}，LOP。

（四）心理-社会支持状况

胎位异常可导致产程延长，产妇极度疲乏，对顺产失去信心，产生焦躁情绪，要求剖宫产。另外，家属也会因产妇及胎儿的安全问题，出现矛盾心理。

（五）治疗原则

1. 临产前 胎位异常者：定期产前检查，妊娠 30 周以前顺其自然；妊娠 30 周以后胎位仍不正常者，则根据不同情况予以矫治。若矫治失败，提前1周住院待产，以决定分娩方式。

2. 临产后　应根据产妇年龄、胎产次、骨盆类型、胎儿大小、胎儿是否存活、胎位异常类型及有无合并症，于临产初期做出正确判断，决定分娩方式。

知识拓展

胎儿枕后位时产妇应采取体位纠正胎方位吗?

产妇仰卧位或半卧位时，重力会促使枕后位胎儿的躯体躺在母体脊柱上，这样极易导致产妇仰卧位低血压，同时胎儿旋转至枕前位的可能性降至最低。这些体位常常增加胎儿枕骨对产妇骶骨的压力，加重产妇腰骶部疼痛。

当胎儿位于枕后位时：采用面向胎背侧侧卧位或对侧侧俯卧位，侧卧位的产妇应该面向胎枕侧躺，胎背"指向床面"，这样会促使胎儿从枕后位转向枕横位。侧俯卧位的产妇应该面向胎枕对侧躺，胎背"朝向天花板"。侧卧位弓箭步时，为了促进产妇胯关节屈曲和外展，在产妇的一只脚上稳固地向着产妇头部方向施压。这样能够使骨盆增宽，增加胎儿旋转的机会。

当产妇站立或身体向前倾屈时，胎儿旋转的可能性更大，也减少了产妇腰骶部疼痛。如开放式胸膝卧位；手膝位（摆动骨盆，就像瑜伽里的猫-牛式）；分娩球跪位（跪着身体向前倾屈趴在分娩球上）；跪着趴在床背上；同伴支持下的床上跪位；坐便器上倾屈位等。这些姿势能有效利用重力，并能增加骨盆入口、中骨盆和骨盆出口的空间。

案例分析 9-3

2. 该孕妇应有哪些进一步的处理?

答：（1）鼓励产妇频繁地变换体位，使胎头与母体骨盆的适应性达到最优；持续运动（骨盆摆动、摇摆）能使骨盆各骨骼之间和骨盆形状发生连续性变化，可能使胎头移到更合适的有利位置。

（2）给予腰骶部按压和按摩、膝部按压、跪着趴在分娩球上摇摆、经皮神经电刺激、冷或热敷等措施有效地减轻腰骶部的疼痛。

（3）必要时协助医师产钳助产娩出胎儿。

四、计 划 护 理

【常见护理诊断/问题】

1. 有新生儿窒息的危险　与分娩因素异常有关。

2. 焦虑　与难产有关。

3. 有感染的危险　与胎膜早破、产程延长有关。

【护理目标】

1. 无新生儿窒息发生，Apgar 评分＞7分。

2. 产妇能与医护合作，顺利分娩。

3. 产妇无感染征象。

【护理措施】

1. 定期产前检查　通过产前检查及时发现并处理异常情况。胎位异常者于妊娠30周前多能自行转为头先露，若妊娠30周仍不纠正，可指导孕妇行膝胸卧位矫正胎位：孕妇排空膀胱，松解裤带，姿势如图9-13所示，每日2次，每次15分钟，连做1周后复查。这种姿势可使胎臀退出盆腔，以利胎儿借助重心改变自然完成头先露的转位。亦可取胎背对侧侧卧，通过胎儿俯屈转位。

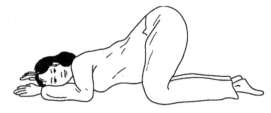

图 9-13　胸膝卧位

2. 加强产程进展的监测及护理

（1）有明显头盆不称或胎位异常的产妇，遵医嘱做好剖宫产术的术前准备。

（2）选择阴道分娩者：①鼓励产妇自由体位待产和分娩。指导产妇合理用力，避免体力消耗。枕后位者，嘱产妇不要过早屏气用力，以防宫颈水肿及疲乏，影响产程进展。②保证产妇充分的营养和休息。注意水和营养物质的补充，鼓励产妇进食，保持良好的营养状况，必要时按医嘱给予补液，维持水、电解质平衡。若情绪紧张、睡眠不好，可给予哌替啶或地西泮。③严密观察胎心及产程进展，一旦胎膜早破，立即观察胎心，如胎心有改变，及时报告医师，并立即行阴道检查，及早发现脐带脱垂情况。④保持盆腔脏器的空虚状态。

3. 协助医师做好阴道助产及新生儿抢救的准备　胎头双顶径已达坐骨棘水平以下时，应配合医生行产钳助产。新生儿出生后应仔细检查有无产伤，检查产妇产道有无裂伤，及时予以缝合。遵医嘱及时应用宫缩剂与抗生素，预防产后出血与感染。

4. 心理护理　应用人文关怀的护理理念，针对产妇及家属提出的疑问，护士应给予充分解释，指导产妇进行 Lamaze 呼吸等放松技巧，协助产妇进行腹部及背部抚触，增加产妇的舒适感。鼓励产妇更好地与医护配合，以增强其对分娩的自信心。对胎儿发生产伤的产妇，耐心疏导，做好宽慰工作，使产妇情绪稳定，顺利度过哀伤期。

> **案例分析 9-3**
>
> 3. 该孕妇可能的护理诊断及相应的护理措施是什么？
>
> （1）有新生儿窒息、产伤的危险：与产钳助产有关。
>
> 严密监测胎心，及早发现胎儿宫内窘迫征象；新生儿出生后仔细检查有无产伤，并做好抢救新生儿的准备。
>
> （2）焦虑：与胎位异常、难产有关。
>
> 安慰产妇，告知产妇目前产程进展正常，胎儿宫内状况良好，经阴道分娩的可能性大，增强其对自然分娩的信心；嘱产妇频繁更换体位；在宫缩间歇期，鼓励其少量进食高能量的食物，补充水分，保存良好的体力；指导产妇在第二产程配合宫缩正确呼吸，正确屏气增加腹压。
>
> （3）有感染的危险：与胎膜早破有关。
>
> 严格无菌技术操作；减少阴道检查的次数；监测体温变化；遵医嘱使用抗生素。

【护理评价】

1. 有无新生儿窒息发生。

2. 产妇情绪是否稳定，能否与医护配合。

3. 有无感染征象。

第四节 胎儿发育异常

案例 9-4 临床资料

某孕妇,30 岁,孕 1 产 0,因"停经 40 周,规律下腹痛 3 小时"入院。入院查体:一般情况好,血压 135/82mmHg,骨盆径线测量均正常,宫高 36cm,腹围 106cm,LOA,胎心 136 次/分,宫缩 30 秒/4~5 分钟,强度中等,阴道检查:宫口开大 1cm,S^{-2},B 超检查:BPD 9.9cm,FL 7.7cm,AC 35.5cm,HC 34.9cm,估计胎儿体重 4000g。6 小时后胎心 150 次/分,宫缩 40 秒/3~4 分钟,强度中等,阴道检查:宫口开大 6cm,S^{-1},LOA,胎膜自破,羊水清。

问题:

1. 根据孕妇的症状和体征判断该孕妇的临床诊断有哪些?

2. 如果发生肩难产应采取什么措施?

3. 该孕妇可能的护理诊断及相应的护理措施是什么?

胎儿发育异常(abnormal development of fetus)是指胎儿在宫腔内生长发育过大或畸形或胎儿身体有某些肿瘤。

一、病 因

(一)巨大胎儿

巨大胎儿(fetal macrosomia)指出生体重达到或超过 4000g 者,国内发生率为 7%。体重超过 4500g 者称为特大胎儿。多见于孕妇肥胖;妊娠合并糖尿病,尤其是 2 型糖尿病;经产妇;过期妊娠;羊水过多;父母身材高大;高龄产妇;有巨大胎儿分娩史;种族、民族因素等。

(二)胎儿畸形

1. 脑积水(hydrocephalus) 指胎头颅腔内、脑室内外有大量脑脊液(500~3000ml)潴留,使头颅体积增大,头周径大于 50cm,颅缝明显增宽,囟门大且紧张,颅骨薄而软如乒乓球的感觉(图 9-14)。

2. 其他 联体儿可经 B 型超声确诊。此外胎儿颈、胸、腹等处发育异常或发生肿瘤,使局部体积增大致难产(图 9-15)。

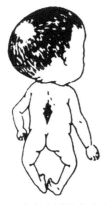

图 9-14 脑积水胎儿伴有脊柱裂

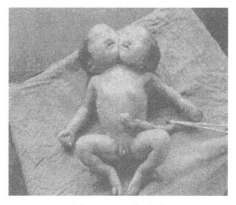

图 9-15 双头畸形

二、对母儿的影响

（一）对母体的影响

1. 难产 巨大胎儿头盆不称发生率明显增加；巨大胎儿双肩径大于双顶径，若阴道分娩，易发生肩难产；手术产率增加。

2. 产后出血及感染 巨大胎儿使子宫过度扩张，易引起子宫收缩乏力、产程延长，导致产后出血及感染。

3. 软产道损伤 巨大胎儿经阴道分娩的最大危险是肩难产，处理不当可造成严重的软产道裂伤。产后因盆底组织过度伸展或撕裂，导致子宫脱垂、阴道前后壁脱垂或生殖道瘘。

4. 急性循环衰竭 由于子宫过度膨胀，产后腹压骤减，循环血液可能瘀滞于腹腔大血管内，引起产后急性循环衰竭。

（二）对胎儿、新生儿的影响

由于胎体过大，颅骨不易变形，导致分娩困难，常需手术助产，易引起颅内出血、锁骨骨折、臂丛神经损伤及麻痹，胎儿窘迫和新生儿窒息甚至死亡。

三、护理评估

（一）健康史

评估产妇产前检查的资料，如年龄、身高、骨盆测量值、胎方位、胎儿大小、羊水量等。评估有无多胎妊娠、巨大儿、畸形儿、是否有糖尿病家族史。评估待产过程中产程进展、胎头下降等情况。

（二）身体状况

1. 巨大儿 妊娠后期孕妇可出现呼吸困难，自觉腹部沉重及肋两侧胀痛等症状。妊娠期子宫增大较快，腹部检查发现明显膨隆、宫底高、先露高、胎心位置稍高，但排除双胎可能。

2. 胎儿畸形 脑积水临床表现为明显头盆不称，跨耻征阳性，腹部检查可触到宽大、骨质薄软、有弹性的胎头。联体儿、胎儿颈、胸、腹等处发育异常或发生肿瘤，使局部体积增大致难产，通常于第二产程出现胎先露下降受阻，经阴道检查时被发现。

（三）辅助检查

1. 腹部检查 腹部明显膨隆，宫高＞35cm，腹围和宫高之和≥140cm，触诊胎体大，先露部高浮，若为头先露，多数胎头跨耻征为阳性。听诊时胎心清晰，但位置较高。

2. B超检查 测量胎儿双顶径、股骨长、腹围及头围等各项生物指标，可监测胎儿生长发育状况，测量胎头的大小、位置及形态，评估头盆是否相称，做出胎头位置异常及胎儿发育异常的诊断。

3. 实验室检查 可疑为巨大胎儿的孕妇，产前应做血糖、尿糖检查，孕晚期抽羊水做胎儿肺成熟检查（L/S）、胎盘功能检查。疑为脑积水合并脊柱裂者，妊娠期可查孕妇血清或羊水中的甲胎蛋白水平。

案例分析 9-4

1. 根据孕妇的症状和体征判断该孕妇的临床诊断有哪些？

答：根据孕妇的症状和体征判断该孕妇的临床诊断有：①孕 1 产 0，妊娠 40 周临产。②巨大胎儿？判断依据：

（1）症状：孕 1 产 0，停经 40 周，规律下腹痛 3 小时。

（2）宫高 36cm，腹围 106cm，B 超检查：BPD 9.9cm，FL 7.7cm，AC 35.5cm，HC 34.9cm，估计胎儿体重 4000g。

（3）阴道检查：宫口开大 6cm，S^{-1}，LOA。

（四）心理-社会支持状况

在妊娠期，由于胎儿发育异常孕妇常担心胎儿畸形，在分娩过程中，由于产程时间过长，产妇极度疲乏，对顺产失去信心，产生焦躁情绪。同时也十分担心自身及胎儿的安危。

（五）治疗原则

1. 临产前　胎儿发育异常者：定期产前检查，一旦发现为巨大胎儿，应及时查明原因，如系糖尿病孕妇则需积极治疗，于妊娠 36 周后根据胎儿成熟度、胎盘功能及血糖控制情况择期引产或行剖宫产。各种畸形儿一经确诊，及时终止妊娠。

2. 临产后　严密观察产程，进行产时监护，因胎头过大且硬不易变形，不宜试产过久。如有头盆不称或估计胎儿体重≥4500g，糖尿病孕妇胎儿体重≥4000g，或者出现产程延长或停滞同时估计胎儿体重≥4000g 者，应以剖宫产结束分娩。

案例分析 9-4

2. 如果发生肩难产应采取什么措施？

答：（1）一经诊断肩难产，立即通知有经验的产科医生、麻醉师、助产士和儿科医师到场援助。

（2）给予导尿；配合医生立即采取以下手法助产：屈大腿法、耻骨上加压法、旋肩法、牵后臂娩出后肩法、四肢着地法。

（3）新生儿出生后首先清理胎儿口腔及呼吸道黏液；仔细检查有无产伤；并做好新生儿复苏抢救的准备。

知识拓展

长时间屏气和用力对产妇的生理影响

产妇长时间屏气和用力会导致形成闭合胸腔压力系统，会使静脉回流和心排血量减少及动脉血压降低；使头面、上肢和腿部的周围静脉血淤滞，产妇的脸会变红，血液会回流至静脉通道里，产妇血氧水平和胎盘血流量降低。在产妇再次吸气之前（在屏气用力的过程中），母体血液中二氧化碳水平会提高；产妇呼吸急促时血压会突然升高，造成眼睛及巩膜、面部、颈部毛细血管破裂（点状出血）。阴道和骨盆肌肉快速扩张，子宫韧带拉长，可能会导致会阴损伤和压力性尿失禁。产妇精疲力竭。年轻健康的产妇对于上述变化是能够耐受的。但高龄或高危以及有陈旧性盆底功能障碍的产妇就可能发生危险，特别是需要长时间屏气用力时。

四、计 划 护 理

【常见护理诊断/问题】

1. 有软产道裂伤可能　与巨大胎儿、产钳助产有关。

2. 有新生儿窒息的危险　与分娩因素异常有关。

3. 焦虑　与难产及胎儿发育异常的结果有关。

4. 有感染的危险　与产程延长有关。

5. 预感性悲哀　与得知胎儿异常有关。

【护理目标】

1. 软产道无严重裂伤。

2. 无新生儿窒息发生，Apgar 评分＞7 分。

3. 产妇能与医护合作，顺利分娩。

4. 产妇无感染征象。

5. 产妇能正视胎儿异常，悲哀淡化。

【护理措施】

1. 定期产前检查 通过产前检查进行营养指导，控制体重增长过快。及时发现并处理异常情况。对于有巨大胎儿分娩史或妊娠期疑为巨大胎儿者，应监测血糖，排除糖尿病。若确诊为糖尿病，应积极治疗，控制血糖。于足月后根据胎盘功能及糖尿病控制情况等综合评估，决定终止妊娠时机。

2. 分娩期加强产程进展的监测及护理

（1）胎儿体重≥4000g，而且合并糖尿病的产妇，遵医嘱做好剖宫产术的术前准备。

（2）胎儿体重≥4000g，而无糖尿病的产妇选择阴道试产时，由于胎头过大且硬，不易变形，不宜试产过久，必要时配合医生做好产钳助产。同时做好处理肩难产的准备工作。肩难产很难预料，一经诊断肩难产，立即通知有经验的产科医生、麻醉师、助产士和儿科医师到场援助。配合医生立即采取以下手法助产：①屈大腿法。②耻骨上加压法。③旋肩法。④牵后臂娩出后肩法。⑤四肢着地法。

（3）分娩后应该行宫颈及阴道检查，了解有无软产道损伤，并预防产后出血和感染。

3. 做好新生儿处理及抢救的准备 新生儿出生后应仔细检查有无产伤，为预防新生儿低血糖，在出生后30分钟监测血糖，出生后1小时开始喂糖水，及早开奶。

4. 心理护理 胎儿发育异常，其产程可能比产妇预期的时间更长，宫缩可能更加强烈。在产程早期要评估产妇的情感状态，如果产妇很痛苦，要试着用适当的方法来改善其情绪。当产妇筋疲力尽、失去信心、不抱希望时，可提议一个变化来提升她的精神：如洗脸、梳头、刷牙、散步、听一些愉快的音乐等。应用人文关怀的护理理念，对胎儿发育异常或新生儿死亡的产妇耐心疏导，做好宽慰工作，使产妇情绪稳定，顺利度过哀伤期。

> **案例分析 9-4**
>
> 3. 该孕妇可能的护理诊断及相应的护理措施是什么？
>
> 答：（1）有软产道裂伤可能：与巨大胎儿、产钳助产有关。
>
> 注意保护会阴，必要时行会阴切开术，产钳助产协助胎头娩出，产后仔细检查软产道有无裂伤，如有则给予缝合。
>
> （2）有新生儿窒息、产伤的危险：与分娩因素异常有关。
>
> 监测胎心，警惕胎儿宫内窘迫；新生儿出生后仔细检查有无产伤，并做好新生儿窒息的抢救准备。
>
> （3）焦虑：与巨大胎儿、难产有关。
>
> 鼓励和安慰产妇，尽力满足产妇的愿望，陪伴在产妇身边；将产程进展情况及胎儿状况及时告知产妇及家属；向产妇推荐舒适方法，帮助她更好地应对产程。

【护理评价】

1. 软产道有无严重裂伤。

2. 有无新生儿窒息发生。

3. 产妇情绪是否稳定，能否与医护配合。

4. 有无感染征象。

5. 产妇能否正视胎儿异常。

思 考 题

1. 简述不协调宫缩乏力的特点。
2. 协调性宫缩乏力加强宫缩行人工破膜需具备哪些条件?
3. Bishop 宫颈成熟度评分法中的指标有哪些项目? 与引产成功率的关系如何?
4. 在第一产程行缩宫素静脉滴注加强宫缩时, 护理上应注意哪些问题?

（刘惠贤）

第十章　分娩期并发症妇女的护理

【知识目标】

掌握　产后出血、羊水栓塞、子宫破裂的概念、护理评估、护理措施；产后出血的病因、临床表现、治疗原则。

熟悉　羊水栓塞、子宫破裂的病因、临床表现、治疗原则。

了解　产后出血、羊水栓塞的护理目标、护理评价。

【技能目标】

学会产后出血失血量的评估方法、按摩子宫的方法；宫缩剂的使用方法。

【素质目标】

培养学生对产后出血、羊水栓塞及子宫破裂病人的整体护理观念及抢救意识；引导学生重视产后出血、羊水栓塞及子宫破裂病人的健康教育、心理护理及人文关怀。

分娩过程中由于各种原因，使得产妇发生出血过多、羊水栓塞或子宫破裂等情况，这些均会不同程度地影响母儿健康，甚至威胁生命。产后出血是分娩期严重的并发症，居我国产妇死亡原因的首位；羊水栓塞发病急、病情凶险、死亡率极高；子宫破裂发生后，如不能及时诊断和紧急处理，母婴死亡率均高。这些病人往往会面临剧烈的生理、心理应激反应，出现烦躁不安、恐惧、焦虑等情况；家属则担心母儿安全。为了避免分娩期并发症疾病的发生并保证及时得到救治，护士应掌握分娩期并发症疾病的知识并提供相应的护理。

第一节　产后出血

> **案例 10-1　临床资料**
>
> 　　产妇黄女士，37 岁，妊娠 38 周，孕 1 产 0，巨大儿，头盆相对不称。因阴道少量血性分泌物及规律宫缩急诊入院。入院后以"头盆相对不称及巨大儿"为手术指征急诊在连续硬膜外麻醉下行子宫下段剖宫产术。术中顺利，15：00 返回病房，子宫收缩好。16：00 护士发现产妇阴道突然流出暗红色血伴血块，量约 200ml。触摸子宫质软，轮廓不清晰，按摩子宫并立即通知医生，遵医嘱予卡前列甲酯栓 2 粒舌下含服后出血量逐渐减少。16：30 查看病人，阴道再次流出暗红色血伴血块，量约 1000ml。此时，病人面色苍白，神情淡漠，心率 100 次/分，血压 86/58mmHg，辅助检查：血红蛋白 78g/L，血小板 $102×10^9$/L，PT、APTT 正常。
>
> **问题：**
>
> 　　1. 根据以上的症状和体征分析该产妇引起产后出血的原因及特点是什么？
>
> 　　2. 该产妇应采取哪些急救护理措施？
>
> 　　3. 该产妇可能的护理诊断及相应的护理措施是什么？

一、概　　述

产后出血（postpartum hemorrhage，PPH）是指胎儿娩出后 24 小时内出血量超过 500ml，剖宫产时超过 1000ml 者。严重产后出血（severe postpartum hemorrhage）是指胎儿娩出 24 小时内出血量≥1000ml。难治性产后出血（intractable postpartum hemorrhage）是指采取子宫收缩药、持续性子宫按摩或按压等保守措施无法止血，需要外科手术、介入治疗甚至切除子宫的严重产后出血。产后出血是分娩期严重并发症，居我国产妇死亡原因首位。其发生率占分娩总数的 2%～3%，80%发生于产后 2 小时内。由于临床中精准的测量和收集分娩时失血量有一定困难，出现估计的失血量低于实际出血量，故临床实际产后出血发病率比估计的要高。产后出血的预后因失血量、失血速度和产妇体质的不同而不同。短时间内大量失血可迅速发生失血性休克、死亡，存活者可因休克时间过长引起垂体缺血坏死，继发严重的腺垂体功能减退——希恩综合征（Sheehan syndrome）。因此，应高度重视产后出血的预防与护理，以降低产后出血的发生率和孕产妇的死亡率。

二、病 因

引起产后出血的病因主要有子宫收缩乏力、胎盘因素、软产道裂伤和凝血功障碍等，这些因素可共存、相互影响或互为因果。

（一）子宫收缩乏力

子宫收缩乏力（uterine atony）为产后出血最常见原因，占产后出血总数的 70%～80%。妊娠足月时，血液以平均 600ml/min 的速度通过胎盘，胎儿娩出后，子宫肌纤维收缩和缩复作用使胎盘剥离面迅速缩小；同时，其周围的螺旋动脉受压，血窦关闭，出血控制。如胎儿娩出后子宫收缩乏力，不能关闭子宫壁胎盘附着部的血窦而导致流血过多。所以，任何影响子宫肌纤维收缩和缩复作用的因素，均可引起子宫收缩乏力性出血，常见的因素有：

1. 全身因素 产妇精神过度紧张，对分娩恐惧；产程时间过长或难产，造成产妇消耗体力过多、水电解质紊乱、过度疲劳、睡眠不足乃至衰竭而使体质虚弱；产妇合并急、慢性全身性疾病等。

2. 局部因素 子宫过大导致肌纤维过分伸展失去弹性，如多胎妊娠、羊水过多、巨大胎儿等；子宫肌壁损伤（剖宫产史、肌瘤剔除术后、产次过多、急产等均可导致子宫肌纤维损伤）；子宫病变（如子宫肌瘤、子宫畸形、子宫肌纤维变形等），影响子宫平滑肌的正常收缩；子宫肌水肿或渗血（如妊娠高血压疾病、严重贫血、宫腔感染等产科并发症），可使子宫平滑肌层水肿或渗血，导致子宫收缩乏力；胎盘早剥所致子宫胎盘卒中及前置胎盘均可引起子宫收缩乏力，导致产后出血。

3. 药物因素 临产后过多使用镇静剂（如地西泮等）、镇痛剂（如哌替啶等）、麻醉剂或子宫收缩抑制剂等。

（二）胎盘因素

根据胎盘剥离情况，可以分为以下几种情况。

1. 胎盘滞留（retained placenta） 胎盘多在胎儿娩出后 15 分钟内娩出，如果 30 分钟后胎盘仍未娩出者，胎盘剥离面血窦不能正常关闭而导致产后出血。常见原因：①膀胱充盈，阻碍已剥离的胎盘下降，滞留于宫腔影响子宫收缩而出血；②胎盘嵌顿，子宫收缩药物使用不当，宫颈内口附近子宫平滑肌出现环形收缩，使已剥离的胎盘嵌顿于宫腔；③胎盘剥离不全，第三产程过早牵拉脐带或按压子宫，影响胎盘正常剥离，导致胎盘剥离不全，胎盘已剥离部分血窦开放而致出血。

2. 胎盘植入（placenta increta） 指胎盘绒毛部分穿透子宫壁表层而植入子宫肌层者。根据胎盘绒毛部分侵入子宫肌层的深度分为胎盘粘连、胎盘植入、穿透性胎盘植入。胎盘绒毛黏附于子宫肌层表面为胎盘粘连；绒毛深入子宫肌壁间为胎盘植入；穿过子宫肌层到达或超过子宫浆膜面为穿透性胎盘植入。根据胎盘植入的面积分为部分性或完全性。部分性胎盘粘连或植入因为胎盘部分剥离导致子宫收缩不良、已剥离面血窦开放，发生致命性出血。完全性胎盘粘连或植入，因胎盘未剥离而出血不多。胎盘植入主要引起产时出血、产后出血、子宫破裂、感染等并发症，穿透性胎盘植入也可以导致膀胱或直肠损伤。胎盘植入常见原因：①子宫内膜损伤，如多次人工流产史、宫腔感染等；②胎盘附着位置异常，如附着于子宫下段、宫颈部或子宫角部，因为此处子宫内膜菲薄，使得绒毛易入侵子宫壁肌层；③子宫手术史，如剖宫产术、子宫肌瘤剔除术、子宫整形术后等。尤其是多次剖宫产者，其发生前置胎盘并发胎盘植入的概率增加，是导致难治性产后出血的主要原因；④经产妇子宫内膜损伤及发生炎症的机会较多，易引起蜕膜发育不良而发生植入。

3. 胎盘部分残留（retained placenta fragment） 指部分胎盘小叶、副胎盘或者部分胎盘胎膜残留于宫腔，影响子宫收缩而出血。

（三）软产道裂伤

分娩过程中软产道裂伤后，尤其未及时发现者可导致产后出血。软产道裂伤常见会阴、阴道、宫颈裂伤，严重者裂伤可达阴道穹隆、子宫下段甚至盆壁，形成腹膜后血肿、阔韧带内血肿而致大量出血。常见原因：阴道分娩助产操作不规范，如产钳助产、臀牵引术等；急产、产力过强、巨大儿分娩；外阴组织弹性差，如子宫收缩过强、产程进展过快、软产道未经充分扩张；会阴切开缝合时止血不彻底，宫颈或阴道穹隆的裂伤未能及时发现等。

（四）凝血功能障碍

任何原发或继发的凝血功能异常均可导致产后出血，包括妊娠合并凝血功能障碍性疾病，如原发性血小板减少症、再生障碍性贫血、白血病、凝血因子Ⅶ和Ⅷ减少、肝脏疾病等；妊娠并发症导致凝血功能障碍，如胎盘早剥、死胎、重度妊娠期高血压疾病、羊水栓塞等均可影响凝血功能，引起 DIC，从而导致难以控制的大量出血，出血的特征为血液不凝。

三、护 理 评 估

（一）健康史

除评估一般健康史外，护士尤其要注意评估与产后出血相关的病史，如有无剖宫产史或其他子宫手术史；多次人工流产史及产后出血史；有无妊娠期高血压疾病、前置胎盘、胎盘早剥、多胎妊娠、羊水过多等；了解分娩期是否存在产程过长、产妇精神过度紧张，过多使用镇静剂、麻醉剂等；了解妊娠前是否患有出血性疾病、严重肝脏疾病等；了解胎盘剥离及娩出情况，胎盘、胎膜完整性及软产道裂伤等。

（二）身体状况

胎儿娩出后阴道流血及出现出血性休克、严重贫血等是产后出血的主要临床表现。病因不同，症状与体征也有差异。

1. 子宫收缩乏力 常表现为胎盘娩出后阴道大量出血，色暗红、子宫软、轮廓不清；分娩过程中多伴有产程延长，胎盘剥离延缓。胎盘剥离后阴道间歇性出血，血色暗红，有凝血块。若处理不及时，病人可出现失血性休克表现，如面色苍白、出冷汗、主诉头晕、心慌、口渴，尤其是子宫出血潴留于子宫腔及阴道内时，产妇表现为怕冷、寒战、打哈欠、懒言或表情淡漠、呼吸急促甚至烦躁不安，很快转入昏迷状态。腹部检查时宫底增高、质软、轮廓不清，触不到宫底。按摩或使用宫缩剂后子宫收缩呈球形、质硬，阴道流血量减少。

> **知识拓展**
> #### 低血容量性休克分期与临床表现
> 　　休克代偿期：轻度休克，估计失血量在 20% 以下（800ml 以下）。休克早期，机体有一定代偿能力。表现为精神紧张、烦躁不安、面色苍白、四肢湿冷、脉搏增快、呼吸增快；血压变化不大，但脉压缩小；尿量减少或正常。

休克抑制期：中度休克，估计失血量在20%～40%（800～1600ml）。病人意识改变明显，表现为表情淡漠、神志尚清楚、面色苍白、四肢发冷、脉搏增快；收缩压降至70～90mmHg，脉压缩小；尿少。重度休克，估计失血量在40%以上（1600ml以上）。病人意识模糊甚至昏迷，面色显著苍白，可有口唇和肢端发绀、四肢冰冷、脉搏细数或摸不清、血压进行性下降或测不出。若皮肤黏膜出现瘀斑或鼻腔、牙龈、内脏出血，则提示并发DIC。若出现进行性呼吸困难、烦躁、发绀、给氧气但不能改善呼吸状态时，则提示并发急性呼吸窘迫综合征。此时病人常继发多器官功能障碍综合征而死亡。

2. 软产道裂伤 多表现为胎儿娩出后立即出现的阴道流血，血色鲜红，持续不断，能够自凝。宫颈裂伤常发生在宫颈3点与9点处，有时可延裂至子宫下段、阴道穹。阴道裂伤多发生在阴道侧壁、后壁和会阴部，呈不规则裂伤。软产道损伤造成阴道壁血肿的产妇会有肛门坠胀感，且有排尿疼痛。会阴裂伤按损伤程度可以分为4度：Ⅰ度裂伤指会阴部皮肤及阴道入口黏膜撕裂，出血不多；Ⅱ度裂伤指裂伤已达会阴体筋膜及肌层，累及阴道后壁黏膜，向阴道后壁两侧沟延伸并向上撕裂，解剖结构不易辨认，出血较多；Ⅲ度裂伤指裂伤向会阴深部扩展，肛门外括约肌已断裂，直肠黏膜尚完整；Ⅳ度裂伤指肛门、直肠和阴道完全贯通，直肠肠腔外露，组织损伤严重，出血量可不多。

3. 胎盘因素 胎盘剥离不全及胎盘剥离后滞留时，可有子宫收缩乏力；胎盘嵌顿时可见子宫下段出现狭窄环；徒手剥离胎盘时，发现胎盘较牢固地附着在宫壁上，但可剥离，为胎盘粘连；如发现胎盘全部或部分与宫壁连成一体，剥离困难，为胎盘植入；在胎盘娩出后检查胎盘、胎膜时，发现胎盘母体面有缺损或胎膜有缺损或边缘有血管断裂的为胎盘和（或）胎膜残留。

4. 凝血功能障碍 胎儿娩出后阴道流血呈持续性且血液不凝。胎盘剥离或产道有损伤时，阴道持续流血且出血不凝、不易止血。除阴道流血不凝外，尚有皮下出血、身体瘀斑、注射针孔出血、呕血、血尿等全身性出血倾向。

5. 正确评估产后出血量 以下方法可因检测人员的不同而存在一定误差。另外，目测失血量往往只是实际出血量的一半。

（1）容积法：使用聚血器、弯盘等专用的接血器皿收集血液，放入量杯测量失血量，此方法比较准确。

（2）面积法：按血液浸湿的面积10cm×10cm为10ml计算。

（3）称重法：失血量（ml）=［胎儿娩出后所用敷料湿重（g）－胎儿娩出前所有敷料干重（g）］/1.05（血液比重g/ml）。

（4）计算休克指数（shock index，SI）：休克指数=脉率/收缩压（mmHg），可以帮助判定有无休克及其程度，SI=0.5，一般表示无休克。SI=1时则为轻度休克；1.0～1.5时，失血量约为全身血容量的20%～30%（1000～1500ml）；1.5～2.0时，为30%～50%（1500～2500ml）；若>2.0时，则为重度休克，为50%以上（2500ml以上）。

案例分析 10-1

1. 根据以上的症状和体征分析该产妇引起产后出血的原因及特点是什么？

答：产妇的主要症状：大量暗红色阴道流血伴血块，量约1200ml；子宫质软、轮廓不清。根据上述主要症状分析，该病人是子宫收缩乏力引起的产后出血。子宫收缩乏力引起的产后出血有以下特点：间歇性流血，色暗红，有凝血块；腹部检查时宫底增高、质软、轮廓不清，按摩后子宫呈球形、质硬，阴道流血量减少。

（三）心理-社会支持状况

一旦发生产后出血，产妇及家属会表现出异常惊慌、恐惧，担心生命安全，把全部希望寄托于医护人员，由于出血过多及精神过度紧张，有些产妇很快进入休克状态。

（四）辅助检查

检测产妇血常规，出、凝血时间，凝血酶原时间及纤维蛋白原等。

（五）治疗原则

针对出血原因，迅速止血；补充血容量，纠正失血性休克；控制感染。

知识拓展

临床常用血液制品

红细胞悬液：可增加血液携氧能力。大量失血后，补液扩容只能恢复心排血量和组织血液灌流，必须输注红细胞，提高血液携氧能力，才能纠正缺氧。1U 红细胞悬液由 200ml 全血制备，理论上输注 2U 红细胞悬液可以提升血红蛋白 10g/L。应用指征：①失血量达到全身血容量的 30%～40%考虑输注，＞40%立即输注；②血红蛋白水平＜70g/L 考虑输注，＞100g/L 不考虑输注，为 70～100g/L 时应根据是否继续出血及心肺功能等情况决定。

新鲜冷冻血浆（FFP）：几乎保存了血液中所有凝血因子、血浆蛋白、纤维蛋白原（Fib）等，静脉输注的目的是补充凝血因子和扩充血容量。200ml 全血可以制备 100ml 新鲜冷冻血浆。应用指征：①凝血功能障碍，达到 10～15ml/kg 时才有效；②大量输血（输血量＞18U 红细胞悬液）者应早期输注新鲜冷冻血浆，在输注 4U 后应输注新鲜冷冻血浆，比例为新鲜冷冻血浆：红细胞悬液=1：（1～2）。

血小板（PLT）：止血。输注指征：急性出血者将血小板维持在 75×10^9/L，＜50×10^9/L 必须输注。

冷沉淀：纠正纤维蛋白原缺乏，治疗严重产后出血。新鲜冷冻血浆重离心后冷冻而成。与新鲜冷冻血浆相比，冷沉淀无扩容作用，尤其适合心脏病等不适合扩容的凝血功能障碍者。200ml 新鲜冷冻血浆可制备 1U 冷沉淀。应用指征：纤维蛋白原＜1g/L。

四、计划护理

【**常见护理诊断/问题**】

1. 潜在并发症　失血性休克。

2. 有感染的危险　与失血后抵抗力降低及手术操作有关。

3. 活动无耐力　与产后出血所致头晕、乏力、心慌有关。

【**护理目标**】

1. 产妇血容量得到恢复，脉搏、血压、尿量恢复正常。

2. 产妇无感染症状，体温正常，恶露、伤口无异常，白细胞总数和中性粒细胞分类正常。

3. 产妇主诉疲劳感减轻。

【**护理措施**】

1. 预防产后出血

（1）产前预防：加强妊娠期保健，按时产前检查。及时治疗高危妊娠疾病、必要时及早终止妊娠。有产后出血高危因素者如妊娠期高血压疾病、前置胎盘、多胎妊娠、羊水过多、肝炎、贫血、血液性疾病等应加强监护和治疗，提前入院监护，防止产后出血的发生。

（2）产时预防：第一产程，密切观察产程进展，防止产程延长；同时注意心理护理，消除紧张情绪；及时补充水分和热量；遵医嘱合理使用镇静剂以保证产妇休息，避免过度疲劳。第二产程，严格实施无菌操作技术；指导产妇正确使用腹压；注意接生要领，适时行会阴切开术，保护好会阴；胎肩娩出后立即肌内注射或静脉滴注缩宫素，以促进子宫收缩，减少出血。第三产程，正确处理胎盘娩出和测量出血量；胎盘未剥离前，不可过早牵拉脐带或按摩、挤压子宫；胎盘剥离后要仔细检查胎盘、胎膜是否完整，避免残留；检查软产道有无裂伤，若有裂伤及时逐层缝合。

（3）产后预防：80%的产后出血发生于产后 2 小时之内，此期间应间隔 15～30 分钟观察产妇的脉搏、血压、子宫收缩、阴道流血及膀胱充盈情况，倾听产妇有无头晕、心慌、会阴部疼痛等不良主诉，及早发现出血与休克；协助产妇及时排空膀胱，以免影响子宫收缩至产后出血；若无特殊情况，应尽早实施母乳喂养，新生儿的吸吮可反射性引起子宫收缩，减少阴道流血量。对于可能发生产后出血的高危产妇，注意保持静脉通道，充分做好大量补液、输血和急救的准备，并为产妇做好保暖。

2. 协助医生针对原因迅速止血

（1）子宫缩乏力：加强子宫收缩可迅速纠正出血，导尿排空膀胱后可采取下列方法加强子宫收缩：

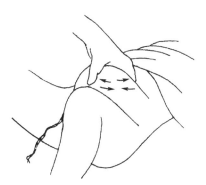

1）按摩子宫：方法如下。①单手按摩子宫法（图 10-1）：胎盘娩出后，术者一手置于产妇腹部，触摸子宫底部，拇指在子宫前壁，其余四指在子宫后壁，在下腹部均匀而有节律地按摩子宫并按压宫底，挤出宫腔内积血促使子宫收缩，是最常用的方法。②双手按摩子宫法（图 10-2）：术者一手在产妇耻骨联合上缘按压下腹中部，将子宫向上托起，另一手握住宫体，使其高出盆腔，在子宫底部有节律地按摩子宫，同时间断用力挤压子宫，使积存在子宫腔内的血块及时排出。③腹部-阴道双手压迫子宫法（图 10-3）：术者一手戴无菌手套握拳置于阴道穹隆前部，顶住子宫前壁，另一手在腹部按压子宫后壁，使宫体前屈，两手相对紧压

图 10-1 单手按摩子宫法

并均匀有节律地按摩子宫。评价按摩子宫有效的标准是子宫轮廓清楚、阴道出血减少。按摩时应配合使用宫缩剂。

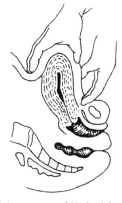

图 10-2 双手按摩子宫法

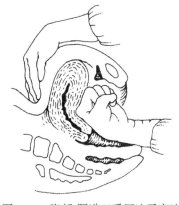

图 10-3 腹部-阴道双手压迫子宫法

2）应用宫缩剂：可采用肌内注射、静脉注射、舌下含服或阴道上药等方式给药，达到促进子宫收缩而止血的目的。①缩宫素 10U 加入 0.9%生理盐水 500ml 中静脉滴注，必要时缩宫素 10U 直接注射宫体；②前列腺素类药物：缩宫素无效时应尽早使用。米索前列醇 200μg 舌下含服或者卡前列甲酯栓 1mg 至于阴道后穹隆，或者卡前列素氨丁三醇直接行宫体注射。

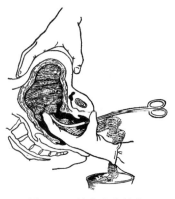

3）纱条宫腔填塞（图 10-4）：适用于子宫松弛无力经按摩和缩宫素使用无效时。助手在腹部固定子宫，术者用卵圆钳将特制不脱脂棉纱条（长 1.5～2m、宽 6～8cm、4～6 层）自宫底由内向外有序地填紧宫腔，压迫止血。填塞纱条后应密切观察生命体征及宫底高度、子宫收缩及阴道出血情况，警惕因填塞不紧造成的隐性出血。24 小时后取出纱条，取出前使用宫缩剂，并遵医嘱使用抗生素预防感染。也可采用宫腔放置球囊填塞止血。

4）子宫压缩缝合术：常用 B-Lynch 缝合法。适用于子宫乏力性产后出血，在剖宫产时使用更方便。

5）结扎盆腔血管：经上述处理无效，为抢救产妇生命，可经阴道结扎子宫动脉上行支；若无效再行经腹结扎子宫动脉或髂内动脉。

图 10-4　纱条宫腔填塞

6）髂内动脉或子宫动脉栓塞：行股动脉穿刺插入导管至髂内动脉或子宫动脉，注入明胶海绵颗粒栓塞动脉。栓塞剂可于 2～3 周后吸收，血管复通。适用于产妇生命体征稳定时进行。

7）子宫切除：经积极抢救无效、危及产妇生命时，应行子宫次全切除或子宫全切除术。

知识拓展

临床常用前列腺药物

卡前列素氨丁三醇（欣母沛）：前列腺素 F2α 衍生物，可引起全子宫协调有力的收缩，治疗宫缩乏力性产后出血的二线药物。250μg 深部肌内注射或子宫肌层注射，必要时可重复使用，总量不超过 8 支。3 分钟起作用，30 分钟达高峰，可维持 2 小时。

米索前列醇：前列腺素 E1 衍生物，可引起全子宫有力收缩，在没有缩宫素的情况下可作为治疗子宫收缩乏力性产后出血的一线药物，价格便宜，保存方便，不需冷藏，作用时间长。

卡前列甲酯栓（卡孕栓）：对平滑肌有收缩作用，可用于抗早孕、促宫颈成熟、引产和子宫乏力性产后出血。

前列腺药物禁用于青光眼、哮喘、过敏体质者、心脏病者，高血压者、活动性心肝肾疾病及肾上腺皮质功能不全者慎用。可引起体温升高、寒战或恶心、呕吐、腹泻等胃肠道不适。

（2）软产道裂伤：应按解剖层次及时准确地行修补缝合术，彻底止血。宫颈裂伤<1cm 且无活动性出血不需缝合；若裂伤>1cm 且有活动性出血应缝合。软产道血肿应切开血肿、清除积血、彻底止血缝合，必要时可置引流条。

（3）胎盘因素：胎盘已剥离尚未娩出者，可协助产妇排空膀胱，然后牵拉脐带，按压宫底协助胎盘娩出；胎盘、胎膜残留者可行钳刮术或刮宫术；胎盘粘连者可试行徒手剥离胎盘后协助娩出；若剥离困难疑有胎盘植入者，应停止剥离，根据出血情况及剥离面积行保守治疗或子宫切除术。

（4）凝血功能障碍：排除因子宫收缩乏力、软产道裂伤及胎盘因素等引起的出血后，应尽快输血、血浆，补充血小板、纤维蛋白原或凝血酶原复合物、凝血因子等。若并发 DIC，应按

DIC处理。

（5）失血性休克的护理

1）密切监测生命体征，观察皮肤、黏膜、嘴唇、指甲的颜色，四肢温度及尿量，及早发现休克征兆，并做好记录；密切观察子宫收缩及阴道流血情况。

2）取去枕平卧位，保暖、吸氧；呼叫相关人员，建立两条以上有效的静脉通路，止血的同时大量快速补充晶体平衡液及血液、新鲜冷冻血浆等，迅速补充血容量，维持体液平衡，纠正低血压；有条件的医院应做中心静脉压指导输血补液速度；血压低者应遵医嘱使用升压药及肾上腺皮质激素，改善心、肾功能；出现心力衰竭时应用强心药同时加用利尿剂，以保护心脏；随时做血气分析，纠正酸中毒；抢救过程中注意无菌操作，遵医嘱使用抗生素预防感染。

知识拓展

中心静脉压与补液关系

中心静脉压（CVP）代表右心房或胸段腔静脉内压力，其变化可反映血容量和右心功能。正常值为 5～10cmH$_2$O。CVP<5cmH$_2$O 提示血容量不足；>15cmH$_2$O 提示心功能不全；>20cmH$_2$O，提示存在充血性心力衰竭。临床通过连续的动态监测CVP准确反映右心前负荷（表10-1）。

表 10-1 中心静脉压与补液的关系

中心静脉压	血压	原因	处理原则
低	低	血容量严重不足	充分补液
低	正常	血容量不足	适当补液
高	低	心功能不全或血容量相对过多	给强心药，纠正酸中毒，舒张血管
高	正常	容量血管过度收缩	舒张血管
正常	低	心功能不全或血容量不足	补液实验

补液实验：取等渗盐水 250ml，于 5～10 分钟内经静脉滴入，若血压升高而中心静脉压不变，提示血容量不足；若血压不变而中心静脉压升高 3～5cmH$_2$O，提示心功能不全。

案例分析 10-1

2. 该产妇应采取哪些急救护理措施？

（1）呼叫相关人员，建立两条以上有效的静脉通路，止血的同时大量快速补充晶体平衡液及血液、新鲜冷冻血浆等，迅速补充血容量，维持体液平衡，纠正低血压；中心静脉压指导输血补液速度；血压低者应遵医嘱使用升压药及肾上腺皮质激素，改善心、肾功能；出现心力衰竭时应用强心药同时加用利尿剂，以保护心脏；随时做血气分析，纠正酸中毒；抢救过程中注意无菌操作，遵医嘱使用抗生素预防感染。

（2）密切监测生命体征，观察皮肤、黏膜、嘴唇、指甲的颜色，四肢温度及尿量，及早发现休克征兆，并做好记录；密切观察子宫收缩及阴道流血情况。

知识拓展

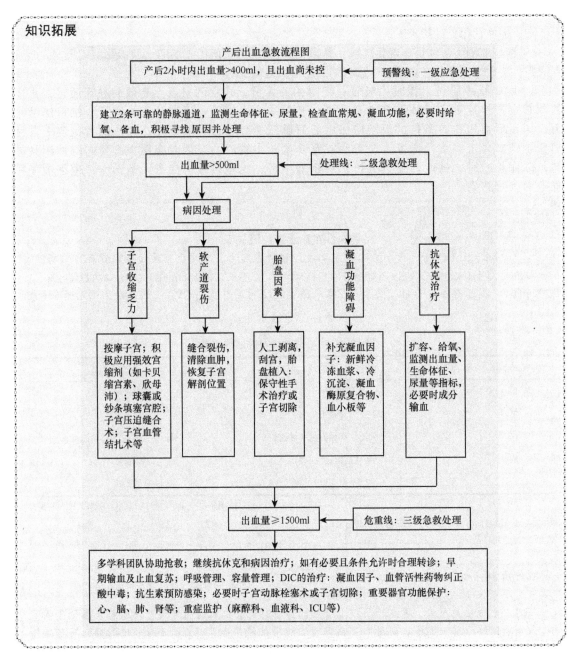

3. 心理护理　大量失血后，产妇体质虚弱，抵抗力下降，生活自理有困难，护士应主动关爱产妇，增加安全感；教会产妇一些放松的方法，鼓励产妇主动说出内心的想法及感受，及时提供心理安慰和帮助；做好健康指导，促进身心早日康复。

4. 健康教育

（1）指导产妇进食营养丰富、易消化的饮食，多食富含铁、蛋白质、维生素的食物如瘦肉、动物内脏、牛奶、鸡蛋、绿叶蔬菜、水果等，少量多餐，改善贫血。

（2）指导产妇出院后注意劳逸结合，逐渐增加活动量；保持会阴清洁，产褥期禁止盆浴，禁止性生活；教会产妇及家属子宫复旧和恶露变化的观察方法，如出现腹痛、阴道流血增多、恶露异味、发热等情况应及时就诊。加强营养，充分休息、适当活动，可促进身体早日康复。

（3）告知产妇及家属产后复查的时间、目的和意义，使其能够按时复查，以了解产妇的康复情况。

（4）部分产妇分娩24小时后，于产褥期内发生产后出血，称为晚期产后出血，多于产后1~2周内发生，也有迟至产后2个月左右发生的，应提高警惕，以免导致严重后果。

案例分析10-1

3. 该产妇可能的护理诊断及相应的护理措施是什么？

答：（1）潜在并发症：失血性休克。

密切监测生命体征，观察皮肤、黏膜、嘴唇、指甲的颜色，四肢温度及尿量，及早发现休克征兆，并做好记录；密切观察子宫收缩及阴道流血情况。取去枕平卧位，保暖、吸氧；呼叫相关人员，建立两条以上有效的静脉通路，止血的同时大量快速补充晶体平衡液及血液、新鲜冷冻血浆等，迅速补充血容量，维持体液平衡，纠正低血压。

（2）有感染的危险：与失血后抵抗力降低及手术操作有关。

监测体温变化；观察子宫复旧和恶露的变化；保持床单位清洁；做好会阴部护理，保持外阴部清洁；保持伤口敷料干洁；注意个人卫生；注意无菌操作，遵医嘱使用抗生素预防感染。

（3）活动无耐力：与产后出血所致头晕、乏力、心慌有关。

加强营养，指导产妇进食营养丰富、易消化的饮食，多食富含铁、蛋白质、维生素的食物，如瘦肉、动物内脏、牛奶、鸡蛋、绿叶蔬菜、水果等，少量多餐，改善贫血；充分休息、适当活动，可促进身体早日康复。

【护理评价】

1. 产妇出血是否得到控制，休克有无纠正，全身状况是否得到改善。

2. 出院前产妇体温、恶露、白细胞计数等是否正常，有无感染征象。

3. 产妇疲劳感有无减轻，生活是否能够自理。

第二节　羊 水 栓 塞

案例10-2　临床资料

产妇李女士，32岁，以"妊娠37周，阴道大量流液6小时"为主诉平车入病房，因"胎儿宫内窘迫"急诊在连续硬膜外麻醉下行子宫下段剖宫产术。胎儿取出后，产妇突然出现寒战、烦躁、呛咳、呼吸困难、发绀，心率快而弱，肺部听诊有湿啰音，子宫出血不止，予地塞米松10mg静脉推注，症状未缓解。心电监护示：心率127次/分，呼吸18次/分，血压80/50mmHg，SPO_2 89%。辅助检查：血小板：$85×10^9/L$，纤维蛋白原：0.9g/L，凝血酶原时间：21秒。

问题：

1. 根据以上资料，判断该产妇的医疗诊断及引起该疾病的病因是什么？

2. 该产妇可能的护理诊断及相应的护理措施是什么？

一、概　　述

羊水栓塞（amniotic fluid embolism，AFE）是指在分娩过程中羊水突然进入母体血液循环后引起急性肺栓塞、过敏性休克、弥散性血管内凝血（DIC）、肾衰竭等一系列病理改变的严重分娩并发症。以起病急、病情凶险、病死率高为临床特点，可发生于足月分娩及妊娠10~14周钳刮术时，死亡率高达 60% 以上，是孕产妇死亡的重要原因之一。

近年研究认为羊水栓塞与一般的栓塞疾病不同，而与过敏性疾病更为相似，故建议将羊水栓塞更名为"妊娠过敏反应综合征"。

二、病 因

一般认为羊水栓塞是由于胎粪污染的羊水中的有形物质（胎儿毳毛、角化上皮、胎脂、胎粪）进入母体循环所引起。羊膜腔内压力增高（子宫收缩过强）、宫颈或宫体损伤处有开放的静脉或血窦及胎膜破裂，是导致羊水栓塞的基本条件。高龄初产、多产妇、子宫收缩过强、急产、胎膜早破、前置胎盘、胎盘早剥、子宫破裂、剖宫产、钳刮术等均是羊水栓塞的诱发因素。

三、病 理 生 理

羊水进入母体血液循环后，可引起一系列病理生理变化。

（一）肺动脉高压

羊水进入母体血液循环后，其中的有形成分如毳毛、胎脂、角化上皮细胞及胎粪等直接形成栓子，经肺动脉进入肺循环，造成肺小血管机械性阻塞，引起肺小血管痉挛，形成肺动脉高压。同时，羊水内含有大量激活凝血系统物质，使肺毛细血管内形成弥散性血栓，进一步阻塞肺小血管。肺动脉高压使右心负荷加重，左心回心血量减少，左心排血量明显减少，导致周围循环衰竭，血压下降，出现休克，甚至死亡。

（二）过敏性休克

羊水中的有形物质成为致敏原作用于母体，引起 I 型变态反应，导致过敏性休克。

（三）DIC

羊水含有丰富的促凝物质，类似组织凝血活酶，进入母血后可在血管内产生大量的微血栓，消耗大量凝血因子和纤维蛋白原而发生 DIC。DIC 时，由于大量凝血物质被消耗、纤溶系统被激活，使产妇血液系统由高凝状态迅速转为纤溶亢进，血液不凝，易发生严重的产后出血及失血性休克。

（四）急性肾衰竭

由于休克和 DIC 的发生导致肾急性缺血，进一步发生肾功能障碍和衰竭。

> **知识拓展**
>
> ### 弥散性血管内凝血
>
> 弥散性血管内凝血（DIC）是临床常见的病理过程。其基本特点：由于某些致病因子的作用，进而微循环中形成广泛的微血栓。大量微血栓的形成消耗了大量凝血因子和血小板，同时引起继发性纤维蛋白溶解功能增强，导致病人出现明显的出血、休克、器官功能障碍和溶血性贫血等临床表现。在临床上 DIC 是一种危重的综合征。

四、护 理 评 估

（一）健康史

了解导致羊水栓塞的可能病因，如是否有胎膜早破或人工破膜；前置胎盘或胎盘早剥；宫缩过强或强直宫缩；羊膜腔穿刺术、中期妊娠引产或钳刮术等病史。

（二）身体状况

羊水栓塞发病急骤而凶险，短时间内可因心、肺功能衰竭，休克而死亡。多发生于分娩过程中，尤其是胎儿娩出前后这段时间。典型的临床经过大致可分为心肺功能衰竭和休克期、DIC引起的出血期和肾衰竭期三个阶段，但有时也可不典型。

1. 心肺功能衰竭和休克期　主要发生于产程中或分娩前后一段时间内，尤其是刚破膜不久，产妇突发寒战、气急、呛咳、呼吸困难、烦躁不安，继而出现发绀、昏迷、脉搏细数、血压急剧下降，短时间内进入休克状态，约1/3病人可在数分钟内死亡，少数出现右心衰竭症状。病情严重者，产妇仅在一声惊叫或打一个哈欠后，血压迅速下降，于数分钟内死亡。

> **知识拓展**
>
> ### 休　克
>
> 休克（shock）是机体受到强烈的致病因素侵袭后，导致有效循环血量锐减，组织血液灌流不足引起的以微循环障碍、代谢障碍和细胞受损为特征的病理性综合征，是严重的全身性应激反应。休克发病急骤，进展迅速，并发症严重，若未能及时发现及治疗，则可发展至不可逆阶段而引起死亡。
>
> 休克早期，机体有效循环血量锐减时，血压下降，刺激主动脉弓和颈动脉窦压力感受器引起血管舒缩中枢加压反射，交感-肾上腺轴兴奋引起大量儿茶酚胺释放，以及肾素-血管紧张素分泌增加，使心跳加快，心排血量增加；并选择性地使外周（如骨骼肌、皮肤）和内脏（如肝、脾和胃肠）的小血管、微血管平滑肌收缩，以保证心、脑等重要器官供血。由于毛细血管前括约肌强烈收缩、动静脉短路和直接通道开放，增加了回心血量。且毛细血管前括约肌收缩和后括约肌相对开放，使得微循环内出现"少灌多流"，真毛细血管网内血量减少，毛细血管内静水压降低，组织液回吸收入毛细血管网，可在一定程度上补充循环血量。因此，此期又称为休克代偿期。如在此期采取积极复苏措施，去除病因，休克较容易纠正。
>
> 若休克未及时纠正，病情发展，流经毛细血管的血流量继续减少，组织因严重缺氧而处于无氧代谢状态，产生大量酸性代谢产物，同时释放舒张血管的组胺、缓激肽等介质。这些物质可使毛细血管前括约肌松弛，而后括约肌敏感性低，处于相对收缩状态，出现"多灌少流"，血液大量瘀滞于毛细血管网内，致静水压升高、通透性增加。血浆外渗至第三间隙，血液浓缩，血黏稠度增加，回心血量进一步减少，血压下降，心、脑等重要器官灌注不足，休克进入抑制期。
>
> 随着病情进一步发展，休克进入不可逆阶段。由于血液浓缩、黏稠度增加，加之酸性环境中的血液高凝状态，红细胞与血小板发生凝集而在血管内形成微血栓，甚至发生弥散性血管内凝血。随着各种凝血因子的大量消耗，纤维蛋白溶解系统被激活，可出现严重的出血倾向。由于组织缺少血液灌注、细胞严重缺氧，加之酸性代谢产物和内毒素的作用，使细胞内溶酶体膜破裂，释放多种水解酶，造成组织细胞自溶、死亡，引起广泛的组织损害，甚至多器官功能受损。

2. 出血期　心肺功能衰竭和休克期后，进入凝血功能障碍阶段，表现为难以控制的大量阴道流血、切口渗血、全身皮肤黏膜出血、血尿及消化道大出血。

3. 肾衰竭期　病人出现少尿（或无尿）和尿毒症表现，主要由于循环功能衰竭引起的肾脏缺血及DIC前期形成的血栓堵塞肾内小血管，引起缺血、缺氧，导致肾脏器质性损害。部分病人在休克出血控制后亦可因肾衰竭而死亡。

上述三个阶段的临床表现通常按顺序出现，有时也可不完全出现，或出现的症状不典型。分娩期常以肺动脉高压、心力衰竭和中枢神经系统严重损害为主要表现，而产后则以出血和凝血功能障碍为主要特征。

案例分析 10-2

1. 根据以上的资料，判断该产妇的医疗诊断及引起该疾病的病因是什么？

答：（1）产妇主要症状：胎儿取出后突然出现寒战、烦躁、呛咳、呼吸困难、发绀，心率快而弱，子宫出血不止，予地塞米松 10mg 静脉推注，症状未缓解。

（2）结合体检：心率快而弱，肺部听诊有湿啰音，心电监护示：心率 127 次/分，呼吸 18 次/分，血压 80/50mmHg，SPO$_2$89%。

根据以上特点，该产妇主要的医疗诊断是羊水栓塞。

（3）引起该疾病的主要病因：剖宫产时羊水中的有形物质通过宫体损伤处开放的静脉或血窦进入母体血液循环。

（三）心理-社会支持状况

本病起病急骤，往往会导致产妇死亡甚至胎儿死亡的结果，家属通常无法接受，情绪上表现会比较激动，甚至否认、愤怒。

（四）辅助检查

1. X 射线床边摄片 可见肺部双侧弥漫性点状或片状浸润性阴影，沿肺门周围分布，伴有轻度肺不张及心脏扩大。

2. 心功能检查 心电图、彩色多普勒超声检查可提示右心房、右心室扩大，心排血量减少及心肌劳损等。

3. 实验室检查 痰液涂片可查到羊水内容物。血涂片抽取下腔静脉血液可查出羊水中的有形物质如鳞状上皮、毳毛。DIC 各项血液检查指标呈阳性。

（五）治疗原则

一旦怀疑羊水栓塞，立即抢救。抗过敏、纠正呼吸循环功能衰竭和改善低氧血症、抗休克、防止 DIC 和肾衰竭发生。

1. 抗过敏，解除肺动脉高压，改善低氧血症

（1）供氧：保持呼吸道通畅，面罩吸氧，或气管插管正压给氧，必要时行气管切开。保证供氧以改善肺泡毛细血管缺氧状况，以预防及减轻肺水肿；改善心、脑、肾等重要脏器的缺氧状况。

（2）抗过敏：分娩前后突然出现羊水栓塞的前驱症状，在改善缺氧的同时，应迅速抗过敏。立即给予大剂量肾上腺糖皮质激素抗过敏、解痉，稳定溶酶体，保护细胞。首选氢化可的松 100～200mg 加于 5%～10%葡萄糖液 50～100ml 快速静脉滴注，再用 300～800mg 加于 5%葡萄糖液 250～500ml 静脉滴注，日量可达 500～1000mg；或地塞米松 20mg 加于 25%葡萄糖液静脉推注后，再加 20mg 于 5%～10%葡萄糖液中静脉滴注。

（3）解除肺动脉高压：应用解痉药物缓解肺动脉高压，改善肺血流低灌注，根本改善缺氧，预防右心衰竭所致的呼吸循环衰竭。

1）盐酸罂粟碱：为首选药物，30～90mg 加于 10%～25%葡萄糖液 20ml 缓慢静脉推注，日量不超过 300mg。可松弛平滑肌，对心、脑、肺动脉均有扩张作用。

2）阿托品：1mg 加于 10%～25%葡萄糖液 10ml，每 15～30 分钟静脉推注 1 次，直至面色潮红，症状缓解为止。阿托品能阻断迷走神经反射所致的肺血管和支气管痉挛。心率＞120 次/分时慎用。

3）氨茶碱：250mg 加于 25%葡萄糖液 20ml 缓慢静脉推注。具有解除肺血管痉挛、松弛气管平滑肌作用。

4）酚妥拉明：5～10mg 加于 10%葡萄糖液 100ml，以 0.3mg/min 速度静脉滴注。可解除肺血管痉挛，消除肺动脉高压。

2. 抗休克　羊水栓塞引起的休克比较复杂，与过敏、肺源性、心源性及 DIC 等多种因素有关，故处理时必须综合考虑。

（1）补充血容量：应尽快输新鲜血和血浆以补充血容量。扩容可选用右旋糖酐-40、葡萄糖注射液 250～500ml 静脉滴注，抗休克时滴速为 20～40ml/min，日量不超过 1000ml。抢救过程中应测定中心静脉压，了解心脏负荷状况，指导输液量、速度，并可抽取血液检查羊水有形成分。

> **知识拓展**
>
> ### 高渗晶体液在休克复苏中的应用
>
> 　　20 世纪 80 年代开始，高渗晶体液应用于休克复苏并取得了良好效果。目前常用的制剂有 7.5% 高渗盐水及高渗盐右旋糖酐注射液（HSD，7.5% 高渗盐水+6% 右旋糖酐）。其作用机制是：①红细胞、内皮细胞、组织细胞及间隙内的液体转入循环，恢复血容量；②有助于组织脱水，减轻脑水肿，对合并创伤性脑损伤病人有良好的应用前景；③阻止中性粒细胞的激活，减轻炎性反应而导致的细胞损伤。其主要不良反应有高氯性酸中毒、血压升高致再出血、血容量扩张性低血钾，重者可出现脑神经危象、肝肾功损伤。因此应用时应注意控制其浓度及用量。

（2）升压药物：休克症状急剧而严重，或血容量已补足而血压不稳定者。多巴胺 20～40mg 加于 10% 葡萄糖液 250ml 静脉滴注；间羟胺 20～80mg 加于 5% 葡萄糖液静脉滴注，根据血压调整速度。

（3）纠正酸中毒：应及时行动脉血气分析血清电解质测定。如有酸中毒时，用 5% 碳酸氢钠液 250ml 静脉滴注，并及时纠正电解质紊乱。

（4）纠正心力衰竭：常用毛花苷丙 0.2～0.4mg 加于 10% 葡萄糖液 20ml 静脉缓注；或毒毛花苷 K 0.125～0.25mg 同法静脉缓注，必要时 4～6 小时重复用药。

3. 防治 DIC

（1）肝素钠：用于治疗羊水栓塞早期的高凝状态，在发病后 10 分钟内使用效果更佳。在应用肝素时，以试管法测定凝血时间应控制在 15 分钟左右。肝素过量有出血倾向时，可用鱼精蛋白对抗，1mg 鱼精蛋白对抗肝素 100U。

（2）补充凝血因子：应及时输新鲜血、血浆及纤维蛋白原等。

（3）抗纤溶药物：纤溶亢进时，可用氨甲苯酸（0.1～0.3g）、氨基己酸（4～6g）、氨甲环酸 0.5～0.1g 加于 0.9% 氯化钠注射液或 5% 葡萄糖液 100ml 静脉滴注，以抑制纤维蛋白的溶解。补充纤维蛋白原 2～4g/次，使血纤维蛋白原浓度达 1.5g/L。

4. 预防肾衰竭　防止肾衰竭，应注意尿量。当血容量补足后，若仍少尿应选用呋塞米 20～40mg 静脉注射，或 20% 甘露醇 250ml 快速静脉滴注，扩张肾小球动脉以预防肾衰竭（心力衰竭时慎用），无效者提示急性肾衰竭，应尽早采取血液透析等急救处理。

5. 预防感染　应选用肾毒性小的广谱抗生素预防感染。

6. 产科处理　在分娩前出现羊水栓塞者，原则上应先改善产妇的呼吸循环衰竭，待病情好转后再处理分娩。在第一产程者可考虑行剖宫产结束分娩，在第二产程者应及时阴道助产，并密切观察子宫出血情况。多易发生产后出血，经积极处理仍不能止血者，应行子宫切除，以减少胎盘剥离面开放的血窦出血，争取抢救时机。

五、计 划 护 理

【常见护理诊断/问题】

1. 气体交换受损　与肺血管阻力增加、肺动脉高压、肺水肿有关。

2. 组织灌注量改变 与弥漫性血管内凝血及失血有关。

3. 有胎儿窘迫的危险 与羊水栓塞、母体呼吸循环功能衰竭有关。

【护理目标】

1. 产妇胸闷、呼吸困难症状改善。

2. 产妇能维持体液平衡及最基本的生理功能。

3. 胎儿或新生儿安全。

【护理措施】

1. 羊水栓塞的预防 加强产前检查，注意诱发因素，及时发现前置胎盘、胎盘早剥等并发症并及时处理；严格掌握破膜时机，人工破膜宜在宫缩间歇期进行，破口要小并控制羊水流出的速度；正确处理产程，严格掌握缩宫素使用指征，专人守候，随时调整缩宫素滴数与浓度，避免宫缩过强；中期妊娠引产者，羊膜腔穿刺次数不应超过 3 次，钳刮术时应先刺破胎膜，待羊水流出后再钳夹胎块。

2. 羊水栓塞病人的处理与配合 一旦出现羊水栓塞的临床表现，应及时识别并立即配合医生给予紧急处理。严密监测病情变化，做好各项记录。

（1）纠正缺氧，解除肺动脉高压，抗过敏，抗休克，防止心力衰竭。

1）吸氧：取半卧位，面罩给氧，必要时行气管插管或气管切开，保证供氧。

2）抗过敏：遵医嘱立即静脉推注地塞米松或氢化可的松静脉推注或滴注。

3）解除肺动脉高压：遵医嘱使用阿托品、氨茶碱、盐酸罂粟碱以解除平滑肌张力。

4）抗休克纠正酸中毒：①尽快输注新鲜血和血浆补充血容量，补足血容量后血压仍不回升，可用多巴胺加于葡萄糖液静脉滴注；②5%碳酸氢钠 250ml 静脉滴注，并及时纠正电解质紊乱。

5）纠正心力衰竭消除肺水肿：遵医嘱毛花苷丙静脉推注，必要时 1～2 小时后可重复使用，一般于 6 小时后重复 1 次以达到饱和量。

（2）DIC 阶段应早期抗凝，补充凝血因子，应用肝素；晚期抗纤溶同时也补充凝血因子，防止大出血。

（3）少尿或无尿阶段要及时应用利尿剂，预防与治疗肾衰竭。

3. 产科护理 严密监测产妇的产程进展及胎儿情况。待病情好转后迅速结束分娩，如在第一产程发病者应立即配合医生做好术前准备，行剖宫产术结束分娩；在第二产程发病者可根据情况做好阴道助产的准备；若发生产后子宫大量出血，经积极处理后仍出血不止者，应做好子宫切除术的术前准备。

4. 心理护理 对于神志清醒的病人，应给予鼓励，使其增强信心，相信病情会得到控制。接受家属激动、否认甚至愤怒的情绪反应，尽量表示理解与安慰，适当的时候允许家属陪伴病人。待病情稳定后共同制订康复计划，提供个体化的健康教育与出院指导。

5. 健康教育

（1）妊娠期加强产前检查，有羊水栓塞诱发因素者更应注意。

（2）指导产褥期保健知识，胎儿存活者，进行新生儿护理相关指导。

（3）出院前告知产后复查时间、目的及其重要性。

【护理评价】

1. 实施处理方案后，产妇胸闷、呼吸困难症状是否改善。

2. 产妇血压、尿量是否正常，阴道流血量是否减少，全身皮肤、黏膜出血是否停止。

3. 胎儿或新生儿有无生命危险，产妇出院时有无并发症。

案例分析 10-2

2. 该产妇可能的护理诊断及相应的护理措施是什么?

答:(1)气体交换受损:与肺血管阻力增加、肺动脉高压、肺水肿有关。

1)吸氧:取半卧位,面罩给氧,必要时行气管插管或气管切开,保证供氧。

2)解除肺动脉高压:遵医嘱使用阿托品、氨茶碱、盐酸罂粟碱以解除平滑肌张力。

3)纠正心力衰竭消除肺水肿:遵医嘱毛花苷丙静脉推注,必要时 1~2 小时后可重复使用,一般于 6 小时后重复 1 次以达到饱和量。

(2)组织灌注量改变:与弥散性血管内凝血及失血有关。

遵医嘱补充凝血因子,应用肝素;晚期抗纤溶同时也补充凝血因子,防止大出血。

1)肝素钠:用于治疗羊水栓塞早期的高凝状态,在发病后 10 分钟内使用效果更佳。在应用肝素时,以试管法测定凝血时间应控制在 15 分钟左右。肝素过量有出血倾向时,可用鱼精蛋白对抗,1mg 鱼精蛋白对抗肝素 100U。

2)补充凝血因子:应及时输新鲜血、血浆及纤维蛋白原等。

3)抗纤溶药物:纤溶亢进时,可用氨甲苯酸(0.1~0.3g)、氨基己酸(4~6g)、氨甲环酸(0.5~0.1g)加于 0.9%氯化钠注射液或 5%葡萄糖液 100ml 静脉滴注,以抑制纤维蛋白的溶解。补充纤维蛋白原 2~4g/次,使血纤维蛋白原浓度达 1.5g/L。

(3)有胎儿窘迫的危险:与羊水栓塞、母体呼吸循环功能衰竭有关。

一旦出现羊水栓塞的临床表现,应及时识别并立即配合医生给予紧急处理。严密监测产妇的产程进展及胎儿情况,待病情好转后迅速结束分娩。如在第一产程发病者应立即配合医生做好术前准备,行剖宫产术结束分娩;在第二产程发病者可根据情况做好阴道助产的准备。

第三节 子宫破裂

案例 10-3 临床资料

产妇陈女士,28 岁,妊娠 39 周,$G_5C_1A_3$,瘢痕子宫。以"下腹阵痛 8 小时"为主诉急诊入院。既往人工流产 3 次,4 年前因"骨盆狭窄"行剖宫产手术。现病人烦躁不安,下腹剧痛难忍,体格检查:身高 140cm,体重 58kg,,体温 37.2℃,心率 102 次/分,呼吸 22 次/分,血压 90/60mmHg,宫高 32cm,腹围 92cm,胎心 160 次/分,左枕位,胎膜已破,羊水Ⅲ度污染。阴道检查:宫口开大 8cm,先露头棘上 1cm,左枕横位,可触及产瘤。辅助检查:红细胞 $2.38×10^{12}$/L,血红蛋白 67g/L。立即急诊行子宫下段剖宫产术。麻醉成功后病人仰卧位于手术台可见病理性缩复环,子宫位于侧方,未及胎心,立即开腹,见胎儿已在腹腔,新生儿重度窒息。清理子宫时见子宫破裂,裂口位于子宫下段,裂口呈"W"形,双侧阔韧带血肿,子宫收缩差,裂口不整齐,宫腔内容物溢整个腹腔。向家属交代病情后行子宫次全切除术,术后给予对症治疗,七日后病人治愈出院。

问题:

1. 该产妇发生子宫破裂的主要病因是什么?

2. 怎样预防子宫破裂的发生?

3. 护士应该采取哪些护理措施?

一、概 述

子宫破裂(rupture of uterus)是在妊娠晚期或分娩期子宫体部或子宫下段的破裂,是危及产妇及胎儿生命的严重并发症。此病多发生于经产妇，尤其是瘢痕子宫的孕妇。子宫破裂按发生时间不同，分为妊娠期子宫破裂和分娩期子宫破裂；按发生部位不同，分为子宫体部破裂和子宫下段破裂，按破裂程度不同，分为完全性子宫破裂和不完全性子宫破裂。

二、病　因

（一）瘢痕子宫

瘢痕子宫是近年来导致子宫破裂的常见原因。如剖宫产术、子宫肌瘤剔除术后的子宫肌壁留有瘢痕，在妊娠晚期或分娩期由于宫腔压力增高可使瘢痕破裂。前次手术后伴有感染、切口愈合不良、剖宫产后间隔时间过短再次妊娠者，临产后发生子宫破裂的危险性更大。

（二）梗阻性难产

由于骨盆狭窄、头盆不称、宫颈瘢痕、软产道阻塞、胎位异常、胎儿畸形等，造成在分娩过程中胎头下降受阻，为了克服阻力子宫强烈收缩，使子宫下段过分伸展变薄而发生子宫破裂。

（三）子宫收缩药物使用不当

胎儿娩出前缩宫素使用指征、使用剂量不当，前列腺素类制剂使用不当或其他引产方法不当，均可引起子宫收缩过强，加之瘢痕子宫或产道梗阻造成子宫破裂。

（四）产科手术损伤

产科手术损伤多发生于不恰当或粗暴的阴道助产手术，如宫口未开全时行产钳助产或臀牵引术，中高位产钳牵引等可造成宫颈裂伤延及子宫下段；毁胎术、穿颅术可因器械或手法粗暴损伤子宫导致破裂；肩先露无麻醉下行内转胎位术或强行剥离植入性胎盘或严重粘连胎盘，也可以引起子宫破裂。

案例分析 10-3

1. 该产妇发生子宫破裂的主要病因是什么？

答：该产妇引起子宫破裂的主要病因是瘢痕子宫。该产妇有剖宫产术病史，子宫肌壁留有瘢痕，妊娠晚期或分娩过程中由于宫腔压力增高而导致瘢痕破裂。

知识拓展

缩宫素在引产中的使用方法

缩宫素引产适用于协调性宫缩乏力，宫口扩张≥3cm、胎心良好、胎位正常、头盆相对称者。

原则是以最小滴度获得最佳宫缩。一般将缩宫素 2.5U 加入 0.9%生理盐水 500ml 内，使每滴液含缩宫素 0.33mU，从 4~5 滴/分即 1~2mU/min 开始，根据宫缩强弱进行调整，调整间隔时间为 15~30 分钟，以每次增加 1~2mU/min 为宜，最大给药剂量通常不超过 20mU/min（60 滴/分），维持宫缩时宫腔内压力达 50~60mmHg，宫缩间隔 2~3 分钟，持续 40~60 秒。对于不敏感者，可酌情增加缩宫素剂量。

应用缩宫素时，应有医师或助产士在床旁守护，监测宫缩、胎心、血压及产程进展等状况。评估宫缩强度的方法有 3 种：①触诊子宫；②电子胎儿监护；③宫腔内导管测量子宫收缩力。

若 10 分钟内宫缩≥5 次、宫缩持续 1 分钟以上或胎心率异常，应立即停止滴注缩宫素。外源性缩宫素在母体血中的半衰期为 1~6 分钟，故停药后能迅速好转，必要时加用镇静剂。若发现血压升高，应减慢滴注速度。由于缩宫素有抗利尿作用，水的重吸收增加，可出现尿少，需警惕水中毒的发生。有明显产道梗阻或伴瘢痕子宫者不宜使用。

三、护理评估

（一）健康史

注意收集与子宫破裂相关的既往史和现病史，了解产妇是否有子宫瘢痕；此次妊娠是否存在胎位不正或头盆不称；是否滥用宫缩剂史；是否有阴道助产手术操作史等。

（二）身体状况

子宫破裂多发生于分娩期，部分发生于妊娠晚期。子宫破裂的发生通常是渐进的，多数由先兆子宫破裂进展为子宫破裂。

1. 先兆子宫破裂　常见于产程长、有梗阻性难产因素的产妇。子宫呈强直性或过强收缩，产妇烦躁不安、下腹剧痛难忍、心率、呼吸加快，阴道出现少量流血。因胎先露下降受阻，子宫收缩过强，子宫体部肌肉增厚变短，子宫下段肌肉变薄拉长，在两者之间行成一环状凹陷，称为病理性缩复环（pathologic retraction ring）。此凹陷可逐渐上升达脐平或脐上，压痛明显。膀胱因过度受压而水肿、充血，可出现排尿困难及血尿。因宫缩过强、过频，胎儿血供受阻，可出现宫内窘迫，胎心率加快或减慢，甚至消失。

2. 子宫破裂

（1）不完全性子宫破裂：子宫肌层全部或部分裂开，但浆膜层尚保持完整，宫腔和腹腔不相通。多见于子宫下段剖宫产切口瘢痕破裂，常缺乏先兆破裂症状，仅在不全破裂处有压痛，体征也不明显。若破裂口累及两侧子宫血管可导致急性大出血或形成阔韧带内血肿，多伴有胎心异常。

（2）完全性子宫破裂：子宫肌壁全层断裂，宫腔与腹腔相通。继先兆子宫破裂后，产妇突感撕裂状剧烈腹痛，随之子宫收缩骤然消失，腹痛暂时缓解。但随着羊水、血液进入腹腔，可出现全腹持续性疼痛，并伴有低血容量休克征象。全腹压痛明显、有反跳痛，腹壁下可清楚扪及胎体，子宫缩小位于侧方，胎心音消失。阴道检查可有鲜血流出，开大的宫颈口缩小，下降的胎先露部因胎儿进入腹腔可升高甚至消失，部分产妇可扪及宫颈及子宫下段裂口。

（三）心理-社会支持状况

注意产妇情绪变化，有无烦躁不安、恐惧等，当胎儿生命受到威胁时，产妇及家属是否出现悲哀、无助等。

（四）辅助检查

1. 实验室检查　血常规检查可见血红蛋白下降，白细胞计数增加。尿常规检查可见有红细胞或肉眼血尿。

2. B型超声检查　可协助发现子宫破裂的胎位及胎儿与子宫关系。

（五）治疗原则

1. 先兆子宫破裂　立即采取有效措施抑制子宫收缩，如静脉全身麻醉或肌内注射哌替啶100mg，立即行剖宫产手术，结束分娩。

2. 子宫破裂　一旦确诊，在输液、输血、吸氧和抢救休克的同时，无论胎儿是否存活，均应尽快行剖宫产终止妊娠。子宫破口整齐、破裂时间短、无明显感染者，或病人全身状况差不能承受大手术，可行破口修复术；子宫破口大、不整齐、有明显感染者，应行子宫次全切除术；破口大、撕裂伤超过宫颈者，应行子宫全部切除术。手术前后使用大剂量的抗生素控制感染。

> **知识拓展**
>
> ### 子宫内翻
>
> 子宫内翻（inversion of the uterus）是指子宫底向宫腔内凹陷，甚至子宫内膜包括整个宫壁从宫颈翻出，是一种罕见的分娩期严重并反症，多数发生在第三产程。

子宫内翻的病因：①子宫肌肉部分薄弱，张力低，如多产、子宫肌发育不良、畸形；子宫过度膨大，如双胎、巨大儿、羊水过多。②在受外力牵拉或加压时子宫向子宫腔内陷，如第三产程处理不当，盲目牵拉脐带企图使胎盘剥离或用力挤压宫底；胎盘粘连、植入时，胎盘未剥离或仅部分剥离时牵拉脐带，使胎盘植入部位的宫体与胎盘一起向宫腔内陷；腹压异常，如急产、站立分娩；合并黏膜下肌瘤，重力使部分宫体内陷。

临床表现及处理：产妇突感下腹剧痛，随即产妇陷入严重的休克状态，有时休克与出血量不成正比。应先给予哌替啶或吗啡，同时静脉输液、输血，在良好的麻醉下经阴道徒手还纳，将翻出的子宫复位，徒手复位失败后须经腹手术复位。如复位困难，脱出的子宫已感染或子宫呈坏死状应考虑子宫次全切除，术后给予大量抗生素预防感染。

四、计划护理

【常见护理诊断/问题】

1. 疼痛 与强直性子宫收缩，子宫破裂后血液刺激腹膜有关。

2. 组织灌注量不足 与子宫破裂后大量出血有关。

3. 预感性悲哀 与子宫破裂后可能威胁产妇和胎儿生命安全有关。

【护理目标】

1. 强直性宫缩得到抑制，产妇疼痛减轻。

2. 产妇低血容量得到纠正和控制。

3. 产妇哀伤减轻。

【护理措施】

1. 预防子宫破裂 建立健全三级保健网，积极宣传孕妇保健知识，加强产前检查；对有子宫手术史、瘢痕子宫的高危因素者，应提前住院待产，根据指征及既往史决定分娩方式；分娩过程中，密切观察产程进展，及早发现先兆子宫破裂的征兆并及时报告，给予处理；严格掌握缩宫素、前列腺素等子宫收缩剂的使用指征及方法，避免滥用；严格掌握阴道助产及剖宫产手术指征，严格按操作规程执行。

案例分析 10-3

2. 怎样预防子宫破裂的发生？

答：子宫破裂以预防为主，及时辨认和处理先兆子宫破裂很重要。建立健全三级保健网，积极宣传孕妇保健知识，加强产前检查；对有子宫手术史的产妇，应提前住院待产，根据指征及既往史决定分娩方式；分娩过程中，密切观察产程进展，及早发现先兆子宫破裂的征兆并及时报告医生，给予处理；严格掌握缩宫素、前列腺素等子宫收缩剂的使用指征及方法，避免滥用；严格掌握阴道助产及剖宫产手术指征，严格按操作规程执行。

---

2. 先兆子宫破裂的护理 密切观察产程进展，及时发现导致难产的诱因，注意胎心的变化；待产过程中如出现子宫收缩过强，下腹部压痛或腹部出现病理性缩复环，伴血尿等先兆子宫破裂征象时，应立即报告医生并停止缩宫素引产及一切操作，同时监测产妇生命体征；遵医嘱给予宫缩抑制剂、吸氧并做好剖宫产手术术前准备工作。

3. 子宫破裂的护理 尽快协助医生做好紧急处理。迅速建立静脉输液通道，补充液体，尽快输血，短时间内补足血容量，纠正酸中毒及电解质失衡；在积极抢救休克的同时迅速做好剖宫产或剖腹探查手术的术前准备工作，尽快实施手术；术中、术后遵医嘱大剂量应用抗生素预防感染；严密观察产妇意识状态、生命体征、出入量，并做好记录。

4. 心理护理 对产妇及其家属的心理反应和需求表示理解，提供疾病及治疗的相关信息，以稳定情绪，取得配合。如胎儿死亡，护士应提供机会让产妇表达她的感受，给予安慰，适当引导，鼓励其积极面对新生活。

5. 健康教育

（1）通过健全三级保健网，向孕妇宣传妊娠期保健知识，指导育龄期妇女避孕、避免多次人工流产；加强产前检查，胎位不正者应尽早正确矫正；对存在子宫破裂高危因素者，提前住院待产；有子宫手术史者应根据不同手术方式在规定时间内避孕。

（2）术后的产妇，指导其注意休息，加强营养，纠正贫血，增强抵抗力；做好出院指导，告知术后复查的时间和意义；全子宫切除的病人术后应禁止性生活3个月。

案例分析 10-3

3. 护士应该采取哪些护理措施？

答：尽快协助医生做好紧急处理。迅速建立静脉输液通道，补充液体，尽快输血，短时间内补足血容量，纠正酸中毒及电解质失衡；在积极抢救休克的同时迅速做好剖宫产或剖腹探查手术的术前准备工作，尽快实施手术；术中、术后遵医嘱大剂量应用抗生素预防感染；严密观察产妇意识状态、生命体征、出入量，做好记录。

【护理评价】

1. 住院期间产妇血容量是否及时得到补充，手术经过是否顺利。

2. 出院时产妇白细胞计数、血红蛋白是否正常，伤口愈合是否良好，有无并发症发生。

3. 出院时产妇情绪是否稳定，饮食、睡眠是否基本恢复正常。

思 考 题

1. 简述产后出血、羊水栓塞、子宫破裂的定义。
2. 简述不同原因产后出血的特点。
3. 如何识别先兆子宫破裂？怎样进行预防？
4. 简述羊水栓塞典型的临床分期和处理原则。

（吴筱婷）

第十一章 产褥期疾病妇女的护理

【知识目标】

掌握 产褥感染、晚期产后出血、产褥期抑郁症妇女的概念、护理评估和护理措施。

熟悉 产褥感染、晚期产后出血、产褥期抑郁症妇女的护理问题、治疗原则和主要的辅助检查方法。

了解 产褥感染、晚期产后出血、产褥期抑郁症的病因。

【技能目标】

学会产褥感染和晚期产后出血妇女的会阴护理、伤口护理、正确执行严格的无菌操作、止血和抗感染治疗。

【素质目标】

培养学生对产褥感染、晚期产后出血、产褥期抑郁症妇女的整体护理观念；引导学生重视对产褥期疾病妇女的健康教育、心理护理及人文关怀。

产褥期是产妇身体和心理恢复的关键时期，一些潜在的因素可能在产褥期引起疾病，如出现产褥感染、晚期产后出血和产褥期抑郁症，从而影响母婴健康。为了避免产褥期疾病的发生并及时控制，保证产褥期健康，护理人员应掌握产褥期疾病的知识并提供相应的护理。

第一节　产褥感染妇女的护理

> **案例 11-1　临床资料**
>
> 产妇王女士，28岁，孕2产1，因"发热，下腹痛、恶露量多有臭味"急诊入院。5天前胎膜早破13小时，足月自然分娩1女婴，出生体重2800g，胎盘娩出顺利，阴道出血200ml，产后3天出院。产后第5天出现体温升高，波动在38~39℃，自行服用感冒药发热不退，同时自觉下腹痛，恶露血性混浊有臭味。查体：体温39℃，脉搏110次/分，呼吸24次/分，血压120/80mmHg。双肺呼吸音清，心律齐，腹部软，子宫底脐下3横指，压痛（+），全腹按压无反跳痛和肌紧张。常规消毒外阴后窥器检查：阴道有红色分泌物，恶臭味，子宫体压痛、双附件区未扪及包块。辅助检查：血常规白细胞$13.8×10^9$/L，中性粒细胞0.80。
>
> **问题：**
>
> 1. 根据产妇的症状和体征推断最可能的医疗诊断是什么？
> 2. 针对以上诊断应如何处理？
> 3. 该产妇主要的护理诊断及相应的护理措施是什么？

一、概　　述

产褥感染（puerperal infection）是指在分娩期和产褥期病原体侵入生殖道引起的局部或全身性炎症反应。产褥感染发病率约为6%。产褥病率（puerperal morbidity）指分娩24小时后的10日内，每日用口表测体温4次，间隔4小时，有2次体温≥38℃。产褥感染与产褥病率之间既有区别又有联系。产褥病率通常由产褥感染引起，但也可能是其他系统、器官的感染，如常见的上呼吸道感染、泌尿系统感染、乳腺炎、血栓静脉炎等。产褥感染、产后出血、妊娠合并心脏病及严重的妊娠期高血压疾病是直接导致孕产妇死亡的四大原因。

二、病　因

（一）诱因

女性生殖道对外界致病因子的侵入有一定的防御能力。正常妊娠分娩不会造成产妇感染，只有在机体免疫力、细菌毒力、细菌数量三者之间的平衡失调时，才会增加感染机会。在妊娠前、妊娠期、分娩过程中，凡引起产妇生殖道防御功能和全身抵抗力下降的因素均可成为产褥感染的诱因。

1. 胎膜早破，病原体侵入子宫。

2. 胎盘残留，组织坏死有利于病原体生长。

3. 产程延长、难产时，手术助产造成产道损伤，病原体入侵。

4. 妊娠期生殖道感染未得到控制，妊娠后期性生活不注意卫生，感染扩散。

5. 妊娠期贫血、产后出血，导致产妇身体虚弱，抵抗力下降。

（二）病原体

正常女性生殖道内寄生着大量病原体，有需氧菌、厌氧菌、真菌、支原体、衣原体等，其中一部分是非致病菌，但在特定环境下可以致病。

1. 需氧菌

（1）链球菌：是外源性感染的主要致病菌，尤其是 β-溶血性链球菌产生的外毒素与溶组织酶，有极强的致病力、毒力和播散力。需氧链球菌可寄生在妇女阴道中，也可通过医务人员或产妇其他部位感染而进入生殖道，导致严重产褥感染。

（2）杆菌：包括大肠杆菌、变形杆菌、克雷伯菌属的杆菌等，这些杆菌寄生在阴道、会阴、尿道口周围，通常不致病。但产褥期当机体抵抗力下降时，这些细菌迅速繁殖、产生内毒素而致病。

（3）葡萄球菌：主要致病菌是金黄色葡萄球菌和表皮葡萄球菌。金黄色葡萄球菌多为外源性感染，容易引起严重的伤口化脓性感染。因其能产生青霉素酶，从而对青霉素有耐药性。表皮葡萄球菌存在于阴道菌群中，所致的感染较轻。

2. 厌氧菌

（1）革兰氏阳性球菌：存在于阴道中。当产道损伤、胎盘残留、机体抵抗力下降时，可迅速大量繁殖引起感染，若与大肠杆菌混合感染，其分泌物异常恶臭。

（2）杆菌属：常见有脆弱类杆菌。多与需氧菌和厌氧性球菌混合感染，形成局部脓肿，产生大量脓液，有恶臭味，易引起化脓性血栓性静脉炎。

（3）芽孢梭菌：主要有产气荚膜梭菌，产生外毒素引起子宫内膜炎、腹膜炎、菌血症等。

3. 支原体、衣原体　解脲支原体、人型支原体均可寄生在女性生殖道内，引起产褥感染，但临床表现轻微。此外，沙眼支原体、淋病奈瑟菌均可导致产褥感染。

（三）感染途径

1. 内源性感染　正常孕妇生殖道内或身体其他部位寄生的微生物，多数不致病，当机体抵抗力降低和（或）病原体数量、毒力增加等感染诱因存在时，由非致病菌微生物转化为致病菌微生物而引起机体感染。研究表明孕妇生殖道病原体不仅可致产褥感染，而且还能通过胎盘、胎膜、羊水间接感染胎儿，导致流产、早产、胎儿生长受限、胎膜早破、死胎等。

2. 外源性感染　指外界病原菌进入生殖道所致的感染，可通过被污染的衣物、用具、各种手术器械，医务人员无菌操作不严，产妇临产前性生活等途径侵入机体。

三、护理评估

（一）健康史

评估产妇既往健康状况，个人卫生习惯，有无泌尿系统及生殖道感染史；全身营养状况，是否有严重的贫血、营养不良。重点了解妊娠、分娩的经过，是否合并糖尿病、心脏病，是否并发妊娠期高血压疾病；分娩过程中有无产程延长、胎膜早破、手术助产、产道损伤；产后评估会阴、腹部伤口状况、恶露性状、子宫复旧情况及产妇体温变化。

（二）身体状况

发热、疼痛、异常恶露是产褥感染的三个主要症状，一般出现在产后3～7天，血栓静脉炎症状出现在产后7～14天。症状因感染的病原体、部位、严重程度不同而不同。

1. 外阴伤口感染　会阴裂伤或会阴切口部位感染时，病原体主要为葡萄球菌和大肠杆菌，会阴部出现疼痛、排尿困难、活动受限，常不能取坐位。伤口局部充血水肿、脓性分泌物流出、压痛明显。严重者，发生伤口裂开或者整个会阴部水肿、表皮溃疡。

2. 急性阴道、宫颈炎　通常由于自然分娩时损伤或手术助产引起。阴道若有感染表现为阴道黏膜充血、溃疡、脓性分泌物增多。感染部位较深时，可引起阴道旁结缔组织炎。宫颈裂伤感染可出现黏膜充血、溃疡，分泌物增多，向深部蔓延，可达宫旁组织，引起盆腔结缔组织炎。产妇可有轻度发热、畏寒、脉速等全身症状。

3. 子宫感染　包括子宫内膜炎、子宫肌炎。病原体经过胎盘剥离面侵入子宫蜕膜层形成子宫内膜炎，侵入子宫肌层形成子宫肌炎，两者常伴发。若为子宫内膜炎表现为子宫内膜充血坏死，恶露增多、脓性、有臭味。炎症侵入子宫肌层，子宫复旧不佳，恶露增多呈脓性，下腹痛加重，宫底部有压痛，伴寒战、体温升高、头痛、白细胞增多等全身感染症状。

4. 急性盆腔结缔组织炎、急性输卵管炎　病原体通过宫旁淋巴或血行侵及宫旁组织，形成炎性包块，并波及输卵管，形成急性输卵管炎。临床表现主要为一侧或双侧下腹持续性剧痛，常伴有寒战和高热。下腹部明显压痛、反跳痛、肌紧张，宫旁组织增厚或可触及炎性包块，重者整个盆腔似乎被冻结，称为"冰冻骨盆"。

5. 急性盆腔腹膜炎及弥漫性腹膜炎　炎症继续发展，病原体还可扩散至子宫浆膜层，形成盆腔腹膜炎，继续发展为弥漫性腹膜炎，出现高热、恶心、呕吐、腹胀等全身中毒症状，下腹部有明显的压痛、反跳痛。腹膜炎性渗出及纤维素沉积可引起肠粘连，常在直肠子宫陷凹形成局限性脓肿，刺激肠管和膀胱导致腹泻、里急后重及排尿困难。急性期治疗不彻底可发展为盆腔炎性疾病后遗症而导致不孕。

6. 血栓性静脉炎　以厌氧菌感染为主。血栓来自胎盘剥离处，随血液循环播散，侵入子宫静脉、卵巢静脉、髂内静脉、髂总静脉形成盆腔内血栓静脉炎，盆腔内血栓静脉炎向下扩散可形成下肢深静脉炎。盆腔内血栓静脉炎病人表现为寒战、高热，症状可持续数周或反复发作。下肢静脉血栓的产妇可出现下肢持续性疼痛，局部静脉压痛或触及硬索状物，血液回流受阻，皮肤发白、疼痛，下肢水肿，俗称"股白肿"。

7. 脓毒血症及败血症　脱落的感染血栓或大量病原体进入血液循环，引起脓毒血症、败血症，病人可出现持续高热、寒战等全身中毒症状，严重时可出现感染性休克，危及生命。

> **案例分析 11-1**
>
> 1. 根据产妇的症状和体征推断最可能的医疗诊断是什么？
>
> 答：产妇产后5天，有胎膜早破病史，目前主要症状为：发热、下腹痛、恶露量多有臭味，入院时体温39℃，结合血常规白细胞13.8×10^9/L，中性粒细胞0.80可推断该产妇最可能的医疗诊断是产褥感染，目前产妇子宫体压痛、双附件无包块，考虑感染侵及子宫。

（三）心理-社会评估

产褥感染的产妇因发热、腹痛等身体不适，可能降低母乳喂养和对新生儿的照顾能力。感染严重时，因治疗需要可能停止母乳喂养甚至造成母婴分离，产妇常表现为疲劳、烦躁、睡眠不佳、焦虑等，常由于治疗不能亲自照顾自己的孩子而产生失落感、内疚感。

（四）辅助检查

1. 血常规　白细胞总数增高，中性粒细胞升高明显，红细胞沉降率加快。

2. 细菌培养　会阴伤口分泌物、宫腔分泌物培养、血液细菌培养加药物敏感试验，寻找病原体，为选择抗生素提供依据。

3. B型超声、CT及磁共振成像检查　子宫及盆腔组织，可发现炎症包块、脓肿的位置及性质。

4. C反应蛋白　检测血清C反应蛋白＞8mg/L，有助于早期感染的诊断。

（五）治疗原则

1. 支持疗法　为病人提供高热量、高蛋白质、易消化的食物，以增加机体抵抗力。高热病人应行物理降温；病情严重者注意纠正水、电解质失衡；贫血病人可少量多次输血。

2. 局部治疗　会阴伤口感染的病人，行切开引流；盆腔脓肿者可经阴道后穹隆切开引流；胎盘胎膜残留者应清除宫腔内容物。

3. 抗生素治疗　未确定病原体前根据临床表现选用广谱高效抗生素，然后根据细菌培养和药物敏感试验结果调整抗生素种类和剂量。对于中毒症状严重的病人，为提高机体的应激能力，可短期加用肾上腺皮质激素。

4. 血栓静脉炎的治疗　在应用抗生素治疗的同时，加用肝素、尿激酶进行溶栓治疗，用药期间注意监测凝血功能。口服双香豆素、阿司匹林等。

知识拓展

哺乳期抗生素的使用

哺乳期感染者接受抗生素治疗后，药物可自乳汁分泌，通常母乳中药物浓度不高，不超过哺乳期患者每日用药量1%；少数药物乳汁中分泌量较高，如氟喹诺酮类、四环素类、大环内酯类、氯霉素、磺胺甲噁唑、甲氧苄啶、甲硝唑等。青霉素类、头孢菌素类等β内酰胺类和氨基糖苷类等在乳汁中浓度低。然而，无论乳汁中药物浓度如何，均存在对乳儿的潜在影响，并可能出现不良反应，如氨基糖苷类等抗生素可导致乳儿听力减退，氯霉素可致乳儿骨髓抑制，磺胺甲噁唑等可致核黄疸、溶血性贫血，四环素类可致乳齿黄染，青霉素类可致过敏反应等。因此，在治疗哺乳期感染者时，应避免选用氨基糖苷类、喹诺酮类、四环素类、氯霉素、磺胺等药物。哺乳期感染者应用任何抗生素时，均应暂停哺乳，停止哺乳时间可根据不同药物代谢的时间而定。

案例分析 11-1

2. 针对以上诊断应如何处理？

答：该产妇应积极治疗，给予支持治疗，卧床休息，补液以维持水电解质平衡，降温，明确感染病原体，合理使用抗生素。

四、计划护理

【常见护理诊断/问题】

1. 体温过高　与感染因素存在及产后机体抵抗力下降有关。

2. 体液不足　与发热消耗、摄入减少有关。

3. 疼痛　与产褥感染有关。

4. 知识缺乏　与缺乏产褥感染的自我护理知识有关。

5. 焦虑　与担心自身健康及新生儿喂养有关。

6. 母乳喂养中断　与产褥感染治疗有关。

【护理目标】

1. 产妇炎症得到控制，体温及各项生命体征恢复正常。

2. 产妇液体的摄入能够满足机体需要，未出现电解质失衡。

3. 产妇主诉疼痛缓解。

4. 产妇能复述疾病、自我护理相关知识。

5. 产妇主诉焦虑减轻或消失，表现为精神状态佳，积极配合治疗。

6. 产妇住院期间保持泌乳。

【护理措施】

1. 一般护理

（1）做好生活护理，满足病人基本需要，提供舒适的休养环境，保证病人能够充分休息；协助产妇取半坐卧位，促进恶露排出，使炎症局限于盆腔。

（2）增加营养，提供高热量、高蛋白质、高维生素的食物，补充发热的消耗，增强机体抵抗力，同时要鼓励产妇多饮水保证液体的摄入，保持电解质平衡，必要时可通过静脉输液补充液体。

2. 病情观察

（1）监测病人的体温、脉搏及其他生命体征；观察病人全身状况，有无寒战、腹痛等；监测血清电解质、白细胞计数变化；准确记录出入量。

（2）评估会阴伤口情况；观察恶露的量、颜色、性状、气味；每日定时检查子宫复旧情况。

（3）观察病人有无下肢持续性疼痛、局部静脉压痛或触及硬索状物，下肢是否水肿及皮肤颜色。

3. 配合治疗

（1）遵医嘱给予抗生素治疗，保持有效血药浓度；定期抽血检查，了解白细胞计数、分类。

（2）协助医生进行脓肿引流、伤口清创或清除宫腔残留物，术后注意观察引流液的量、性状、伤口愈合情况，子宫收缩及阴道出血情况。

4. 预防感染　妊娠、分娩过程中注意预防感染，减少阴道操作。产妇的便盆等用物应一人一物，用后消毒，防止交叉感染。医护人员在操作过程中要严格执行无菌操作原则，被污染的物品要按规定处理，避免医源性感染。

5. 健康指导

（1）产褥感染的预防：平时应养成良好的卫生习惯，积极治疗生殖道炎症。妊娠后期避免性生活及盆浴。

（2）指导产妇注意个人卫生，做好会阴部护理。每日用 0.05% 络合碘溶液冲洗外阴 2 次；产后10 天可温水坐浴，每日 2 次；教会产妇正确、及时地更换会阴垫。

（3）指导母乳喂养，新生儿吸吮乳头，反射性地刺激子宫收缩，促进恶露排出。

（4）向产妇讲解产褥感染及其治疗的相关知识，缓解产妇的焦虑情绪。如母婴分离，指导产妇、家属挤出、储存乳汁，喂养新生儿。

（5）教会产妇及家属识别产褥感染的症状、体征。有发热、腹痛、恶露异常应及时就医。

（6）提供产后休养、饮食、活动、产后复查等相关信息。

案例分析 11-1

3. 该产妇主要的护理诊断及相应的护理措施是什么？

答：（1）体温过高：与感染因素存在及产后机体抵抗力下降有关。

监测体温、脉搏及其他生命体征；观察病人全身状况，有无寒战、腹痛等；密切观察恶露量、颜色和气味；监测血清电解质、白细胞计数变化；遵医嘱进行降温、抗感染；保持床单位清洁。做好会阴部护理，每日用 0.05% 络合碘溶液会阴冲洗 2 次，督促产妇勤换卫生巾和内裤，保持外阴部清洁；注意个人卫生，发热时出汗多，勤换衣物和床单。

（2）体液不足：与发热消耗、摄入减少有关。

增加营养，提供高热量、高蛋白、高维生素、易消化的食物，补充发热的消耗，增强机体抵抗力。保证每日 3000ml 液体的摄入，遵医嘱静脉输液补充液体，保持电解质平衡。

（3）疼痛：与产褥感染有关。

产妇由于炎症导致下腹痛，嘱产妇多卧床休息，协助产妇取半坐卧位，促进恶露排出。告知产妇咳嗽、起床时减轻腹压的方法，减轻由于牵拉造成的疼痛，随着炎症的控制，腹痛会逐渐消失。

（4）知识缺乏：与缺乏产褥感染的自我护理知识有关。

对产妇进行健康指导，指导产妇注意个人卫生，做好会阴部护理，讲解产褥感染及其预防治疗的相关知识。

（5）焦虑：与担心自身健康及新生儿喂养有关。

评估产妇焦虑原因和程度，产妇由于产褥感染需住院治疗，担心自己的健康和不能喂养新生儿感到焦虑。应对产妇讲解产褥感染的常见原因、预防和治疗方法，母婴分离期间保持母乳喂养的方法，在交流过程中与产妇互动，鼓励产妇说出心中的焦虑并提供实际的帮助。

（6）母乳喂养中断：与产褥感染治疗有关。

指导和督促产妇挤奶，做好乳房护理，教会其正确的挤奶方法，因产妇住院治疗造成母婴分离，产妇应每 3 小时挤奶一次，可以手工挤奶或用吸奶器吸奶，防止奶胀造成的体温升高，挤出的乳汁可以保存好并由家属带回家给婴儿食用。

【护理评价】

1. 产妇感染症状得到控制，体温及各项生命体征恢复正常。

2. 产妇未出现电解质失衡。

3. 产妇主诉疼痛缓解。

4. 产妇能复述疾病、自我护理相关知识。

5. 产妇主诉焦虑减轻或消失，表现为精神状态佳，积极配合治疗。

6. 产妇住院期间保持泌乳。

第二节　晚期产后出血妇女的护理

案例 11-2 临床资料

产妇杨女士，35 岁，孕 4 产 1，自然分娩产后 2 周，因"突然阴道出血增多 1 天，多于月经量"急诊入院。产妇有 3 次人流史，2 周前在外院足月自然分娩一男婴，出生体重 3500g，身长 50cm，胎盘在胎儿娩出 20 分钟后娩出，剥离面为母体面，面积 20cm×18cm×2cm，重量 650g，检查胎盘胎膜基本完整，产时出血 400ml，胎儿娩出后给予缩宫素滴注、卡前列甲酯入肛加强宫缩，产房观察 2 小时，子宫收缩好，宫底脐下 1 指，阴道出血 20ml 转回产科病房，产后 3 天出院。产妇出院回家后血性恶露持续，产后 2 周突然出现阴道出血量增多，从阴道里排出一小块血块样组织，立即急诊入院。查体：体温 37℃，脉搏 88 次/分，呼吸 20 次/分，血压 110/70mmHg。心肺未见异常，子宫前位，稍大，质软，宫底耻骨联合上 2 横指，下腹压痛（＋），无反跳痛和肌紧张。阴道检查：暗红色阴道出血约 30ml，宫颈口已闭合，双附件区未见明显异常。辅助检查：血常规血红蛋白 101g/L，白细胞 $11.73×10^9$/L，中性粒细胞 0.84，血小板 $217×10^9$/L。B 超：子宫前壁下段肌层回声不均，范围 3.4cm×4.6cm×2.9cm 不均强回声，其内未见明显血流信号。

问题：

1. 根据产妇的症状和体征推断最可能的医疗诊断是什么？
2. 针对以上诊断应如何处理？
3. 该产妇主要的护理诊断及相应的护理措施是什么？

一、概　述

分娩 24 小时后，在产褥期内发生的子宫大量出血，称为晚期产后出血（late puerperal hemorrhage）。以产后 1～2 周发病最常见，也有迟至产后 2 个多月者。表现为阴道少量或中量出血，持续或间断，严重者可大量出血，同时有血凝块排出，产妇多伴有寒战、低热，且常因失血造成贫血甚至休克。

二、病　因

（一）胎盘、胎膜残留

胎盘、胎膜残留是自然分娩产妇晚期产后出血的主要原因，多发生在产后 10 日左右。残留在宫腔内的胎盘组织发生变性、坏死、机化，形成胎盘息肉，当坏死组织脱落时，暴露基底部血管，引起大量出血。

（二）蜕膜残留

正常情况下蜕膜多在产后一周内脱落，随恶露排出。若蜕膜剥离不全、长时间残留，也可影响子宫复旧，继发子宫内膜炎症，引起晚期产后出血。

（三）子宫胎盘附着面感染或复旧不全

子宫胎盘附着面的血管在胎盘娩出后形成血栓，继而血栓机化，出现玻璃样变，血管上皮增厚，管腔上皮增厚，管腔变窄、堵塞。胎盘附着部边缘有内膜向内生长，底蜕膜深层的残留腺体和内膜重新生长，使子宫内膜得以修复，这个过程需要 6～8 周。如胎盘附着面感染、复旧不全，可引起血栓脱落，血窦重新开放，子宫出血。

（四）剖宫产术后子宫伤口裂开

多见于子宫下段剖宫产横切口两侧端。主要原因是止血不良、切口选择过低或过高、缝合技术不当、切口感染等，这些原因均可使得肠线溶解脱落后，血窦重新开放，出现大量阴道出血。

（五）其他原因

产后子宫滋养细胞肿瘤、子宫黏膜下肌瘤等也可引起晚期产后出血。

三、护 理 评 估

（一）健康史

评估与产后出血有关的资料，如是否有多胎史、全身出血性疾病史、产后出血史等。评估本次妊娠经过，了解胎儿大小、有无前置胎盘、胎盘早剥；分娩方式、是否产程延长、有无宫缩乏力；剖宫产手术指征、手术方式、术后恢复情况；产褥期子宫复旧状况、恶露性状等。

（二）身体状况

1. 阴道流血 阴道流血时间因病因而不同。胎盘胎膜残留出血、蜕膜残留引起的阴道流血多在产后 10 日发生，表现为产后血性恶露多，持续时间长。胎盘附着面感染或复旧不全常发生在产后 2 周左右，可以反复多次阴道流血，也可突然发生阴道大量出血。剖宫产子宫切口裂开或愈合不良出血多发生在术后 2～3 周，表现为急性大量出血，可因失血过多引起休克。

2. 腹痛和发热 常合并感染，伴发恶露增加，恶臭。

3. 全身症状 继发性贫血、严重者因失血性休克危及生命。

4. 体征 子宫复旧差，子宫增大、软、宫口松弛，有时可触及残留组织或血块堵塞宫颈口，伴有感染者子宫局部明显压痛。

> **案例分析 11-2**
> 1. 根据产妇的症状和体征推断最可能的医疗诊断是什么？
> 答：产妇有 3 次人流史，可造成胎盘粘连机会增多。此次分娩时胎盘胎膜检查基本完整，产后血性恶露持续不断，产后 2 周出现突然阴道流血增多，从阴道里排出一小块血块样组织，下腹压痛（+），白细胞 11.73×10^9/L，中性粒细胞 0.84。结合 B 超表现：子宫前壁下段肌层回声不均，范围 3.4cm×4.6cm×2.9cm 不均强回声，其内未见明显血流信号。可推断该产妇最可能的医疗诊断是晚期产后出血，出血原因考虑为胎盘胎膜残留。

（三）心理-社会评估

晚期产后出血一旦发生，特别是出血较多时，产妇及家属均会产生惊慌、恐惧、烦躁不安、手足无措，甚至悲观绝望等心理，担心产妇生命安危，渴望得到紧急抢救，同时也担心由于住院不能照顾婴儿。

（四）辅助检查

1. 血常规 检查白细胞计数及分类、血红蛋白，了解感染和贫血情况。

2. B 型超声 了解子宫大小、宫腔内有无残留的胎盘、胎膜，子宫伤口愈合情况。

3. 病原菌和药敏试验 宫腔分泌物培养、发热时进行血培养和药敏试验，选择有效广谱抗生素。

4. 血 β-HCG 测定 了解有无胎盘残留，排除绒毛膜癌。

5. 病理检查 行清宫术，宫腔刮出物送病理检查。

（五）治疗原则

1. 少量或中等量的阴道流血，应给予广谱抗生素、子宫收缩剂及支持疗法。尽快通过血 HCG 检查、B 超检查明确出血原因，发现有无胎盘、胎膜、蜕膜残留及子宫伤口裂开。

2. 疑有胎盘、胎膜、蜕膜残留或胎盘附着部位复旧不全者，应在静脉输液、备血及准备手术的条件下行刮宫术，可起到止血的作用，刮出物应送病理检查，以明确诊断。刮宫后继续给予抗生素及子宫收缩剂。

3. 疑有剖宫产术后切口裂开者，仅少量出血也应住院治疗，给予广谱抗生素及支持疗法，密切观察病情变化。根据出血情况做清创缝合及髂内动脉、子宫动脉结扎止血或髂内动脉栓塞术，组织坏死范围大者，行子宫次全切除术或子宫全切术。目前认为经皮髂内动脉造影栓塞术是治疗妇产科急性大出血的一种有效的止血方法，该法通过血管造影，能准确了解盆腔动脉出血部位和出血情况，选择性进行血管栓塞，成功率高，尤其对年轻病人，既能避免子宫切除，保留生育能力，又可避免剖腹手术带来的恐惧和痛苦。

4. 若因为肿瘤引起的阴道出血，应按肿瘤性质部位做相应处理。

案例分析 11-2

2. 针对以上诊断应如何处理？

答：该产妇应积极治疗，治疗方案以抗感染、止血、加强宫缩为原则。给予广谱抗生素、子宫收缩剂及支持疗法。在静脉输液、备血及准备手术的条件下行刮宫术，刮出物应送病理检查，以明确诊断。刮宫后继续给予抗生素及子宫收缩剂。

四、计 划 护 理

【常见护理诊断/问题】

1. 潜在的并发症 出血性休克。
2. 有感染的危险 与出血造成抵抗力降低或胎盘、胎膜残留有关。
3. 焦虑 与担心自身健康、生命安全及婴儿喂养有关。

【护理目标】

1. 护士及时发现产妇出血性休克的症状、体征，报告医生及时处理。
2. 产妇住院期间体温正常，未出现感染。
3. 产妇主诉焦虑减轻或消失，表现为精神状态佳，积极配合治疗。

【护理措施】

1. 观察子宫复旧情况，阴道出血的量、颜色、性状和气味，剖宫产伤口愈合情况；监测病人的体温、脉搏等生命体征并注意其一般情况。

2. 大量出血、反复出血者可导致贫血，应注意监测产妇的血红蛋白值及一般情况，遵医嘱应用止血药物，为其提供高热量、高蛋白、高维生素的饮食，以纠正贫血，增强抵抗力。

3. 怀疑胎盘、胎膜残留者应配血，建立静脉通路，准备行刮宫术，术中注意观察病人的一般情况及出血量，刮出物送病理检查。术后遵医嘱给予抗生素及缩宫素，并注意观察子宫收缩及阴道出血情况。

4. 剖宫产伤口清创者，应注意观察伤口的愈合情况。

5. 保持产妇外阴清洁，及时更换会阴垫，每日外阴冲洗 2 次。做好生活护理，满足产妇的基本需要。母婴分离者如无禁忌可将乳汁挤出，喂养婴儿。

6. 预防 分娩后仔细检查胎盘、胎膜是否完整；产后 2 小时内密切观察子宫收缩及阴道出血情况；产褥期密切观察并促进子宫复旧。

7. 健康指导

（1）通过孕妇学校授课及产后健康教育指导产妇及家属进行子宫按摩，观察子宫复旧情况、恶露的变化及会阴护理的技巧。

（2）讲解产褥期的康复技巧，强调营养、休息和运动的重要性。

（3）向产妇及家属强调出院后复查的时间、目的、意义，强调按时产后复查的重要性。出院后仍应注意继续观察产后出血的症状，发现异常情况及时返院就诊。

案例分析 11-2

3. 该产妇主要的护理诊断及相应的护理措施是什么？

答：（1）潜在的并发症：出血性休克。

严密监测产妇生命体征，监测血常规。观察阴道出血量、颜色及有无组织排出；观察病人子宫复旧情况如子宫底高度、软硬度，有无压痛。做好术前准备，在补液、输血、宫缩剂、抗生素控制感染后协助医生进行清宫术，刮出组织送病理。遵医嘱给予促进宫缩药物，如缩宫素等。遵医嘱给予止血补血药物。加强营养，指导产妇多食高蛋白、高维生素、补血类食物，如蛋、奶、瘦肉等。

（2）有感染的危险：与出血造成抵抗力降低或胎盘、胎膜残留有关。

严密监测体温、脉搏，监测白细胞计数，观察子宫复旧情况、恶露情况，及时发现异常。保持床单位整洁。每日冲洗会阴2次，嘱产妇及时更换卫生巾，保持外阴清洁干燥。保证产妇充足睡眠和营养以增强抵抗力，遵医嘱使用抗生素，注意用药后反应。

（3）焦虑：与担心自身健康、生命安全及婴儿喂养有关。

评估产妇焦虑原因和程度，耐心倾听产妇的倾诉，产妇由于晚期产后出血需住院治疗，担心自己的治疗效果和不能照顾新生儿而感到焦虑。应对产妇讲解类似病例，鼓励产妇积极配合治疗，增强产妇治疗信心。多与产妇和家属交流新生儿情况，指导产妇在母婴分离期间保持母乳喂养的方法。

【护理评价】

1. 产妇未出现出血性休克的症状、体征。

2. 产妇住院期间体温正常，未出现感染。

3. 产妇主诉焦虑减轻或消失，表现为精神状态佳，积极配合治疗。

第三节　产褥期抑郁症妇女的护理

案例11-3　临床资料

产妇张女士，35岁，孕2产1，5年前因胎儿畸形行中期引产术，此次为足月妊娠，胎膜破裂6小时后临产而入院。入院后，产程进展不顺利，宫口开大6cm，S^{-2}，因胎儿持续性枕横位、胎儿宫内窘迫转为剖宫产，分娩一活女婴，出生体重3800g，Apgar评分8分。产后第3天，产妇情绪低落，食欲差，常独自哭泣，拒绝母婴同室和哺乳，自诉剖宫产伤口疼痛，恶露多，孩子哭闹晚上无法入睡，头痛。产妇平时性格内向，自幼丧母，结婚后婆媳关系紧张，与丈夫单独居住，因丈夫工作忙没空陪伴，临近预产期时请小保姆照料产妇，丈夫在产妇产前2天出差在外地，直至产妇准备剖宫产时才赶回其身边。查体：体温37℃，脉搏90次/分，呼吸19次/分，血压120/80mmHg。双肺呼吸音清，心律齐，两乳稍胀，无肿块，轻压痛。腹部软，宫底在脐下1cm，剖宫产伤口周围无红肿，无分泌物。恶露为血性、量多，EPDS评分18分。

问题：

1. 根据产妇的症状和体征推断最可能的医疗诊断是什么？

2. 针对以上诊断应如何处理？

3. 该产妇主要的护理诊断及相应的护理措施是什么？

一、概　　述

产褥期抑郁症（postpartum depression，PPD）是指产妇在产褥期内出现抑郁症状，是产褥期精神综合征中最常见的一种类型。国外报道发生率约为30%，国内研究表明发病率在3.8%～16.7%。通常在产后2周内出现症状，主要表现为持续和严重的情绪低落及一系列症候，如动力减退、失眠、悲观等，甚至影响对新生儿的照料能力。产褥期抑郁症不仅影响产妇的生活质量，还影响家庭功能和产妇的亲子行为，影响婴儿认知能力和情感发展。

二、病　因

产褥期抑郁症的发病原因尚不清楚。大量研究表明产褥期抑郁症是多因素相互作用的结果，包括生理因素、遗传因素、心理因素、产科因素和社会因素。

（一）生理因素

在妊娠、分娩过程中，体内激素水平发生变化，尤其是在产后雌激素、孕激素水平的突然下降及不平衡是产褥期抑郁症的可能原因。和产褥期抑郁症相关的激素还有绒毛膜促性腺激素、人胎盘催乳素、肾上腺类固醇等。

（二）遗传因素

有精神病家族史特别是有抑郁症家族史的产妇易患产褥期抑郁症。过去有情感障碍、经前抑郁易患产褥期抑郁症。曾患过产褥期抑郁症的产妇再次妊娠分娩，复发率较高。

（三）心理因素

最主要的是产妇的个性特征，患有产褥期抑郁症的产妇具有敏感（神经质）、情绪不稳定、固执、以自我为中心等个性特征，时常表现出焦虑及强迫的特殊品质，或者出现过度自我控制和顺从，容易产生产后心理障碍。另外，对母亲角色有认同缺陷的产妇，时常有强烈的依赖需求，这种依赖需求会使产妇无法适应母亲角色，一直对自己的母亲角色产生冲突和适应不良，无法应对初为人母的角色期望所带来的压力，容易形成产褥期抑郁症。另外，有些学者认为妊娠期间情绪压力大、高度焦虑、人际关系不协调、婴儿健康状况差等因素易诱发产后精神异常。

（四）产科因素

产妇经过分娩，机体疲惫，尤其是产时、产后并发症，难产、滞产、手术产等均给产妇带来紧张和恐惧。分娩过程不顺利、新生儿畸形、对分娩的恐惧导致躯体和心理应激增强，可诱发产褥期抑郁症。产褥感染对产褥期抑郁症的发生也有一定影响。

（五）社会因素

围生期负性生活事件，如失业、夫妻分离、亲人病丧、家庭矛盾冲突、经济条件差、居住环境恶劣、缺少支持系统，特别是缺乏来自丈夫与长辈的支持与理解、暴力（包括冷暴力）等是产褥期抑郁症较强的预测因素。此外，研究表明婴儿性别与产褥期抑郁症的发生有关联，生女婴的产妇发病率高于生男婴的产妇。

三、护 理 评 估

（一）健康史

评估产妇既往有无心理问题、精神疾病；有无重大精神创伤史，有无精神病家族史。评估本次妊娠、分娩是否正常，有无难产、滞产、手术产及产时产后并发症，新生儿是否健康，婚姻家庭关系及社会支持系统如何等。

（二）身体状况

1. 情绪改变　产妇常感到心情压抑、沮丧、情绪淡漠甚至焦虑、恐惧、易怒，夜间加重。有时表现为孤独、害羞、不愿见人、伤心、流泪等。

2. 自我评价降低　自暴自弃、自责、自罪感，对身边的人有戒心甚至敌意，与家人、丈夫关系不协调，负向思维、对自身和新生儿健康过度担忧。

3. 创造性思维受损，主动性降低，行动反应迟钝，注意力无法集中、健忘、工作效率和处理问题的能力下降。

4. 对生活缺乏信心，对事物缺乏兴趣，觉得生活无意义，出现厌食、失眠、疲倦，可能伴有头痛、便秘、呼吸心率加快、泌乳减少等躯体症状。严重者常常失去生活自理和照顾新生儿的能力。一些产妇甚至出现伤害婴儿或自我伤害的行为。由于不能建立正常的母婴关系，可能影响婴儿的生理、认知及情感发育。

（三）心理-社会评估

评估产妇的人际关系、情感表达方式、婚姻家庭关系、社会支持系统、近期有无重大生活事件发生等。

（四）辅助检查

产褥期抑郁症至今尚无统一的诊断标准。目前应用较多的是美国精神病学会在《精神疾病的诊断与统计 DSM-V》（2013 年）中制定的标准。产褥期抑郁症也可采用心理量表协助诊断。

1. 美国精神病学会在《精神疾病的诊断与统计 DSM-V》（2013 年）中制定的标准：在过去的 2 周内出现下列 5 条或 5 条以上症状，必须具备（1）（2）两条。

（1）情绪抑郁。

（2）对全部或多数活动明显缺乏兴趣或愉悦。

（3）体重显著下降或增加。

（4）失眠或睡眠过度。

（5）精神运动性兴奋或阻滞。

（6）疲劳或乏力。

（7）遇事皆感毫无意义或自罪感。

（8）思维力减退或注意力不集中。

（9）反复出现死亡或自杀的想法。

2. 爱丁堡产后抑郁量表（Edinburgh postnatal depression scale，EPDS）　是应用广泛的自评量表，英文原版由 Cox 等编制而成，中文版是 Lee 等编译。目前公认该量表在评定产后抑郁时具有较高的灵敏度和特异度。共 10 个项目，强调评定的时间范围是在过去一周。根据症状的严重程度，每个项目的评分设 0、1、2、3 四个等级。10 个项目分值总和为总分，总分范围为 0～30。总分≥13 分提示病人存在不同程度的抑郁症状，则视为筛查阳性。总分越高，抑郁程度越重。在初级保健人员进行常规筛查时也可用 9/10 作为抑郁的区分点。

3. 产后抑郁筛查量表（postpartum depression screening scale，PDSS）　包括 7 个因素，每个因素由 5 个条目组成，共 35 个条目。按照同意到不同意的强烈程度进行 5 级评分，评分范围为 35～175 分。总分≥60 分作为筛查产后抑郁病人的临界值；总分≥80 分作为筛查重度产后抑郁的临界值。

知识拓展

中文版爱丁堡产后抑郁量表

下面是想了解一下您最近 1 周（7 天）的心理状况的问题，请仔细阅读每 1 个题目，按照实际情况选择最符合您的答案，用"√"将其钩出，答案没有对与错之分，请放心填写！最近 7 天里：

序号	题目	从不	偶尔	经常	总是
1	我开心,也能看到事物有趣的一面	0	1	2	3
2	我对未来保持乐观态度	0	1	2	3
3	当事情出错时，我毫无必要地责备我自己	0	1	2	3
4	我无缘无故感到焦虑和担心	0	1	2	3
5	我无缘无故感到惊慌和害怕	0	1	2	3

续表

序号	题目	从不	偶尔	经常	总是
6	事情发展到我无法应付的地步	0	1	2	3
7	我因心情不好而影响睡眠	0	1	2	3
8	我感到难过和悲伤	0	1	2	3
9	我因心情不好而哭泣	0	1	2	3
10	我有伤害自己的想法	0	1	2	3

*条目 1、2 计分时反向计分。

案例分析 11-3

1. 根据产妇的症状和体征推断最可能的医疗诊断是什么?

答:产妇平时性格内向,家庭关系紧张,妊娠期丈夫因工作忙不能长期陪伴在身边,有 1 次中期引产史,此次分娩过程不顺利,因产程进展不佳转为剖宫产。根据产妇情绪低落、食欲差,常独自哭泣,拒绝母婴同室和哺乳,诉孩子哭闹、晚上无法入睡、头痛,以及 EPDS 评分 18 分可推断该产妇最可能的医疗诊断是产褥期抑郁症。

(五) 治疗原则

1. 心理治疗 是重要的治疗手段。主要有心理支持与咨询、人际心理治疗、音乐治疗、社会干预、团体治疗、同伴治疗等。通过心理咨询,解除致病的心理因素(如婚姻关系紧张、想要男孩却生女孩、既往有精神障碍史等)。对产妇多加关心和给予无微不至的照顾,尽量调整好家庭关系,指导其养成良好的睡眠习惯,以减少抑郁症状。

2. 药物治疗 适用于中重度抑郁症及心理治疗无效者。应在专科医师指导下采用抗抑郁药,尽量选用毒副作用小,特别是不通过乳汁排泄的抗抑郁药。主要选择 5-羟色胺再吸收抑制剂、三环类抗抑郁药等,如帕罗西汀、舍曲林、氟西汀、阿米替林等。

案例分析 11-3

2. 针对以上诊断应如何处理?

答:该产妇应首先进行心理治疗,请心理医师对产妇采用心理支持和疏导,了解产妇幼年的生活经历、婚姻关系和家庭支持系统,请丈夫和其他家庭成员协助对产妇提供情感支持,指导产妇自我调节情绪和睡眠。如果无效可采用抗抑郁药治疗。

知识拓展

产后忧郁与产后精神病

1. 产后忧郁(maternity blue) 产后 48 小时内发生、产后 3~5 天为高发期,约持续 7 天,发生率为 50%~85%。主要表现为流泪、失落、空虚、焦虑。无须特殊治疗,有学者认为是正常情绪反应,极少数会发展为产褥期抑郁症,医生、护士及家庭给产妇提供的支持和舒适很重要。

2. 产后精神病(postpartum melancholia/depressive psychosis) 通常在产后几天内或者稍后出现,发生率为 0.1%~0.2%。主要表现为抑郁情绪、优柔寡断、坐立不安、注意力不集中、内疚感、对事物缺乏兴趣、拒绝接受新生儿、有自杀/他杀倾向。需给予抗抑郁药物治疗、精神治疗、团体治疗等。

四、计 划 护 理

【常见护理诊断/问题】

1. 家庭运行中断　与无法承担母亲角色有关。

2. 有自伤的危险　与产后严重的悲观情绪、自责、自罪感有关。

3. 睡眠形态紊乱　与焦虑、恐惧等情绪有关。

【护理目标】

1. 产妇情绪稳定，能配合护理人员与家人采取有效应对措施。

2. 产妇和婴儿健康安全，产妇能照顾自己和婴儿。

3. 产妇主诉夜间可间断睡眠，醒后精神状态佳，积极配合治疗。

【护理措施】

1. 一般护理　提供温馨、舒适的环境，让产妇多休息，保证足够的睡眠。护理助产人员应鼓励产妇在白天从事多次短暂的活动，入睡前喝热牛奶、洗热水澡。

2. 饮食指导　合理安排饮食，保证营养摄入，使产妇有良好的哺乳能力。

3. 心理支持　心理指导，让产妇感到被支持、尊重、理解，增强信心、自我控制能力和交流能力。护理人员应具备温和、接受的态度，鼓励产妇宣泄和抒发自身感受，耐心倾听产妇诉说的心理问题，做好心理疏通工作。同时，鼓励和指导家人给予产妇更多的关心与爱护，减少或避免不良的精神刺激和压力。

4. 协助产妇适应母亲角色　帮助产妇逐渐适应母亲角色，实施母婴同室、指导母乳喂养，鼓励产妇与婴儿多交流、多接触、多参与婴儿的照顾，培养产妇的自信心，帮助产妇掌握母乳喂养、照顾新生儿及产后自我护理的技巧，尽快适应母亲角色。

5. 防止意外发生　做好安全防护，恰当安排产妇的生活与居住环境。抑郁产妇的睡眠障碍主要表现为早醒，而自杀、自伤等意外事件往往在此期间发生。

6. 药物治疗与护理　严格遵照医嘱给予抗抑郁药物治疗，并注意观察药物的疗效、不良反应。重症病人应在精神科医师或心理医生指导下用药。教会产妇及家属正确使用抗抑郁药并观察副作用，如不能随意增减剂量、不能骤然停药。

（1）5-羟色胺再摄取抑制剂：①盐酸帕罗西汀，起始量和有效量为 20mg，每天早餐时口服 1 次。2～3 周后，如未见疗效且副作用不明显，以 10mg 递增剂量，最大剂量为 50mg（体弱者 40mg），每天 1 次。肝肾功能不全者慎用，不宜骤然停药。②盐酸舍曲林：起始量为 50mg，与食物同服，每天 1 次。常用剂量为 50～100mg，最大剂量为 150～200mg，但连续使用不能超过 8 周。需长期服用者，应使用最低有效量。

（2）三环类抗抑郁药：阿米替林，常用起始量为 25mg，口服每天 2～3 次。根据病情和耐受情况，逐渐增加至 150～200mg，每天 3 次。最高剂量每天不超过 300mg，每日维持量为 50～150mg。

7. 健康指导　产褥期抑郁症的发生，受社会因素、心理因素及妊娠因素影响。产前利用孕妇学校等多种渠道普及有关妊娠、分娩常识，减轻孕妇对妊娠、分娩的紧张、恐惧心理，完善自我保健。开展心理教育、放松训练、社会支持干预疗法等预防产褥期抑郁症的发生。分娩过程中运用导乐分娩，助产士注意倾听产妇的主诉，提供全程连续护理。产后向产妇和家属介绍抑郁知识，社区护士提供家庭访视，帮助解决产后恢复和婴儿喂养中遇到的问题。调动家庭及社会资源，为产妇提供支持。向产妇介绍社区卫生服务的资源，鼓励其在遇到困难时，积极寻求帮助。鼓励产妇的丈夫学习、参与新生儿的照顾，减轻产妇负担。

案例分析 11-3

3. 该产妇主要的护理诊断及相应的护理措施是什么？

答：（1）家庭运行中断：与无法承担母亲角色有关。

评估产妇有无精神病家族史，妊娠期有无抑郁、焦虑等不良情绪，评估与妊娠分娩相关的并发症；及时向产妇及家属传授育婴知识，指导其如何进行母乳喂养、护理新生儿，鼓励产妇与婴儿多交流、多接触、多参与婴儿的照顾，促进母婴互动。指导丈夫及家属为产妇提供情感支持、物质支持等以利于产妇平稳度过危险期，顺利实现角色转换。

（2）有自伤的危险：与产后严重的悲观情绪、自责、自罪感有关。

做好安全防护，防止意外发生，恰当安排产妇的生活与居住环境，家人多陪伴产妇，尤其是在发现产妇睡眠状况不佳的情况下。抑郁产妇的睡眠障碍主要表现为早醒，而自杀、自伤等意外事件往往在此期间发生。为产妇和家属介绍社区卫生服务的资源和心理救助机构，鼓励其在遇到困难时，正视自身的疾病，积极寻求帮助。

（3）睡眠形态紊乱：与焦虑、恐惧等情绪有关。

评估产妇焦虑恐惧的原因和程度，耐心倾听产妇的倾诉，提供温馨、舒适的环境，家人协助照顾婴儿，为产妇提供实际帮助，让产妇多休息，可鼓励产妇与婴儿同步休息，入睡前喝热牛奶、洗热水澡，保证足够的睡眠。

【护理评价】

1. 产妇情绪稳定，能配合护理人员与家人采取有效应对措施。

2. 产妇和婴儿健康安全，产妇能照顾自己和婴儿。

3. 产妇主诉夜间可间断睡眠，醒后精神状态佳，积极配合治疗。

思 考 题

1. 简述产褥感染和产褥病率的联系和区别。
2. 简述产褥感染产妇的护理措施。
3. 简述晚期产后出血的原因及临床表现。
4. 简述产褥期抑郁症的护理措施。

（吴丽萍）

第十二章　女性生殖系统炎症病人的护理

【知识目标】

掌握　女性生殖器官自然防御功能，外阴部炎症、阴道炎、子宫颈炎、盆腔炎、性传播疾病的护理诊断和护理措施及子宫颈炎病理类型。

熟悉　女性生殖系统炎症传播途径和处理原则、病因、治疗要点及盆腔炎的病理；性传播疾病的病理、感染途径及对母儿的影响。

了解　阴道炎、盆腔炎、性传播疾病的辅助检查及治疗要点。

【技能目标】

学会应用会阴擦洗/冲洗、阴道灌洗/冲洗、会阴湿热敷、阴道或宫颈上药、坐浴等护理操作。

【素质目标】

培养学生对生殖系统炎症病人的整体护理观念；引导学生重视对女性生殖系统炎症病人的健康教育、心理护理及人文关怀。

女性生殖系统因其解剖和生理特点而具有较完善的自然防御功能。但由于外阴前与尿道相邻，后与肛门邻近；同时外阴与阴道又是性交、分娩及各种宫腔操作的必经之道；女性的月经期、妊娠期、分娩期、产褥期等特殊的生理时期，都会使防御功能受到破坏，使病原体侵入生殖道造成炎症。常见生殖系统炎性疾病，包括下生殖道的外阴炎、阴道炎、宫颈炎和上生殖道的盆腔炎；病情可轻可重，轻者无症状、重者可引起败血症甚至感染性休克死亡；炎症可局限于一个部位或多个部位同时受累，一些性传播疾病（sexually transmitted diseases，STD）也可表现为生殖系统炎症。女性生殖系统炎症不仅危害病人，也会影响到胎儿和新生儿。外阴及阴道炎症是妇科最常见疾病，各年龄组均可发生。盆腔炎性疾病是常见的女性上生殖道感染性疾病，若未及时治疗或治疗不彻底，可引起不孕、异位妊娠、慢性盆腔炎等并发症，严重者影响女性的生殖健康。因此，了解本章内容，可给予护理对象正确的常见女性生殖系统疾病治疗要点及护理措施，解除女性病人因疾病带来的不适与精神压力。

第一节　概　　述

一、女性生殖系统的自然防御功能

女性生殖系统包括内、外生殖器及其相关组织，其解剖、生理、免疫学特点具有比较完善的自然防御功能。健康妇女阴道内微生物在保持生态平衡状态下并不会引起炎症，女性生殖系统自然完善的防御机制表现为以下六个特征。

（一）外阴

前为耻骨联合，后为会阴，两侧大阴唇自然合拢，遮掩阴道口、尿道口，防止外界微生物污染。外阴皮肤为鳞状上皮，抵御感染能力强。

（二）阴道

由于盆底肌的作用，使阴道口闭合，阴道前后壁紧贴，可以防止外界的污染。生理情况下，阴道上皮在卵巢分泌的雌激素影响下增生变厚，对病原体的抵抗力增加，同时上皮细胞中含有丰富糖原，阴道上皮细胞分解糖原为单糖，阴道乳杆菌将单糖转化为乳糖，维持阴道正常的酸性环境（pH ≤4.5，多在 3.8～4.4），使适应于弱碱性环境中繁殖的病原体受到抑制，故称为阴道自净作用。此外，阴道分泌物可维持巨噬细胞活性，防止细菌侵入阴道黏膜。

> **知识拓展**
> **阴道正常微生物群及影响阴道生态平衡的因素**
>
> 正常阴道内有微生物寄居，形成阴道正常微生物群，包括：①革兰氏阳性需氧菌及兼性厌氧菌：乳杆菌、非溶血性链球菌、棒状菌、肠球菌及表皮葡萄球菌等；②革兰氏阴性需氧菌及兼性厌氧菌：大肠杆菌、摩根菌、加德纳菌（此菌革兰氏染色变异，有时呈革兰氏阳性）等；③专性厌氧菌：消化球菌、消化链球菌、类杆菌、动弯杆菌、梭杆菌及普雷沃菌等；④支原体及假丝酵母菌。
>
> 阴道与这些微生物之间形成生态平衡并不致病，乳杆菌、阴道 pH 及雌激素在维持阴道生态平衡中起重要作用。正常阴道菌群中，以产生过氧化氢（H_2O_2）的乳杆菌为优势菌，乳杆菌在维持阴道的酸环境时，其产生的 H_2O_2 及其他抗微生物因子可抑制或杀灭其他细菌，同时通过竞争排斥机制阻止致病微生物黏附于阴道上皮细胞，维持阴道微生态平衡。体内雌激素下降或阴道 pH 升高，均不利于乳杆菌生长；此外，长期应用广谱抗生素抑制乳杆菌生长，或机体免疫力低下，阴道微生态平衡破坏，均可使其他致病菌病原体成为优势菌，引起炎症。

（三）子宫颈

宫颈内口紧闭，宫颈管黏膜高柱状上皮分泌大量黏液形成胶冻状黏液栓，为上生殖道感染的机械屏障；黏液栓内含有乳铁蛋白、溶菌酶，可抑制病原体侵入子宫内膜；宫颈阴道部覆以复层鳞状上皮，具有较强的抵抗力。

（四）子宫内膜

育龄妇女子宫内膜周期性剥脱，是消除宫腔内感染的有利条件。此外，子宫内膜分泌液也含有乳铁蛋白、溶菌酶，可清除少量进入宫腔的病原体。

（五）输卵管

输卵管黏膜上皮细胞的纤毛向子宫腔方向摆动及输卵管的蠕动，均有利于阻止病原体的侵入。输卵管分泌液与子宫内膜分泌液一样，含有乳铁蛋白、溶菌酶，清除部分进入输卵管的病原体。

（六）生殖道的免疫系统

生殖道黏液如宫颈和子宫聚集有不同数量的淋巴组织及散在的淋巴细胞，包括 T 细胞、B 细胞。此外，中性粒细胞、巨噬细胞、补体及一些细胞因子均在局部有重要的免疫功能，发挥抗感染作用。

二、病 原 体

（一）细菌

大多为化脓菌，如葡萄球菌、链球菌、大肠杆菌、厌氧菌、淋病奈瑟菌、结核分枝杆菌等。外阴、阴道炎症以需氧菌为主，子宫、输卵管炎症以厌氧菌为主。

葡萄球菌为革兰氏阳性菌，是产后、手术后生殖器炎症及伤口感染常见的病原菌，金黄色葡萄球菌致病力最强。革兰氏阳性链球菌的种类很多,乙型溶血性链球菌的致病力强,可引起败血症。大肠杆菌是肠道及阴道内的正常寄生菌,为革兰氏阴性杆菌,一般不致病,在机体极度衰弱时可引起严重感染,甚至产生内毒素。厌氧菌主要有革兰氏阴性脆弱类杆菌及革兰氏阳性消化链球菌、消化球菌等,脆弱类杆菌致病力最强,其特点容易形成盆腔脓肿、感染性血栓性静脉炎;消化链球菌和消化球菌多见于产褥感染、感染性流产、输卵管炎。

（二）原虫

多见阴道毛滴虫,其次是阿米巴原虫。

（三）真菌

以假丝酵母菌为主。

（四）病毒

以疱疹病毒、人乳头瘤病毒为多见。

（五）螺旋体

如梅毒螺旋体。

（六）衣原体

常见沙眼衣原体,感染症状不明显,但常引起严重的输卵管黏膜结构及功能破坏,并可引起盆腔广泛粘连。

（七）支原体

支原体是正常阴道菌群的一种,在一定条件下可引起生殖道炎症,包括解脲支原体、生殖支原体及人型支原体等。

三、传播途径

（一）沿生殖器黏膜上行蔓延

病原体由外阴侵入阴道后,或阴道内的病原体沿黏膜经子宫颈、子宫内膜、输卵管黏膜至卵巢及腹腔。葡萄球菌、淋病奈瑟菌、衣原体多沿此途径扩散（图12-1）。此为非妊娠期、非产褥期盆腔炎性疾病的主要感染途径。

（二）经血液循环蔓延

病原体从人体的其他系统侵入,经过血液循环感染生殖器官,此为结核分枝杆菌主要传播途径（图12-2）。

（三）经淋巴系统蔓延

病原体经外阴、阴道、宫颈及宫体创伤处的淋巴管侵入,扩散至盆腔结缔组织及内生殖器其他部分,是产褥感染、流产后感染及放置宫内节育器后感染的主要感染途径。多见于链球菌、大肠杆菌、厌氧菌等感染（图12-3）。

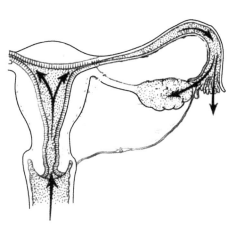

图 12-1 沿生殖道黏膜上行蔓延

（四）直接蔓延

腹腔脏器感染后,直接蔓延到内生殖器,如阑尾炎可引起右侧输卵管炎。

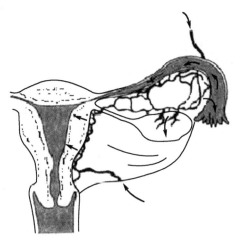

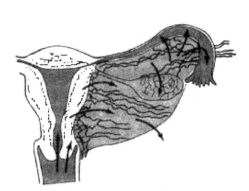

图 12-2　经血液循环蔓延　　　　　　　图 12-3　经淋巴系统蔓延

四、炎症的发展与转归

（一）痊愈

病人抵抗力强、病原体致病力弱或治疗及时，病原体完全消灭，炎症被控制，炎性渗出物完全被吸收为痊愈。一般痊愈后组织结构、功能都可以恢复正常。

（二）转为慢性

炎症治疗不及时、不彻底或病原体对抗生素不敏感，身体防御功能和病原体的作用处于相持状态，使得炎症长期存在。机体抵抗力强时，炎症被控制并逐渐好转；当机体抵抗力下降时，慢性炎症可急性发作。

（三）扩散与蔓延

当病人抵抗力低下、病原体作用强时，炎症可经淋巴和血行扩散或蔓延到邻近器官。严重时可形成败血症，危及生命。

第二节　外阴部炎症

外阴部炎症主要指外阴炎和前庭大腺炎，是妇科最常见疾病，各年龄组均可发病，包括非特异性外阴炎、前庭大腺炎、前庭大腺囊肿。

案例 12-1　临床资料

病人女性，30 岁，已婚，因"左侧外阴肿块 5 天伴步行困难"入院。妇科检查：左侧大阴唇下段 1/3 处红肿，可触及 4cm×3cm 硬块，局部皮温升高，压痛明显，局部可触及波动感，阴道通畅，白带多，色黄，宫颈光滑，子宫附件未触及异常，腹股沟淋巴结肿大。查体：体温 38.8℃，脉搏 100 次/分。病人刚入院时情绪焦躁，诉外阴部疼痛，头痛，四肢乏力，询问医生"何时疼痛可以缓解？外阴部包块如何治疗？需不需要做手术？"等问题。

问题：

1. 病人入院后的首次护理评估，应了解哪些病例资料内容？
2. 根据病人的症状和体征判断该病人的医疗诊断有哪些？
3. 结合护理评估和病人主诉，初步判断病人存在的护理问题是什么？

一、非特异性外阴炎

非特异性外阴炎（non-specific vulvitis）主要指外阴部的皮肤与黏膜的炎症，是由物理、化学因素而非病原体所致，其中以小阴唇为最常见。

（一）病因

由于外阴与尿道、肛门、阴道邻近，经常受到经血、阴道分泌物、尿液、粪便刺激，若不注意皮肤清洁，受到刺激皮肤极易引起外阴炎症；其次，糖尿病病人糖尿刺激、粪瘘病人粪便刺激、尿瘘病人的尿液刺激等也可引起外阴炎症。此外，内裤穿着过紧、穿化纤内裤导致局部通透性差，经期使用卫生巾不及时更换，局部潮湿，均可引起非特异性外阴炎。

（二）护理评估

1. 健康史　了解病人既往史、月经史、孕产史，既往有无糖尿病、尿瘘、粪瘘等疾病，是否长期穿紧身内衣裤、有无长期使用卫生护垫等及个人经期卫生习惯。

2. 身体状况

（1）症状：外阴皮肤瘙痒、红肿、疼痛、灼热感，于性生活、排便、排尿、活动后加重。

（2）体征：急性炎症者妇科检查可见局部肿胀、充血、糜烂，可伴有抓痕、湿疹，严重时可形成外阴溃疡。慢性炎症者，外阴皮肤可有皮肤增厚、粗糙、皲裂、苔藓样变化。

3. 心理-社会支持状况　因疾病部位为隐私部位，多数病人会羞于就医而延误病期，同时炎症刺激导致外阴的局部不适感会影响到工作、睡眠和性生活而使病人产生焦虑、烦躁心理。

4. 辅助检查

（1）阴道分泌物检查：查找相关病原体。

（2）尿糖检测：排除糖尿病等相关疾病。

（3）肛周检查：排除蛲虫引起的外阴不适。

5. 治疗原则　病因治疗和局部治疗同时进行，保持外阴清洁。

（1）病因治疗：如糖尿病病人尿液引起的外阴炎症，应结合治疗糖尿病；若有尿瘘、粪瘘，应及时行修补术。

（2）局部治疗：可用 0.1%聚维酮碘或 1∶5000 高锰酸钾溶液坐浴，坐浴后局部涂抗生素软膏或紫草油，也可以选用中药煎水熏洗外阴部；急性期还可选用微波或红外线局部物理治疗。

【常见护理诊断/问题】

1. 皮肤完整性受损　与炎性分泌物刺激、搔抓或用药不当有关。

2. 焦虑　与有害羞感、烦躁心理有关。

3. 舒适度的改变　与外阴瘙痒、分泌物增多有关。

4. 知识缺乏　与缺乏预防外阴疾病相关知识有关。

【护理目标】

1. 破损的皮肤黏膜逐渐恢复，病人皮肤完整性受到保护。

2. 病人焦虑减轻，社会交往恢复正常。

3. 病人主诉外阴瘙痒减轻，舒适感增加。

4. 病人能够了解预防非特异性外阴炎相关措施。

【护理措施】

1. 症状护理　外阴不适者，告知病人保持外阴清洁，不可用刺激性药物或肥皂擦洗外阴，避免搔抓外阴，坐浴每日 2 次，每次 15～30 分钟，水温 40℃。也可选用中药煎水熏洗外阴部，每日 1～2 次。

2. 随访观察的护理 观察局部皮肤肿胀、充血、瘙痒程度、分泌物的量及性状的变化。加强预防，增强体质，做好个人卫生防护，外阴瘙痒时避免到游泳池等公共场所，糖尿病病人应积极治疗糖尿病，控制血糖。遵医嘱用药，不擅自使用各种洗液或进行阴道灌洗，定期进行妇科检查。

3. 心理护理 尊重病人，理解病人对症状的反应，认真倾听病人的述说，引导病人说出内心焦虑的问题；耐心解释疾病的病因，告诉病人对于疾病的预防措施，帮助病人克服害羞心理，针对病人焦虑的问题向病人及家属介绍目前的治疗方案及护理措施。

4. 健康指导

（1）用药指导：告知病人抗生素使用的注意事项，需坐浴治疗的病人教会其坐浴的方法，包括浴液的配制、温度、坐浴时间及注意事项，月经期禁止坐浴。注意提醒病人坐浴液的正确配制，浓度不宜过浓，水温不宜过高，以免灼伤皮肤。水量要能使会阴部浸没于坐浴液中为宜。如病因是糖尿病的病人还应指导病人按糖尿病治疗原则合理用药。

（2）个人卫生指导：病人注意个人卫生，穿宽松、纯棉内裤，经常更换，勿用刺激性药物或肥皂清洗局部，避免搔抓，做好月经期、分娩期、产褥期卫生，使用柔软清洁会阴垫。

（3）其他：嘱少进辛辣食物，勿饮酒。给予营养丰富的、无刺激、易消化饮食。

【护理评价】

1. 病人是否诉说外阴不适缓解或消失，不再搔抓外阴。

2. 病人是否接受医护人员指导，焦虑缓解或消失。

3. 病人是否主动实施促进健康的行为，养成良好卫生习惯。

4. 病人是否能够说出预防非特异外阴炎相关措施，并能按照措施做到自我防护。

二、前庭大腺炎

前庭大腺炎（bartholinitis）主要指病原体侵入前庭大腺引起的炎症。前庭大腺位于两侧大阴唇下 1/3 深部，直径为 0.5～1.0cm，腺管开口处位于处女膜与小阴唇之间，出口管长 1.5～2.0cm。

（一）病因

由于前庭大腺解剖部位的特点，在性交、流产或其他情况污染外阴部时，病原体容易侵入而引起炎症。主要病原体为葡萄球菌、链球菌、大肠杆菌、淋病奈瑟菌及沙眼衣原体等。此病以育龄妇女多见，幼女及绝经后妇女少见。急性炎症发作时，病原体首先侵犯腺管，腺管呈急性化脓性炎症，腺管口因炎症肿胀阻塞，渗出物不能外流、积存而形成脓肿，称为前庭大腺脓肿（abscess of bartholin gland）。

（二）护理评估

1. 健康史 了解病人既往史、月经史、孕产史、有无流产及手术分娩、外阴阴道手术后感染史，有无外伤史；有无不洁性生活史，了解疼痛部位及性质。

> **案例分析 12-1**
>
> 1. 病人入院后的首次护理评估，应了解哪些病例资料内容？
>
> 答：该病人以"外阴肿物"入院，健康史是评估的常规内容，身体状况中的全身症状及局部体征是评估关注的重点。因此，该病人入院后的首次护理评估病例资料应包括：
>
> （1）健康史：既往史、现病史、月经史、孕产史、有无流产及手术分娩、外阴阴道手术后感染史，有无外伤史等。
>
> （2）个人生活史：经期卫生习惯、有无不洁性生活史，是否长期穿紧身内衣裤等。
>
> （3）有无发热。

（4）局部肿胀、疼痛的部位、性质及程度。

（5）相关辅助检查及结果。

2. 身体状况

（1）症状：起初局部肿胀、疼痛、灼热感、行走不便，症状重时，病人疼痛加剧，可出现发热等全身症状。

（2）体征：外阴局部皮肤红、肿、热、压痛明显，腹股沟淋巴结可呈不同程度增大，患侧前庭大腺开口处有时可见白色小点。当脓肿形成时，表面皮肤变薄，脓肿直径可达 3～6cm，可触及波动感。前庭大腺脓肿多发生于一侧。

案例分析 12-1

2. 根据病人的症状和体征判断该病人的医疗诊断有哪些？

答：该病人主要的医疗诊断是前庭大腺脓肿。判断依据：

（1）病人的主要症状：左侧外阴肿块 5 天伴步行困难。查体：体温 38.8℃，脉搏 100 次/分，说明病人出现发热。

（2）妇科检查：左侧大阴唇下段 1/3 处红肿，可触及 4cm×3cm 硬块，局部皮温升高，压痛明显，局部可触及波动感，白带多，色黄、腹股沟淋巴结肿大。

---

3. 心理-社会支持状况 由于发病部位为隐私部位，病人就诊会有害羞心理，疼痛会引起烦躁不安情绪。

4. 辅助检查 可在前庭大腺开口处取分泌物做细菌培养药敏试验，确定病原体，根据病原体选用抗生素。

5. 治疗原则 根据病原体给予敏感抗生素及局部对症处理，在获得细菌培养结果之前，可选用广谱抗生素。

（1）急性期：局部可选用蒲公英、紫花地丁、连翘等清热解毒中药热敷或坐浴。

（2）脓肿：可用鱼石脂软膏外敷，脓肿形成后可行脓肿切开引流术（图 12-4），并放置引流条，避免切口闭合造成反复感染或形成囊肿。

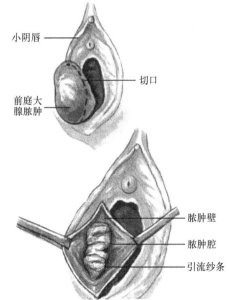

图 12-4 前庭大腺脓肿引流术

【常见护理诊断/问题】

1. 皮肤完整性受损 与炎性分泌物刺激、疼痛有关。

2. 焦虑 与有害羞感、疼痛引起烦躁有关。

3. 舒适度的改变 与外阴疼痛、行走不便多有关。

4. 知识缺乏 与缺乏预防疾病相关知识有关。

【护理目标】

1. 破损的皮肤逐渐恢复，病人皮肤完整性受到保护。

2. 病人积极配合治疗，情绪平稳。

3. 病人主诉外阴疼痛减轻，舒适感增加。

4. 病人能够了解疾病相关措施。

【护理措施】

1. 症状护理 卧床休息，局部保持清洁，局部热敷、坐浴。遵医嘱给予抗生素及止痛剂。

2. 随访观察的护理 观察局部皮肤颜色、肿胀、疼痛变化。急性期观察体温变化。

3. 手术治疗的护理 病人如需行脓肿切开引流术，应配合医生做好术前、术中、术后护理。术后每日更换引流条，用 1∶5000 氯己定溶液或 1∶40 络合碘棉球擦洗外阴，每日 2 次。伤口愈合后改为 1∶5000 高锰酸钾溶液坐浴，每日 2 次。

4. 心理护理 认真倾听病人诉说，解释疾病发生原因及防护措施，消除病人焦虑、害羞情绪，积极配合治疗。

5. 健康指导

（1）用药指导：告知病人抗生素使用的注意事项，指导病人掌握正确的坐浴方法及注意事项。

（2）出院指导：出院后应加强预防，增强体质，保持外阴清洁、干燥。增强病人对炎症的预防意识，减少或杜绝再感染的机会。

（3）个人卫生指导：指导病人注意经期、产褥期、分娩期个人卫生。

【护理评价】

1. 病人是否诉说外阴不适缓解或消失。

2. 病人是否接受医护人员指导，焦虑缓解或消失。

3. 病人是否疼痛症状消失，可正常行走。

4. 病人是否能够说出预防疾病相关措施。

案例分析 12-1

3. 结合护理评估和病人主诉，初步判断病人存在的护理问题是什么？

答：（1）焦虑：与疼痛及相关知识缺乏有关。

外阴肿块引起疼痛造成步行困难，影响日常生活；对治疗方案、手术指针、手术注意事项、手术愈后等相关知识不知晓。

（2）组织完整性受损：与肿物有关。

左侧大阴唇下段 1/3 处红肿，可触及4cm×3cm硬块，局部皮温升高，压痛明显，局部可触及波动感，肿块有随时破溃的可能。

（3）舒适度改变：与发热、疼痛有关。

体温 38.8℃，头痛，四肢乏力；外阴部疼痛，左侧外阴肿块引起步行困难。

（4）知识缺乏：与相关疾病知识缺乏有关。

三、前庭大腺囊肿

前庭大腺囊肿（bartholin cyst）主要指因各种原因（慢性炎症、先天性腺管狭窄、损伤等）导致前庭大腺腺管开口部阻塞、分泌物积聚于腺腔而形成。囊肿可继发感染形成脓肿而反复发作。

（一）病因

当前庭大腺急性炎症消退后，腺管口粘连闭塞，分泌物不能排出，脓液逐渐转为清液形成前庭大腺囊肿。也有病人是因本身存在先天性腺管狭窄或腺腔内黏液浓稠，分泌物排出不畅，导致囊肿形成。也有因前庭大腺管损伤，如分娩时会阴与阴道裂伤后瘢痕阻塞腺管口。

（二）护理评估

1. 健康史 同前庭大腺炎。

2. 身体状况

（1）症状：前庭大腺囊肿小且无感染时，可无自觉症状，多在妇科检查时被发现；囊肿大时，可有外阴坠胀或性交不适。

（2）体征：前庭大腺囊肿多位于外阴后下方，可向大阴唇外侧突起，呈椭圆形，大小不等，多由小逐渐增大，有些可持续数年不变。囊肿多为单侧，也可双侧同时发生。

3. 心理-社会支持状况　同前庭大腺炎。

4. 辅助检查　同前庭大腺炎。

5. 治疗原则　可行前庭大腺囊肿切开造口术（图12-5）。手术方法还可采用 CO_2 激光或微波行囊肿造口术，效果良好，术中出血极少，术中、术后病人无不适，无须缝合，并能保持腺体功能。早期治疗直径<3cm 的囊肿，治愈率较高，复发率极低。

【常见护理诊断/问题】【护理目标】【护理措施】【护理评价】同前庭大腺炎。

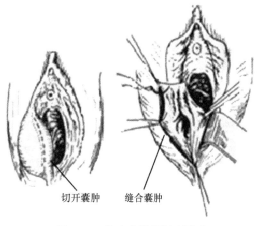

切开囊肿　　　缝合囊肿

图 12-5　前庭大腺脓肿引流术

第三节　阴道炎症

常见阴道炎症包括滴虫阴道炎、外阴阴道假丝酵母菌病、细菌性阴道病、萎缩性阴道炎，婴幼儿因其解剖特点，外阴发育差，外阴不能遮盖尿道口及阴道前庭，细菌容易入侵，易引起婴幼儿外阴阴道炎。

案例 12-2　临床资料

病人女性，32岁，已婚，因"阴道分泌物多伴外阴瘙痒2周，奇痒难忍2天"就诊于妇科门诊。妇科检查见阴道口充血，阴道内及后穹隆处有多量豆渣样分泌物，阴道黏膜附有白色膜状物，擦拭后露出红肿黏膜，阴道黏膜充血明显，宫颈光滑，有糖尿病病史，半年前曾患外阴阴道假丝酵母菌病，当时已治愈。辅助检查：革兰氏染色检查分泌物中有假菌丝，空腹静脉血糖值为 10.0mmol/L，葡萄糖耐量试验的 2 小时血糖值为 13.0mmol/L。病人刚入院时外阴奇痒难忍无法入睡，总是不停地问护士自己的病"应该怎样治疗？ 医生有没有明确的治疗方案？ 外阴瘙痒何时能解决？"同时也常悄悄询问护士她丈夫是否需要一同就诊。

问题：

1. 根据病人的症状和体征判断该病人的医疗诊断有哪些？

2. 对病人进行护理评估，还需补充收集的患病资料有哪些？

3. 对该病人如何进行护理？

一、滴虫阴道炎

滴虫阴道炎（trichomonal vaginitis）是指由阴道毛滴虫引起，多以泡沫状黄白色稀薄液体为特征的常见阴道炎症。

（一）病因

阴道毛滴虫呈梨形，体积为多核白细胞的 2～3 倍，顶端有 4 根鞭毛，体侧有波动膜，后端尖并有轴柱凸出，无色透明如水滴（图12-6）。适宜滴虫生长的温度为 25～40℃，pH 为 5.2～6.6 的潮湿环境，能在 3～5℃生存 21 天，46℃生存 20～60 分钟，在半干燥环境中约生存 10 小时，在 pH<5.0 或 pH>7.5 的环境中不生长。潜伏期为 4～28 天。滴虫阴道炎病人的阴道 pH 一般在 5.0～6.5，

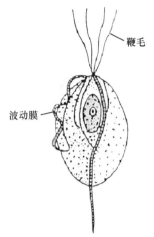

鞭毛

波动膜

图 12-6　阴毛滴虫

月经前后、妊娠期、产后等阴道 pH 发生变化，适于滴虫生长繁殖，而引起炎症发作。滴虫能吞噬或消耗阴道上皮细胞内的糖原，阻碍乳酸生成，降低阴道酸性环境，有利于繁殖；同时能吞噬精子，乳酸生成降低也会，影响精子在阴道内存活，可致不孕。

滴虫不仅寄生于阴道，还常侵入尿道或尿道旁腺，甚至膀胱、肾盂及男性的包皮皱褶、尿道或前列腺中。滴虫能消耗氧，使阴道成为厌氧环境，易致厌氧菌繁殖。通常经性交直接传播，也通过公共浴池、浴具、坐便器、泳池等间接传播。

（二）护理评估

1. 健康史　了解病人既往史，个人卫生习惯，发病与月经周期是否有关，出现分泌物增多的时间，既往检查、治疗及效果。

2. 身体状况

（1）症状：主要症状为阴道分泌物增多和外阴瘙痒，25%～50%的病人感染初期无症状，部分会有灼热、疼痛、性交痛等；瘙痒部位主要为阴道口及外阴；阴道分泌物呈泡沫状灰黄色、黄白色稀薄液体或黄绿色脓性分泌物，有臭味；若感染尿道口，可有尿频、尿痛，有时可见血尿。

（2）体征：妇科检查可见阴道黏膜充血，严重者有散在出血斑点，甚至宫颈有出血点，形成"草莓样"宫颈，阴道后穹隆有多量分泌物。

3. 心理-社会支持状况　病人常因症状不明显或害羞延误就医，担心疾病会传染给家人或不能彻底治愈，性伴侣是否会配合治疗。又因容易反复发作，担心治疗疗效影响生活和工作。

4. 辅助检查

（1）生理盐水悬滴法：阴道分泌物显微镜下查找滴虫可确诊，敏感性为 60%～70%。

（2）培养法：适于症状典型而悬滴法未见滴虫者，准确性达 98% 左右。

5. 治疗原则　杀灭阴道毛滴虫，切断传播途径，恢复阴道正常酸碱度（pH），保持阴道的自净功能，防止复发。主要药物为甲硝唑及替硝唑。

（1）全身用药：因滴虫阴道炎可同时伴有尿道、尿道旁腺、前庭大腺滴虫感染，需全身用药。初次治疗可选择甲硝唑 2g，单次口服；或甲硝唑 400mg，口服，2 次/天；或替硝唑 500mg，口服，2 次/天，7 天为一疗程。全身用药治愈率达 90%～95%。

（2）局部用药：不能耐受口服药物或不适宜全身用药者，可选择阴道局部治疗。常用甲硝唑泡腾片 200mg 每晚塞入阴道 1 次，10 天为一疗程。局部用药前，可先用 1%的乳酸液或 0.1%～0.5% 乙酸液冲洗阴道，改善阴道内环境，提高疗效。单独局部用药疗效不如全身用药。

（3）性伴侣的治疗：对目前性伴侣及症状出现前 4 周内的性伴侣均应进行治疗，治愈前应避免无保护性交。

【常见护理诊断/问题】

1. 皮肤完整性受损　与阴道炎症有关。

2. 舒适度的改变　与外阴、阴道瘙痒、疼痛、分泌物增多有关。

3. 知识缺乏　与缺乏阴道炎感染途径和预防的相关知识有关。

4. 焦虑　与疾病反复发作，性伴侣同时治疗障碍，病情恢复较慢有关。

5. 有感染的危险　与外阴不洁，局部抵抗力下降有关。

【护理目标】

1. 病人皮肤完整性受到保护。

2. 病人阴道分泌物正常，瘙痒、疼痛症状减轻或消失。

3. 病人、病人家属能讲述该病的有关知识及注意事项并积极治疗。

4. 病人、病人家属情绪稳定，能够坚持配合规范治疗。

5. 未发生泌尿系统感染，已发生泌尿系统感染病人康复。

【护理措施】

1. 症状护理

（1）外阴不适：保持外阴部清洁，避免摩擦。阴道灌洗要注意温度、浓度和方法，温度一般为40℃，切忌温度过高，以免烫伤皮肤。

（2）检查配合：告知病人取分泌物前24～48小时避免性生活、阴道灌洗或局部用药，分泌物取出后保暖，立即送检。

2. 随访观察的护理　注意白带性状、量、气味的变化，询问病人外阴不适症状有无减轻，观察用药后的疗效。滴虫阴道炎常于月经后复发，故应每次月经干净后复查白带，治疗后检查滴虫阴性时，下次月经后应继续治疗一个疗程，以巩固疗效；若经连续3次检查均阴性，方可称为治愈。应正确治疗、及时随访。

3. 心理护理　告知疾病的病因、诱因及预防措施，协助查找病因，提高病人自我保护意识，养成良好卫生习惯。

4. 健康指导

（1）用药指导：告知病人各种剂型的阴道用药方法，指导或协助病人阴道冲洗完后再上药，宜在睡前放置，可保证局部用药时间，提高用药效果；放置前应洗手，用示指将药沿阴道后壁推至阴道深部。月经期间暂停坐浴、阴道冲洗及阴道用药。哺乳期，使用甲硝唑用药期间及用药后12～24小时不宜哺乳，替硝唑3日内不宜哺乳，治疗期间禁止性生活。甲硝唑服药后偶见胃肠道反应，如食欲减退、恶心、呕吐；此外偶见头痛、皮疹、白细胞减少等，出现这些症状应立即报告医师并停药。

（2）个人卫生指导：指导注意个人卫生，保持外阴清洁、干燥，避免搔抓以免皮肤破损。每天清洗外阴并更换内裤；内裤及洗涤用的毛巾，应煮沸5～10分钟以消灭病原体，避免交叉感染及重复感染。治愈前禁止到游泳池、浴池等公共场所，不用公共浴盆、浴巾等，避免交叉感染。

【护理评价】

1. 病人原有局部炎性刺激是否缓解或消失，病人疼痛是否减轻或消失。

2. 病人是否能自己做到保护皮肤完整性，不再搔抓外阴。

3. 病人是否接受医护人员指导，焦虑缓解或消失，是否能够积极配合治疗及护理。

4. 病人是否情绪稳定，主动实施促进健康的行为，养成良好卫生习惯。

5. 病人是否发生泌尿系统感染，已发生泌尿系统感染病人是否康复。

二、外阴阴道假丝酵母菌病

外阴阴道假丝酵母菌病（vulvovaginal candidiasis，VVC）是指由假丝酵母菌引起，以白色稠厚分泌物为特征的常见外阴阴道炎症，曾称外阴阴道念珠菌病。美国疾病控制中心（CDC）2010年的资料显示，约75%的女性一生中至少患过1次VVC，40%～50%的女性患过2次或以上，10%～20%患过复杂性VVC。约有10%的非妊娠妇女，30%的妊娠妇女阴道中有假丝酵母菌寄生而无症状。

（一）病因

其发病率仅次于滴虫性阴道炎，80%～90%是由白假丝酵母菌引起，10%～20%为非白假丝酵母菌，如光滑假丝酵母菌、近平滑假丝酵母菌、热带假丝酵母菌。酸性环境适合假丝酵母菌生长，有假丝酵母菌感染的阴道pH多在4.0～4.7，通常pH<4.5。假丝酵母菌不耐热，当加热至60℃持

续 1 小时即死亡，但对干燥、日光、紫外线及化学试剂等抵抗力较强。白假丝酵母菌为条件致病菌，可存在于口腔、肠道、阴道黏膜而不引起发病，只有在全身及阴道局部免疫能力下降时发病，假丝酵母菌大量繁殖，并转变为菌丝相，出现阴道炎症症状。孕妇、糖尿病病人机体免疫力下降时，阴道组织内糖原增多，酸度增加，有利于假丝酵母菌生长；大量应用雌激素治疗致机体抵抗力下降者；长期应用抗生素，抑制乳酸杆菌生长，也有利于假丝酵母菌繁殖引起感染；少部分人可通过性传播或接触感染者衣物感染。

（二）护理评估

1. 健康史 了解疾病既往史、月经史、婚育史、糖尿病史，有无接受雌激素、免疫抑制药或长期使用抗生素治疗史等。了解个人卫生习惯及既往就诊史。

2. 身体状况

（1）症状：主要为外阴瘙痒、灼痛、性交痛，部分病人阴道分泌物增多，外阴瘙痒程度为各种阴道炎症之首，严重时坐卧不安；还可伴有尿痛、尿频，尿痛的特点是排尿时尿液刺激水肿的外阴及前庭导致的疼痛。分泌物由脱落上皮细胞和菌丝体、酵母菌和假菌丝组成，其特征为白色稠厚呈凝乳状或为干酪样白带或豆渣样白带。

（2）体征：外阴红斑，水肿，有抓痕，小阴唇内侧、阴道黏膜红肿并附着白色块状物，擦除后露出红肿、糜烂或溃疡的黏膜。急性期可见糜烂及浅表溃疡。

案例分析 12-2

1. 根据病人的症状和体征判断该病人的医疗诊断有哪些？

答：该病人主要的医疗诊断是外阴阴道假丝酵母菌病、糖尿病。判断依据：

（1）病人的主要症状：阴道分泌物多伴外阴瘙痒 2 周，奇痒难忍 2 天，有糖尿病病史。

（2）妇科检查见阴道口充血，阴道内及后穹隆处有多量豆渣样分泌物，阴道黏膜附有白色膜状物，擦拭后露出红肿黏膜，阴道黏膜充血明显，宫颈光滑。

（3）辅助检查：革兰氏染色检查分泌物中有假菌丝，空腹静脉血糖值为 10.0mmol/L，葡萄糖耐量试验的 2 小时血糖值为 13.0mmol/L。

2. 对病人进行护理评估，还需补充收集的患病资料有哪些？

答：（1）有无接受雌激素、免疫抑制药物或长期应用抗生素。

（2）上次进行外阴阴道假丝酵母菌病治疗的过程及用药情况。

（3）病人有无尿频、尿急、尿痛等泌尿系统感染症状。

---

3. 心理-社会支持状况 病人常因外阴严重瘙痒、坐卧不安，影响工作生活而烦躁、焦躁；又因该病容易复发而对治疗没有信心。

4. 辅助检查

（1）10% KOH 湿片法或革兰氏染色图片法：在阴道分泌物中找到假丝酵母菌的芽孢或菌丝即可确诊。

（2）培养法：适于多次湿片法检查为阴性或为顽固病例，需确诊是否为非白假丝酵母菌感染者。

（3）pH 测定：若 pH＜4.5 可能为单纯假丝酵母菌感染；若 pH＞4.5 可能存在混合感染，尤其是合并细菌性阴道病的混合感染。

5. 治疗原则 应查找病因，消除诱因，根据病人情况选择局部用药或全身用药。全身用药与局部用药疗效相似。

（1）消除诱因：若有糖尿病应积极治疗糖尿病，及时停用广谱抗生素、皮质类固醇激素、雌激素等。

（2）单纯性外阴阴道假丝酵母菌病的治疗：可局部用药也可全身用药，主要以局部短疗程抗真菌药物为主。全身用药与局部用药的疗效相似。局部用药可选用咪康唑栓剂、克霉唑栓剂、制霉菌素栓剂阴道给药。对不能耐受局部用药者、未婚妇女及不愿采用局部用药者，可选用口服药物全身用药，常用药物有氟康唑、伊曲康唑。

（3）复发性外阴阴道假丝酵母菌病（recurrent vulvovaginal candidiasis，RVVC）的治疗：一年内有症状并经真菌学证实的外阴阴道假丝酵母菌病发作 4 次或以上，称为 RVVC，发病率约为 5%。此病易在月经前复发，故治疗后应在月经前复查阴道分泌物。用药应根据培养和药物敏感试验选择。抗真菌治疗分为初始治疗和巩固治疗。初始治疗为局部治疗，延长治疗时间为 7～14 天；若口服氟康唑 150mg，则第 4 日、第 7 日各加服 1 次。巩固治疗常用氟康唑、克霉唑栓剂、伊曲康唑。在治疗前应做真菌培养确诊，治疗期间定期复查监测疗效及药物不良反应，一旦发生不良反应，立即停药。

【常见护理诊断/问题】

1. 皮肤完整性受损　与阴道炎症有关。

2. 睡眠型态的紊乱　与严重阴道瘙痒有关。

3. 知识缺乏　与缺乏阴道炎感染途径和预防的相关知识有关。

4. 焦虑　与疾病反复发作有关。

【护理目标】

1. 病人皮肤完整性受到保护。

2. 病人睡眠恢复正常。

3. 病人、病人家属能讲述该病的有关知识及注意事项并积极治疗。

4. 病人情绪稳定，能够坚持配合规范治疗。

【护理措施】

1. 症状护理和心理护理　同滴虫性阴道炎护理。

2. 随访观察的护理　注意白带性状、量、气味的变化，询问病人外阴不适症状有无减轻，观察用药后的疗效。告知病人正确治疗及随访的重要性，若症状持续存在或诊断后 2 个月复发者，需复诊。对 RVVC 在治疗结束后 7～14 日、1 个月、3 个月和 6 个月各随访 1 次，3 个月和 6 个月随访建议进行真菌培养。

3. 健康指导

（1）用药指导：告知病人正确的阴道用药方法，为提高用药效果，病人可用 2%～4% 碳酸氢钠液坐浴或阴道冲洗后用药。

（2）个人卫生指导：指导注意个人卫生，保持外阴清洁、避免交叉感染及重复感染。

【护理评价】

1. 病人皮肤完整性是否受到保护。

2. 病人睡眠是否恢复正常。

3. 病人、病人家属是否能讲述该病的有关知识及注意事项并积极治疗。

4. 病人情绪是否稳定，是否能够坚持配合规范治疗。

案例分析 12-2

3. 对该病人如何进行护理？

答：（1）指导病人进行分泌物检查，取分泌物前 24～48 小时避免性交、阴道灌洗或局部用药；分泌物取出后保暖，立即送检。

（2）消除诱因，嘱病人查空腹血糖，积极治疗；如使用广谱抗生素、雌激素及皮质类固醇激素应及时停用。

（3）根据医嘱指导病人用药：向病人做好用药指导，取得病人配合，按医嘱完成正规疗程。

（4）个人卫生指导：指导注意个人卫生，保持外阴清洁、干燥，避免搔抓外阴以免皮肤破损。每天清洗外阴并更换内裤。内裤及洗涤用的毛巾，应煮沸5～10分钟以消灭病原体，避免交叉感染及重复感染。治愈前禁止到游泳池、浴池等公共场所，不用公共浴盆、浴巾等，避免交叉感染。

三、细菌性阴道病

细菌性阴道病（bacterial vaginosis，BV）是指由阴道内正常菌群失调所致的一种混合感染，但临床及病理特征无炎症改变。

（一）病因

正常阴道内以产生过氧化氢（H_2O_2）的乳杆菌占优势，细菌性阴道病时，阴道内能产生过氧化氢的乳杆菌减少，其他微生物大量繁殖，主要有加德纳菌、厌氧菌（动弯杆菌、普雷沃菌、紫单胞菌、类杆菌、阴道阿托波菌等）及人型支原体，其中以厌氧菌居多，随着这些微生物的繁殖，其代谢产物使阴道分泌物的生化成分发生相应改变，pH升高，胺类物质（尸胺、腐胺、三甲胺）、有机酸及一些酶类（唾液酸梅、黏多糖酶等）增加。胺类物质可使阴道分泌物增多并有臭味。酶和有机酸可破坏宿主的防御机制，如溶解宫颈黏液，促进微生物进入上生殖道，引起炎症。但微生物群发生变化的机制目前仍不清楚，推测可能与频繁性交、多个性伴侣或阴道灌洗使阴道碱化有关。碱性环境不利于乳杆菌的黏附和生长，而有利于加德纳菌等厌氧菌的生长，可引发细菌性阴道炎。

（二）护理评估

1. 健康史　了解既往史、婚育史、糖尿病史，有无接受雌激素或长期使用抗生素治疗史等，发病与月经周期的关系。了解个人卫生习惯及既往就诊史。

2. 身体状况

（1）症状：10%～40%无临床症状，有症状者主要表现为阴道分泌物增多，可伴有轻度外阴烧灼感或瘙痒。分泌物呈灰白色，均匀一致，稀薄，有鱼腥臭味。鱼腥臭味是由于在厌氧菌繁殖的同时产生胺类物质所致。

（2）体征：检查见阴道黏膜无充血的炎症表现，分泌物常黏附于阴道壁，但黏度很低，容易将分泌物从阴道壁拭去。

3. 心理-社会支持状况　病人常因症状不明显或害羞延误就医，也可因为病人依从性不高未按医嘱用药或个人卫生习惯未改善而导致疾病反复发作引起焦虑。

4. 辅助检查

（1）pH测定：阴道分泌物pH＞4.5。

（2）胺臭味试验：阳性。

（3）线索细胞：阳性。

5. 治疗原则　选用抗厌氧菌药物，主要有替硝唑、甲硝唑、克林霉素。口服药物首选甲硝唑，但甲硝唑对支原体效果差。局部用药可选甲硝唑栓剂或2%克林霉素软膏阴道外侧涂抹。口服药物与局部用药疗效相似，治愈率为80%左右。性伴侣不需常规治疗。妊娠期细菌性阴道病可诱发不良妊娠结局，如胎膜早破、早产、产后子宫内膜炎等，减少妊娠期孕妇细菌性阴道病的感染症状和体征，可减少细菌性阴道病相关感染的并发症和其他感染，药物可选用甲硝唑、克林霉素口服。

【常见护理诊断/问题】

1. 舒适度的改变　与阴道瘙痒、分泌物增多有关。

2. 知识缺乏 与缺乏疾病相关知识有关。

3. 焦虑 与疾病反复发作有关。

【护理目标】

1. 病人阴道分泌物正常，瘙痒症状减轻或消失。

2. 病人能讲述该病的有关知识。

3. 病人情绪稳定，能够坚持配合规范治疗。

【护理措施】

同滴虫性阴道炎。

【护理评价】

1. 病人阴道分泌物是否正常，瘙痒症状是否减轻或消失。

2. 病人是否能讲述该病的有关知识。

3. 病人是否情绪稳定，是否能够坚持配合规范治疗。

四、萎缩性阴道炎

萎缩性阴道炎（atrophic vaginitis）是因体内雌激素水平降低，阴道黏膜萎缩，乳杆菌不再为优势菌，其他病原体过度繁殖或入侵而引起的阴道炎症。常见于自然绝经或人工绝经后妇女，也可见于产后闭经或药物假绝经治疗的妇女。

（一）病因

因卵巢功能衰退，雌激素水平降低，黏膜变薄，阴道壁萎缩，上皮细胞内糖原含量减少，阴道内 pH 多为 5.0～7.0，优势菌不再是嗜酸性的乳杆菌，局部抵抗力降低，其他致病菌过度繁殖或容易入侵引起炎症。常见病原体为需氧菌、厌氧菌或两者的混合感染。

（二）护理评估

1. 健康史 了解病人年龄、月经史、既往史、就诊治疗情况。

2. 身体状况

（1）症状：以外阴瘙痒、阴道分泌物增多及灼热不适为主要症状。阴道分泌物呈淡黄色、稀薄样，感染严重者呈血样脓性白带。

（2）体征：妇科检查阴道呈萎缩性改变，上皮皱褶消失，变平，萎缩，菲薄；阴道黏膜充血，伴有散在小出血点或点状出血斑，有时可见阴道黏膜浅表溃疡，溃疡面可造成阴道黏膜粘连，严重时造成阴道狭窄甚至闭锁，炎症分泌物无法流出形成阴道积脓或宫腔积脓。

3. 心理-社会支持状况 病人生理不适引发烦躁、情绪低下，怀疑癌症而产生恐慌。

4. 辅助检查

（1）阴道分泌物检查：显微镜下见大量基底层细胞及白细胞而无滴虫及假丝酵母菌。

（2）宫颈刮片：与子宫恶性肿瘤鉴别，必要时行分段诊刮术。

（3）局部活组织检查：对阴道肉芽组织及溃疡与阴道癌相鉴别。

5. 治疗原则 以补充雌激素增强阴道抵抗力，使用抗生素抑制细菌生长为治疗原则。可用 1%乳酸或 0.5%乙酸液阴道冲洗，增加阴道酸度，抑制细菌生长。针对病因，可局部给药，也可全身给药。局部用药可用雌三醇软膏局部涂抹或氯喹那多普罗雌烯阴道片；全身用药可予替勃龙 2.5mg，每日 1 次。如阴道干涩者可应用润滑剂。乳腺癌或子宫内膜癌病人需慎用雌激素。

【常见护理诊断/问题】

1. 舒适度的改变 与阴道瘙痒、分泌物增多有关。

2. 知识缺乏 与缺乏疾病相关知识有关。

3. 焦虑 与有可能患癌症有关。

【护理目标】

1. 病人阴道分泌物正常，瘙痒症状减轻或消失。

2. 病人能讲述萎缩性阴道炎预防有关知识。

3. 病人情绪稳定，焦虑消失。

【护理措施】

1. 症状护理

（1）阴道不适：保持外阴部清洁，指导病人勤换内裤。

（2）检查配合：告知病人取分泌物前24～48小时避免性生活、阴道灌洗或局部用药，分泌物取出后保暖，立即送检。

2. 随访观察的护理 注意白带性状、量、气味的变化，定期进行妇科检查，出现症状及时就医。

3. 心理护理 告知病人疾病的病因、诱因及预防措施，告知雌激素治疗可缓解内分泌失衡，减少萎缩性阴道炎的发生。

4. 健康指导

（1）用药指导：告知病人冲洗的方法，阴道冲洗完后再上药，宜在睡前放置，可保证局部用药时间，提高用药效果。应在医生指导下按要求完成雌激素治疗。

（2）个人生活指导：指导注意个人卫生，加强营养，积极锻炼身体，增强机体抵抗力。

【护理评价】

1. 病人阴道分泌物是否正常，瘙痒症状是否减轻或消失。

2. 病人是否能讲述该病的有关知识。

3. 病人是否情绪稳定，焦虑是否消失。

五、婴幼儿外阴阴道炎

婴幼儿外阴阴道炎（infantile vaginitis）常见于5岁以下幼女。多与外阴炎并存。

（一）病因

因婴幼儿解剖特点，外阴发育差，外阴不能遮盖尿道口及阴道前庭，新生儿在出生2～3周后体内雌激素水平逐渐降低，阴道内pH上升的生理特点，细菌容易入侵。婴幼儿的阴道环境特殊，与成人不同，雌激素水平低，阴道上皮薄，pH6.0～8.0，糖原少，优势菌不是乳杆菌，抵抗力低，容易被其他细菌感染。同时婴幼儿的不良卫生习惯，如大便污染、外阴不洁、蛲虫感染、外阴损伤均会引发感染。婴幼儿年龄过小，好奇心重，阴道内误放异物，如纽扣、电池等，造成继发感染。也有通过患病的母亲或保姆的手、毛巾、浴盆等造成间接感染，常见的病原体有阴道毛滴虫、白假丝酵母菌、淋病奈瑟菌。

（二）护理评估

1. 健康史 询问病儿母亲采集信息，同时询问母亲有无阴道炎病史。

2. 身体状况

（1）症状：阴道分泌物增多，呈脓性。病儿多表现为烦躁不安、哭闹或挠抓外阴。临床上多由母亲发现病儿内裤有脓性分泌物而就诊。若分泌物造成小阴唇粘连，可出现排尿时尿液变细、尿不成线或尿液分道。若引发尿路感染，可出现尿频、尿急、尿痛症状。

（2）体征：检查可见外阴、阴蒂、尿道口、阴道口黏膜充血、水肿，有时可见脓性分泌物自阴道口流出。严重者外阴表面可发生溃疡，小阴唇可出现粘连。

3. 心理-社会支持状况 因病儿有时不能表达自己的不适而哭闹不安，母亲易发生焦虑，同时部分病儿感染是由母亲传染所致，故母亲很愧疚。

4. 辅助检查

（1）阴道分泌物检查：显微镜下查找滴虫及假丝酵母菌。

（2）培养法：适于症状典型而悬滴法未见滴虫或假丝酵母菌者。

5. 治疗原则 减少摩擦，保持外阴清洁、干燥。查找病因，有蛲虫者采用驱虫治疗；阴道有异物者及时取出；小阴唇有粘连者可外涂雌激素软膏，松解粘连，严重者可行粘连分离，并涂抹抗生素软膏。针对病原体选择抗生素治疗，可采用口服用药或用吸管将抗生素滴入阴道。

【常见护理诊断/问题】

1. 舒适度的改变 与阴道瘙痒、分泌物增多有关。

2. 知识缺乏 与母亲缺乏疾病相关知识与预防传染相关知识有关。

3. 焦虑 与病儿哭闹、疾病因自己传染给孩子有关。

【护理目标】

1. 病儿阴道分泌物正常，瘙痒症状减轻或消失。

2. 病儿母亲能讲述阴道炎预防有关知识。

3. 病儿情绪稳定，母亲焦虑消失。

【护理措施】

1. 症状护理 针对不同病原体，给予相应症状护理。

2. 随访观察的护理 注意白带性状、量、气味的变化，告诉母亲出现症状及时就医。

3. 心理护理 应稳定家属情绪，指导病儿家属做好婴幼儿外阴护理，让家属能够积极配合治疗及护理。

4. 健康指导 应同时告知母亲注意个人卫生，注意毛巾、浴盆应分开使用，孩子衣物尽量单独清洗。

【护理评价】

1. 病儿阴道分泌物是否正常，瘙痒症状是否减轻或消失。

2. 病儿母亲是否能讲述阴道炎预防有关知识。

3. 病儿情绪是否稳定，母亲焦虑是否消失。

第四节 宫 颈 炎

宫颈炎症是妇科常见疾病，正常情况下，宫颈具有黏膜免疫、体液免疫及细胞免疫等多种防御功能，是阻止病原体进入上生殖道的重要防线。宫颈炎症包括宫颈阴道部炎症及宫颈管黏膜炎症，依病程分为急性宫颈炎和慢性宫颈炎。因宫颈管黏膜上皮为单层柱状上皮，抗感染能力低，易发生感染，因此急性宫颈管黏膜炎在临床较为多见。若急性宫颈炎未经及时治疗或治疗不彻底，可导致慢性宫颈炎症。

案例 12-3 临床资料

病人女性，34 岁，因"白带增多半年"就诊。主诉半年前开始出现白带增多，色偏黄。妇科检查：外阴已婚已产式，阴道通畅，白带量多，色偏黄，宫颈外口细颗粒状红色区，超过宫颈面积 2/3，表面可见脓性分泌物附着，用棉拭子擦拭有出血，子宫大小正常。辅助检查：阴道分泌物白细胞增多。初步诊为子宫颈炎症，需进行物理治疗。

> **问题：**
> 　1. 目前该病人需要进行的进一步检查是什么？
> 　2. 护士如何向该病人进行物理治疗注意事项的宣教？
> 　3. 物理治疗后，最重要的护理措施是什么？

一、急性宫颈炎

急性宫颈炎（acute cervicitis）指宫颈发生急性炎症，包括局部水肿、充血、坏死，上皮变性，黏膜、黏膜下组织、腺体周围见大量中性粒细胞浸润，腺腔中可有脓性分泌物。主要见于感染性流产、宫颈损伤、产褥感染和阴道异物并发感染等。

（一）病因

可由多种病原体引起，也可由物理因素、化学因素刺激或机械性宫颈损伤、宫颈异物伴发感染所致。病原体可为性传播疾病病原体，如淋病奈瑟菌及沙眼衣原体，主要见于性传播疾病的高危人群；因宫颈阴道部鳞状上皮与阴道鳞状上皮相延续，部分宫颈炎的病原体与细菌性阴道病病原体、生殖支原体等内源性病原体感染有关。一般化脓性细菌，如葡萄球菌、链球菌、肠球菌等也可引发感染。

（二）护理评估

1. 健康史　了解既往史、月经史、个人卫生习惯及阴道炎病史及治疗经过。

2. 身体状况

（1）症状：部分病人无症状。有症状病人阴道分泌物增多，白带呈黏液脓性，因黏稠脓性分泌物不利于精子穿过，可造成不孕。阴道分泌物刺激可引起外阴瘙痒及灼热感。合并尿路感染可出现尿急、尿频。若炎症沿宫骶韧带扩散到盆腔，可有腰骶部疼痛、下腹坠痛等。此外，可出现经间期出血或性交后出血。

（2）体征：妇科检查可见宫颈充血、水肿，有黏液脓性分泌物附着或从宫颈管流出，宫颈管黏膜或者外移的柱状上皮质脆，有触痛，触碰可有接触性出血。

3. 心理-社会支持状况　起初阴道分泌物增多不明显，部分病人无症状，病人往往不重视，容易造成延误治疗。发现病情后因病程治疗周期较长，白带多且有异味，出现焦虑；部分病人会出现接触性出血担心癌变而焦虑。

4. 辅助检查

（1）妇科检查：于宫颈管或宫颈管棉拭子标本上，肉眼见到脓性或黏液脓性分泌物，或用棉拭子擦拭宫颈管时，容易发生宫颈管内出血。

（2）白细胞检测：检测宫颈或阴道分泌物白细胞增多，阴道分泌物白细胞增多需排除易引起白细胞增多的阴道炎症。

（3）病原体检测：排除淋病及各种阴道炎，宫颈炎症诊断后，需进一步做衣原体及淋病奈瑟菌的检查。

> **案例分析 12-3**
> 　1. 目前该病人需要进行的进一步检查是什么？
> 　答：宫颈炎症诊断后，需进一步做衣原体及淋病奈瑟菌的病原体检测。

5. 治疗原则　主要为针对病原体进行抗生素药物治疗。对有性传播疾病高危因素的病人，在未获得病原体检测结果前，采用针对衣原体的经验性抗生素治疗，如阿奇霉素 1g 单次顿服；或多西环素 100mg，每日 2 次，连服 7 日。对于单纯急性淋病奈瑟菌性宫颈炎，主张大剂量、单次给药。常用第三代头孢菌素，如头孢曲松钠 250mg，单次肌内注射，或头孢克肟 400mg，单次口服；对治疗沙眼衣原体感染所致宫颈炎药物主要有四环素类，如多西环素 100mg，每日 2 次，连服 7 日；或红霉素类，如阿奇霉素 1g，单次顿服；或喹诺酮类，如氧氟沙星 400mg，每日 1 次。合并细菌性阴道病的病人应同时治疗细菌性阴道病。若宫颈炎病人的病原体为沙眼衣原体及淋病奈瑟菌，应对其性伴侣进行相应治疗。对于淋病奈瑟菌病人，因感染常伴有衣原体感染，因此治疗时除选用抗淋病奈瑟菌药物外，同时应用抗衣原体感染药物。

【常见护理诊断/问题】

1. 舒适度的改变　与白带增多、腰骶部疼痛有关。

2. 组织完整性受损　与宫颈损伤、分泌物刺激有关。

3. 焦虑　与害怕疾病反复发作、引起不孕、有发展成宫颈癌可能有关。

4. 知识缺乏　与缺乏有关治疗后保健知识有关。

【护理目标】

1. 病人症状减轻或消失，舒适感增加。

2. 病人阴道分泌物正常，宫颈损伤好转或愈合。

3. 病人焦虑感减轻或消失，积极面对生活。

4. 病人掌握相关治疗后保健知识，认真治疗，定期复查。

【护理措施】

1. 症状护理　引导病人及时就诊，向病人解释治疗的适应证及禁忌证，做好相关治疗的配合工作。

2. 随访观察的护理　观察阴道上药后白带颜色、量、味等的改变。

3. 心理护理　耐心倾听病人倾诉，向病人解释子宫颈炎的发病原因及治疗方法，取得病人配合。

4. 健康教育

（1）用药指导：部分病人可依据病情选择局部用药或全身用药，用药前应做阴道分泌物检查及药敏试验，根据检查结果选择合理抗生素。指导病人学会自行上药。

（2）个人护理指导：注意个人卫生，保持会阴部清洁干燥。分娩及手术时应尽量减少宫颈裂伤，发现裂伤及时正确缝合。做好避孕措施，减少多次人工流产或分娩对宫颈的损伤。

案例分析 12-3

2. 护士如何向该病人进行物理治疗注意事项的宣教？

答：物理治疗前需做宫颈癌筛查，在排除宫颈不良病变后进行。有急性生殖道炎症者应暂缓治疗，待急性生殖道炎症治疗后方可进行物理治疗。治疗时间以月经干净后 3～7 天且无性生活为宜；物理治疗 7～10 天，脱痂时阴道会出现较多血色分泌物或黄水样分泌物排出，此为正常，不需就诊。创面愈合需 3～4 周，病变较深者需 6～8 周，宫颈恢复光滑外观，此期间内禁止盆浴、性生活和阴道冲洗，一般于 2 个月后月经干净后 3～7 天复查，未痊愈者可择期再做第二次治疗。

3. 物理治疗后，最重要的护理措施是什么？

答：术后应每日清洗外阴 2 次，保持外阴清洁。

【护理评价】

1. 病人外阴不适症状是否减轻或消失。

2. 病人阴道分泌物是否恢复正常，宫颈急性炎症症状是否好转或痊愈。

3. 病人是否接受医护人员指导，焦虑缓解或消失。

4. 病人是否掌握相关治疗后保健知识，认真治疗，知晓应定期进行妇科检查。

二、慢性宫颈炎

慢性宫颈炎（chronic cervicitis）指子宫颈间质内有大量淋巴细胞、浆细胞等慢性炎细胞浸润，可伴有子宫颈腺上皮及间质的增生和鳞状上皮化生。

（一）病因

可为病原体持续感染所致，病原体主要为葡萄球菌、链珠菌、大肠杆菌及厌氧菌，常因流产、分娩或手术损伤宫颈后引起。不良卫生习惯、性传播疾病的病原体，如淋病奈瑟菌、沙眼衣原体或雌激素缺乏，使局部抗感染能力差，也易引起慢性宫颈炎。也可因急性子宫颈炎迁延引起。

（二）病理

1. 慢性宫颈管黏膜炎　包括宫颈管内柱状上皮及外移至宫颈阴道部的柱状上皮的慢性炎症，由于宫颈管黏膜皱襞较多，柱状上皮抗感染能力差，感染后容易形成持续性宫颈黏膜炎，表现为子宫颈黏液及脓性分泌物，反复发作。

2. 宫颈息肉（cervical polyp）　宫颈息肉是慢性炎症的长期刺激使宫颈局部黏膜增生，子宫有排除异物的倾向，使增生的黏膜逐渐自基底层向宫颈外口突出形成息肉，色红质脆易出血。由于炎症存在，息肉除去后常易复发（图 12-7）。宫颈息肉极少恶变，但应与子宫的恶性肿瘤鉴别。

3. 宫颈肥大（cervical hypertrophy）　慢性炎症的长期刺激导致腺体及间质增生。此外宫颈深部的腺囊肿均可使宫颈呈不同程度肥大，硬度增加，但表面多光滑，有时可见到宫颈腺囊肿（noboth cyst）（图 12-8）。宫颈腺囊肿是宫颈转化区鳞状上皮取代柱状上皮过程中，新生的鳞状上皮覆盖宫颈腺管口或伸入腺管，将腺管口阻塞，导致腺体分泌物引流受阻、潴留形成的囊肿。宫颈局部损伤或宫颈慢性炎症使腺管口狭窄，也可导致宫颈腺囊肿形成。

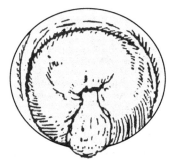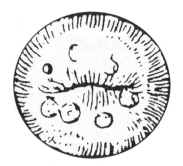

图 12-7　宫颈息肉　　　　　　　　图 12-8　宫颈腺囊肿

（三）护理评估

1. 健康史　了解孕产史，询问阴道分娩、妇科手术时有无宫颈有无损伤；了解发病时间、就诊及治疗过程。

2. 身体状况

（1）症状：慢性子宫颈炎多无症状。少数病人可有阴道分泌物增多，呈淡黄色或脓性，或有黄色分泌物覆盖子宫颈口或从子宫颈口流出。偶有分泌物刺激引起的外阴瘙痒及不适。

知识拓展

宫颈柱状上皮异位

　　生理性柱状上皮异位是指生育期、妊娠期妇女由于雌激素作用，宫颈管柱状上皮外移至宫颈阴道部，肉眼所见外观呈细颗粒状的红色区，在阴道镜下表现为宽大的转化区及内侧的柱状上皮，由于柱状上皮菲薄，其下间质透出而呈红色。曾将此种情况称为"宫颈糜烂"，并认为是慢性子宫颈炎最常见的病理类型之一。"宫颈糜烂"这一术语最初由 Bennett 在 1850 年开始使用。宫颈柱状上皮异位是阴道镜下描述宫颈管内的柱状上皮生理性外移至宫颈阴道部的术语。但目前已明确"宫颈糜烂"并不是病理学上的上皮溃疡、缺失所致的真性糜烂。除慢性子宫颈炎外，子宫颈的生理柱状上皮异位、宫颈鳞状上皮内病变，甚至早期子宫颈癌均可呈现子宫颈糜烂样改变。子宫颈糜烂样改变只是一个临床征象，可为生理性改变，可受雌激素影响，雌激素水平高时柱状上皮外移，宫颈呈糜烂样外观改变；雌激素水平低时，柱状上皮内移，也可以与宫颈炎同时存在；也可为病理性改变，宫颈鳞状上皮内病变及早期子宫颈癌也可使子宫颈呈糜烂样改变，因此对于子宫颈糜烂样改变者需做宫颈癌早期筛查，进行子宫颈细胞学检查和（或）HPV 检测，必要时行阴道镜及或组织检查。

　　（2）体征：妇科检查可见宫颈有不同程度糜烂、肥大、充血、水肿，有时可见息肉、裂伤及宫颈腺囊肿等，可有接触性出血、经间期出血或性交后出血。

　　3. 心理-社会支持状况　部分病人会因害羞延误治疗，部分病人出现接触性出血而担心癌变，出现焦虑，少数病人会防止病情恶化，在无手术适应证的情况下依然要求进行手术治疗。

　　4. 辅助检查

　　（1）妇科检查：查看宫颈病理生理改变情况。

　　（2）阴道镜、宫颈刮片细胞学检查和（或）HPV 检测：用于早期宫颈癌的筛选。

　　（3）宫颈活体组织检查：可确诊宫颈癌及其他宫颈病变。

　　（4）宫颈液基薄层细胞检测（TCT）：检测子宫颈细胞并进行细胞学分类，与宫颈刮片细胞学检查相比可提高宫颈异常细胞的检出率。

　　5. 治疗原则　以局部治疗为主，可采用物理治疗、药物治疗及手术治疗。根据病理类型采用不同的治疗方法。在进行治疗前应先排除早期子宫颈癌。

　　（1）物理治疗：是最常用的有效的治疗方法。治疗前先行子宫颈刮片、碘试验或宫颈组织切片检查，排除早期子宫颈癌。有急性生殖道炎症为禁忌。治疗时间应在病人月经干净 3～7 天内进行，且以无性生活为宜；术后应每日清洗外阴 2 次，保持外阴清洁。临床常用的方法有激光治疗、冷冻治疗、红外线凝结法及微波疗法等。

　　（2）局部药物治疗：慢性宫颈炎以局部治疗为主。适用于糜烂面积小和炎症浸润较浅的病例。目前临床多用康妇特栓剂，疗效满意，每天放入阴道 1 枚，连续 7～10 天。对宫颈管内有脓性分泌物的病人，需全身治疗。治疗前取宫颈管分泌物做培养及药敏试验，根据检查结果采用相应的抗感染药物，以提高治疗效果，也可作为物理治疗前后的辅助治疗。

　　（3）手术治疗宫颈息肉：可手术摘除，宫颈肥大、宫颈糜烂样改变较深者且累及宫颈管者可行宫颈锥形切除术。

【常见护理诊断/问题】

　　1. 舒适度的改变　与阴道分泌物增多、外阴瘙痒有关。

　　2. 组织完整性受损　与宫颈病理变化有关。

　　3. 焦虑　与担心局部治疗效果有关。

　　4. 知识缺乏　与缺乏局部治疗后健康知识有关。

【护理目标】

1. 病人症状减轻或消失，舒适感增加。

2. 病人宫颈病变好转或愈合。

3. 病人焦虑感减轻或消失。

4. 病人掌握局部治疗后健康知识，认真治疗，定期复查。

【护理措施】

1. 症状护理 热情接待病人，协助病人做好妇科检查及特殊检查的准备，协助医生完成宫颈刮片或宫颈活组织检查。

2. 随访观察的护理 观察阴道上药后白带的颜色、量、味等改变。对病理检查发现宫颈上皮有异常增生时应告知病人坚持正规治疗。

3. 心理护理 对病程长、迁延不愈的病人，应给予关心和耐心解释，告知疾病过程及防治措施，消除病人顾虑、树立治疗信心。对病理检查发现宫颈上皮有异常增生者应告知病人遵医嘱按时随诊，提高治疗依从性，积极配合治疗，阻断癌变途径，消除病人焦虑情绪。

4. 健康教育

（1）用药指导：部分病人可依据病情选择局部用药或全身用药，用药前应做阴道分泌物检查及药敏试验。指导病人学会自行上药。

（2）物理治疗指导：物理治疗有引起术后出血、宫颈管狭窄、感染的可能，应定期复查。告知物理治疗病人，物理治疗 7～10 天，脱痂时阴道会出现较多血色分泌物或黄水样分泌物排出，此为正常，不需就诊。若出血多，应及时就诊，必要时使用抗生素。创面愈合需 3～4 周，病变较深者需 6～8 周，宫颈恢复光滑外观。一般于 2 个月后月经干净 3～7 天复查，未痊愈者可择期再做第二次治疗。

（3）出院指导：向病人做好卫生宣教，养成良好的卫生习惯，定期做妇科检查，出现阴道分泌物增多、性生活后出血应及时就诊，发现子宫颈炎予以积极治疗。

（4）个人卫生指导：注意个人卫生，保持会阴部清洁干燥。物理治疗术后每天清洗外阴 2 次，保持外阴清洁，创面未愈合期间禁盆浴、性生活和阴道冲洗。

（5）其他：加强对宫颈炎防护知识的宣传，定期做妇科检查，做好早发现、早治疗。

【护理评价】

1. 病人阴道分泌物是否恢复正常，外阴瘙痒是否好转或消失。

2. 病人宫颈病变是否好转或愈合。

3. 病人是否知晓局部治疗效果，焦虑感是否减轻或消失。

4. 病人是否知晓局部治疗术后健康相关知识。

第五节　盆腔炎性疾病

盆腔炎性疾病（pelvic inflammatory disease，PID）指女性上生殖道的一组感染性疾病，主要包括盆腔腹膜炎（peritonitis）、子宫内膜炎（endometritis）、输卵管卵巢炎（tubo-ovarian abscess，TOA）、输卵管炎（salpingitis）。盆腔炎性疾病大多发生在性活跃期，炎症可局限于一个部位，也可同时累及几个部位，以输卵管炎、输卵管卵巢炎为最常见。

案例 12-4　临床资料

病人女性，26 岁，因"经人流术后 10 天，下腹痛 1 天，加重半天"就诊。病人于 10 天前行早孕人工流产术，术中见绒毛，与孕周相符，术后 5 天阴道出血净，2 天前有性生活史，1 天前出现下腹坠痛不适，休息后无缓解，半日前下腹痛加重伴发热，现来就诊。体格检查：体温 38.5℃，痛苦面容，强迫性体位，心肺未闻及明显异常，腹平，腹肌紧张，下腹压痛、反跳痛阳性。妇科检查：外阴已婚式，阴道通畅，可见少量脓性分泌物；宫颈光滑，可见脓性分泌物从宫颈口溢出，宫颈摇举痛阳性；子宫前位，大小正常，触痛明显；双附件区增厚，未触及明显包块，触痛明显。辅助检查：血 C 反应蛋白升高，红细胞沉降率升高，阴道分泌物检查出现大量白细胞。病人刚入院时睡眠差，总是不停地问护士自己的病应该怎样治疗，医生有没有明确的治疗方案；同时，也常悄悄询问护士"该病会不会影响下次妊娠？"。

问题：
1. 根据病人的症状和体征判断该病人的医疗诊断有哪些？
2. 护士如何向该病人解释治疗方案的选择？
3. 该病人可能的护理诊断及相应的护理措施是什么？

一、病　因

盆腔炎疾病多发生在性活跃期，当机体免疫力下降、内分泌发生变化及致病病原体侵入时，可引发炎症。常见的病原体有内源性病原体，如金黄色葡萄球菌、消化球菌等；外源性病原体，如淋病奈瑟菌、沙眼衣原体等。病原体可由生殖道黏膜上行蔓延，或由经外阴、阴道、宫颈及宫颈创伤处；也可是病原体先侵入人体的其他系统再经血液循环传播；也可由腹腔其他脏器感染后直接蔓延到内生殖器，初潮前、无性生活史和绝经后妇女的盆腔炎症常是经此途径感染。

二、病　理

（一）子宫内膜炎及子宫肌炎

子宫内膜充血、水肿，有炎性渗出物，炎症持续出现内膜坏死、脱落形成溃疡。镜下见大量白细胞浸润，炎症向深部侵入形成子宫肌炎。

（二）输卵管炎、输卵管积脓、输卵管卵巢脓肿

因病原体的传播途径不同而有不同的病变特点。

（1）炎症经子宫内膜向上蔓延，引起输卵管黏膜炎，导致输卵管管腔及伞端闭锁，有脓液积聚于管腔内，则形成输卵管积脓。

（2）病原体通过宫颈的淋巴管播散到宫旁结缔组织，侵及输卵管浆膜层，病变以输卵管间质炎为主，轻者仅有轻度充血、肿胀、略增粗，严重者输卵管明显增粗、弯曲，与周围组织粘连。输卵管黏膜可不受累或受累极轻，其管腔常可因肌壁增厚受压变窄，但仍能保持通畅。卵巢炎很少单独发生，常与发炎的输卵管伞端粘连而发生卵巢周围炎，称为输卵管卵巢炎。

（3）盆腔腹膜炎：盆腔内器官发生严重感染时可蔓延到盆腔腹膜，发生腹膜充血、水肿及少量含纤维素的渗出液，形成盆腔脏器粘连。当有大量脓性渗出液积聚于粘连的间隙内，可形成散在小脓肿，渗出液常积聚于直肠子宫陷凹处形成盆腔脓肿，因直肠子宫陷凹处的解剖结构特点，脓肿可破入直肠而使症状突然减轻，也可破入腹腔引起弥漫性腹膜炎。

（4）盆腔结缔组织炎：当内生殖器发生急性炎症或阴道、宫颈有创伤时，病原体经淋巴管进入盆腔结缔组织而引起结缔组织充血、水肿及中性粒细胞浸润，以宫旁结缔组织炎最常见。

（5）败血症及脓毒血症：当病原体毒性强、数量多、病人抵抗力降低时常发生败血症。常见于感染性流产、播散性淋病及严重的产褥感染。

（6）Fitz-Hugh-Curtis 综合征：是指肝包膜炎症而无肝实质损害的肝周围炎。病原体常为淋病奈瑟菌及衣原体。5%～10%输卵管炎可出现此综合征，病人表现为继下腹痛后出现右上腹痛，或下腹疼痛与右上腹疼痛同时出现。

三、护 理 评 估

（一）健康史

了解病人性生活史、孕产史、宫内手术史，有无经期不良卫生习惯，不洁性生活，阴道炎或宫颈炎病史；询问有无发病相关高危因素，既往有无类似病史及治疗过程、效果。

（二）身体状况

1. 症状 轻者无症状或症状轻微。常见为下腹痛、阴道分泌物增多或异常阴道出血。部分病人有发热、高热、头痛。月经期发病可出现月经量增多、经期延长。腹痛为持续性，活动或性生活后加重。累及泌尿系统可有尿频、尿急、尿痛症状；累及腹膜炎可出现恶心、呕吐等消化系统症状；若形成包块或脓肿压迫局部，可根据压迫具体部位出现局部刺激症状，如膀胱刺激征、腹泻、便秘等。严重病例可出现急性面容、体温升高、心率加快及下腹压痛、反跳痛等，甚至有部分病人出现休克症状。

2. 体征 病人体征差异较大，轻者无明显异常，部分病人是在常规妇科检查中发现宫颈举痛、宫体压痛或附件区压痛，宫体活动受限，阴道可见脓性臭味分泌物；子宫两侧压痛明显，有时能触及包块。三合诊能协助进一步明确盆腔情况。

案例分析 12-4

　1. 根据病人的症状和体征判断该病人的医疗诊断有哪些？

　答：该病人主要的医疗诊断是急性盆腔炎。判断依据：

　（1）病人的主要症状：痛苦面容，强迫性体位，因经人流术后 10 天，术后 5 天阴道出血净，2 天前有性生活史，1 天前出现下腹坠痛不适，加重半天，休息后无缓解。

　（2）妇科检查：外阴已婚式，阴道通畅，可见少量脓性分泌物；宫颈光滑，可见脓性分泌物从宫颈口溢出，宫颈摇举痛阳性；子宫前位，大小正常，触痛明显；双附件区增厚，未触及明显包块，触痛明显。

　（3）体格检查：体温 38.5℃，心肺未闻及明显异常，腹平，腹肌紧张，下腹压痛、反跳痛阳性。

　（4）辅助检查：血 C 反应蛋白升高，红细胞沉降率升高，阴道分泌物湿片出现大量白细胞。

（三）心理-社会支持状况

病人会因疼痛影响日常生活和工作而烦躁不安，担心治疗效果不好，病程长、反复发作而产生焦虑。

（四）辅助检查

1. 血常规检查 血 C 反应蛋白升高，红细胞沉降率升高。

2. 宫颈或阴道分泌物检查 相关病原体检测，查找病因。

3. 阴道穹后部穿刺 怀疑盆腔积液、脓肿时做此项检查。

4. 超声检查、腹腔镜可帮助明确诊断。

（五）治疗原则

根据不同病原体感染，选择及时、足量抗生素治疗，必要时手术治疗。

案例分析 12-4

2. 护士如何向该病人解释治疗方案的选择？

答：急性盆腔炎的治疗方案应根据病人的症状、体征全面考虑。针对病人情况要向病人解释目前治疗主要以控制感染为主，可给予药物对症治疗。

四、计划护理

【常见护理诊断/问题】

1. 舒适度的改变　与腹痛、发热有关。

2. 焦虑　与担心影响受孕有关。

3. 知识缺乏　与缺乏预防盆腔炎性疾病相关知识有关。

【护理目标】

1. 病人症状减轻或消失，舒适感增加。

2. 病人焦虑感减轻或消失，积极面对生活。

3. 病人知晓预防盆腔炎性疾病相关知识。

【护理措施】

1. 症状护理　嘱病人卧床休息，取半卧位，有利于炎症局限。高热时采用物理降温，给予高热量、高蛋白、高维生素饮食。若病情危重，需立即行手术治疗的病人应禁食；减少不必要的盆腔检查以避免炎症扩散。

2. 随访观察的护理　加强巡视，观察病人腹痛有无减轻，发热病人体温是否恢复正常，生命体征是否平稳，发现感染性休克征象及时报告并协助抢救，注意观察腹痛及阴道分泌物情况。

3. 手术治疗的护理　按腹部及阴道手术病人常规护理。

4. 心理护理　耐心倾听病人倾诉，及时解答病人提问，及时汇报病情，解释病情的病因，以缓解不良情绪，增强病人治疗信心。

5. 健康指导

（1）用药指导：根据病原体选择抗生素，讲明药物名称、用药目的、剂量、方法及不良反应，服药过程中不能擅自停药或改变剂量。根据病情也可选择中药治疗，多采用中药清热利湿、活血化瘀治疗。

（2）出院指导：做好经期、妊娠期、产褥期、人流术后的卫生宣教；指导性生活卫生，经期禁止性生活。

（3）个人卫生指导：注意月经期及性卫生，节制性生活，若有下生殖道感染，应接受及时、正规治疗。

（4）其他：宣传定期进行妇科检查的意义，做到早期发现炎症、及时治疗。

案例分析 12-4

3. 该病人可能的护理诊断及相应的护理措施是什么？

答：（1）舒适度的改变：与腹痛、发热有关。

对症治疗，嘱病人卧床休息，取半卧位，有利于炎症局限。高热时采用物理降温，给予高热量、高蛋白、高维生素饮食，若病情危重，需立即行手术治疗的病人应禁食。减少不必要的盆腔检查以避免炎症扩散。

（2）焦虑：与担心影响受孕有关。

耐心倾听病人倾诉，及时解答病人提问，及时汇报病情，以缓解不良情绪。

（3）知识缺乏：与缺乏预防盆腔炎性疾病相关知识有关。

做好经期、妊娠期、产褥期、人工流产术后的卫生宣教；指导性生活卫生，经期禁止性交。若有下生殖道感染，应接受及时、正规治疗。

【护理评价】

1. 病人腹痛、发热是否缓解或消失。

2. 病人是否接受医护人员指导，焦虑缓解或消失。

3. 病人是否知晓盆腔炎性疾病预防相关知识。

第六节　性传播疾病

性传播疾病（sexually transmitted diseases，STD）指以性行为为主要传播途径及可经性行为传播的一组传染病。我国目前规定的性传播疾病监测病种包括淋病、梅毒、尖锐湿疣、生殖道沙眼衣原体、生殖器疱疹、艾滋病，其中艾滋病、梅毒、淋病为国家乙类传染病。

案例 12-5　临床资料

病人女性，30 岁，孕 5 产 0，妊娠 35 周，因外阴瘙痒、阴道脓性分泌物增多，伴尿频、尿痛三天，现来就诊。体格检查：体温 36.5℃，心肺未闻及明显异常，无腹痛。妇科检查：外阴已婚式，阴道通畅，可见少量脓性分泌物；宫颈充血，辅助检查：分泌物涂片检查可见中性粒细胞，淋球菌培养为阳性。病人刚入院时睡眠差，总是不停地问护士自己的病应该怎样治疗，医生有没有明确的治疗方案；对胎儿有没有影响，同时也常悄悄询问护士"该病能否治愈，会传染给孩子吗？"

问题：

1. 如病人确诊感染淋病，可能给胎儿造成的危害是什么？
2. 该病人为孕妇，如何做好新生儿感染淋菌性疾病的防治工作？

一、淋　病

淋病（gonorrhea）指由淋病奈瑟菌引起的以泌尿生殖系统化脓性感染为主要表现的性传播疾病，也可导致眼、咽、直肠感染和播散性淋病奈瑟菌感染。淋病奈瑟菌为革兰氏阴性双球菌，以侵袭生殖、泌尿系统黏膜的柱状上皮和移行上皮为特点，传染性强，潜伏期短，离开人体不易生存，一般消毒剂可将其杀死，可导致多种并发症和后遗症。

（一）感染途径

现位居我国性传播疾病首位。人是淋病奈瑟菌的唯一天然宿主，淋病病人和淋病奈瑟菌携带者是淋病的主要传染源。

1. 直接传播　多通过性生活直接接触传染，可波及尿道、前庭大腺、尿道旁腺处，以宫颈管受感染最为多见。病情继续发展，会沿生殖道黏膜上行，引起子宫内膜炎、输卵管黏膜炎、盆腔腹膜炎或播散性淋病。

2. 间接传播　通过接触被感染的毛巾、衣物、床单、浴具等物品或消毒不彻底的检查器具感染。

3. 垂直传播　经未治疗的产妇软产道分娩的新生儿，可发生新生儿淋菌性结膜炎、肺炎，甚至出现淋菌败血症。

（二）对母儿的影响

妊娠各期感染淋病奈瑟菌均对妊娠预后有影响。孕妇感染淋菌占 1%～8%。妊娠早期感染淋病奈瑟菌性宫颈炎，可导致感染性流产和人工流产后感染；妊娠晚期易发生胎膜早破，时间长者可发生绒毛膜羊膜炎；分娩后易发生淋病播散，引起子宫内膜炎、输卵管炎，严重者可致播散性淋病。

对胎儿的威胁则是可诱发自然流产、早产和胎儿宫内感染，早产发病率约为 17%，胎儿感染易发生胎儿宫内窘迫、胎儿宫内生长受限，甚至导致死胎、死产。

新生儿淋菌性结膜炎若未及时治疗，结膜炎继续发展，可引起淋菌眼眶蜂窝织炎，累及角膜可形成角膜溃疡、云翳，甚至发生角膜穿孔或发展成虹膜睫状体炎、全眼球炎，导致失明。因为淋菌感染潜伏期为 1～14 日，所以新生儿淋菌结膜炎多在出生后 1～2 周发病，可见双眼睑肿胀，结膜发红，有脓性分泌物流出。

> **案例分析 12-5**
> 1. 如病人确诊感染淋病，可能给胎儿造成的危害是什么？
> 答：妊娠各期感染淋菌均对妊娠预后有影响。妊娠早期感染淋菌性宫颈炎，可导致感染性流产和人工流产后感染；妊娠晚期易发生胎膜早破和早产，宫内感染易导致胎儿生长受限、胎儿窘迫和死胎等。经未治疗的产妇软产道分娩的新生儿，可发生新生儿淋菌性结膜炎、肺炎，甚至出现淋菌败血症，导致围生儿死亡率增加。新生儿淋菌性结膜炎若未及时治疗，结膜炎继续发展，可引起淋菌眼眶蜂窝织炎，累及角膜可形成角膜溃疡、云翳，甚至发生角膜穿孔或发展成虹膜睫状体炎、全眼球炎，导致失明。因为淋菌感染潜伏期为 1～14 日，所以新生儿淋菌结膜炎多在出生后 1～2 周发病，可见双眼睑肿胀、结膜发红，有脓性分泌物流出。

（三）护理评估

1. 健康史　了解病人年龄、婚育史、性生活史、个人卫生习惯等。

2. 身体状况

（1）症状：在感染淋病后 1～14 日出现外阴瘙痒，阴道内轻微疼痛和烧灼感，急性尿道炎症状如尿频、尿急、尿痛等。病人可表现为发热、寒战、恶心、呕吐、下腹两侧疼痛。

（2）体征：妇科检查可见阴道口充血、水肿，有黏液脓性分泌物排出；子宫颈口充血、糜烂，白带增多；尿道口充血发红，有脓性分泌物。

3. 心理-社会支持状况　病人自感羞愧，害怕被别人知道，若为孕妇害怕传染给胎儿，出现恐惧与担忧。

4. 辅助检查

（1）分泌物涂片检查：急性期可见中性粒细胞内有革兰氏阴性双球菌，可做初步诊断。

（2）核酸扩增实验（NAAT）：敏感性及特异性高，对无症状或有症状妇女均可检验。

（3）淋病奈瑟菌培养：建议对治疗失败病人和对目前治疗方案行耐药性监测时采用。

5. 治疗原则　应尽早彻底治疗，遵循及时、足量、规范化用药原则。用药首选第三代头孢菌素。常用药物有头孢曲松或头孢克肟；对不能耐受头孢菌素类药物者可选用阿奇霉素。轻症者可应用大剂量单次给药，重症者应连续每天给药，保证足够治疗时期彻底治愈。对合并衣原体感染的孕妇应同时使用阿奇霉素或阿莫西林进行治疗。妊娠期禁用喹诺酮及四环素类药物。性伴侣应同时治疗。

【常见护理诊断/问题】

1. 组织完整性受损　与炎性分泌物、细菌、真菌刺激有关。

2. 焦虑　与淋病传染性有关。

3. 知识缺乏　与缺乏淋病防护相关知识有关。

【护理目标】

1. 病人接受治疗措施后，炎性分泌物减少，外阴不适缓解，舒适感增加，受损皮肤恢复。

2. 病人能客观地面对现实，自卑情绪减轻，增强社会应对能力，恐惧感消失。

3. 病人对淋病传播方式有所了解并改变了不良卫生习惯，妊娠期孕妇知晓母婴阻断相关治疗及预防措施。

【护理措施】

1. 症状护理 做好隔离，对病人接触的生活用品做好消毒隔离，做好手卫生，防止交叉感染。发热者，注意观察生命体征变化，嘱多饮水，必要时给予物理降温。

2. 随访观察的护理 对于无并发症淋病病人治疗后无须进行随访。对治疗后症状持续存在者，应进行淋病奈瑟菌及药物敏感试验，观察有无耐药性。对于治疗失败重新治疗者或淋病合并妊娠者均应在治疗后 1 周随诊并进行淋病奈瑟菌培养。

3. 心理护理 尊重病人，保护病人隐私，建立相互信任关系，解除病人思想顾虑，帮助病人正确认识疾病，积极治疗。

4. 健康指导

（1）用药指导：指导病人遵医嘱规范用药。

（2）孕妇护理：做好优生优育及妊娠前、妊娠初期就诊时的筛查，必要时在妊娠末期或分娩期重复检查，以明确诊断及治疗，提供母婴传播阻断措施。

（3）新生儿护理：淋病产妇分娩的新生儿，应尽快用 0.5%红霉素眼膏预防淋菌性眼炎，新生儿可发生播散性淋病，于出生后不久出现淋菌关节炎、败血症、脑膜炎等，治疗不及时可致新生儿死亡，可为新生儿预防使用头孢曲松钠 25～50mg/kg（最大剂量不超过 125mg）肌内注射或静脉注射。

（4）个人卫生指导：保持外阴清洁卫生，治疗期间严禁性交。性伴侣应同时进行检查与治疗。病人使用的内裤、浴盆、毛巾应煮沸消毒 5～10 分钟，病人接触的物品及器具用 1%石炭酸溶液浸泡消毒，病人应学会自行消毒隔离的方法。

（5）其他：保持外阴清洁卫生，与性伴侣共同避免混乱的性关系。

> **案例分析 12-5**
>
> 2. 该病人为孕妇，如何做好新生儿感染淋菌性疾病的防治工作？
>
> 答：明确孕妇淋菌感染的诊断和治疗是防治新生儿淋菌性疾病的最佳方法。做好保护性隔离，新生儿分娩后应尽快用 0.5%红霉素眼膏预防淋菌性眼炎，新生儿可发生播散性淋病，于出生后不久出现淋菌关节炎、败血症、脑膜炎等，治疗不及时可致新生儿死亡，可为新生儿预防使用头孢曲松钠 25～50mg/kg（最大剂量不超过 125mg）肌内注射或静脉注射。

【护理评价】

1. 病人皮肤黏膜是否恢复完整。

2. 病人是否能面对现实，有信心战胜疾病，焦虑消失。

3. 病人是否知晓淋病防护相关知识。

二、尖锐湿疣

尖锐湿疣（condyloma acuminate，CA）指由人乳头瘤病毒（human papillomavirus，HPV）感染引起的鳞状上皮增生性疣状病变。

（一）感染途径

尖锐湿疣病人的性伴侣中约 60%发生 HPV 感染。

1. 直接传播 经性交直接传播是主要传播途径。

2. 间接传播 偶见通过污染的衣物、器械间接传播。

3. 垂直感染 新生儿则可在通过患病母亲的产道时因接触含有 HPV 的羊水、分泌物、血而感染。

（二）对母儿的影响

由于妊娠期细胞免疫功能下降，类固醇激素水平增加，局部血液循环丰富，病灶生长迅速，且多区域、多形态，有时巨大病灶可阻塞产道。由于妊娠期尖锐湿疣组织脆弱，阴道分娩时容易导致大出血。

孕妇患尖锐湿疣，有垂直传播的危险。妊娠期 HPV 感染的母亲所生的新生儿有患喉乳头瘤及眼结膜乳头瘤的可能，其传播途径是经宫内感染、产道感染，还是产后感染尚无定论。

（三）护理评估

1. 健康史 了解病人年龄、婚育史、性生活史、个人卫生习惯等。了解病人不适部位及特点。

2. 身体状况

（1）症状：潜伏期 3 周至 8 个月，平均 3 个月，以年轻妇女居多。临床症状常不明显，部分病人有外阴瘙痒、烧灼感或性生活后疼痛。

（2）体征：初为微小散在或呈簇状增生的小乳头状疣，其上有细小的指样突起，柔软，或为小而尖的丘疹，质地稍硬，均为白色或粉色。病灶逐渐增多、增大，相互融合成桑葚状、菜花状或鸡冠状，顶端可有角化或感染溃烂。好发于外阴性生活时易受损部位，如小阴唇、肛门周围、阴道前庭，也可累及阴道和宫颈。

3. 心理-社会支持状况 病人多在出现典型症状后就医，自感羞愧，妊娠孕妇害怕胎儿感染而焦虑。

4. 辅助检查 典型病例肉眼即可做出诊断。对体征不典型者需进行辅助检查以确诊。常用方法有细胞学检查、乙酸试验、阴道镜检查及 HPV 核酸检测。诊断不明确、治疗效果差或有恶变倾向者，则需行活组织病理检查确诊。对于宫颈外性疣状物，应进行宫颈细胞学检查或活组织检查，以排除宫颈鳞状上皮内病变。

5. 治疗原则 目前尚无根除 HPV 方法，治疗原则是去除外生疣体，改善症状和体征。

（1）妊娠 36 周前，病灶小、位于外阴者，可选用局部药物治疗，药品选用苯甲酸、50%三氯乙酸等病灶外用、局部涂擦。病灶大，有蒂，可行物理及手术治疗，如激光、微波、冷冻、电灼等。巨大尖锐湿疣可直接行手术切除疣体主体，待痊愈后再采用药物局部治疗。性伴侣应同时治疗。

（2）妊娠近足月或足月，病灶局限于外阴者仍可行冷冻或手术切除病灶，再经阴道分娩。若病灶存在于外阴、阴道、宫颈处且广泛，经阴道分娩易发生软产道裂伤引起大出血或巨大病灶堵塞软产道时，应行剖宫产结束分娩。产后部分尖锐湿疣可缩小，甚至可能自然消退。

【常见护理诊断/问题】

1. 组织完整性受损 与外阴瘙痒、尖锐湿疣典型症状有关。

2. 焦虑 与尖锐湿疣传染性及典型症状有关。

3. 知识缺乏 与缺乏尖锐湿疣防护措施及局部治疗相关知识有关。

【护理目标】

1. 病人接受治疗措施后，外阴不适缓解，尖锐湿疣典型症状好转或消除。

2. 病人顾虑消失，自卑情绪减轻，焦虑减轻或缓解。

3. 病人知晓尖锐湿疣防护措施，妊娠期病灶较大需局部治疗的病人知晓手术护理相关知识。

【护理措施】

1. 症状护理 做好隔离，对病人接触的生活用品做好消毒隔离，做好手卫生，防止交叉感染。外阴不适者可遵医嘱给予药物外擦，疣体切除后，擦洗时应注意观察创面有无渗血、出血等。

2. 随访观察的护理 病人的治愈标准是疣体消失，治愈率高，但有复发可能，多在治疗后的 3 个月内复发，因此，治疗后应做好随访，评估病人治疗效果，确认治疗方案符合病人病情变化，对反复发作的顽固性尖锐湿疣，应及时取活检排除恶变可能。

3. 手术治疗的护理 行尖锐湿疣疣体手术切除时，应做好与病人的解释与沟通工作，特别是孕妇害怕手术会对胎儿造成影响，应向病人说明手术目的及注意事项，缓解病人焦虑与恐惧。手术时，密切观察病人生命体征变化，及时给予安慰。手术后，指导病人预防感染，做好手术部位皮肤、出血、分泌物的观察。

4. 心理护理 尊重病人，保护病人隐私，做到患病后及早接受正规治疗，树立战胜疾病的信息。

5. 健康指导

（1）用药指导：遵医嘱用药。此病复发率较高，嘱病人坚持治疗直至治愈。

（2）孕妇护理：妊娠期做好外阴护理，告知孕妇其分娩新生儿有患喉乳头瘤的危险；由于分娩后病灶有可能消退，故主张妊娠期可暂不处理，对病灶较大者，建议采用物理或手术治疗。

（3）分娩护理：病灶大，孕妇临近足月可选择剖宫产手术结束分娩，妊娠合并尖锐湿疣不是剖宫产指征。

（4）个人卫生指导：治疗期间禁止性生活，保持外阴清洁卫生，与性伴侣共同避免混乱的性关系。

【护理评价】

1. 病人外阴不适缓解，尖锐湿疣典型症状是否好转或消除。

2. 病人情绪焦虑是否减轻或缓解。

3. 病人是否知晓尖锐湿疣防护措施，妊娠期病灶较大需局部治疗的病人是否知晓手术护理相关知识。

三、梅　毒

梅毒（syphilis）指由苍白密螺旋体引起的慢性全身性的性传播疾病。苍白密螺旋体耐寒力强，在 4℃下可存活 3 日，–78℃保存数年仍有传染性，但在体外干燥环境下不易生存，可被肥皂水及一般消毒剂杀灭。

（一）感染途径

1. 直接传播 性接触传播是最主要的传播途径，占 95%。未治疗的病人在感染后 1 年内传染性最强，随病期延长，传染性逐渐减弱，病期超过 4 年者基本无传染性。

2. 间接传播 经哺乳、浴具、接吻、衣裤、医源性途径等直接接触感染者皮肤黏膜而间接感染。

3. 垂直传播 患梅毒的孕妇在妊娠期通过胎盘将螺旋体传给胎儿，引起先天性梅毒，也称胎传梅毒。患梅毒的孕妇，即使病期超过 4 年，其梅毒螺旋体仍可通过妊娠期的胎盘感染胎儿。

4. 血液传播 通过输入有传染性梅毒病人血液感染的。

（二）对母儿的影响

妊娠对梅毒的病程影响不大。梅毒对妊娠危害严重，可累及孕妇皮肤黏膜、心血管系统、神经系统，梅毒螺旋体在妊娠期能通过胎盘将传染给胎儿，引起胎膜早破、早产、晚期流产、死产或分娩先天性梅毒儿。早期胎传梅毒，一般在2岁内发病，类似于获得性二期梅毒，发育不良，皮损常为水疱-大疱、红斑、丘疹、扁平湿疣等，可有全身淋巴结肿大、肝脾大、贫血；晚期胎传梅毒，一般在2岁以后发病，类似于获得性三期梅毒，出现炎症性损害，如前额圆凸、马鞍鼻等。接受治疗的妇女治疗后至少2年内不得妊娠。

（三）护理评估

1. 健康史 了解病人年龄、婚育史、性生活史、个人卫生习惯等。询问病人发病史及治疗过程，检查局部皮肤受损情况。

2. 身体状况

（1）症状：潜伏期为2~4周。主要表现为硬下疳、硬化性淋巴结炎、全身皮肤黏膜损害（如梅毒疹、扁平湿疣、口、舌、咽喉或生殖器黏膜红斑、水肿和糜烂、脱发等），晚期表现为永久性皮肤黏膜损害，并可侵犯心血管、神经系统等多种组织器官而危及生命。

（2）体征：不同期别的梅毒病人表现不同。

1）一期梅毒：主要表现为硬下疳，腹股沟或患部近卫淋巴结肿大。潜伏期为2~4周。

2）二期梅毒：主要表现为梅毒疹。可有一期梅毒史，病期在2年以内。全身浅表淋巴结肿大。可见梅毒性骨关节损害、眼损害、内脏及神经系统损害等。

3）三期梅毒：主要表现为永久性皮肤黏膜损害，愈后留有瘢痕，晚期能侵犯心血管、神经系统等重要脏器。

4）隐性梅毒：无任何梅毒性的症状和体征。

5）胎传梅毒：早期胎传梅毒，一般在2岁内发病，类似于获得性二期梅毒；晚期胎传梅毒，一般在2岁以后发病，类似于获得性三期梅毒。

3. 心理-社会支持状况 早期羞于就医易延误治疗，确诊后担心被人耻笑，担心愈后，产生焦虑。

4. 辅助检查

（1）病原学检查：通过暗视野显微镜或直接免疫荧光抗体检查早期梅毒病损处梅毒螺旋体。

（2）梅毒血清学检查：具有快速、敏感、特异性强的特点，可用于证实实验。

（3）脑脊液检查：对于神经梅毒的诊断。

5. 治疗原则 以青霉素治疗为主，坚持早期、足量、正规的原则。

【常见护理诊断/问题】

1. 组织完整性受损 与全身皮肤黏膜损害有关。

2. 焦虑 与担心梅毒愈后、社会接纳度有关。

3. 知识缺乏 与缺乏梅毒防护措施及治疗相关知识有关。

【护理目标】

1. 病人皮肤黏膜完整。

2. 病人能正视疾病，社会应对能力增强，焦虑感缓解或消失。

3. 病人知晓梅毒防护措施，妊娠期孕妇知晓母婴阻断治疗措施。

【护理措施】

1. 随访观察的护理 梅毒经充分治疗后，应定期随访2~3年。梅毒病人第1年每3个月复查1次，以后每半年复查1次，随访内容包括临床和非密螺旋体抗原血清试验。梅毒治愈标准为临床治愈及血清学治愈。临床治愈为各种损害消退及症状消失。抗梅毒治疗2年内，梅毒血清学试验由阳性转为阴性，脑脊液检查阴性，为血清学治愈。

2. 心理护理 正确认识疾病，正视现实，积极治疗，让病人选择正规医院及早进行规范诊断和治疗。

3. 健康指导

（1）用药指导：遵医嘱足量、按疗程用药。注意询问病人青霉素过敏史，青霉素过敏者，脱敏和脱敏后青霉素治疗。

（2）孕妇指导：妊娠梅毒属高危妊娠，在24～26周超声检查时应注意胎儿有无先天性梅毒征象。妊娠期使用青霉素治疗前，应告知孕妇及家属使用青霉素治疗可能出现妊娠期"吉-海反应"，表现为发热、子宫收缩、胎动减少、胎心监护出现暂时性晚期胎心率减速等。妊娠梅毒治疗后，在分娩前应每个月做非螺旋体血清试验，效果不佳者应重复治疗。

（3）分娩期护理：血清学阳性孕妇所分娩的新生儿均应进行非梅毒螺旋体试验检测，确诊为先天梅毒的新生儿应给予及时、足量、规范治疗。

（4）个人卫生指导：做好隔离，对病人接触的生活用品做好消毒隔离，做好手卫生，防止交叉感染。保持外阴清洁卫生，治疗期间严禁性交。性伴侣应同时进行检查与治疗。

【护理评价】

1. 病人是否皮肤黏膜完整。

2. 病人是否能正视疾病，社会应对能力增强，焦虑感缓解或消失。

3. 病人是否知晓梅毒防护措施，妊娠期孕妇是否知晓母婴阻断治疗措施。

四、生殖道衣原体感染

生殖道衣原体感染是常见的性传播疾病。女性生殖道衣原体感染主要为沙眼衣原体感染。

（一）感染途径

1. 直接传播 成人主要经性接触传播，占75%。

2. 间接传播 很少，经接触病人分泌物污染的物品等间接传播。

3. 垂直传播 孕妇感染后可发生宫内感染，通过产道感染或出生后感染新生儿，其中经产道感染是新生儿感染最主要的传播途径。

（二）对母儿的影响

妊娠对沙眼衣原体的病程影响不大。妊娠期沙眼衣原体感染可引起流产、早产、胎膜早破、低体重儿及产后子宫内膜炎。孕妇感染后，胎儿或新生儿可通过宫内、产道及产后感染，经产道感染是新生儿感染的主要途径。未治疗的沙眼衣原体感染孕妇所分娩的新生儿中20%～50%出现新生儿结膜炎，10%～20%在3～4个月内出现沙原体肺炎。

（三）护理评估

1. 健康史 了解病人年龄、婚育史、性生活史、个人卫生习惯等。

2. 身体状况

（1）症状：多发生在性活跃期，潜伏期为1～3周，临床上常无症状，病人不易察觉，病程迁延，常并发上生殖道感染，引起子宫内膜炎或输卵管炎等盆腔炎症，出现发热、下腹痛等症状，衣原体感染远期后果可导致不孕或输卵管妊娠。若伴有尿道炎，可出现排尿困难、尿急、尿频。

（2）体征：主要表现为阴道分泌物增加，呈黏液脓性。

3. 心理-社会支持状况 早期羞于就医易延误治疗，确诊后，担心被人耻笑产生焦虑。

4. 辅助检查

（1）细胞学检查：宫颈管分泌物涂片上皮细胞内找到包涵体。

（2）病原体培养：宫颈管分泌物内培养出衣原体，是诊断沙眼衣原体感染的金标准。

（3）抗原检测：抗原阳性。

5. 治疗原则　应做到早诊断、早治疗，及时、足量、规范应用抗生素，治疗方案个性化。抗生素应选择具有良好的细胞穿透性的药物，如多西环素、阿奇霉素等。性伴侣应进行检查与治疗。

【常见护理诊断/问题】

1. 组织完整性受损　与阴道分泌物增多有关。

2. 有感染的危险　与疾病早期无症状或症状轻微有关。

3. 焦虑　与性生活后出血及上行感染引起的盆腔炎性疾病远期后果有关。

4. 知识缺乏　与缺乏生殖道衣原体感染防护措施及治疗相关知识有关。

【护理目标】

1. 病人皮肤黏膜完整。

2. 病人无上生殖道感染。

3. 病人焦虑缓解或消失。

4. 病人知晓生殖道衣原体感染防护措施及治疗相关知识。

【护理措施】

1. 症状护理　做好隔离，对病人接触的生活用品做好消毒隔离，做好手卫生，防止交叉感染。外阴不适者可遵医嘱给予药物外擦或坐浴。

2. 随访观察的护理　以阿奇霉素或多西环素治疗的病人，在完成治疗后一般无须进行微生物随访。如出现症状持续存在、怀疑再感染、怀疑未依从治疗、无症状感染、红霉素治疗后应考虑做微生物随访。

3. 心理护理　尊重病人，帮助其正确认识疾病，积极、规范治疗。

4. 健康指导

（1）用药指导：遵医嘱早期、足量、正规地用药。

（2）孕妇指导：建议所有孕妇在首次孕检时进行沙眼衣原体筛查。对衣原体感染的早期，孕妇治疗后及治疗后3个月应进行复查。

（3）新生儿护理：对于所有≤30天有结膜炎的新生儿，尤其在母亲为未接受治疗的衣原体感染者时，可考虑为衣原体感染。对母亲为感染者，应密切观察新生儿症状，一旦发现感染应立即治疗。

（4）个人卫生指导：保持外阴清洁卫生，治疗期间严禁性交。性伴侣应同时进行检查与治疗。

【护理评价】

1. 病人是否皮肤黏膜完整。

2. 病人是否无上生殖道感染。

3. 病人是否焦虑缓解或消失。

4. 病人是否知晓生殖道衣原体感染防护措施及治疗相关知识。

五、生殖器疱疹

生殖器疱疹（genital herpes）是由单纯疱疹病毒（herpes simplex virus，HSV）感染引起的生殖器及肛门皮肤溃疡的性传播疾病。

（一）感染途径

1. 直接传播　性接触传播为主要传播途径，生殖道疱疹病人、亚临床或无临床表现排毒者及不典型生殖器疱疹病人是主要传染源，有皮损表现者传染性强。

2. 垂直传播　妊娠期生殖器疱疹致新生儿感染者，85%通过产道感染，10%为产后感染，只有

5%为宫内感染，宫内感染主要经胎盘或生殖道上行性感染所致。有复发性疱疹病史或在妊娠早期患生殖器疱疹的孕妇，母儿传播率不到1%；孕妇接近分娩时患生殖器疱疹，母儿传播率为30%～50%。

（二）对母儿的影响

多数原发性生殖器疱疹在妊娠早期并不会引起自然流产或死胎，妊娠期免疫力降低，生殖器疱疹易感性及复发频率增加。胎儿或新生儿HSV感染的风险与生殖道感染状况、感染类型、损伤性产科操作及孕周有关。妊娠晚期原发性生殖器疱疹，胎儿感染的概率为30%～50%；复发性生殖器疱疹由于母体的抗体可通过胎盘到达胎儿，可保护部分胎儿免受感染。妊娠早、中期感染HSV可引起流产、胎儿畸形（小脑畸形、小眼球、视网膜发育不全）、死胎；妊娠晚期感染可引起早产。

新生儿感染者，常在5～7天发病，35%感染局限在眼部或口腔，出现疱疹；30%发生在中枢神经系统疾病，表现为脑膜炎、脊髓灰质炎；25%出现多个脏器损害表现，出现发热、黄疸、肝脾大；重者死亡率达50%～70%，幸存者中20%～50%出现严重发育障碍和中枢神经系统后遗症。

（三）护理评估

1. 健康史　了解病人年龄、婚育史、性生活史、个人卫生习惯、发病前有何不适，查看皮损程度等。

2. 身体状况

（1）症状：生殖器疱疹可分为原发性及复发性两种。原发性生殖器疱疹的潜伏期为2～12日，平均6日，发病前可有发热、全身不适、头痛等全身症状，常伴有腹股沟淋巴结肿痛。复发性生殖器疱疹首次复发多出现在原发性生殖器疱疹皮损消退1～4个月，皮损一般于原部位出现，类似于原发性生殖器疱疹，但病情较轻，病程较短，一般无腹股沟淋巴结肿大，无明显全身症状。

（2）体征：主要表现为生殖器及肛门皮肤散在或簇集小水疱，破溃后形成糜烂或溃疡，伴有疼痛，随后结痂自愈。

3. 心理-社会支持状况　早期羞于就医易延误治疗，确诊后，担心被人耻笑产生焦虑。

4. 辅助检查

（1）病毒培养：诊断HSV标准，但敏感度低。

（2）核酸扩增实验（NAAT）：可提高诊断的敏感性并可进行分型。

（3）病毒抗原检测：用直接免疫荧光试验或酶联免疫试验检测皮损中HSV抗原，是临床常用的快速诊断方法。

（4）抗体检测：可用于复发性生殖器疱疹病人无皮损期的辅助诊断，病人性伴侣感染状况判断及不典型生殖器疱疹病人的辅助诊断。

5. 治疗原则　生殖器疱疹为易复发疾病，尚无彻底治愈方法。治疗目的是减轻症状、缩短病程、减少HSV排放、控制其传染性，以全身抗病毒药物为主，如阿昔洛韦、伐昔洛韦、泛昔洛韦。

【常见护理诊断/问题】

1. 组织完整性受损　与生殖器疱疹皮损有关。

2. 焦虑　与生殖器疱疹易复发有关。

3. 知识缺乏　与缺乏生殖器疱疹防护措施及治疗相关知识有关。

【护理目标】

1. 病人皮肤黏膜完整。

2. 病人能正视疾病，积极配合治疗，焦虑缓解或消失。

3. 病人知晓生殖器疱疹防护措施及治疗相关知识。

【护理措施】

1. 症状护理 做好隔离，对病人接触的生活用品做好消毒隔离，做好手卫生，防止交叉感染。外阴不适者可遵医嘱给予药物外擦，发热者给予物理降温。

2. 随访观察的护理 生殖器疱疹患处疱疹损伤完全消退，疼痛、感觉异常及淋巴结肿痛消失为治愈。对无 HIV 感染或其他合并症者，治疗后一般无须随诊。

3. 心理护理 尊重病人，解除思想顾虑，帮助病人正确认识疾病，正视现实，积极治疗。

4. 健康指导

（1）用药指导：选择相应抗生素，坚持早期、足量、正规的原则。

（2）孕妇指导：建议对有症状者进行筛查。

（3）分娩期护理：为防止新生儿感染，妊娠晚期（距预产期<6 周）首次感染者，应选择剖宫产。对复发性生殖器疱疹，有皮损或阴道分泌物中检出病毒者在排除胎儿畸形后，可行剖宫产；有感染史但无生殖道皮损者，不推荐行剖宫产。

（4）个人卫生指导：保持外阴清洁卫生，治疗期间严禁性交。性伴侣应同时进行检查与治疗。

【护理评价】

1. 病人是否皮肤黏膜完整。

2. 病人是否能正视疾病，积极配合治疗，焦虑缓解或消失。

3. 病人是否知晓生殖器疱疹防护措施及治疗相关知识。

六、获得性免疫缺陷综合征

获得性免疫缺陷综合征（acquired immunodeficiency syndrome，AIDS）又称艾滋病，是由人免疫缺陷病毒（human immunodeficiency virus，HIV）引起的性传播疾病。

（一）感染途径

HIV 可存在于感染者的血液、精液、阴道分泌物、眼泪、乳汁、尿液、脑脊液中，主要经性接触传播，其次为血液传播。

1. 直接传播 性接触传播为主要传播途径，包括同性、异性及双性接触。

2. 血液传播 见于接触 HIV 感染者的血液、黏液等；接受 HIV 感染的血液、血制品；吸毒者共用注射器等。

3. 垂直传播 孕妇感染 HIV 可通过胎盘传染给胎儿，或在分娩时经产道感染及出生后经母乳喂养感染新生儿。其中母婴传播 20% 发生在妊娠期 36 周前，50% 发生在分娩前几日，30% 发生在产时。

（二）对母儿的影响

妊娠期因免疫功能受抑制，可能影响 HIV 感染病程，加重 HIV 感染者从无症状发展为艾滋病，并可加重艾滋病及其相关综合征的病情。HIV 可通过胎盘、产道、产后母乳喂养传染给胎儿及新生儿，无论剖宫产或经阴道分娩的新生儿，25%～33% 受 HIV 感染，感染 HIV 的儿童有 85% 为垂直传播；当 HIV 感染或发展为艾滋病时，会增加妊娠期并发症和围生儿感染率。

（三）护理评估

1. 健康史 了解病人年龄、婚育史、性生活史、个人卫生习惯等，进行流行病学调查：询问病人有无艾滋病病人密切接触史、吸毒史、输血史、性伴侣状况；询问发病时间及病程特点。

2. 身体状况

（1）症状：艾滋病可大致分为急性 HIV 感染、无症状感染和艾滋病三个阶段，约 82%HIV 感染孕妇无临床症状。急性期：大多数病人临床症状轻微，主要表现为发热、咽痛等上呼吸道感染症状；无症状期：临床上一般无特殊表现、部分病人可出现持续性淋巴结肿大并维持相当长的时间；艾滋病期：主要表现为各种条件性感染（如口腔念珠菌感染、卡氏肺囊虫肺炎、巨细胞病毒感染、疱疹病毒感染、弓形虫感染、隐球菌脑膜炎及活动性肺结核等）和肿瘤（如卡波肉瘤、淋巴瘤等）。

（2）体征：从感染 HIV 到发展为艾滋病的潜伏期长短不一，短至几个月，长达 17 年，平均 8 年。急性期检查可见颈、枕及腋部淋巴肿大及肝脾大。

3. 心理-社会支持状况 疾病发展，面对生存危机，深感恐惧，悔愧交加，害怕面对现实。

4. 辅助检查 需结合流行病学史、临床表现及实验室检查诊断。实验室检查包括病毒载量、$CD4^+T$ 淋巴细胞、P24 抗原检测、HIV 基因型耐药检测等。诊断艾滋病必须是 HIV 抗体阳性（经确证试验证实）。

5. 治疗原则 目前尚无治愈方法，重在预防，主要采取抗病毒药物治疗和一般支持对症处理。妊娠期应用核苷类反转录酶抑制剂齐多夫定可降低 HIV 的母婴传播率。同时加强营养，治疗机会性感染及恶性肿瘤。

【常见护理诊断/问题】

1. 组织完整性受损 与艾滋病发展有关。

2. 焦虑 与无治愈方法、社会接纳程度有关。

3. 知识缺乏 与缺乏艾滋病防护措施及治疗相关知识有关。

【护理目标】

1. 病人皮肤黏膜完整。

2. 病人能正确认识和面对疾病，社会应对能力增强，焦虑缓解或消失。

3. 病人知晓艾滋病防护措施及治疗相关知识。

【护理措施】

1. 症状护理 指导病人积极治疗全身性、进行性病变，加强营养，增强机体体质，控制感染。

2. 随访观察的护理 定期随访，防止继续播撒，及时治疗 HIV 感染的孕产妇。

3. 心理护理 宣传艾滋病防治知识，降低病人恐慌，正视现实，积极治疗。

4. 健康指导

（1）用药指导：坚持早期、足量、正规的原则，重在预防。

（2）孕妇护理：建议在妊娠前 3 个月和首次产检时进行艾滋病筛查。已妊娠者，根据自愿选择是否继续妊娠。妊娠期、产时、产后做好母婴传播阻断措施。

（3）分娩期护理：择期剖宫产可降低母婴传播概率。

（4）新生儿护理：HIV 感染孕妇分娩后，新生儿出生时或在产后 4～6 周时进行 HIV 血清学检测，根据检测结果进行干预措施。人工喂养是最安全的喂养方式，可以完全避免 HIV 通过母乳传播给新生儿；母乳喂养可导致新生儿感染 HIV，新生儿早期诊断为 HIV 或孕妇分娩后继续应用抗反转录病毒治疗者可进行母乳喂养，若选择母乳喂养，则每日奈韦拉平预防性治疗 6 周。对未接受抗反转录病毒治疗孕妇所分娩的新生儿，建议立即行抗反转录病毒治疗。

【护理评价】

1. 病人是否皮肤黏膜完整。

2. 病人是否能正确认识和面对疾病，社会应对能力增强，焦虑缓解或消失。

3. 病人是否知晓艾滋病防护措施及治疗相关知识。

思 考 题

1. 女性生殖系统的自然防御功能有哪些?
2. 如何护理盆腔炎症病病人?
3. 感染淋菌对母儿有何影响?

（臧 玲）

第十三章 生殖内分泌疾病的护理

【知识目标】

掌握 月经失调、多囊卵巢综合征及高催乳素血症的护理评估和护理措施。

熟悉 月经失调、多囊卵巢综合征及高催乳素血症的护理问题、治疗要点和主要的辅助检查方法。

了解 月经失调、多囊卵巢综合征及高催乳素血症的病因、病理。

【技能目标】

学会正确指导病人使用激素类药物的方法。正确指导生殖内分泌疾病病人的日常生活。

【素质目标】

培养学生对各种月经失调病人、多囊卵巢综合征及高催乳素血症病人的整体护理观念；引导学生重视对病人的健康教育、心理护理及人文关怀。

在女性中，生殖内分泌疾病是妇科常见病，由下丘脑-垂体-卵巢轴功能异常或靶细胞效应异常所致，部分还涉及遗传因素、女性生殖系统异常等。本章节主要介绍功能失调性子宫出血，闭经、痛经、经前期综合征，围绝经期综合征等由器质性病变或月经调节机制失常引起的月经失调，以及多囊卵巢综合征与高催乳素血症。

第一节 功能失调性子宫出血

案例 13-1 临床资料

病人，女，17 岁。因"阴道不规则流血 15 天"就诊。月经史：15 岁初潮，月经周期 1～4 个月不等，经期 7～12 天，经量多，伴有血块，有时会痛经。体格检查未见异常，精神萎靡，贫血貌。肛门检查无异常发现。辅助检查：血红蛋白 79g/L。

问题：

1. 根据病人的情况判断该病人可能的医疗诊断及处理原则是什么？
2. 该病人激素治疗的护理要点有哪些？

一、概 述

功能失调性子宫出血（dysfunctional uterine bleeding，DUB）简称功血，由生殖内分泌轴功能紊乱造成的异常子宫出血，全身及内外生殖器官均无明显病变存在。功血可发生于月经初潮至绝经期的任何年龄阶段。月经的正常周期为 24～35 日，经期持续 2～7 日，平均失血量为 20～60ml。凡不符合此标准的都属于异常子宫出血。常表现为月经周期长短不一、经期延长、经量过多或不规则阴道流血等。按发病机制分类，功血分为无排卵型和排卵型两类。20% 见于青春期，50% 见于绝经过渡期妇女，30% 见于育龄妇女。

二、病　因

（一）无排卵性功能失调性子宫出血

无排卵性功血多见于青春期和围绝经期妇女，但也可以发生于生育年龄。在青春期，由于下丘脑-垂体-卵巢轴调节功能尚未健全而出现。围绝经期妇女，由于卵巢功能衰退、卵泡基本耗竭而出现。生育年龄的妇女有时因为应激等因素干扰，也可无排卵发生。

1. 青春期　功血的病人血中雌激素水平在育龄期妇女的正常范围内，但无正常月经周期中雌激素正反馈所诱导的血 LH 峰。青春期无排卵功血的主要原因是下丘脑-垂体对雌激素的正反馈反应异常。青春期中枢神经系统下丘脑-垂体-卵巢轴正常功能的建立须经过一段时间，如果此时受到机体内部或外界许多因素如过度劳累、精神过度紧张、恐惧、忧伤、环境、气候剧变等应激或肥胖等遗传因素的影响，就可能引起功血。

2. 围绝经期　妇女卵泡对促性腺激素敏感性已降低，下丘脑-垂体对性激素正反馈调节的反应性降低，首先出现黄体功能不足，随后排卵停止。

3. 育龄期　可由内外环境中各种刺激，如劳累、恐惧、忧伤、流产、手术、环境改变等引起短暂阶段的无排卵；亦可由肥胖、多囊卵巢综合征、高泌乳素血症等长期存在的因素引起持续无排卵。

以上原因引起的无排卵均可导致子宫内膜受单一雌激素的刺激而无孕激素对抗，引起雌激素突破性出血或撤退性出血。雌激素突破性出血有两种类型：①低水平雌激素维持在阈值水平，可发生间断性少量出血，内膜修复慢，出血时间延长；②高水平雌激素维持在有效浓度，引起长时间闭经，因无孕激素参与，内膜增厚但不牢固，容易发生急性突破性出血，血量汹涌。雌激素撤退性出血是子宫内膜在单一雌激素的刺激下持续增生，此时因多数生长卵泡退化闭锁，导致雌激素水平急剧下降，内膜失去激素支持而剥脱出血。

（二）有排卵性月经失调

有排卵性月经失调多发生于育龄期妇女，虽然有排卵功能，但黄体功能异常，常见有以下两类。

1. 黄体功能不足　月经周期中有卵泡发育和排卵，但黄体期孕激素分泌不足或黄体过早衰退，导致子宫内膜分泌反应不良。如神经内分泌调节功能紊乱，导致卵泡期 FSH 缺乏，卵泡发育缓慢，雌激素分泌减少，LH 峰值不高，使黄体发育不全，孕激素分泌减少。正常情况下黄体生存 14 天后萎缩，子宫内膜因缺乏雌激素、孕激素的支持而脱落。

2. 子宫内膜不规则脱落　在月经周期中有排卵，黄体发育良好，但因萎缩过程延长，使子宫内膜持续受孕激素影响，不能如期完整脱落，表现为子宫内膜不规则脱落。

三、护 理 评 估

（一）健康史

详细询问病人年龄、月经史、婚育史、避孕措施、既往史、有无慢性疾病（如肝脏疾病、血液病、高血压、代谢性疾病等），了解发病前有无精神紧张、环境改变等引起月经紊乱的诱发因素，回顾发病时间、目前流血情况、出血前有无停经史及诊治经历、所用激素名称和剂量、诊断性刮宫的病理结果，区分异常子宫出血的几种类型。

1. 月经过多　周期规则，但经量过多（＞80ml）或经期延长（＞7 天）。

2. 月经频发　周期规则，但小于 21 天。

3. 不规则出血　周期不规则，出血发生在两次月经周期之间的任何时候。

4. 月经频多　周期不规则，血量过多。询问有无贫血和感染。

（二）身体评估

1. 症状

（1）无排卵性功血：可有各种不同的临床表现，常见的症状是子宫不规则出血。特点是月经周期紊乱，经期长短不一，出血量时多时少，少至点滴淋漓，多至大量出血，有时可数周至数月停经，然后出现不规则出血，血量往往较大，持续2~3周，甚至更长时间，不能自止。少数表现为类似正常月经的周期性出血，但量较多。出血期不伴有下腹疼痛或其他不适，出血多或时间长的病人常继发贫血。

（2）有排卵性功血

1）黄体功能不足：表现为月经周期缩短，月经频发。有时月经周期虽在正常范围内，但因卵泡期延长，黄体期缩短，故不孕或妊娠早期流产发生率高。

2）子宫内膜不规则脱落：表现为月经间隔时间正常，但经期延长，多达9~10天，且出血量少，常表现为少量淋漓不断阴道出血。

2. 体征 观察精神和营养状态，有无肥胖、贫血、出血点、黄疸和其他病态。检查淋巴结、甲状腺、乳房发育情况，进行腹部触诊。

（三）心理-社会支持状况

异常阴道出血、月经紊乱等均会造成病人的心理负担，尤其是年轻病人常因羞怯、思想顾虑而不及时就医，出血时间长易继发感染，止血效果不佳，产生焦虑、恐惧心理。围绝经期病人常因不规则阴道出血而怀疑患生殖器官肿瘤；生育期病人因黄体功能不健全导致流产及不孕，从而造成极大的精神负担和心理障碍。

（四）辅助检查

1. 妇科检查 通过盆腔检查排除器质性病灶。

2. 诊断性刮宫 于月经前3~7天或月经来潮6小时内刮宫，以确定排卵或黄体功能。排卵性功血子宫内膜不规则脱落应在月经期第5~6天进行。不规则出血者可随时进行刮宫。诊刮时应注意宫腔大小、形态，宫壁是否光滑，刮出物的性质和量。病理检查确诊。

3. 子宫镜检查 直接观察子宫内膜情况，在子宫镜直视下选择病变区进行活检，诊断价值高。

4. 基础体温测定 是确定排卵的简易可行方法，无排卵性功血基础体温呈单相曲线，排卵性功血则基础体温呈双相。黄体功能不足者排卵后体温上升缓慢，上升幅度降低，升高时间仅维持9~10天即下降。若黄体萎缩不全致子宫内膜脱落不全，则基础体温呈双相，但下降缓慢。

5. 宫颈黏液检查 经前出现羊齿叶状结晶提示无排卵。

6. 阴道脱落细胞涂片检查 可以判断雌激素影响程度。

7. 激素测定 可确定有无排卵，测定血清孕酮或孕二酮。

（五）治疗原则

1. 无排卵性功血的治疗 出血阶段应迅速有效地止血及纠正贫血，止血后尽可能明确病因，选择合适治疗方案控制月经周期或诱导排卵，预防复发及远期并发症。

（1）补充营养：加强营养，改善全身状况；出血期间注意休息；出血时间长者给予抗生素预防感染。

（2）药物治疗：根据不同年龄的病人采取不同方法。青春期少女应以止血、调整周期、促使卵巢排卵为主；围绝经期妇女止血后以调整周期、减少经量为原则。使用性激素治疗时应制订合理方案，尽可能使用最低有效剂量，以免性激素使用不当而引起出血。

1）止血：对出血量大的病人，在性激素治疗6小时内见效，24~48小时内出血基本停止。若96小时以上仍不止血，应考虑有器质性病变存在。常用的药物有孕激素、雌激素、雄激素、抗前列腺素及其他止血药如卡巴克络（安络血）、酚磺乙胺（止血敏）等。

2）孕激素：单一雌激素刺激所致无排卵性功血，补充孕激素使处于增生期或增生过长的子宫内膜转化为分泌期，停药后内膜脱落，出现撤药性出血，即药物性刮宫。适用于体内已有一定雌激素水平的病人。常用甲地孕酮和炔诺酮。

3）雌激素：大剂量雌激素可迅速提高体内雌激素浓度，促使子宫内膜短期内修复创面而止血。适用于内源性雌激素不足者，主要用于青春期功血。目前多选用结合雌激素、苯甲酸雌二醇。出血停止后2周开始加用孕激素，使子宫内膜向分泌期转化，雌、孕激素同时撤退，有利于子宫内膜同步脱落，一般在停药后3～7日发生撤药性出血。

4）雄激素：有拮抗雌激素作用，能增强子宫平滑肌及子宫血管张力，减轻盆腔充血，但不能缩短出血时间和完全止血，故大出血时雄激素单独应用效果不佳。围绝经期病人用孕激素止血时，酌情加用雄激素可减少撤退出血量。

5）联合用药：性激素联合用药的止血效果高于单一药物。青春期功血的病人在孕激素止血时，同时配伍小剂量雌激素可以克服单一孕激素治疗的不足，减少孕激素用量，防止突破性出血。围绝经期功血的病人在孕激素止血基础上配伍雌、雄激素治疗，可选用三合激素（孕酮、雌二醇、睾酮）肌内注射。

6）其他：抗前列腺素药物，出血期间服用前列腺素合成酶抑制剂可使子宫内膜剥脱时出血减少。卡巴克络和酚磺乙胺可减少微血管通透性，是减少出血量的辅助药物，不能单用止血。中药三七、云南白药也有良好的止血效果。

7）调节月经周期：功血病人在止血后继续使用性激素控制周期，暂时抑制下丘脑-垂体-卵巢轴，使之能恢复正常月经的内分泌调节。一般连续用药3个周期。常用的调整月经周期的方法：雌、孕激素序贯疗法和雌、孕激素合并使用。雌、孕激素序贯疗法：即人工周期，模拟自然月经周期中卵巢的内分泌变化，将雌、孕激素序贯应用，使子宫内膜发生相应变化，引起周期性脱落。此法适用于青春期功血或育龄期功血内源性雌激素水平较少者。用药2～3个周期后，病人常自发排卵。雌、孕激素合并应用：适用于育龄期功血内源性雌激素水平较高者。连用3个周期，撤药后出血，血量较少。

8）促进排卵：适用于青春期功血和育龄期功血，特别是不孕的病人。促排卵治疗可从根本上防止功血复发。常用的药物有氯米芬(CC)、人绒毛膜促性腺激素(HCG)、绝经期促性腺激素(HMG)和促性腺激素释放激素激动剂（GnRH-a）。

（3）手术治疗：刮宫术最常用，既能明确诊断，又能迅速止血。围绝经期出血病人治疗前宜常规刮宫，最好行分段诊断性刮宫，以排除子宫腔内器质性病变。青春期功血病人刮宫应持谨慎态度。刮宫时间的选择：如出血多，应立即进行；出血少者；可先服用3天抗生素后进行。子宫切除术治疗功血，适用于年龄超过40岁，子宫内膜病理检查为不典型增生，或合并子宫肌瘤、子宫腺肌症，严重贫血者。对激素治疗不敏感或复发者、年龄超过40岁的顽固性功血病人或对子宫切除有禁忌者，可行子宫内膜去除术，或者经宫腔行微波、红外线、冷冻、激光或显微外科内膜剥脱术。

2. 排卵性功血的治疗

（1）黄体功能不足的治疗：治疗原则为促进卵泡发育，刺激黄体功能及黄体功能替代。分别应用CC、HCG和孕酮。CC促使卵泡发育，诱发排卵，使正常黄体形成。HCG促进及支持黄体功能。孕酮补充黄体分泌孕酮的不足，用药后使月经周期正常，出血量减少。

（2）子宫内膜不规则脱落的治疗：治疗原则为调节下丘脑-垂体-卵巢轴的反馈功能，使黄体及时萎缩，常用药物有孕激素和HCG。孕激素调节性腺轴的反馈功能，使内膜及时完整脱落；HCG促进黄体功能，达到治疗目的。

案例分析 13-1

1. 根据病人的情况判断该病人可能的医疗诊断及处理原则是什么？

答：该病人主要的医疗诊断是无排卵性青春期功能失调性子宫出血。

（1）病人的主要症状：阴道不规则流血15天，以往月经周期1～4个月不等，经期7～12天，经量多，伴有血块，有时会痛经。

（2）出血多，时间长，常感头晕、乏力、心悸，以及辅助检查：血红蛋白79g/L，说明病人出现贫血。

（3）结合体检：体格检查未见异常，精神萎靡，贫血貌。肛门检查无异常发现。

处理原则：①止血，首选应用性激素，其次可考虑其他辅助止血治疗。②调节月经周期。③恢复排卵。

四、计划护理

【常见护理诊断/问题】

1. 疲乏 与子宫异常出血导致的继发性贫血有关。

2. 舒适改变 与子宫不规则出血、月经紊乱导致的工作、学习不方便有关，与性激素治疗的副作用有关。

3. 有感染的危险 与子宫不规则出血有关。

4. 焦虑 与反复阴道出血、担心恶变、诊治时间较长有关。

【护理目标】

1. 病人疲乏缓解，舒适感增强。

2. 病人不发生感染。

3. 病人焦虑感减轻。

【护理措施】

（一）出血期护理

1. 加强营养，改善全身情况，可补充铁剂、维生素C和蛋白质。向病人推荐含铁较多的食物，如猪肝、豆角、蛋黄、胡萝卜、葡萄干等。为病人制订适合于个人的饮食计划，保证病人获得足够的营养。贫血严重者需住院治疗。

2. 观察病情，严格执行医嘱，观察并记录病人的生命体征、出血量。出血量较多者，督促其卧床休息，遵医嘱采取配血、输血、止血措施。严密观察与感染有关的征象，如有感染征象，及时与医师联系。长期出血者给予抗生素预防感染，保持外阴清洁。

（二）性激素治疗的护理

1. 遵医嘱合理使用性激素 按时按量服用性激素，保持药物在血中的稳定浓度，不得随意停服和漏服。

2. 药物减量 必须按规定在血止后开始，每3天减量一次，每次减量不得超过原剂量的1/3，维持量服用持续时间必须按医嘱执行。指导病人治疗期间如出现不规则阴道出血应及时就诊。

3. 大剂量雌激素口服治疗 可引起恶心、呕吐、头晕、乏力等全身及胃肠道反应，故宜在睡前服用，反应严重时可加服止吐剂和镇静剂。长期用药注意监测肝脏的功能。

（三）心理护理

耐心倾听病人的诉说，向病人解释病情并提供相关信息，解除病人思想顾虑，也可交替使用放松技巧，如看电视、听广播、看书等分散病人的注意力。

（四）健康教育

1. 青春期女性及围绝经期妇女分别处于卵巢发育和卵巢功能衰退的过渡时期，情绪波动大，故应保持心态平和，增加营养，加强身体锻炼。

2. 月经期避免剧烈活动，勤换内裤，禁性交及盆浴；出血时间长者应积极治疗，避免上行感染。

3. 继发贫血者补充铁剂，必要时输血。

4. 进行基础体温测定，预测有无排卵，如无排卵，应及早治疗。

案例分析 13-1

2. 该病人激素治疗的护理要点有哪些？

（1）按时按量服用性激素，保持药物在血液中的浓度，不得随意停服和漏服。

（2）药物减量在血流停止后按规定开始，每天减一次，每次减少的剂量不超过原来的 1/3，直至维持剂量。

（3）维持量服用期间，根据病人的原有行经时间考虑药物停止后的撤退性出血时间。

（4）指导病人在服药期间出现不规则阴道流血应及时就诊。

【护理评价】

1. 病人是否能按规定正确服用激素，药物不良反应是否正确处理。

2. 病人是否在治疗期间发生感染。

3. 病人是否焦虑感有所减轻。

第二节 闭 经

案例 13-2 临床资料

病人张女士，32 岁，因"闭经 5 年来院"就诊。5 年前，因产后感染并发休克，住院抢救。此后一直闭经，无乳汁分泌，有全身乏力、血压低、怕冷、面部水肿、食欲下降、性欲减退等症状。曾口服雌激素、孕激素，有月经来潮，否认肝炎、结核病史。一般检查：面部轻度水肿，乳房发育欠丰满，其余正常。妇科检查：阴毛稀少，阴道壁略萎缩，分泌物少，宫颈光滑，子宫体小，活动好。附件未扪及异常。辅助检查：子宫输卵管碘油造影显示子宫形态正常，双输卵管通畅。

问题：

根据病人的症状和体征判断该病人可能的医疗诊断有哪些？

一、概 述

闭经（amenorrhea）是妇科疾病中常见的临床症状。根据其发生原因，通常将闭经分为原发性和继发性两类。年龄超过 13 岁，第二性征尚未发育；或年龄超过 15 岁，第二性征已发育，而无月经来潮者称为原发性闭经。以往曾建立正常月经，但以后因某种病理性原因而月经停止 6 个月以上者，或按自身原来月经周期计算停经 3 个周期以上者称为继发性闭经。青春期前、妊娠期、哺乳期及绝经后的月经不来潮均属生理现象，本节不做讨论。

二、病因及分类

（一）子宫性闭经

闭经的原因在子宫。此时月经调节功能正常，但子宫内膜受到破坏或对卵巢激素不能产生正常的反应，从而引起闭经。如先天性无子宫、子宫内膜损伤、子宫切除后或子宫腔内放射治疗后。

（二）卵巢性闭经

闭经的原因在卵巢。卵巢性激素水平低落，子宫内膜不发生周期性变化而导致闭经。如先天性卵巢发育不全或缺如、卵巢功能早衰、卵巢已切除、卵巢功能性肿瘤和多囊卵巢综合征等。

（三）垂体性闭经

垂体性闭经的主要病变在垂体。垂体器质性病变或功能失调可影响促性腺激素的分泌，进而影响卵巢功能引起闭经，如垂体肿瘤、腺垂体功能减退（席汉综合征）、垂体梗死等。

（四）下丘脑性闭经

下丘脑性闭经是最常见的一类闭经，中枢神经系统-下丘脑功能失调可影响垂体，进而影响卵巢而引起闭经，其病因最复杂。

1. 精神性因素　创伤、环境改变等强烈的精神因素可使机体处于紧张的应激状态，扰乱内分泌的调节功能而发生闭经。通常很快自行恢复，也有持续时间较长者。

2. 体重下降和神经性厌食　中枢神经对体重急剧下降较为敏感，单纯性体重下降或真正的神经性厌食均可诱发闭经。神经性厌食者通常由于内在情感的剧烈矛盾引起下丘脑-垂体-卵巢轴功能失调而发生闭经。

3. 剧烈运动　如长跑、足球、排球运动员导致闭经，原因是多方面的。初潮发生和月经的维持需一定比例的机体脂肪（17%～22%），若机体肌肉/脂肪值增加或总体脂肪减少，可致月经异常。另外，运动加剧后 GnRH 释放受到抑制可引起闭经。

4. 药物　垂体腺瘤可引起闭经泌乳综合征，长期应用某些药物如吩噻嗪及其衍生物（奋乃静、氯丙嗪）、利血平及甾体类避孕药，偶尔也可出现闭经和异常泌乳，一般在停药后3～6个月月经自然恢复。

5. 其他　肾上腺、甲状腺、胰腺等功能异常，通过下丘脑影响垂体也可引起闭经。

三、护 理 评 估

（一）健康史

询问生长发育过程，有无先天性缺陷或其他疾病。家族中有无相同疾病者。详细询问月经史，了解闭经前月经情况。已婚妇女询问生育史及产后并发症。此外注意询问闭经时间及伴随症状，有无引起闭经的诱因如精神因素、环境改变、体重增减、剧烈运动、各种疾病及用药影响等。

（二）身体评估

1. 症状　表现为无月经或月经停止。

2. 体征　观察病人精神状态、营养、全身发育状况、身高、体重、智力情况、躯干和四肢的比例，观察有无多毛，注意病人第二性征发育情况，如音调、乳房发育、阴毛及腋毛情况、骨盆及是否具有女性体态，并挤双乳观察有无乳汁分泌等。

（三）心理-社会支持状况

病人常担心闭经对自己健康、性生活和生育能力的影响，病程过长及反复治疗效果不佳时会加重病人和家属的心理压力，对治疗和护理丧失信心，反过来又会加重闭经。

（四）辅助检查

1. 妇科检查　第二性征发育程度，注意内、外生殖器的发育，有无缺陷、畸形和肿瘤。

2. 子宫功能检查　主要了解子宫、子宫内膜状态及功能。

（1）诊断性刮宫：适用于已婚妇女，了解宫腔深度和宽度，有无粘连。刮取子宫内膜做病理学检查，可同时做结核菌培养，可了解子宫内膜对卵巢激素的反应，还可以确定子宫内膜结核的诊断。

（2）子宫输卵管碘油造影：了解宫腔形态、大小及输卵管情况，以诊断生殖系统发育不良、畸形、结核及宫腔粘连等病变。

（3）子宫镜检查：在直视下观察宫腔及内膜有无粘连、可疑结核病变，常规取材送病理学检查。

（4）药物撤退试验：常用孕激素试验和雌激素、孕激素序贯试验。孕激素试验：评估内源性雌激素水平。常用孕激素（孕酮或安宫孕酮）5天，停药3～7天后出现撤药性出血（+），提示子宫内膜已受一定水平雌激素的影响，但无排卵；如孕激素试验无撤药性出血（-），说明病人体内雌激素水平低下，对孕激素无反应，须进一步做雌激素、孕激素序贯试验。雌激素、孕激素序贯试验：雌激素试验目的是以雌激素刺激子宫内膜增生，停药后出现撤药性出血，以了解子宫和下生殖道情况。服用雌激素20天，最后5天加用孕激素，停药后3～7天发生撤药性出血为阳性，提示子宫内膜功能正常，对甾体激素有反应，闭经是病人体内雌激素水平低落所致，需进一步寻找原因。若无撤药性出血为阴性，可再重复试验一次，若两次试验均阴性，提示子宫内膜有缺陷或被破坏，可诊断为子宫性闭经。

3. 卵巢功能检查

（1）基础体温测定：基础体温是机体处于静息状态下的体温。在正常月经周期中显示双相型，提示卵巢功能正常，有排卵或黄体形成。

（2）阴道脱落细胞检查：涂片见有正常周期性变化，提示闭经原因在子宫。涂片中见中、底层细胞，表层细胞极少或无，无周期性变化，若FSH升高，提示病变在卵巢。涂片表现不同程度雌激素低落，或持续轻度影响，若FSH、LH均低，提示垂体或以上中枢功能低下引起的闭经。

（3）宫颈黏液结晶检查：羊齿状结晶越明显、越粗，提示雌激素作用越显著。若涂片上见成排的椭圆体，提示在雌激素作用的基础上已受孕激素影响。

（4）血甾体激素测定：可做雌二醇、孕酮及睾酮的放射免疫测定。若雌激素、孕激素浓度低，提示卵巢功能不正常或衰竭；若睾酮值高，提示有多囊卵巢综合征。

（5）B超监测：月经周期第10天开始B超动态监测卵泡发育及排卵情况。卵泡直径达18～20mm时为成熟卵泡，估计约在72小时内排卵。

4. 垂体功能检查 雌激素试验阳性提示病人体内雌激素水平低落，为确定原发病因在卵巢、垂体或下丘脑，可做以下检查。

（1）血PRL、FSH、LH放射免疫测定：PRL>25g/L时称高催乳激素血症，若PRL升高明显，应进一步做头颅X线片或CT检查，以排除垂体肿瘤。FSH升高>40U/L提示卵巢功能衰竭。LH>25U/L高度怀疑多囊卵巢。FSH、LH均<5U/L，提示垂体功能减退，病变可能在垂体或下丘脑。

（2）垂体兴奋试验：又称GnRH刺激试验。用以了解垂体功能减退起因于垂体或下丘脑。静脉注射促黄体激素释放激素（LHRh）15～60分钟后，LH较注射前高2～4倍以上，说明垂体功能正常，病变在下丘脑；若经多次重复试验，LH值仍无升高或增高不显著，提示引起闭经的病变在垂体。

（3）影像学检查：疑有垂体肿瘤时应做蝶鞍X射线检查，阴性时须再做CT或MRI检查。疑有子宫畸形、多囊卵巢、肾上腺皮质增生或肿瘤时可做B超检查。

（4）其他检查：根据病情可做甲状腺、肾上腺等功能的测定。

（五）治疗原则

纠正全身健康状况，进行心理和病因治疗及性激素替代疗法。

1. 全身治疗 由于闭经的发生与神经内分泌的调控有关，改善机体状况能纠正内分泌的失常，在闭经治疗中占有重要地位。

2. 激素替代疗法 临床常用雌激素替代疗法，雌激素、孕激素序贯疗法和雌激素、孕激素合并疗法。用雌激素、孕激素造人工周期，模仿自然月经周期进行治疗，停药后可能出现反跳作用，使月经恢复及排卵。下丘脑-垂体性闭经而卵巢功能正常者，根据情况选用促排卵药如克氯罗米芬

（CC）、绒毛膜促性腺激素（HCG）等。

3. 辅助生殖技术　对于有生育要求的病人，诱发排卵未成功妊娠者，合并输卵管问题闭经者或男方因素不孕者可采用辅助生殖技术治疗。

4. 手术治疗　针对各种器质性病因引起的闭经可采用相应的手术治疗，常用在生殖器畸形、Asherman 综合征和一些肿瘤的治疗。

案例分析 13-2

根据病人的症状和体征判断该病人可能的医疗诊断有哪些？

答： 该病人的医学诊断为垂体促性腺激素不足，闭经原因为垂体性闭经。

（1）5 年前，产后休克，存在垂体缺血性梗死可能，怕冷、面部水肿、食欲下降提示甲状腺功能减退。

（2）阴毛稀少、阴道壁略萎缩、分泌物少、性欲减退为性腺功能不足。

（3）有全身乏力、血压低为肾上腺皮质功能减退。

（4）子宫输卵管碘油造影显示子宫形态正常，双输卵管通畅排除结核病变。口服雌激素、孕激素有月经来潮，排除子宫性闭经。

四、计划护理

【常见护理诊断/问题】

1. 自尊紊乱　与长期闭经及治疗效果不明显，而出现自我否定，对自我或自我能力的评价和感觉消极有关。

2. 焦虑　与担心疾病对健康、性生活、生育的影响有关。

3. 功能障碍性悲哀　与担心丧失女性形象有关。

【护理目标】

1. 病人能够接受闭经事实。

2. 病人能够主动诉说病情及担心。

【护理措施】

1. 加强心理护理　建立良好的护患关系，鼓励病人表达自己的感情，向病人提供治疗信息，鼓励病人与同伴亲人交往，保持心情舒畅。

2. 指导合理用药　性激素的作用、不良反应、剂量、具体用药方法等。

3. 参与社会活动　放松心情，消除心理障碍。

4. 健康教育　鼓励病人加强锻炼，调整饮食结构，增强自身体质。教育病人正确、客观评价自我，正确对待疾病，保持健康心态，积极配合正规治疗。

【护理评价】

1. 病人是否确认自己闭经，主动、积极地配合治疗护理。

2. 病人是否了解病情，并能与病友交流病情和治疗感受。

第三节　痛　经

案例 13-3　临床资料

病人李女士，25 岁，近来小腹疼痛，不能忍受 3 年余。病人于 3 年前在行经时因涉水受凉，之后出现小腹疼痛，未曾在意，半年后疼痛逐渐加剧，在本镇医院及周围卫生所多次用中西药治疗，效不明显，病情迁延，久治不愈。今来门诊求治。每次行经前2天先感腰部酸困，少腹下坠，随即出现少腹疼痛，经行第二天疼痛加剧，不能忍受，伴有四肢凉，出冷汗、恶心、呕吐，面色苍白，近半年月经逐渐延后。行经量较以前少而不畅，色紫暗，有血块；平时白带色白量多，小腹两侧隐痛。曾口服雌激素、孕激素，有月经来潮，否认肝炎结核病史。体格检查：病人中等身材，体格偏瘦，面部轻度水肿，面色暗黑；乳房发育欠丰满，腹部压痛，小腹左侧有条索状肿块，其余未见异常。妇科检查：未见异常。辅助检查：子宫输卵管碘油造影显示子宫形态正常，双侧输卵管通畅。

问题：
　　根据病人的症状和体征判断该病人可能的医疗诊断。

一、概　　述

　　痛经（dysmenorrhea）是女性最常遇到与月经有关的常见症状之一。凡在行经前后或月经期出现下腹疼痛、坠胀、腰酸或合并头痛、乏力、头晕、恶心等其他不适，影响生活和工作质量者称为痛经。痛经分为原发性和继发性两类，前者指生殖器官无器质性病变的痛经，后者指盆腔器质性疾病如子宫内膜异位症、盆腔炎或宫颈狭窄等引起的痛经。本节仅叙述原发性痛经。

二、病　　因

　　原发性痛经多见于青少年期，其疼痛与子宫肌肉活动增强所导致的子宫张力增加和过度痉挛性收缩有关。其发生受内分泌因素、遗传因素、免疫因素、精神与神经因素等的影响。

　　1. 内分泌因素　痛经常发生在有排卵月经周期，无排卵的月经周期一般不伴有腹痛，提示腹痛与黄体期孕酮升高有关。

　　2. 精神、神经因素　内在或外来的应激可使痛阈降低，精神紧张、恐惧、寒冷刺激、经期剧烈运动及生化代谢产物均可通过中枢神经系统刺激盆腔疼痛纤维。

　　3. 遗传因素　女儿痛经与母亲发生痛经有相关关系。

　　4. 免疫因素　痛经病人免疫细胞和免疫反应有改变。痛经的发生与月经时子宫内膜释放前列腺素（PG）有关。痛经病人子宫内膜和月经血中 PG 含量较正常女性明显升高，前列腺素诱发子宫平滑肌收缩，产生分娩样下腹痉挛性绞痛。同时子宫平滑肌过度收缩时间稍长，可使子宫腔压力升高，造成子宫供血不足，引起子宫缺血，刺激子宫自主神经疼痛纤维而发生痛经。

三、护 理 评 估

（一）健康史

　　了解病人的年龄、月经史与婚育史，询问与诱发痛经相关的因素，疼痛与月经的关系，疼痛发生的时间、部位、性质及程度，是否服用止痛药缓解疼痛，用药量及持续时间，疼痛时伴随的症状及自觉最能缓解疼痛的方法和体位。

（二）身体评估

　　1. 症状　行经前后或月经期下腹痛是原发性痛经的主要症状，疼痛多位于下腹中部或放射至腰骶部、外阴与肛门，少数病人的疼痛可放射至大腿内侧。疼痛的性质以坠胀痛为主，重者呈痉挛性。可伴随恶心、呕吐、腹泻、头晕、乏力等症状，严重时面色发白、四肢厥冷、眼前发黑、出冷汗。疼痛时月经未来潮或仅见少量经血，行经第1天疼痛最剧烈，持续2～3天月经畅通，疼痛即可缓解。

2. 体征 妇科检查无异常发现，偶可触及过度前倾前屈或后倾后屈子宫。

（三）心理-社会支持状况

女性一般对痛经不适都能耐受，但反应因人而异。反应强烈者，伴随痛经还可产生一些其他的身体不适，往往会使病人有意或无意识地怨恨自己是女性，认为做个女性"麻烦""倒霉"，甚至可出现神经质的性格表现。

（四）辅助检查

妇科检查无阳性体征。若排除盆腔器质性病变，腹腔镜检查是最有价值的辅助手段。可用以排除子宫内膜异位、子宫肌瘤、盆腔粘连、感染、盆腔充血等疾病。

（五）治疗原则

避免精神刺激和过度疲劳，以对症治疗为主。疼痛不能忍受时使用镇痛、镇静、解痉药，人工周期治疗缓解症状，还可配合中医中药治疗。

案例分析 13-3

根据病人的症状和体征判断该病人可能的医疗诊断。

答：该病人的医学诊断为痛经。判断依据：

（1）病人于 3 年前在行经时因涉水受凉，后出现小腹疼痛，未曾在意，半年后疼痛逐渐加剧。

（2）每次行经前 2 天先感腰部酸困，少腹下坠，随即出现少腹疼痛，经行第二天疼痛加剧，不能忍受，伴有四肢凉，出冷汗，恶心、呕吐，面色苍白，近半年月经逐渐延后。行经量较以前少而不畅，色紫暗，有血块；平时白带色白量多，小腹两侧隐痛。阴毛稀少、阴道壁略萎缩、分泌物少、性欲减退为性腺功能不足。

（3）妇科检查：未见异常。辅助检查：子宫输卵管碘油造影显示子宫形态正常，双侧输卵管通畅。

四、计 划 护 理

【常见护理诊断/问题】

1. 自尊紊乱 与长期闭经及治疗效果不明显，不能正常月经来潮而出现自我否定等有关。

2. 焦虑 与担心疾病对健康、性生活、生育的影响有关。

3. 功能障碍性悲哀 与担心丧失女性形象有关。

4. 疼痛 与月经期子宫痉挛收缩，子宫肌细胞缺血、缺氧有关。

5. 恐惧 与长时期痛经造成的精神紧张有关。

6. 睡眠形态紊乱 与痛经有关。

【护理目标】

1. 病人疼痛症状缓解。

2. 病人月经前或经期恐惧感消失。

3. 病人在月经期得到足够的休息和睡眠。

【护理措施】

1. 向病人讲解月经期的生理卫生知识，经期出现的腰骶酸胀、排便次数增多，多属生理反应，不必忧虑；提供心理支持，关心理解病人的不适和恐惧心理。

2. 进行月经期保健的教育工作，指导病人注意经期清洁卫生，合理休息和充足睡眠。

3. 腹部热敷、进食热汤或热茶等缓解症状。

4. 症状严重者可遵医嘱服用止痛剂，常用前列腺素合成酶抑制剂，若每一次经期习惯服用止痛剂，应防止药物依赖性和成瘾。

5. 应用生物反馈法，增加病人的自我控制能力，使身体放松，以解除痛经。

6. 使痛经病人正确掌握月经期的有关知识，并进行经期的健康指导，如注意经期生理卫生知识、禁性交、合理休息、加强营养等。

【护理评价】

1. 病人是否疼痛的症状减轻，并能够说出疼痛减轻的应对措施。

2. 病人是否表现出的恐惧行为和体征减少，整体舒适感增加。

3. 病人是否月经期的睡眠良好。

第四节　经前期综合征

一、概　述

月经的来潮预示女性进入了逐渐发育成熟及承担孕育新一代的重任,临床上总会遇到一些与月经来潮相关的病症及表现。经前期紧张综合征（premenstrual syndrome）就是一种症候群，是指妇女在月经前期出现生理、精神及行为方面改变，严重者可影响学习、工作和生活质量，月经来潮后，症状自然消失。发病率为30%～40%。

二、病　因

目前对引起经前期紧张综合征的原因仍不清楚，可能与卵巢激素比例失调、中枢神经传递、缺乏维生素 B 及精神因素等有关。

1. 雌激素、孕激素比例失调　孕激素促进远端肾小管钠和水的排泄，雌激素则通过肾素-血管紧张素Ⅱ-醛固酮系统使水钠潴留，从而出现体重增加等征象。

2. 神经类阿片肽　研究证实，排卵期或黄体晚期阿片肽浓度下降可引起紧张、忧虑、易激动和攻击行为。

3. 缺乏维生素 B　维生素 B 是合成多巴胺和 5-羟色胺的辅酶。在经前期紧张综合征病人中，黄体晚期和经前期全血的 5-羟色胺水平下降，脑中 5-羟色胺降低时机体对应激刺激的敏感性增加，引起行为和精神症状。

4. 精神因素　一些研究反映经前期紧张综合征病人的精神心理与社会环境因素的相互作用参与本病的发生，而病人的应激反应性和心理两方面的调节在经前紧张综合征中产生影响。

三、护理评估

（一）健康史

评估病人生理、心理方面的疾病史，既往妇科、产科等病史，排除精神病及心、肾等疾病引起的水肿。

（二）身体评估

1. 症状　常出现于月经前 1～2 周，月经来潮后症状明显减轻至消失，有周期性和自止性的特点，主要症状有以下三类。

（1）精神症状：①焦虑型，如精神紧张、情绪不稳定、易怒，琐事就可引起感情冲动、争吵哭闹；②抑郁型，如无精打采、情绪淡漠、忧愁不乐、失眠、健忘、注意力不集中、判断力减弱、有时精神错乱、偏执妄想，甚至产生自杀意图。

（2）躯体症状：①水钠潴溜，手、足、颜面水肿，体重增加等；②疼痛，乳房胀痛、头痛，可伴恶心、呕吐或腹泻、腰骶部痛、盆腔痛或全身各处疼痛；③其他，疲乏、食欲增加、喜食甜食等。

（3）行为改变：思想不集中，工作效率低，易有犯罪行为和自杀意图。

2. 体征　妇科检查无异常发现；全身检查有水肿体征。

（三）心理-社会支持状况

了解病人心理方面的症状，包括焦虑、紧张、沮丧、不安、情绪波动起伏不定等，并评估焦虑紧张程度。严重者有自杀、出现叛逆性或虐待儿童的行为。

（四）辅助检查

做相关检查以排除心、肝、肾等疾病引起的水肿；卵巢功能评价等实验室检查有助于诊断。

（五）治疗原则

1. 非药物治疗　给予心理安慰与疏导，使精神松弛，重新适应生活。

2. 药物治疗　以解除症状为主，如利尿、镇静、止痛等，常用药物有镇静剂、利尿剂、激素、溴隐亭及维生素 B 等。

四、计 划 护 理

【主要护理诊断/问题】

1. 焦虑　与神经类阿片肽浓度改变有关。

2. 组织灌注量改变　与雌激素、孕激素比例失调有关。

3. 疼痛　与精神紧张有关。

【护理目标】

1. 病人在月经来潮前两周及月经期焦虑消除。

2. 病人认知身体水肿促成的因素和预防水肿的方法。

3. 病人疼痛症状缓解。

【护理措施】

1. 指导饮食，加强运动　饮食均衡，多摄取富含维生素 B 的食物，如猪肉、牛奶、蛋黄和豆类食物。有氧运动如舞蹈、慢跑、游泳等对于肌肉张力具有镇定的作用。

2. 应对压力　指导病人进行腹式呼吸、生物反馈训练、渐进性肌肉松弛等应对压力的技巧。

3. 指导使用药物

（1）抗焦虑药：阿普唑仑，经前用药。

（2）抗抑郁症药：氟西汀可选择性地抑制中枢神经系统 5-羟色胺的再摄取。于黄体期用药，可明显缓解精神症状及行为改变，但对躯体症状疗效不佳。

（3）醛固酮受体的竞争性抑制剂：适用于月经前体重增加明显者。可解除水钠滞留，口服螺内酯有利尿作用，对血管紧张素有直接抑制作用，对精神症状也有效。

（4）维生素 B_6：调节自主神经系统与下丘脑-垂体-卵巢轴的关系，还可抑制催乳激素的合成而减轻抑郁症状。

（5）口服避孕药：可使用孕激素作替代疗法。

（6）健康教育

1）向病人和家属讲解可能造成经前期紧张综合征的原因，指导病人记录月经周期。

2）教育病人，正确面对月经来潮，消除紧张、焦虑情绪，帮助病人获得家人的支持，增加自我控制的能力。

【护理评价】

1. 病人是否消除焦虑感，能正确面对月经来潮，无明显不适出现。

2. 病人是否水肿症状得到缓解。

3. 病人是否无头痛及背痛等症状出现。

第五节　绝经综合征

案例13-4　临床资料

病人孙女士，45岁，因"月经不规律2年，阴道流血40天"来院就诊。平素月经7天/27～30天，经量中等。近2年月经不规律，周期15～90天，经期7～60天，经量时多时少，曾服多种中药治疗效果不佳。1年前及6个月前均因阴道流血彩超提示子宫内膜增厚，外院刮宫治疗。未做病理检查，术后服药3个月，定期撤血，停药后月经不正常，因担心避孕药有副作用改服中药治疗，阴道流血时断时续。第二次诊刮病理子宫内膜单纯性增生，术后服宫血宁及阿莫西林治疗。术后月经正常2个月，之后停经2个月后又阴道流血40天来诊，其间间断口服避孕药及止血药，服药3～5天血净即停药，流血再服药。既往体健。否认药物过敏史、传染病史及家族遗传病史，无手术及外伤史。孕2产1，人工流产1次，工具避孕。体格检查：外阴经产型，阴道通畅，暗红色血自宫口流出，少于经量，宫颈表面光滑，子宫前位，正常大小，轻度压痛，双附件区未触及包块，无压痛。辅助检查：血红蛋白98g/L，WBC、PLT正常；凝血五项正常。

问题：

根据病人的症状和体征判断该病人可能的医疗诊断有哪些？

一、概　述

绝经综合征（menopause syndrome）是指妇女绝经前后出现性激素波动或减少所致的一系列身体及精神心理症状。绝经（menopause）分为自然绝经和人工绝经。自然绝经指卵巢内卵泡生理学耗尽所致的绝经；人工绝经指两侧的卵巢经手术切除或放射线照射等所致的绝经。人工绝经者更易发生绝经综合征。这些症状始于卵巢功能衰退，持续至绝经后，可干扰妇女正常生活，并影响身体健康，一般多发生在年龄45～55岁，少数人可持续到绝经后5～10年，症状才有所减轻或消失。

二、绝经综合征的内分泌变化

绝经期最早的变化是卵巢功能衰退，随后表现为下丘脑和垂体功能退化。此期卵巢逐步停止排卵，激素的分泌相应减少。此阶段首先表现为雌激素水平下降，血中FSH水平相应升高，孕激素相对不足或缺乏。继而，由于FSH水平升高，又加快了卵泡发育的速度，也就进一步刺激了雌激素的分泌，在卵巢功能开始衰退以后出现代偿性雌激素相对升高阶段。卵泡发育的加速，导致卵泡期的缩短。以后，随卵泡数目的继续减少直至耗竭，卵巢激素的分泌继续下降，FSH继续升高，但无卵泡发育成熟，进入雌激素低下阶段，月经停止。

1. 促性腺激素的变化　绝经后卵巢性激素水平明显低下，对下丘脑与垂体的负反馈作用削弱，故FSH、LH均有升高。此后，这两种促性腺激素水平不再上升，并随着年龄的增长而有所降低。

2. 雌激素绝经后血中雌二醇水平明显降低。

3. 孕激素孕酮明显降低，仅为育龄妇女卵泡期孕酮值的 30%。

4. 雄激素雄烯二酮血中含量仅为育龄妇女的一半。

5. 泌乳素绝经后泌乳素变化不大。

6. 绝经后促性腺激素释放激素（GnRH）脉冲式分泌的幅度增加，与 LH 相平行，说明下丘脑和垂体间仍保持良好功能。

7. 生长激素随年龄的增长而减少。以上内分泌的改变会引起围绝经期与绝经后妇女产生一系列的生理与心理上的变化。

三、病　因

1. 内分泌因素　卵巢功能减退，血液中的激素浓度减少，使得下丘脑-垂体-卵巢轴之间失调，从而出现一系列自主神经功能失调的表现。当卵巢切除或受化疗影响后雌激素急剧下降，症状更加明显，补充雌激素后可迅速改善。

2. 神经递质　血中的 β-内啡肽及其自身抗体的含量明显下降，使得神经内分泌调节功能紊乱。神经递质 5-羟色胺水平异常与有些情绪变化密切相关。

3. 种族、遗传因素　人格特征、精神类型，以及职业、文化水平等均与围绝经期综合征的发病及症状的严重程度有关。病人大多数神经类型不稳定，精神压抑或在精神上受过较强烈的刺激，而经常从事体力劳动的人发生围绝经期综合征的较少，即便发生也是症状较轻，消解较快。

四、护　理　评　估

（一）健康史

对年龄 40 岁的妇女，经增多或不规则阴道出血，必须详细询问并记录病史，包括月经史、生育史、肝病、高血压、其他内分泌腺体疾病等。

（二）身体评估

1. 症状

（1）近期症状

1）月经紊乱：绝经前半数以上妇女出现月经紊乱，月经周期短于 21 天，常常伴有经前点滴出血致出血时间延长；月经稀发，月经周期超过 35 天；不规则子宫出血；子宫内膜不再增殖和脱落。多数妇女经历不同类型和时期的月经改变后，逐渐进入闭经，而少数妇女可能突然闭经。主要由卵巢功能状态的波动性变化决定。

2）血管舒缩症状：潮红、潮热为绝经期最常见且典型的症状，病人时感自胸部向颈及面部扩散的阵阵上涌的热浪，同时上述部位皮肤有弥漫性或片状发红，伴有出汗，汗后又有畏寒。持续 1～3 分钟，一般潮红与潮热同时出现，此种血管舒缩症状可历时 1～2 年，有时长达 5 年或更长。

3）自主神经失调症状：如心悸、眩晕、头痛、失眠、耳鸣等自主神经失调症状。

4）神经精神症状：围绝经期妇女常表现为注意力不易集中，情绪波动大，激动易怒、焦虑不安或情绪低落、抑郁、不能自我控制等情绪症状。记忆力减退也较常见。兴奋型表现为情绪烦躁、易激动、失眠、注意力不集中、多言多语、大声哭闹等神经质样症状。抑郁型多焦虑、内心不安甚至惊慌、恐惧，记忆力减退、缺乏自信、行动迟缓，严重者对外界冷漠，甚至发展成严重的抑郁性神经症。近年研究发现雌激素缺乏对发生阿尔茨海默病有潜在危险，可表现为老年痴呆、失忆、定向判断障碍及性格行为改变等。

（2）远期症状

1）泌尿、生殖系统症状：乳房萎缩、下垂。外阴、阴道发干，性交痛。尿急、尿失禁，易反复发作膀胱炎。

2）骨质疏松：骨质疏松症发生与雌激素下降有关，严重者导致骨折。50岁以上的妇女半数以上会发生绝经后骨质疏松，一般发生在绝经5～10年内，最常见的部位在椎体。

3）阿尔茨海默病：绝经后期妇女比男性患病风险高，可能与绝经后内源性雌激素水平降低有关。

4）心血管病变：绝经后妇女糖脂代谢异常增加，如动脉粥样硬化、心肌缺血、心肌梗死、高血压和脑卒中。

2. 体征　进行全身状况的体格检查，包括精神状态、贫血程度、出血倾向、高血压程度、肺部及泌尿系统检查，皮肤、毛发改变，乳房萎缩、下垂等。妇科检查可发现外阴萎缩，大、小阴唇变薄，皱襞减少，阴道萎缩，子宫颈及子宫萎缩变小，尿道口因萎缩而呈红色。

> **案例分析13-4**
> 根据病人的症状和体征判断该病人可能的医疗诊断有哪些？
> **答**：该病人的医学诊断为绝经期综合征。判断依据：
> （1）病人45岁，平素月经正常。近2年月经不规律，曾服多种中药治疗效果不佳。
> （2）第一次诊断性刮宫，停药后月经不正常，阴道流血时断时续。第二次诊刮病理子宫内膜单纯性增生，之后停经2个月后又呈阴道流血40天来诊。
> （3）既往体健，工具避孕。体格检查、辅助检查均正常。

（三）心理-社会支持状况

妇女进入围绝经期以后，由于家庭和社会环境的变化，身体与精神的负担加重，引起心情不愉快、忧虑、多疑、孤独等。同时，常因身体多方面不适而造成极大思想负担和心理压力，进而影响工作、生活质量；与周围社会、环境人际关系的不协调往往使病人陷入痛苦状态。

（四）辅助检查

1. 血常规、血小板计数、出凝血时间、异常血细胞检查，了解贫血程度及有无出血倾向。

2. 心电图及血脂检查，了解心功能及胆固醇增高情况。

3. 尿常规、细胞学、膀胱镜检查，以排除泌尿系统病变。

4. 宫颈刮片，进行防癌涂片检查。

5. 分段诊断性刮宫，排除器质性病变。

6. B超检查。

（五）治疗原则

1. 心理治疗　给予解释、安慰，消除顾虑。选用适量的镇静药以助睡眠，谷维素调节自主神经功能，治疗潮热症状。坚持体育锻炼，补充钙剂，饮食摄取足量蛋白质及含钙丰富食物，预防骨质疏松。

2. 激素替代治疗（HRT）　即外源性给予具有性激素活性的药物，可减轻精神、神经症状，延迟衰老的进程，纠正与性激素不足有关的健康问题。

（1）适应证：绝经相关症状，如潮热、盗汗、睡眠障碍、疲倦、情绪障碍等。雌激素缺乏所致的老年性阴道炎、泌尿系统感染及骨质疏松等。

（2）禁忌证：已知或可疑妊娠、原因不明的阴道流血、已知或可疑患有乳腺癌、已知或可疑患有性激素依赖性恶性肿瘤、最近6个月内患有活动性静脉炎或动脉血栓栓塞性疾病、严重肝及肾功能障碍、血卟啉症、耳硬化症、脑膜瘤等。

五、计 划 护 理

【常见护理诊断/问题】

1. 自我形象紊乱 与月经紊乱、出现精神和神经症状等围绝经期综合征症状有关。

2. 焦虑 与围绝经期内分泌改变、家庭和社会环境改变、个性特点、精神因素等有关。

3. 有感染的危险 与围绝经期膀胱黏膜变薄，反复发作膀胱炎有关；与内分泌及局部组织结构改变，抵抗力低下有关。

【护理目标】

1. 病人能积极参加社会活动，正确评价自己。

2. 病人能叙说自己焦虑心态和应对方法。

3. 病人在围绝经期不发生膀胱炎、阴道炎等感染。

【护理措施】

1. 心理护理 使病人掌握必要的保健知识，了解围绝经期是女性人生正常的生理过程，以乐观积极的态度对待老年的到来，消除不必要的恐惧和焦虑；同时，使其家人给予更多的关爱，安慰及鼓励，协助病人度过特殊时期。还可以充分利用媒体广泛宣传老年心理健康知识，让所有的老年女性都身心健康。

2. 用药护理 帮助病人了解用药目的、药物剂量、适应证、禁忌证及可能出现的不良反应；督促长期使用激素的病人定期随访检查。

3. 健康教育 对围绝经期妇女针对性辅导，使病人了解绝经是生命过程中的生理现象，并进行饮食和运动的指导。如适当地摄取钙质和维生素，减少因雌激素降低而致的骨质疏松。规律的运动如散步、骑自行车等可以促进血液循环，维持肌肉良好的张力，延缓老化的速度，还可以刺激骨细胞的活动，延缓骨质疏松症的发生。积极防治围绝经期妇女常见病、多发病，如糖尿病、高血压、阴道炎、肿瘤、子宫脱垂等。

【护理评价】

1. 病人是否认识到绝经是女性正常的生理过程，能积极、乐观地对待自己，积极配合度过此期。

2. 病人是否与家人及周围的人关系融洽，互相理解。

3. 是否围绝经期女性无感染等并发症的发生。

第六节 多囊卵巢综合征

> **案例 13-5 临床资料**
>
> 病人女，22 岁，停经 3 个月，自测早早孕阴性，小腹微痛来院检查就诊。病人 14 岁初潮，月经从未稳定过，体征：肥胖、多毛，而且常闭经，婚后 1 年不孕。查体：体温 36.9℃，脉搏 86 次/分，呼吸 26 次/分，血压 110/60mmHg。神志清楚，自动体位体检，配合好。下腹部压痛。妇科检查：外阴发育正常，已婚未生育，宫颈质中，未见异常。B 超检查：见卵巢增大，包膜回声增强，轮廓较光滑，间质回声增强，体积 12ml。
>
> **问题：**
>
> 该病人可能的护理诊断及相应的护理措施是什么？

一、概 述

多囊卵巢综合征（polycystic ovary syndrome，PCOS）是妇科临床常见的内分泌疾病之一，在我国有着庞大的患病群体。PCOS临床表现异质性，不但严重影响病人的生殖功能，而且雌激素依赖性肿瘤如子宫内膜癌发病率增加，相关的代谢失调包括高雄激素血症、胰岛素抵抗、糖代谢异常、脂代谢异常、心血管疾病危险也增加。PCOS至今病因不明，目前研究认为，其可能是由于某些遗传基因与环境因素相互作用而引起。1935 年由 Stein 和 Leventhal 两位学者首次报道，故又称Stein-Leventhal 综合征。

（一）多囊卵巢综合征的内分泌变化

内分泌特征主要有：雄激素过多；雌酮过多；黄体生成激素/卵泡刺激素值增大；胰岛素过多。而产生变化可能的机制涉及如下。

1. 下丘脑-垂体-卵巢轴调节功能异常　由于垂体对促性腺激素释放激素敏感性增加，分泌过量的黄体生成素刺激卵巢产生过量雄激素。高雄激素抑制优势卵泡的产生，同时卵巢中继续产生雌二醇，雄烯二酮转化为雌酮，形成高雌酮血症。雌二醇和雌酮作用于下丘脑和垂体对黄体生成素呈负反馈，不形成月经周期的峰值，故无排卵发生。雌激素对卵泡刺激素分泌呈负反馈，使卵泡刺激素水平降低，黄体生成素/卵泡刺激素值增大。如此循环导致卵巢多囊样改变。

2. 胰岛素抵抗和高胰岛素血症　外周组织对胰岛素的敏感性降低，胰岛素的生物学效能低于正常，称为胰岛素抵抗。约 50%的病人存在不同程度的胰岛素抵抗及代偿性高胰岛素血症。

3. 肾上腺内分泌功能异常　50%病人存在脱氢表雄酮及脱氢表雄酮硫酸盐升高，可能与肾上腺皮质网状带酶活性增加、肾上腺细胞对促肾上腺皮质激素敏感性增加和功能亢进有关。脱氢表雄酮硫酸盐升高提示过多的雄激素来自肾上腺。

（二）病理

1. 卵巢变化　双侧卵巢均匀增大，是正常妇女的 2～5 倍，呈灰白色，包膜增厚、坚韧。卵巢剖面可见被膜下多量直径 2～9mm 囊状卵泡或较大潴留卵泡囊肿。镜检可见泡膜细胞增生，卵泡内颗粒细胞少而稀疏，闭锁卵泡增多，无成熟卵泡生成及排卵迹象，极罕见有黄体和白体。

2. 子宫内膜变化　子宫内膜长期受雌激素刺激，呈现不同程度的增殖性改变。而长期持续无排卵则可增加子宫内膜癌发生的概率。

二、护 理 评 估

（一）健康史

若月经增多或不规则阴道出血，必须详细询问并记录病史，包括月经史、生育史、肝病、高血压、其他内分泌腺体疾病等。

（二）身体评估

1. 症状　PCOS 多起病于青春期，主要表现为月经失调、雄激素过量和肥胖等。

（1）月经失调：为最主要症状，PCOS 导致病人无排卵或稀发排卵，伴有月经紊乱，主要的临床表现形式为闭经、月经稀发（周期 35 日至 6 个月）和功血。

（2）不孕：因排卵功能障碍使 PCOS 病人受孕率降低，且流产率增高。

（3）多毛、痤疮：毛发的多少和分布因性别和种族的不同而有差异，多毛是雄激素血症的最常见表现，主要为过多的性毛，呈现男性型倾向，可延肛周、腹股沟或腹中线，也可分布在上唇、乳晕周围。PCOS 病人多为成年女性痤疮，伴有皮肤粗糙、毛孔粗大，与青春期痤疮不同，具有症状重、持续时间长、顽固难愈、治疗反应差的特点。

（4）肥胖：体重指数≥25kg/m^2，占 PCOS 病人的 50%以上，其发生率因种族和饮食习惯不同而不同。PCOS 的肥胖表现为向心性肥胖（也称腹型肥胖，腰围/臀围≥0.80）。肥胖与胰岛素抵抗、雄激素过多、游离睾酮比例增加及与瘦素抵抗有关。

（5）黑棘皮症：阴唇、颈背部、腋下、乳房下和腹股沟等处皮肤褶皱部位出现灰褐色色素沉着，呈对称性，皮肤增厚，质地柔软。

2. 体征　进行全身状况的体格检查，包括精神状态、贫血程度、出血倾向、高血压程度、肺部及泌尿系统检查，皮肤、毛发改变，乳房萎缩、下垂等。

（三）心理-社会支持状况

因身体多方面不适而造成极大思想负担和心理压力，进而影响工作、生活质量；与周围社会、环境人际关系的不协调往往使病人陷入痛苦状态。

（四）辅助检查

1. 基础体温测定　表现为单相型基础体温曲线。

2. B超检查　见卵巢增大，包膜回声增强，轮廓较光滑，间质回声增强；一侧或两侧卵巢各有 12 个以上直径为 2～9mm 无回声区，围绕卵巢边缘，呈车轮状排列，称为"项链征"。连续监测未见优势卵泡发育及排卵迹象。

3. 诊断性刮宫　应选在月经前数日或月经来潮 6 小时内进行，刮出的子宫内膜呈不同程度增殖改变，无分泌期变化。

4. 腹腔镜检查　间卵巢增大，包膜增厚，表面光滑，呈灰白色，有新生血管。包膜下显露多个卵泡，无排卵征象，无排卵孔、无血体、无黄体。镜下取卵巢活组织检查可确诊。

5. 内分泌测定

（1）血清雄激素：睾酮水平通常不超过正常范围上限 2 倍，雄烯二酮常升高，脱氢表雄酮、硫酸脱氢表雄酮正常或轻度升高。

（2）血清促卵泡素（FSH）、黄体生成素（LH）：血清 FSH 正常或偏低，LH 升高，但无排卵前 LH 峰值出现。LH/FSH 值≥2。

（3）血清雌激素：雌酮升高，雌二醇正常或轻度升高，并恒定与早卵泡期水平，雌酮/雌二醇＞1，高于正常周期。

（4）尿 17-酮类固醇：正常或轻度升高。正常时提示雄激素来源于卵巢，升高时提示肾上腺功能亢进。

（5）血清催乳素（PRL）：20%～35%的多囊卵巢综合征病人可伴有血清 PRL 轻度增高。

（6）其他：腹部肥胖型病人，应监测空腹血糖及口服葡萄糖耐量试验，还应监测空腹胰岛素（正常＜20mU/L）及葡萄糖负荷后血清胰岛素（正常＜150mU/L）。肥胖型病人可有甘油三酯增高。

（五）治疗原则

1. 调整生活方式　对肥胖型病人，控制饮食和增加运动以降低体重和缩小腰围，可增加胰岛素敏感性，降低胰岛素、睾酮水平，从而恢复排卵及生育功能。

2. 药物治疗

（1）调节月经周期：定期合理用药，对于抗雄激素作用并控制月经周期很重要。

1）口服避孕药：主要用于保护子宫内膜、调整月经周期，通过降低卵巢产生的雄激素改善多毛和痤疮。避孕药中的孕激素，可使子宫内膜转换，从而减少子宫内膜癌的发生，雌激素可使游离睾酮减少。常用短效口服避孕药，至少 3 个月，可重复使用。能有效抑制毛发生长和治疗痤疮。

2）孕激素后半周期疗法：可调节月经并保护子宫内膜。

（2）降低血雄激素水平

1）糖皮质类固醇：用于治疗肾上腺合成雄激素过多的高雄激素血症，常用地塞米松和泼尼松较好，能有效抑制脱氢表雄酮硫酸盐浓度。剂量不宜超过 0.5mg，以免引起对下丘脑-垂体-肾上腺轴的过度抑制。

2）环丙孕酮：为 17α-羟孕酮类衍生物，具有较强的抗雄激素作用，可抑制垂体促性腺激素的分泌，从而使体内睾酮水平降低。与炔雌醇组成炔雌醇环丙孕酮口服避孕药，对降低高雄激素血症和治疗高雄激素体征有效。

3）螺内酯：为醛固酮受体的竞争性抑制剂。

（3）改善胰岛素抵抗：PCOS 的一个主要特征是胰岛素抵抗，导致代偿性高胰岛素血症，以便维持正常糖耐量（葡萄糖摄入后胰岛素的正常反应）。主要的胰岛素增敏药物有二甲双胍，主要适应证是有胰岛素抵抗、糖耐量受损或 2 型糖尿病的 PCOS 妇女。

（4）诱发排卵：有生育要求的 PCOS 病人多需要应用促排卵治疗才能妊娠，氯米芬（CC）已经成为 PCOS 促排卵治疗的首选药物，CC 可与下丘脑雌激素受体结合，使中枢神经系统对循环中雌激素水平的感应被阻滞，脉冲式 GnRH 和促性腺激素分泌增加，进一步引起卵泡生长和发育。部分病人应用 CC 治疗无效，称为 CC 抵抗。对于 CC 抵抗的病人，促性腺激素（Gn）是常用的促排卵药物。

3. 手术治疗

（1）腹腔镜下卵巢打孔术：对促卵泡生成素和游离睾酮升高者效果较好，术后促排卵治疗反应改善，由于医疗干预致多胎妊娠率降低，它具有单卵泡率高的特点，避免了多胎问题，排卵率为90%，妊娠率为 70%。

（2）卵巢楔形切除术：手术需要切除双侧卵巢 1/3 的组织可降低雄激素的水平，减轻多毛症状，提高妊娠率。术后粘连形成率较高，现在已很少应用。

知识拓展

卵巢过度刺激综合征

卵巢过度刺激综合征（ovarian hyperstimulation syndrome，OHSS）是助孕时使用促排卵药物引起的，与病人的敏感度和内分泌状态、药物的种类及数量、是否妊娠有关。严重者如缺乏适当治疗，可致生命危险，是一种严重的医源性疾病。

三、计 划 护 理

【常见护理诊断/问题】

1. 自我形象紊乱 与月经紊乱、不孕、肥胖等症状有关。

2. 焦虑 与家庭和社会环境改变、个性特点、精神因素等有关。

3. 知识缺乏 与缺乏疾病及手术的相关知识有关。

【护理目标】

1. 病人能积极配合治疗，了解疾病的相关知识。

2. 病人能叙说自己焦虑心态和应对方法。

【护理措施】

1. 环境调摄 不宜居住在潮湿的环境里，尽量减少环境的污染。

2. 饮食调理 饮食以清淡、少油腻为主，戒烟酒，且勿过饱。多吃蔬菜、水果，如白萝卜、荸荠、紫菜、海蜇、洋葱、枇杷、白果、大枣、扁豆、薏苡仁、红小豆、蚕豆、包菜等。纠正偏食及不正常的饮食习惯，注意避免辛辣刺激的饮食。

3. 运动锻炼 应长期坚持有氧运动，如散步、慢跑、球类、游泳等，以及各种舞蹈。活动量应逐渐增强，让疏松的皮肉逐渐转变成结实、致密的肌肉。

4. 放松心情，建立治病信心，耐心治疗 使病人掌握与疾病相关的知识，以乐观积极的态度对待本病，消除不必要的恐惧和焦虑；同时，使其家人给予更多的关爱、安慰及鼓励，协助病人战胜疾病。

> **案例分析 13-5**
>
> **问题**：该病人可能的护理诊断及相应的护理措施是什么？
>
> **答**：（1）自我形象紊乱：与月经紊乱、不孕、肥胖等症状有关。
>
> 放松心情，建立治病信心，耐心治疗。使病人掌握与疾病相关的知识，以乐观积极的态度对待本病，消除不必要的恐惧和焦虑；同时，使其家人给予更多的关爱、安慰及鼓励，协助病人战胜疾病。告知病人一些身体的改变是由疾病引起的。
>
> （2）焦虑：与家庭和社会环境改变、个性特点、精神因素等有关。
>
> 对病人进行心理护理：鼓励病人提出疑问，针对手术病人焦虑的原因及所承受的心理压力，对病情及手术进行耐心解释，指导病人分散注意力，减轻心理负担。
>
> （3）知识缺乏：与缺乏疾病及手术的相关知识有关。
>
> 对病人进行健康指导：饮食、活动、锻炼指导；明确复诊内容、具体时间、地点及联系人；性生活恢复指导；注意个人卫生；阴道残端症状指导等。

【护理评价】

1. 病人是否了解疾病相关知识，能积极、乐观对待自己，积极配合治疗。
2. 病人是否与家人及周围的人关系融洽，互相理解，取得家人支持，缓解自己的焦虑情绪。

第七节　高催乳素血症

> **案例 13-6　临床资料**
>
> 病人女，28 岁，结婚 4 年未孕，因"月经稀少至闭经半年，头痛一个月"就诊。末次月经 2016 年 9 月 20 日，月经初潮 13 岁，平时月经规则，7 天/30 天，经量中等，无痛经。近一年来无明显诱因出现月经 40 天一个周期，最后闭经，近一个月经常头痛。病人自称工作忙碌，停经以来未予以重视，亦未进行服药或治疗等处理。4 年前结婚至今未避孕但一直未受孕。无发热、咳嗽等不适。既往体健，否认有遗传病史及性病史，无特殊用药史及手术史。体格检查：生命体征正常。发育正常，营养中等，无胡须，无痤疮，甲状腺不肿大，心、肺功能正常，双乳发育好，无结节，双乳均可挤出乳汁。腹软，肝、脾肋下未触及，腹部无压痛，未触及包块，双下肢无水肿，全身无多毛。妇科检查：外阴发育正常，阴毛呈女性分布，阴道通畅，有少量白色分泌物。宫颈轻度糜烂样改变，触血（−）。宫体后位，大小可，质地正常，无压痛，可活动。双侧附件均未触及包块，无压痛。辅助检查：尿 hCG（−），血常规，肝功能、肾功能正常。X 线胸片、心电图、脑电图正常。
>
> **问题**：
>
> 该病人初步诊断是什么？诊断依据有哪些？还需要哪些检查以明确诊断？

一、概　　述

高催乳素血症（hyperprolactinemia）是由各种原因导致的血中催乳素（prolactin，PRL）持续增高，大于 1.14nmol/L（25μg/ml），引起临床上以性腺腺功能减退和泌乳为主的综合征，以闭经、不孕、溢乳为主要特点。PRL 是应激激素，在各种生理情况及各种应激时其血清水平变化甚大。

二、病　　因

（一）下丘脑疾病

下丘脑疾病包括颅咽管瘤、浸润性下丘脑病变肉瘤样病、组织细胞增生症、神经胶质细胞瘤和白血病。

（二）垂体疾病

垂体疾病是引起高催乳素血症最常见的原因，最常见的是垂体催乳素瘤，1/3 以上的病人为垂体微腺瘤（直径<1cm），包括垂体腺瘤（80%分泌催乳素）、催乳素腺瘤（prolactinoma）、肢端肥大症（25%伴有高催乳素血症）、库欣综合征（肾上腺 ACTH 腺瘤，10%伴有高催乳素血症）、催乳素细胞增生症（80%伴有高催乳素血症）。功能性高催乳素血症：由多巴胺功能抑制所致，包括原发性空泡蝶鞍综合征（5%伴有闭经溢乳综合征）和继发性空泡蝶鞍综合征（10%伴有高催乳素血症）。炎症和破坏性病变：包括脑膜炎、结核、梅毒、放线菌病、损伤、手术、动-静脉畸形、肉芽肿病；垂体柄病变、损伤或肿瘤压迫。精神创伤、应激和帕金森病。

（三）原发性甲状腺功能低下

甲状腺功能低下时，TRH 及 TSH 分泌增加，致使血中 PRL 水平上升，造成高泌乳素血症。

（四）特发高泌乳血症

未查出病因，并尚未发现脑垂体瘤，属功能性异常催乳素增高，称特发性高泌乳素血症。有些病人可能垂体微腺瘤太小，目前尚未发现。

（五）其他

慢性肾衰竭、下丘脑垂体柄疾病、肾上腺功能低下、空泡蝶鞍综合征、多囊卵巢综合征（PCOS）和 HP 间的因果关系尚无定论、妇产科手术和局部刺激、促进催乳素分泌的药物等。

三、护理评估

对可疑病人详细询问病史，特别是针对性地从高泌乳素血症的生理性、病理性和药理性这三个方面了解病人可能的相关病史。

（一）健康史

询问有无月经稀发、闭经和黄体功能不全等，了解泌乳发生的时间、月经史、分娩和哺乳史、手术史和既往病史；有无服用抗精神病药物、镇静药、止吐剂、胃动力药、抗高血压药或避孕药史；有无甲状腺、肾、胸壁等疾病。激素测定采血时有无应激状态，如缺氧锻炼、运动、性生活、麻醉、疼痛、低血糖、手术、乳头刺激、精神情绪波动或盆腔检查等。

（二）身体评估

1. 症状

（1）月经紊乱及不育：月经紊乱者占 85%以上，排卵功能障碍和黄体功能不足表现为：以月经稀少和闭经、不孕为多见，与此相关的尚有习惯性流产、性欲减退、多毛、痤疮等。妇科检查可见阴道黏膜干燥、分泌物减少等雌激素缺乏症状。

（2）溢乳：是本病的特征之一。当病人泌乳、月经量减少甚至闭经时，称为闭经-溢乳综合征。约2/3病人会出现。病人乳房多发育良好，这与自然绝经者的乳房萎陷形成鲜明对比。自发性溢乳不多见，一般需挤压乳房乳头方可见乳汁流出。血催乳素水平过高者反而不出现溢乳，原因可能是过高的催乳素强烈抑制了性腺的功能，使雌激素水平显著降低。本症病人为真性溢乳，两侧乳头均有液体流出，为乳状或混浊的白色液体，内含丰富的酪蛋白、乳清蛋白和乳糖，应与假性溢乳相鉴别。

（3）头痛、眼花及视觉障碍：垂体或颅内肿瘤性高泌乳素血症者还可有头痛、视物模糊或视野缺失、失明、复视、垂体功能低下。

（4）性功能改变：由于垂体分泌的促卵泡生成素和促黄体生成素受抑制，出现低雌激素状态，表现为阴道壁变薄或萎缩，分泌物减少，性欲减退。高催乳素血症最突出的表现为性腺功能减退，是催乳素水平升高所致，称为高催乳素性性腺功能减退。女性病人可有性欲降退、性感缺失，治疗后随着催乳素水平的降低而缓解。

2. 体征 挤压乳房以了解泌乳情况，全身检查要注意视力、视野改变，有无多毛、肥胖、高血压、胸壁病变等。

（三）心理-社会支持状况

因身体多方面不适而造成极大思想负担和心理压力，进而影响工作、生活质量；与周围社会、环境人际关系的不协调往往使病人陷入痛苦状态。

（四）辅助检查

1. 血液学检查 在静息状态下测定血清泌乳素，正常泌乳素水平为≤1.14nmol/L（25μg/L，1μg=21.2mU/L），如超过1.14nmol/L为高泌乳素血症。测定血清泌乳素时需考虑其脉冲式释放和食物（特别是高蛋白质饮食）增加其分泌的特点。每次检查时当日应空腹，当日晨禁止性生活；来院后休息1小时，在9：00～11：00采血；可连续3天采血或同1天连续3次采血，以排除脉冲峰值，有利于高泌乳素分泌的判断。

2. 影像学检查 有助于明确垂体及鞍区占位性病变，主要方法为头颅/蝶鞍的影像学检查（MRI或CT）。一般建议对于泌乳素＞4.55nmol/L且无明确病因者应完善上述检查。

3. 眼底检查 对疑为鞍区肿瘤（如垂体瘤、颅咽管瘤等引起者），特别是较大病变者，应重点查视力、视野和眼底情况，评估肿瘤的大小和扩展方向，了解视神经、视交叉受影响程度。

（五）治疗原则

明确病因后及时治疗，凡有闭经、低雌激素状态、不育及垂体微腺瘤，或伴头痛等，则应首选药物治疗。对垂体大腺瘤引起压迫症状出现视野缺损、头痛、呕吐或药物治疗效果不佳或不能耐受药物治疗者，可考虑采用手术治疗。不适于手术者采用放疗。最终抑制催乳素分泌，恢复正常月经及排卵或受孕，减少乳汁分泌及改善视觉障碍等。

1. 药物治疗

（1）甲磺酸溴隐亭：是一种半合成麦角碱衍生物，为多巴胺受体激动剂，这种药可抑制催乳素的合成与分泌，可控制垂体微腺瘤的生长，甚至使肿瘤明显缩小。溴隐亭疗法适用于各种类型高催乳素，也是垂体腺瘤（微/巨腺瘤）首选疗法，尤以年轻不孕期盼生育者为多。口服溴隐停的常见不良反应是恶心、头痛、眩晕、疲劳乏力、嗜睡、便秘和直立性低血压等，用药数日后可自行消退，因此要在医生的指导下用药。新型溴隐亭长效注射剂可克服口服造成的胃肠功能紊乱。资料显示用药一周催乳素即可明显下降，用药2～4周溢乳停止，月经恢复，用药3～6个月可出现排卵并可妊娠。

（2）喹高利特：为多巴胺受体激动剂，可作用于多巴胺受体。多用于对甲磺酸溴隐亭副作用无法耐受时。

（3）维生素B_6：和溴隐亭同时使用，起协同作用。

2. 手术疗法 适合于巨腺瘤出现压迫症状者，以及肿瘤抗药、溴隐亭治疗无效和嫌染细胞瘤多种垂体激素分泌者。现行的经蝶显微手术安全、方便、易行，疗效类似于溴隐亭疗法。手术前后配伍用溴隐亭可提高疗效。手术缺点：垂体肿瘤无明显包膜、边界不清者，手术不易彻底或损伤，导致形成脑脊液鼻腔瘘，继发垂体功能减退。

3. 放射治疗 适用于不能坚持或耐受药物治疗者，不愿手术或手术治疗无效者。放射治疗显效慢，可能引起垂体功能低下、视神经损伤、诱发肿瘤等并发症，不主张单纯放疗。

四、计划护理

【常见护理诊断/问题】

1. 自我形象紊乱 与月经紊乱、不孕、溢乳等症状有关。

2. 焦虑　与家庭和社会环境改变、个性特点、精神因素等有关。

3. 知识缺乏　与缺乏疾病及手术的相关知识有关。

【护理目标】

1. 病人能积极配合治疗，了解疾病的相关知识。

2. 病人能叙说自己焦虑心态和应对方法。

【护理措施】

1. 一般护理　女性患病之后，会感觉到心情浮躁，而且情绪不稳定；睡眠、情绪、抑郁、紧张、运动、性生活、饥饿及进食后等均可能影响其分泌状态，指导病人保持勤学的稳定，减少对疾病的不利影响。

2. 心理护理　此病对病人的内心造成很大的影响，因为很多的人对于疾病的认识度不够。再加上不良的心理刺激，会导致病情加重，还会引起神经衰弱，导致了内分泌严重的失调。所以一定要解除不良的心理压力，不要生气，保持良好的情绪。

3. 改善饮食　少食多餐有利于身体调节体温。多喝水，减少咖啡因和酒精摄入，饮食中应避免乳制品，要少吃油炸的食物，而且也要少接触一些脂肪类食物，避免导致身体发胖。应该多喝水，多吃一些粗粮，也可以多吃一些豆制品。可以多吃生菜海带等。

4. 生活护理　尽量使日常生活有规律，可有效地调节内分泌，减轻病人的疼痛，也有助于增强卵巢的功能。

5. 应该注意锻炼方法，平时要坚持锻炼，这样可以防止身体出现异常，避免造成免疫能力降低的情况。

6. 外科疗法　对于一些有肿瘤的病人来说，可以使用药物控制疾病。也可以使用手术方法。若是肿瘤存在出血的情况，需要及时地进行手术治疗，避免导致不良后果。

7. 健康教育　向病人及家属讲解疾病的相关知识、药物的不良反应、处理方式等。

> **案例分析 13-6**
>
> 该病人初步诊断是什么？诊断依据有哪些？还需要哪些检查以明确诊断？
>
> **答：**（1）该病人的初步诊断为高催乳素血症，原发性不孕。
>
> （2）诊断依据：月经稀少至闭经半年，头痛，既往体健，否认有遗传病史及性病史，无特殊用药史及手术史。生命体征正常。发育正常，营养中等，4年未孕。
>
> （3）还需要在静息状态下测定血清泌乳素，影像学检查、眼底检查等进一步诊断。

【护理评价】

1. 病人是否了解疾病相关知识，能积极、乐观地对待自己，配合治疗。

2. 病人是否与家人及周围的人关系融洽，互相理解，取得家人支持，缓解自己的焦虑情绪。

思　考　题

1. 简述功血病人的临床表现及一般护理措施。

2. 无排卵功血、黄体功能不全、子宫内膜不规则脱落的时间及病理表现是什么？

3. 对应用性激素治疗的妇女应注意哪些问题？

（史　娟）

第十四章　妊娠滋养细胞疾病病人的护理

【知识目标】

掌握　葡萄胎及妊娠滋养细胞肿瘤病人的护理评估和护理措施。

熟悉　葡萄胎及妊娠滋养细胞肿瘤病人的护理诊断、治疗原则和辅助检查；滋养细胞疾病病人化疗的护理评估、护理诊断、护理措施；常用的化疗药物近期及远期的毒副作用。

了解　葡萄胎及妊娠滋养细胞肿瘤的病因、病理、分类；化疗的作用机制及常用药物种类。

【技能目标】

学会应用滋养细胞疾病病人清宫术前后的护理操作；化疗药物的给药方法。

【素质目标】

培养学生对葡萄胎及妊娠滋养细胞肿瘤病人的整体护理观念；引导学生重视对葡萄胎及妊娠滋养细胞肿瘤病人的健康教育、心理护理及人文关怀。

妊娠滋养细胞疾病是来源于胎盘绒毛滋养细胞的疾病，可分为葡萄胎、侵蚀性葡萄胎、绒毛膜癌和胎盘部位妊娠滋养细胞肿瘤。其中葡萄胎是良性病变，侵蚀性葡萄胎和绒毛膜癌统称为妊娠滋养细胞肿瘤，是一种高度恶性的肿瘤。50%的妊娠滋养细胞肿瘤发生于葡萄胎之后，严重危害女性的健康。目前化疗是主要的治疗方法，治愈率超过 90%。化疗在杀灭肿瘤细胞的同时，也会引起近期或远期的毒副作用。女性病人往往会感到恐惧，缺乏信心。病人对化疗的认识不够，担心预后及化疗的效果，影响了病人的治疗效果。因此，化疗前后对病人进行正确的评估、整体护理可促进病人更好地康复。

第一节　葡萄胎病人的护理

案例 14-1　临床资料

病人刘女士，42 岁，因"停经 3 个月，不规则阴道流血半月余，出血增多一天"而入院。早孕反应较剧烈，无咳嗽、咳痰、腹痛，大小便正常。两肺呼吸音清，腹软，肝脾肋下未及。体格检查：体温 37.2℃，脉搏 80 次/分，呼吸 18 次/分，血压 100/65mmHg；盆腔检查：外阴已婚未产式，阴道中量暗红色血液伴有水疱状物，宫颈光滑，宫体如妊娠 5 个月大，质软，右侧附件扪及 8cm×7cm 大小的囊性肿物，左侧附件扪及 7cm×6cm 大小的囊性肿物。实验室检查：血红蛋白 100g/L，白细胞总数 $6×10^9$/L，中性粒细胞 0.78，淋巴细胞 0.40。B 型超声检查见宫腔内充满弥漫分布的光点和囊样无回声区，无胎儿结构；HCG：110 000U/L。遵医嘱给予 5-氟尿嘧啶加入 5%葡萄糖液静脉滴注进行预防性化疗。

病人入院后睡眠差，总是不停地问应该怎样治疗；同时，也问护士"能否继续妊娠，以后还能不能再怀一个正常的孩子……"。

问题：

1. 根据病人的症状和体征判断该病人的医疗诊断是什么？
2. 如果您是责任护士，该如何向该病人解释治疗方案？
3. 该病人可能的护理诊断及相应的护理措施是什么？

一、概　述

葡萄胎（hydatidiform mole，HM）属于妊娠滋养细胞的良性病变，指胎盘绒毛滋养细胞异常增生、间质水肿，形成大小不同的水疱，水疱间借蒂相连成串，形如葡萄而得名（图 14-1），也称水疱状胎块。年龄<20 岁或>35 岁的妊娠妇女容易发生异常受精，发病率显著升高。葡萄胎可分为完全性葡萄胎和部分性葡萄胎，大多数病人属于完全性葡萄胎。葡萄胎的病变仅限于子宫腔内，不会侵入肌层，也不会发生远处转移。

葡萄胎的发病原因尚未清楚。流行病学调查显示，本病在亚洲和拉丁美洲的发病率较高，而欧美国家较低。曾患 1 次或 2 次葡萄胎的女性再次患病的发生率分别为 1%和 15%~20%。另外营养状况、饮食中缺乏维生素和胡萝卜素、感染、细胞遗传异常、社会经济因素等可能与发病

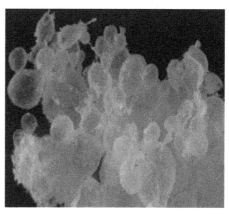

图 14-1　葡萄胎水疱状变性

有关。部分性葡萄胎还可能与口服避孕药及月经不规则等因素有关。我国的调查显示，平均每 1000 次妊娠中有 0.78 次，其中浙江省最高为 1.39 次，山西省最低为 0.29 次。

二、病　理

（一）病理特点

1. 完全性葡萄胎　大体检查病变局限于子宫腔内。葡萄样水疱大小不一，直径数毫米至数厘米不等，常混有血块及蜕膜碎片。水疱壁薄，透亮，内含黏性液体，水疱空隙充满血液及凝血块。显微镜下为滋养细胞不同程度增生，绒毛间质水肿呈水疱样，间质内胎儿源性血管减少或消失。

2. 部分性葡萄胎　仅有部分绒毛变为水疱，常合并胚胎或胎儿组织，胎儿多已死亡，合并足月儿极少，且常为多发性畸形或发育迟缓。镜下可见部分绒毛水肿，滋养细胞轻度增生，绒毛间质内可见胎源性血管。此外，还可见胚胎和绒毛的组织结构。

（二）分类

1. 完全性葡萄胎　病人宫腔内充满水疱状组织，没有任何胎儿及其附属物。

2. 部分性葡萄胎　病人有胚胎，胎盘绒毛部分水疱状变性，伴有滋养细胞增生。发率远低于完全性葡萄胎。

知识拓展

高危葡萄胎

一般葡萄胎排空后，血清 HCG 稳定下降，首次降至正常的时间约为 9 周，最长不超过 14 周。如 HCG 持续异常升高则要考虑高危葡萄胎，表现为：①HCG>100 000U/L；②子宫明显大于相应孕周；③卵巢黄素化囊肿直径>6cm。研究表明高危葡萄胎发生局部侵犯和远处转移的概率分别为 31%和 9%。而无高危因素的低危葡萄胎仅为 3.4%和 0.6%。年龄>40 岁者发生率为 37%，>50 岁者高达 56%。有学者认为年龄>40 岁和多次发病也应视为高危葡萄胎。

三、护理评估

（一）健康史

了解病人的年龄、月经史、妊娠史、生育史、饮食习惯等。询问有无 1 次或 2 次葡萄胎妊娠，本次妊娠早孕反应发生的时间及程度；有无阴道流血，如有阴道流血，应询问其流血量、时间，是否有水疱状物质。询问病人及家属既往史，包括妊娠滋养细胞疾病病史；饮食中是否缺乏维生素和胡萝卜素；有无服用口服避孕药及其他药物情况。

（二）身体状况

1. 症状

（1）完全性葡萄胎：病人大多在出现症状或仅有少量阴道流血时已诊断或治疗，典型病例已非常少见，典型症状有：

1）停经后阴道流血：为最常见的症状。常于停经后 8～12 周开始不规则阴道流血，呈暗红色，量时多时少，时断时续。如大血管破裂可致出血性休克甚至死亡；反复出血可继发感染或贫血。葡萄胎组织有时可经阴道自行排出，可在血中发现水疱状组织。

2）妊娠呕吐：常见于 HCG 水平异常升高或子宫异常增大者，呕吐的出现较正常妊娠早而持续时间长，症状严重者如未及时纠正可导致水电解质紊乱。

3）腹痛：由于增大的子宫快速扩张而发生阵发性下腹隐痛，一般不剧烈。但发生卵巢黄素化囊肿急性扭转或破裂时，也可出现急腹症。

4）其他：约 7%的病人可出现甲状腺功能亢进征象，表现为潮热、心动过速、震颤等，极少见突眼症。

（2）部分性葡萄胎 病人仅有阴道流血，无完全性葡萄胎的典型症状，妊娠呕吐少见且症状较轻，多无子痫前期症状，常无腹痛及卵巢黄素化囊肿。易误诊为不全流产或过期流产，需病理检查方能确诊。

2. 体征

（1）子宫异常增大、变软：HCG 水平异常升高、滋养细胞极度增生，呈水疱状变化，子宫迅速增大变软。多数完全性葡萄胎病人的子宫大于停经月份，且质地变软，当水疱退行性病变、葡萄胎组织排出，其子宫大小与正常妊娠月份相符或较小，妇科检查摸不到胎体，病人无自觉胎动。部分性葡萄胎病人可与停经月份相符或小于停经月份，可摸到部分胎儿组织。

（2）妊娠高血压子痫前期征象：子宫异常增大和血清 HCG 水平异常升高者，可在妊娠 20 周前出现高血压、蛋白尿、水肿，甚至出现头晕等子痫前期征象。

（3）卵巢黄素化囊肿（theca lutein ovarian cyst）：滋养细胞过度增生，产生大量 HCG，刺激卵巢卵泡内膜细胞发生黄素化而形成的囊肿。囊肿大小随 HCG 水平下降而消退，在葡萄胎组织排出后 2～4 个月自然消退。双侧附件可扪及囊性肿物，也可单侧，表面光滑，大小不等，偶尔可发生蒂扭转。

案例分析 14-1

1. 根据病人的症状和体征判断该病人的医疗诊断是什么？

答：该病人主要的医疗诊断是葡萄胎。判断依据：

（1）病人的主要症状：停经 3 个月，停经后不规则阴道流血入院。

（2）暗红色血液伴有水疱状物。双侧附件扪及囊性肿物。

（3）结合 B 型超声检查：见宫腔内充满弥漫分布的光点和囊样无回声区，无胎儿结构。血液检测 HCG 值：110 000U/L。

（三）心理-社会支持状况

大多数病人及家属得知患病后表现为极度不安，首先担心此次妊娠的结局及对今后生育的影响，由此产生不同程度的焦虑、紧张。在治疗中常表现出对清宫手术的恐惧。病人的社会经济地位、文化程度、婚姻及社会支持等影响着病人情绪。

（四）辅助检查

1. 产科检查 子宫扩张大于停经月份，腹部检查扪不到胎体。

2. 多普勒胎心检查 听不到胎心音。

3. 人绒毛膜促性腺激素（HCG）测定 HCG 是诊断葡萄胎的一项重要辅助检查。葡萄胎病人血清 hCG 值明显高于正常孕周的相应值。

4. B 超检查 为最常见的辅助检查方法，完全性葡萄胎可见增大的子宫充满不均匀密集状或短条状回声，呈"落雪状"，未见正常的胎体影像。部分性葡萄胎可在胎盘部位出现由局灶性水疱状胎块引起的超声图像改变，有时还可见胎儿或羊膜囊，胎儿通常为畸形。

5. DNA 倍体分析 流式细胞计数是常用的倍体分析方法。完全性葡萄胎的染色体核型为二倍体，部分性葡萄胎为三倍体。

6. 其他 如血常规、出凝血时间、肝肾功能、胸部 X 线检查等。

（五）治疗原则

葡萄胎一旦确诊后应立即清宫，及时刮出宫腔内容物送病理检查。年龄较大且无生育要求、子宫迅速增大者可行子宫切除术，保留双侧卵巢。黄素化囊肿发生急性扭转坏死，则需手术切除。高危葡萄胎和随访有困难者可考虑预防性化疗。

1. 清除子宫腔内容物 一般采用大号吸管吸出子宫腔内容物，待子宫缩小后再慎重刮宫，选较小的靠近宫壁的葡萄状组织送病理检查。术中防止子宫穿孔和大出血。葡萄胎清宫不易一次吸刮干净，一般于 7 天后行第二次刮宫。

2. 子宫切除术 近绝经期妇女，无再生育需求、子宫迅速增大者可行子宫切除术，术后需定期随访。

3. 黄素化囊肿的处理 囊肿随 hCG 水平的下降可自行消退，一般不需特殊处理。如黄素化囊肿蒂扭转，血运发生障碍时则应手术切除卵巢。

4. 预防性化疗 化疗指征：①年龄在 40 岁以上；②血 hCG 浓度异常升高>100 000U/L；③葡萄胎清除后，血 hCG 值不进行性下降。④子宫比妊娠月份明显增大或短期内迅速增大者。⑤黄素化囊肿直径>6cm。⑥滋养细胞高度增生或伴有不典型增生者。⑦出现可疑转移灶。⑧无条件随访的病人。一般选用 5-氟尿嘧啶或放线菌素 D 单一药物化疗一个疗程。

> **案例分析 14-1**
> 　2. 如果您是责任护士，该如何向该病人解释治疗方案？
> 　**答**：葡萄胎的治疗方案应根据病人的年龄、生育需求、HCG 值、黄素化囊肿的大小等因素全面考虑。葡萄胎确诊后应及时清宫，刮出物送组织学检查。该病人考虑为高危葡萄胎，其年龄大于 40 岁、刮宫前 HCG 值异常升高、子宫比相应的妊娠月份明显大、黄素化囊肿直径大于 6cm 应进行预防性化疗。

四、计划护理

【常见护理诊断/问题】

1. 有感染的危险 与阴道流血及化疗引起骨髓抑制、白细胞减少有关。

2. 自尊紊乱 与妊娠的结局得不到满足及担心将来的妊娠有关。

3. 睡眠形态紊乱 与担心治疗的效果及预后有关。

4. 知识缺乏 与缺乏葡萄胎及清宫手术的相关知识有关。

【护理目标】

1. 住院期间病人没有出现感染。

2. 病人情绪稳定，焦虑减轻，增强了治愈的信心。

3. 病人能改善睡眠状态，能接受葡萄胎及流产的结局。

4. 住院期间病人能陈述葡萄胎及随访的重要性，能接受清宫或手术的事实。

【护理措施】

1. 预防感染 使用消毒卫生垫，保持会阴清洁干燥。每天测体温，若体温超过 37.5℃，应及时通知医生。指导病人注意劳逸结合，多喝水；尽量进食高蛋白、高铁、富含维生素的食物，如蛋类、肉类、牛奶、胡萝卜等，增强机体的抵抗力。

2. 严密观察病情 观察腹痛及阴道流血情况，如流血较多应注意观察血压、脉搏、呼吸等生命体征。及时评估出血量及流出物的性质，如阴道排出物内有无水疱状组织，一旦发现要及时送病理检查。

3. 心理护理 阴道流血较多时，病人可出现焦虑、恐惧心理，护理人员应该主动关心病人，给予同情与安慰。鼓励病人说出内心的感受，倾听病人的主诉，在建立良好的护患关系后，认真讲解葡萄胎相关知识及治疗措施，让病人以积极的心态面对疾病，接受葡萄胎及流产的结局。

4. 清宫手术前后的护理 病人因长期阴道流血，可出现贫血和感染的征象，术前应先纠正，必要时输血和使用抗生素；合并妊娠高血压者，也应先做好处理。术前常规血常规、肝肾功能等检查；因出血、穿孔和感染是其常见的并发症，术前要建立静脉通道，交叉配血，备好催产素和抢救用品。

手术中教病人学会做深呼吸等放松技巧，帮助其转移注意力，以减轻疼痛。选择宫颈扩张器从小号依次扩张至 8 号以上，吸宫时尽量选用大号吸管，防止组织堵塞；在宫口已扩大，开始吸宫后可遵医嘱静脉滴注缩宫素，可防止宫缩时将水疱挤入血管造成肺栓塞；术中需仔细观察病人生命体征及面色的变化。

术后还需检查宫内清出物的数量、水疱的大小，做好记录。葡萄胎清宫不易一次吸刮干净，一般于 1 周后再次刮宫。选择靠近宫壁的葡萄状组织送病理检查。遵医嘱服用抗生素。

5. 健康指导

（1）个人卫生：保持外阴清洁干燥，刮宫术后禁止性生活和盆浴 1 个月。

（2）生活指导：指导病人高蛋白、高维生素、易消化饮食。适当活动，保证睡眠充足，养成良好的生活习惯，提高机体抵抗力。

（3）随访指导：葡萄胎虽为良性，但其恶变率为 10%～25%，刮宫术后定期随访，可早期发现妊娠滋养细胞肿瘤并及时处理。随访内容：①HCG 定量测定，第一次葡萄胎清宫术后每周一次，直至连续 3 次阴性，以后每个月 1 次共 6 个月，然后再每 2 个月 1 次共 6 个月，自第一次阴性后共计 1 年；②在随访血、尿 HCG 的同时应注意月经是否规则，有无咳嗽、咯血，有无异常阴道流血及其他转移灶症状，定期做妇科检查、B 超及 X 射线胸片检查；③避孕指导：葡萄胎病人应严格避孕 1 年，推荐使用避孕套避孕法，不宜放置宫内节育器或口服避孕药。因宫内节育器可刺激子宫内膜，混淆子宫穿孔出血的原因，口服避孕药可延缓葡萄胎残余滋养细胞的退化，促进滋养细胞生长。

【护理评价】

1. 病人住院期间是否未出现感染或原有感染症状减轻并消失。

2. 病人情绪稳定，是否能接受葡萄胎及流产的结局，出院时是否能对自己的生活方式做出新的计划。

3. 病人的睡眠状态是否得到较好改善。

4. 病人及家属是否能了解随访的重要性，是否能正确地参与随访全过程。

第二节　妊娠滋养细胞肿瘤

一、概　　述

妊娠滋养细胞肿瘤包括侵蚀性葡萄胎、绒毛膜癌和胎盘部位滋养细胞肿瘤。因侵蚀性葡萄胎和绒毛膜癌在临床表现、诊断和处理原则等方面相同，多经化疗治愈，国际妇产科联盟（FIGO）妇科肿瘤委员会 2000 年将侵蚀性葡萄胎和绒毛膜癌合称为妊娠滋养细胞肿瘤。

目前本病的具体病因不明。侵蚀性葡萄胎（invasive mole）是指葡萄胎组织侵入子宫肌层引起组织破坏或转移至子宫以外，恶性程度一般不高，多数仅造成局部侵犯，大多数预后较好。绒毛膜癌（choriocarcinoma）是一种恶性程度极高的肿瘤，多为育龄妇女，其中 50% 继发于葡萄胎，发生于足月产、流产后各占 25%，少数发生异位妊娠后。绒毛膜癌经血行播散发生远处转移，转移早而广泛，破坏组织或器官，最常见的转移部位依次为肺、阴道、脑及肝，如不使用化疗，其死亡率高达 90% 以上。

二、病　　理

（一）分类

1. 侵蚀性葡萄胎　为继发于葡萄胎排空后 6 个月以内的妊娠滋养细胞肿瘤。

2. 绒毛膜癌　多为继发于葡萄胎排空后 1 年以上的妊娠滋养细胞肿瘤。

3. 胎盘部位滋养细胞肿瘤　是一种起源于胎盘种植部位的特殊类型的滋养细胞肿瘤，临床上非常罕见。

（二）病理特点

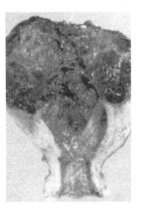

图 14-2　绒癌浸润肌层坏死出血

1. 侵蚀性葡萄胎　大体检查可见子宫肌壁及转移病灶有大小不等、深浅不一的水疱组织，可见变性或完好的绒毛结构。病灶可破坏正常组织侵入血管，造成血管壁坏死、出血。当病灶接近子宫浆膜层时，子宫表面可见紫蓝色结节，侵蚀较深时可穿透子宫浆膜层或阔韧带。显微镜下可见水疱状组织内绒毛结构及滋养细胞异常增生的形态与葡萄胎相似。

2. 绒毛膜癌　多原发于子宫，宫腔内原发病灶已消失而只有转移灶表现。肿瘤常位于子宫肌层或突入宫腔及浆膜，单个或多个，呈深红、紫或棕褐色。与周围组织分界较清，癌肿质地软而脆，常伴出血、感染及坏死。宫旁静脉中可发现癌栓。卵巢也可形成黄素囊肿。显微镜下表现为滋养细胞极度不规则增生，分化不良、排列紊乱，并广泛侵入肌层及血管，伴周围大片出血坏死，不能找到绒毛结构（图 14-2）。肿瘤不含间质和自身血管，瘤组织靠侵蚀母体血管获取营养。

三、护 理 评 估

（一）健康史

询问病人的既往病史，包括婚育史、滋养细胞病史、药物过敏史等；了解葡萄胎刮宫的时间、量、次数、水疱大小，刮宫后阴道流血的量、时间及子宫复旧情况；了解血、尿 HCG 随访的情况和肺部 X 线检查的结果，询问原发病灶及肺部、生殖道、脑部等转移灶症状的主诉，如咳嗽、咯血、胸痛等肺部转移症状；一过性跌倒、失语、失明、头痛、呕吐、偏瘫及昏迷等脑转移症状。有无预防行化疗及化疗的时间、药品种类、剂量、疗效及机体反应等。询问病人其他用药情况、生活环境及饮食习惯。

（二）身体状况

1. 症状

（1）原发灶表现：多发生于葡萄胎清除后，少数发生于足月产或流产后。最主要的症状是不规则阴道流血，一般在葡萄胎排空、足月妊娠或流产后，出现阴道持续不规则流血，量时多时少，长期流血可继发贫血;子宫复旧不全或不均匀增大,如葡萄胎排空后4~6周未恢复正常大小;在HCG的持续作用下,两侧或一侧卵巢黄素化囊肿可持续存在;当病灶侵蚀子宫壁穿透浆膜层或黄素化囊肿发生扭转或破裂时也出现急性腹痛。

（2）转移灶表现:症状和体征视转移灶而定。主要经血行播散,最常见转移部位为肺（80%）,其次是阴道（30%）、盆腔（20%）、肝和脑（各10%）。各转移部位的共同特点是局部出血。

1）肺转移:转移灶较小者,可无症状。病灶较大时表现为咳嗽或反复咯血、胸痛等;少数可出现肺动脉高压和急性肺衰竭的表现。

2）阴道转移:阴道前壁转移最常见。局部表现为紫蓝色结节,破溃后可大出血。

3）肝转移:表现为上腹部或肝区疼痛,穿破肝包膜时可出现腹腔内出血;多伴肺转移,预后不良。

4）脑转移:为致死的主要原因。可先出现跌倒、失明或失语等瘤栓期症状,继而进入头痛、喷射性呕吐、昏迷等脑瘤期,最后可因脑瘤增大导致颅内压增高,形成脑疝,压迫生命中枢而危及生命。

2. 体征　由于肿瘤分泌HCG、雌激素及孕激素的作用,病人出现乳头及乳晕色素加深、乳房增大、外阴色素沉着、病人闭经等假孕症状。

案例分析 14-2

1. 根据病人的症状和体征判断该病人的医疗诊断是什么?

答:该病人主要的医疗诊断是侵蚀性葡萄胎。判断依据:

（1）病人的主要症状:葡萄胎清宫术后1年,少量不规则阴道出血,时断时续而入院。

（2）1个半月来出现咳嗽,加重2天并伴咯血。

（3）结合胸部X线检查:见左肺闻及少量湿啰音;妇科检查见阴道左侧壁见一紫蓝色结节（3cm×2cm）。血液检测HCG值:170 000U/L。病理检查:子宫肌壁内有水疱样组织,镜下可见绒毛结构及增生的滋养细胞。

（三）心理-社会支持状况

病人因长期不规则阴道流血而表现出恐惧感,担心疾病的预后;因多次化疗而失去信心,表现出失望、焦虑,对疾病的预后产生无助感;担心手术可能失去生育能力、改变女性特征、遭遇歧视,而产生心理负担。担心丈夫及家人是否因为疾病而对病人表现出不满和冷淡。

（四）辅助检查

1. HCG测定　血和尿中HCG水平是葡萄胎后妊娠滋养细胞肿瘤的主要诊断依据。葡萄胎清除后9周以上,或流产、足月产、异位妊娠4周以上,排除再次妊娠,β-HCG水平持续阳性或阴性后又持续阳性。

2. X胸片检查　常规进行X胸片检查,如病人有咳嗽、咯血、呼吸困难等症状应立即给予胸部X线摄片,判断是否有肺转移。其典型X线表现为棉球或团块状阴影。

3. 超声检查　可见子宫正常大小或不同程度增大,有回声增高或回声不均匀的区域,无包膜;彩色多普勒超声还可显示其丰富的血流信号和低阻力型血流频谱。

4. MRI和CT检查　MRI可用于脑和盆腔转移病灶的诊断。CT能对肺部较小转移病灶及肝、脑部转移灶有较高诊断价值。如脑CT没有显示出转移灶,但病人有神经系统症状,可进一步检查脑脊液及血浆HCG含量。

5. 组织学诊断　如在子宫肌层或转移灶中见到绒毛或退化的绒毛阴影,则诊断为侵蚀性葡萄胎。若仅见成片的滋养细胞出血、坏死,绒毛结构消失,则诊断为绒毛膜癌。

（五）治疗原则

治疗原则是以化疗为主，手术和放疗为辅的个体化综合化疗。化疗方案应根据临床分期、预后评分来制订。手术可控制大出血，消除耐药病灶、缩短化疗疗程。手术治疗前一般先行化疗，待病情控制后再手术，以减少手术干扰引起的癌肿扩散。年轻希望保留生育功能者尽可能不切除子宫，如不需切除子宫者仍可保留卵巢。肝、脑转移者在联合化疗时，可给予肝动脉插管局部化疗。对肝、脑有转移的重症病人或肺部耐药病灶病人，可给予放射治疗。

知识拓展

改良 FIGO 预后评分系统见表 14-1。

表 14-1 改良 FIGO 预后评分系统

评分	0	1	2	4
年龄（岁）	<40	≥40	–	–
前次妊娠	葡萄胎	流产	足月产	–
距前次妊娠时间（月）	<4	4～7	7～13	≥13
治疗前血 HCG（U/L）	<10^3	10^3～10^4	10^4～10^5	≥10^5
最大肿瘤大小（含子宫）	–	3～5cm	≥5cm	
转移部位	肺	脾、肾	肠道	肝、脑
转移病灶数目	–	1～4	5～8	>8
先前失败化疗		–	单药	两种或两种以上联合化疗

案例分析 14-2

2. 护士应如何向该病人解释治疗方案？

答：该病人的临床分期属于Ⅲ期，伴转移，累及肺和生殖系统。已育有 2 子，治疗方案应以化疗为主，可化疗后再手术切除子宫。

四、计 划 护 理

【**常见护理诊断/问题**】

1. **潜在并发症：感染** 与反复阴道流血、化疗导致机体抵抗力降低有关。
2. **活动无耐力** 与腹痛、转移灶症状及化疗副作用有关。
3. **营养失调：低于机体需要量** 与化疗引起胃肠道不良反应有关。
4. **预感性悲哀** 与担心本病的预后有关。
5. **恐惧** 与担心化疗的效果及疾病的预后有关。
6. **自我形象紊乱** 与化疗引起脱发有关。

【**护理目标**】

1. 护士能及时发现感染征象。
2. 病人能配合护士的指导，恢复体力，参与一般的活动项目。
3. 病人营养摄入能满足机体的需要。
4. 病人适应角色要求，情绪稳定。

5. 病人恐惧情绪减轻，能配合治疗。

6. 病人能维持良好的自我形象。

> **知识拓展**
>
> ### 耐药与复发的妊娠滋养细胞肿瘤
>
> 　　耐药与复发的妊娠滋养细胞肿瘤治疗仍很棘手，已成为治疗失败的主要原因。预防耐药和复发仍是提高治愈率的关键措施。在临床实践中应强调诊断与化疗的规范化实施与管理，进一步改善高危及耐药病人的预后。
>
> 　　化疗联合手术治疗是重要的治疗方法。积极化疗的同时，争取手术机会，可最大可能地切除耐药或复发的病灶，以达到持续缓解的最终目的。一旦确定为耐药，需及时调整化疗方案，以免延误治疗。更改方案时，应掌握药物非交叉耐药的含意，即对某药物耐药而不导致对第 2 种药物耐药，妊娠滋养细胞肿瘤耐药基本上属于非交叉耐药，如对 MTX 耐药的病人，可用 Act-D 治愈；对 5-氟尿嘧啶为主联合化疗耐药的病人，可用 MTX 为主联合化疗方案治愈。

【护理措施】

1. 心理护理　护士应该主动与病人沟通与交流，让其倾诉内心的恐惧等不良情绪。向病人介绍病友和医护人员，让病人尽快适应住院环境，以减轻陌生感；帮助病人尽可能利用的社会支持系统，顺利度过悲哀期；让病人尽快适应病人的角色，积极配合治疗。讲解妊娠滋养细胞肿瘤化疗的新进展及预后，帮助病人树立信心，稳定情绪。

2. 观察病情　严密观察阴道流血及的腹痛情况，腹痛加剧并伴有腹腔内出血者，及时做好手术准备；记录阴道出血的量和颜色，如出血多者需监测病人的血压、脉搏、呼吸；认真观察转移灶症状，发现异常，及时通知医生并配合处理。

3. 配合治疗的护理　积极应对化疗引起的恶心、呕吐、疼痛等各种不良反应。鼓励病人进食，增强机体抵抗能力。化疗后抽血监测 β-HCG 值，协助病人进行胸部 X 线片等影像学检查，及时评价化疗的效果。如需手术者应遵医嘱按照妇科腹部手术前后的常规护理，积极采取措施，满足病人的需求。

4. 转移灶病人的对症护理

（1）肺转移病人的护理

1）卧床休息，吸氧；如呼吸困难时取半卧位，以减轻氧气的消耗。

2）大量咯血时应立即取头低侧卧位并轻叩其背部，帮助排出积血，保持呼吸道通畅，预防窒息。立即给病人吸氧，建立静脉通道；遵医嘱给予止血、抗休克的药物。严密观察生命体征，及时发现病情变化。

3）可给予镇静剂，减少病人烦躁不安，以保证病人良好的休息。

4）遵医嘱给予化疗药，如经肺部吸入化疗药可直接作用于肺部组织，增大局部药物浓度，效果较好。

（2）阴道转移病人的护理

1）卧床休息，防止因腹压增加导致的破溃出血。严密观察阴道有无出血的征象。

2）严禁阴道冲洗，避免做不必要的阴道检查和阴道窥器检查。

3）做好急救准备，交叉配血备用，备好各种抢救用品和器械。

4）如发生破溃大出血时，应立即通知医生。配合医生用长纱条填塞阴道压迫止血，记录填入阴道纱条的数量及时间。纱条必须于 24～48 小时内取出，防止感染，取出时必须做好输血、输液及抢救的准备工作，如出血未止可继续使用无菌纱条重新填塞。严密观察阴道出血情况及生命体征，及早发现感染征象，遵医嘱使用抗生素预防感染。

（3）脑转移病人的护理

1）观察病人生命体征、神志变化和颅内压增高症状；记录24小时出入量，观察有无水、电解质紊乱的征象。

2）遵医嘱给予止血、吸氧、镇静等治疗，严格控制静脉补液量，避免补液过快而导致的颅内压升高。

3）让病人尽量卧床休息，起床时有专人陪伴，防止一过性症状造成的意外损伤。同时注意预防长期卧床导致的吸入性肺炎、角膜炎、压疮等并发症的发生。

4）配合医生做好血和尿的HCG、腰穿、CT等项目的检查。

5）偏瘫、昏迷者按照相应的护理常规，预防并发症。

5. 健康教育

（1）生活指导：指导病人进食高蛋白、高维生素、易消化的饮食，以增强机体抵抗力。有阴道转移者应卧床休息，避免破溃大出血。节制性生活，做好避孕指导。

（2）预防感染：保持外阴清洁干燥，注意劳逸结合，增强机体的抵抗力，防止感染。

（3）出院后严密随访：一年内随访同葡萄胎病人，一年后仍需每年一次，持续3～5年，随访内容同葡萄胎。随访期间需严格避孕，应于化疗停止12个月后方可妊娠。

案例分析 14-2

3. 该病人可能的护理诊断及相应的护理措施是什么？

（1）有感染的危险：与阴道出血、化疗等有关。

监测体温变化；保持外阴部清洁；注意个人卫生；监测血常规，预防感染。遵医嘱进行抗感染治疗。

（2）潜在并发症：大出血，与绒毛膜癌阴道转移灶、肺转移灶破溃及化疗引起的骨髓抑制有关。

（3）恐惧：与担心疾病预后及接受化疗有关。

针对手术病人恐惧的原因，耐心解释疾病的治疗及预后相关知识，指导病人进行分散注意力的活动，以减轻心理压力。

（4）知识缺乏：与缺乏疾病治疗及预后的相关知识有关。

健康教育：指导病人劳逸结合；明确出院随访的内容、时间等；注意个人卫生预防感染等。

护理要点：①心理护理，稳定病人的情绪，积极配合治疗。②卧位休息，以减轻氧气的消耗，给予持续低流量吸氧。③禁做阴道窥器检查，密切观察阴道有无破溃出血，禁止进行性生活。④做好治疗配合：遵医嘱给予镇静剂，保证病人休息，减轻症状，用抗生素抗感染治疗。⑤配血，准备好各种抢救器材和物品，以便配合医生抢救。如大咯血时取头低侧卧位并轻叩其背部，帮助排出积血，保持呼吸道通畅，预防窒息；如阴道病灶破溃大出血，长纱条填塞阴道压迫止血，用抗生素预防感染。

【护理评价】

1. 住院期间病人是否发生感染，或感染后是否能得到及时控制。

2. 病人是否恢复体力，能参与一般的活动项目。

3. 病人摄入的营养是否能满足机体的需要。

4. 住院期间病人是否适应角色要求，情绪稳定。

5. 住院期间病人是否恐惧情绪减轻，能配合治疗。

6. 病人住院期是否能维持良好的自我形象。

第三节　化疗病人的护理

案例14-3临床资料

　　廖女士，40岁，已婚，育有1子1女。因"葡萄胎清宫术后出现阴道少量不规则流血。近半个月来出现痰中带血，近3天出现咯血"而入院。入院时神志清楚，主诉近日来下腹疼痛。体格检查：体温37.1℃，脉搏100次/分，呼吸20次/分，血压100/70mmHg。盆腔检查：外阴已婚已产式，阴道见少量血液流出，宫颈较光滑，宫体稍大，质软，双侧附件（－）。实验室检查：血红蛋白110g/L，白细胞总数$9×10^9$/L，中性粒细胞0.90，淋巴细胞0.29，HCG190 000U/L。病理检查：镜下仅见成片的滋养细胞出血、坏死，未见任何绒毛结构。医生诊断："绒毛膜癌"，遵医嘱给予5-氟尿嘧啶0.3g加入5%葡萄糖溶液静脉滴注化疗。

问题：

　　1. 请向该病人解释5-氟尿嘧啶化疗的毒副作用。

　　2. 护理评估的内容有哪些？

　　3. 写出该病人可能存在的三个主要的护理诊断及相应的护理措施。

一、概　述

　　应用化学药物治疗的方法称为化学疗法，简称化疗。化疗药物可作用于肿瘤不同的生长周期和环节，抑制或杀死肿瘤细胞。化疗是目前治疗恶性肿瘤的三大方法之一。妊娠滋养细胞疾病是所有肿瘤中对化疗最敏感的一种。

（一）化疗药物的作用机制

　　化疗药物种类繁多，作用机制不一。可归纳为以下几种。

　　1. 干扰脱氧核糖核酸（DNA）的合成与代谢，如甲氨蝶呤可使DNA合成受阻。

　　2. 直接干扰核糖核酸（RNA）的复制，与药物发生烷化反应，使生化物质结构和功能损害，不能进行正常代谢。

　　3. 阻止纺锤丝形成，抑制有丝分裂。

　　4. 干扰转录、抑制信使核糖核酸（mRNA）的合成。

　　5. 抑制蛋白质合成。

（二）化疗药物种类

　　1. 烷化剂　细胞周期非特异性药物。常用的有消瘤芥和抗瘤新芥，一般以静脉给药为主。可出现白细胞下降和骨髓抑制等副作用。

　　2. 抗代谢药物　细胞周期性特异性药物。能干扰核酸代谢，导致肿瘤死亡，常用的有甲氨蝶呤和5-氟尿嘧啶。甲氨蝶呤为抗叶酸药，可经口服、肌内、静脉给药。5-氟尿嘧啶因口服不吸收，需静脉给药。

　　3. 抗肿瘤抗生素　细胞周期非特异性药物，常用的有放线菌素D，由微生物产生的具有抗肿瘤活性的化学物质。

　　4. 抗肿瘤植物药　细胞周期特异性药物，如长春碱和长春新碱等，需静脉给药。

（三）化疗药物的应用原则

　　为了减少化疗药物的毒副作用，增强药物的治疗效果，应遵循以下原则：

　　1. 根据肿瘤的病理诊断和分期。不同病理细胞类型对化疗药的敏感性不一，病理分期决定了不同的药物剂量及治疗方案。

　　2. 根据肿瘤细胞的分裂周期。化疗药主要分为细胞周期性特异性药物和细胞周期非特异性两类。这两类细胞经过有机组合，效果大大增强，能起到最大的杀伤效果。

3. 根据病人的个体情况选择化疗药物。

4. 加入适当的化疗增敏药物和预防化疗副作用的药物，如抗过敏药、止吐药。

5. 化疗方案的选择需考虑病人的经济情况。

（四）常见的化疗毒副反应及并发症

1. 近期毒性反应 可分为局部反应和全身性反应两种。局部反应包括局部组织坏死、栓塞性静脉炎等；全身反应是指消化道、皮肤和黏膜反应，肝功能损害、肾功能障碍、造血系统、免疫系统、肺毒性反应、神经系统、心脏反应等。

2. 远期毒性反应 包括致癌作用、致畸作用、生殖功能障碍等。

3. 并发症 常见的有感染、穿孔、出血、尿酸结晶等。

案例分析 14-3

1. 请向该病人解释 5-氟尿嘧啶化疗的毒副作用。

答： 该病人使用 5-氟尿嘧啶，可能会出现的毒副作用有骨髓抑制导致的白细胞和血小板下降；消化系统反应：食欲不振、恶心、呕吐、口腔溃疡；局部反应：穿刺部位的静脉炎；其他：脱发、皮肤色素沉着等。

二、护 理 评 估

（一）健康史

询问病人的既往病史，包括化疗史、滋养细胞病史、药物过敏史等，记录既往化疗的毒副作用及应对措施；有无血液系统、肝肾功能疾病、泌尿系统疾病病史；评估家族中有无肿瘤病人。既往服药情况及家庭生活环境等。

（二）身体状况

1. 评估病人生命体征，营养状态；检查皮肤、黏膜、淋巴结有无异常；是否存在转移灶的症状和体征。

2. 询问病人的饮食形态、睡眠状态、排泄情况、生活习惯与嗜好及自理程度。

3. 体重 准确测量体重，是为病人提供准确计量的依据。

（三）心理-社会支持状况

了解病人对化疗的反应，尤其是第二次化疗的病人会更加焦虑、恐惧；病人往往会对化疗的效果产生焦虑、悲观情绪；也会因长期治疗产生经济困难而悲观抑郁、烦躁。

（四）辅助检查

1. 化疗前血常规检查 每天或隔天监测血常规的变化。白细胞低于 $4.0×10^9$/L，血小板低于 $5.0×10^9$/L 者不能用药；用药过程中白细胞低于 $3.0×10^9$/L，考虑停药。白细胞 $<1×10^9$/L 时，应将病人进行保护性隔离。

2. 肝肾功能检查 通过化验指标的监测，评估药物对肝肾功能损害。

3. 其他检查 如尿常规及大便常规检查、心电图检查等。

（五）治疗原则

高危病人可选择联合化疗，如以 5-氟尿嘧啶为主的方案和 EMA-CO 方案（依托泊苷、放线菌素 D、甲氨蝶呤、四氢叶酸、长春新碱）。低危病人可选择单一药物化疗，如甲氨蝶呤、5-氟尿嘧啶等。

常用的给药方法有静脉滴注、肌内注射、口服给药，目前还有腹腔内给药及动脉插管局部灌注、靶向治疗等方法。

> **案例分析 14-3**
> 2. 护理评估的内容有哪些?
> 答：询问病人葡萄胎的病史及治疗情况，是否使用过化疗药物，有无其他系统疾病，家族中是否有肿瘤病人。既往用药情况及药物过敏史；评估病人生命体征及体格检查情况；是否有转移病灶；饮食及睡眠情况；体重的增减情况；评估对化疗的心理反应；评估白细胞和血小板情况；肝肾功能及大小便情况等。评估医生的化疗方案及给药情况。

三、计划护理

【常见护理诊断/问题】

1. **营养失调：低于机体需要量**　与化疗所致的恶心、呕吐和食欲下降有关。
2. **有感染的危险**　与化疗引起骨髓抑制、白细胞减少有关。
3. **自我形象紊乱**　与化疗所致的脱发有关。
4. **潜在并发症：出血**　与化疗引起骨髓抑制、血小板减少有关。
5. **体液不足**　与化疗所致恶心、呕吐或腹泻有关。

【护理目标】

1. 病人能满足身体基本的营养需求。
2. 病人住院期间未发生感染。
3. 病人能适应病人角色，情绪稳定。
4. 病人没有出现并发症。
5. 病人住院期间能补充足够的水分。

【护理措施】

1. **一般护理**　注意休息，保持充足的睡眠，减少身体的消耗。为病人提供安静、舒适、整洁的环境，阳光充足，空气清新，室温 18～20℃，湿度 50%～60%。避免不良刺激。给予病人高蛋白、高维生素、易消化饮食，保证营养和液体的摄入量，避免摄入过于油腻、过甜的食品，少量多餐、进餐的间隔时间及量以不呕吐为度；注意病人的饮食习惯，给予适合病人口味的食品，改善食欲，增加营养素的摄入。创造良好的就餐环境，协助病人就餐。

2. **严密观察病情**　化疗期间应定时测量病人的生命体征，评估有无感染，保持会阴清洁干燥，勤更换内裤。严密观察病人近期局部及全身的副作用，如消化道出血可见呕血、便血；颅内出血可见颅内压增高的各种神经系统症状，如食欲下降、精神淡漠、肢体麻木、反应迟钝、肌肉软弱、偏瘫等；皮下出血时，可见四肢和躯干有出血点；还可出现阴道出血、鼻出血、牙龈出血等。观察病人有无尿道刺激征和血尿，早期发现膀胱炎等肾功能损害；有无腹痛、腹泻等伪膜性肠炎的表现。

3. **心理护理**　病人要承受身体上的痛苦及家庭、经济等方面的压力。因此，心理护理是病人接受化疗最基本的护理，甚至起着决定性的作用。护理人员要加强护患沟通，对病人同情、鼓励、关爱、安慰，认真做好化疗前、后的健康宣教，消除其恐惧心理，让病人在轻松愉快的心态下接受化疗。分散其注意力，请已治愈的病人现身说法，交流治病体会，调节和控制情绪，让病人以最佳的状态接受治疗和护理。

4. **化疗药物护理**　合理用药，减轻化疗的不适。

（1）准确测量体重，调整用药剂量：测量体重应在空腹、排空大小便后测量，需要减去衣物的重量。根据体重调整用药剂量，一般在用药前和用药中测量一次。

（2）正确使用药物：给药前了解病人的病情、化疗方案、药物种类和剂量、使用方法、配伍禁忌等信息。遵医嘱正确稀释药物，现配现用。注意不同化疗药物的特性，如顺铂、放线菌素 D 等药物需选择避光输液器静脉滴入；环磷酰胺等需要快速静脉推注；5-氟尿嘧啶、阿霉素需使用输液泵慢速滴入；依托泊苷类药物对肾损害特别严重，需在静脉滴注前后给 5% 的葡萄糖盐水 500ml，鼓励病人多饮水并监测尿量。

（3）合理使用静脉：注意保护病人的静脉，预防局部静脉炎和坏死。根据补液量和时间设定滴速，以确保疗效并减少毒副作用。可从远端开始选择血管注射，用药前先注入少量生理盐水，确定在血管内再注入化疗药物。密切巡视，发现药物外渗后应立即停止滴入、拔出针头，给予局部冷、热敷，用生理盐水或普鲁卡因局部封闭，再用硫酸镁或黄金散外敷，以减轻疼痛和肿胀，预防局部组织坏死。化疗结束前再次用生理盐水冲管，以降低穿刺部位拔针后的残留浓度。联合使用化疗药物时，应先了解药物刺激性的大小，原则上应先使用刺激性较小的药物，再使用刺激性大的药物。如果几种药物的刺激性均较大，间隔时间应长一些，一般不少于 20 分钟。短期静脉化疗一般采用静脉留置针输液，可以保护血管，减轻反复穿刺带来的损伤。但不适合腐蚀性的药物及长期持续静脉滴注的药物。而选择 PICC 置管可应用于任何性质药物的中长期治疗。如经济条件允许，甚至还可选择输液港等给药方法。

（4）药物外渗的处理：立即停止用药并更换注射部位，采用封闭疗法：取 10ml 注射器抽取相应解毒剂（5-氟尿嘧啶渗出采用等渗盐水；放线菌素 D 渗出采用等渗硫酸钠）在渗漏部位周围采取环形注射，疼痛明显者可局部注射普鲁卡因 2ml，必要时每 4 小时重复 1 次，局部冰袋冷敷，切勿热敷。

5. 常见毒副作用的护理

（1）骨髓抑制：骨髓移植主要表现为白细胞和血小板减少。白细胞 $<1 \times 10^9$/L 时，应将病人置于单人房间进行保护性隔离；对病室进行空气消毒，每日紫外线照射 2 次，每次 30 分钟；加强个人卫生宣教，防止感染；加强口腔护理，预防口腔溃疡。指导病人避免磕伤、碰伤，对有阴道出血和颅内出血的病人要绝对卧床休息；护理操作时动作要轻柔，肌内注射、静脉给药后按压时间适当延长，防止出血；嘱病人用软毛牙刷刷牙，不使用牙签剔牙；嘱病人勿用手指挖鼻孔，防止出血；多喝水，多吃新鲜蔬菜、水果，忌食辛辣、刺激性、尖硬食物，保持大便通畅；必要时可输新鲜血或血小板。

（2）胃肠道不良反应：有剧烈呕吐的病人可遵医嘱给予止吐药，防止呕吐时刺激消化道黏膜出血，及时补充水及电解质。提供病人喜欢的食物和良好的进餐环境；合理安排用药和进餐的时间；要鼓励病人多饮水，进质软、清淡、高蛋白、高维生素、高热量，避免刺激性食物。腹泻次数较多的病人，遵医嘱给予抗生素；严格记录出入水量，及时发现脱水、电解质紊乱等表现。

（3）口腔护理：保持口腔清洁，预防口腔炎症。鼓励病人进食，促进咽部活动，减少咽部充血水肿。使用软毛刷刷牙，进食前后用消毒液漱口。如发现局部充血疼痛，可喷射西瓜霜粉剂；如有黏膜溃疡，可做分泌物培养。根据药物敏感试验选择抗生素。给予温凉的流质和半流质饮食。如因溃疡疼痛难以进食时，可在进食前 15 分钟给予丁卡因溶液涂敷溃疡面；进食后漱口并用甲紫、锡类散或冰硼散等局部涂抹。

（4）药物中毒性肝炎：表现为用药后血清转氨酶升高、上腹部疼痛、恶心、呕吐、黄疸等。一般于停药后一段时间内恢复正常，期间需要不断监测肝功能。

（5）泌尿功能损伤：出现膀胱炎的表现，如尿频、尿急、血尿等，需要定期监测尿常规，遵医嘱多饮水。

（6）皮疹和脱发：大部分病人可出现不同程度的皮肤反应，轻者皮肤干燥、色素沉着，重者发生剥脱性皮炎。局部可涂氧化锌软膏，红外线照射每天 2 次。药物严重损害毛囊引起脱发，如放线菌素 D。注意化疗期间不使用刺激性的洗发露；用柔软的梳子；吹干头发的温度不要过高；将头发剪短便于梳理或指导病人在头发明显脱落之前戴假发，可增强病人的自信心，更好地配合治疗。

6. 健康教育　告知病人不同化疗药物的给药时间、剂量、用法等；是否需要避光处理；可能发生的毒副作用。告知化疗常见症状，如恶心、呕吐、口腔溃疡等。饮食方法，告知病人避免吃油腻的、甜食的食品，少量多餐，选择高蛋白、高维生素、易消化、高热量的饮食。不吃坚果和油炸食品，防止损伤口腔黏膜。生活护理要注意常换洗，保持皮肤清洁干燥；进食前后漱口，用软毛刷刷牙。尽量少去公共场所，以减少感染的机会，必要时戴口罩。

【护理评价】

1. 病人是否能满足身体基本的营养需求。

2. 病人住院期间是否发生感染。

3. 病人是否能适应病人角色，稳定情绪。

4. 病人是否出现并发症。

5. 病人住院期间是否补充足够的水分。

案例分析 14-3

3. 写出该病人可能存在的三个主要的护理诊断及相应的护理措施。

（1）营养失调：低于机体需要量，与5-氟尿嘧啶化疗所致的恶心、呕吐和食欲下降有关。

护理措施：注意休息，保持充足的睡眠，减少身体的消耗。给予病人高蛋白、高维生素、易消化饮食，少量多餐；给予适合病人口味的食品。有剧烈呕吐的病人可遵医嘱给予止吐药。要鼓励病人多饮水，进质软、清淡、高蛋白、高维生素、高热量食物，避免刺激性食物。呕吐严重者及时补充水、电解质。

（2）有感染的危险：与5-氟尿嘧啶化疗引起骨髓抑制、白细胞减少有关。

护理措施：化疗期间应定时测量病人的生命体征，评估有无感染。加强个人卫生宣教，保持30分钟；当病人白细胞<$1×10^9$/L时，应将病人置于单人房间进行保护性隔离。

（3）潜在并发症：出血，与5-氟尿嘧啶化疗引起骨髓抑制、血小板减少有关。

护理措施：指导病人避免磕伤、碰伤，对有阴道出血和颅内出血的病人要绝对卧床休息；肌内注射、静脉给药后按压时间适当延长；嘱病人用软毛牙刷刷牙，不使用牙签剔牙；勿用手指挖鼻孔；多喝水，多吃新鲜蔬菜、水果，忌食辛辣、刺激性、尖硬食物，保持大便通畅；必要时可输新鲜血或血小板。

思　考　题

1. 完全性葡萄胎的临床表现有哪些？
2. 怎样对葡萄胎病人进行随访指导？
3. 妊娠滋养细胞肿瘤肺转移灶的临床表现有哪些？
4. 绒毛膜癌阴道转移的护理措施有哪些？
5. 常用的化疗药物近期及远期的毒副作用有哪些？
6. 化疗的主要护理诊断及护理措施有哪些？

（旷焱平）

第十五章 妇科肿瘤病人的护理

【知识目标】

掌握 宫颈癌、子宫肌瘤、卵巢癌、子宫内膜癌及外阴癌病人的护理评估和护理措施。

熟悉 宫颈癌、子宫肌瘤、卵巢癌、子宫内膜癌及外阴癌病人的护理问题、治疗要点和主要的辅助检查方法。

了解 宫颈癌、子宫肌瘤、卵巢癌、子宫内膜癌及外阴癌的病因、病理、分类。

【技能目标】

学会应用妇科肿瘤病人术前备皮、阴道擦洗、术后管道、术后留置导尿的护理操作；激素类药物的使用方法。

【素质目标】

培养学生对宫颈癌、子宫肌瘤、卵巢癌、子宫内膜癌及外阴癌病人的整体护理观念；引导学生重视对妇科肿瘤病人的健康教育、心理护理及人文关怀。

女性生殖系统肿瘤有良性、交界性及恶性之分，可发生于女性生殖器的各个部位，但以子宫和卵巢肿瘤最为常见，是危害妇女健康的常见疾病。常见的良性肿瘤是子宫肌瘤，恶性肿瘤为宫颈癌、子宫内膜癌、卵巢癌，而死亡率最高的是卵巢癌。目前妇科肿瘤的主要治疗方法包括手术、化疗、放疗、免疫及综合治疗，其中手术是妇科肿瘤疾病常用的治疗方法。围术期病人往往会面临剧烈的生理、心理应激反应，不仅对神经、内分泌及循环系统产生影响，而且会干扰手术、麻醉的顺利实施，影响病人的治疗效果。因此，手术前后对病人进行正确的身心评估、心理疏导及精心的护理可促进妇科肿瘤病人的康复。

第一节 妇科腹部手术的一般护理

一、概 述

在妇科工作中，腹部手术治疗占有相当重要的地位。手术即是治疗过程也是创伤过程，要保证妇科手术的顺利进行、病人术后如期康复，则需要充分的术前准备和精心的术后护理，保证病人以最佳身心状态经历手术全过程。妇科腹部手术一般分为剖腹探查术、子宫切除术、子宫切除及附件切除术、剖宫产术等。

二、妇科腹部手术的术前护理要点

（一）心理护理

当确定有手术必要时，与所有接受手术治疗者一样，妇科病人常会担心住院使其失去日常习惯的生活方式，手术会引起疼痛，或恐惧手术有夺去生命的危险。同时女性病人会担心身体的过度暴露，在手术可能会使自己失去某些重要的功能，改变自己的生活方式等方面产生焦虑情绪。针对这些情况，医生决定病人手术日期及手术方式之后，管床护士应该深入了解病人的心理状况，耐心解答病人的提问，为其提供有关的阅读资料等。手术室护士应在术前一日到病房了解病情，与病人接触，介绍手术的过程、手术室的环境、麻醉方式等，使护理从病室延续到手术室。解除病人的心理顾虑，使病人顺利度过手术全过程。

（二）术前指导

1. 向病人讲解与疾病有关的健康知识，如子宫切除者了解术后不再出现月经，卵巢切除的病人也会出现停经、潮热、阴道分泌物减少等症状。

2. 用通俗易懂的语言向病人介绍手术名称及过程，解释术前准备的内容及各种准备工作所需要的时间、必要的检查程序等，使病人了解术后所处的环境状况，同时让病人家属了解，经常地观察、记录病情是术后护理常规，目的在于及时观察异常情况，因此不必紧张。术后尽早下床活动可促进肠功能恢复，预防坠积性肺炎等并发症。下地活动的时间则因人而异，一般手术后 24 小时便可开始。

3. 做好术前并发症的处理，如治疗贫血、营养不良等，调整病人的身心状况。同时，进行预防术后并发症的宣传指导工作，包括床上使用便器、深呼吸、有效咳嗽、咳痰、翻身、肢体运动的方法等，并要求病人在指导、练习后独立重复完成，完全掌握。

4. 疼痛对病人是一种伤害性刺激，术前指导病人应对术后疼痛的方法，减少或避免并发症的发生。

5. 老年病人各重要脏器趋于老化，修复能力降低，耐受性差。术前应全面评估并进行必要的处理，为手术创造条件。

6. 术前营养状况直接影响术后康复过程，护士要注意指导病人摄入高蛋白、高热量、高维生素及低脂肪全营养饮食，以保证机体处于术前最佳的营养状况。研究资料表明，术前接受过指导并有充分心理准备、表现镇静的受术者，更能忍受麻醉的诱导，较少出现术后恶心、呕吐及其他并发症。

（三）术前准备

手术前一天，护士应认真核对医嘱，并查看手术同意书是否签署。当手术时间确定后，护士应开始进行术前准备工作。妇科腹部手术一般的术前准备包括：

1. 皮肤准备 备皮时应以顺毛、短刮的方式进行手术区剃毛，上自剑突下，下至两大腿上 1/3，两侧至腋中线外阴部，注意清洁脐窝部，备皮完毕用温水洗净、拭干。护士尽可能使用无损伤性剃毛刀备皮，时间尽量安排在临手术时，以免备皮过程产生新创伤，增加感染机会。

知识拓展

手术备皮的新进展

相关研究发现，皮肤表面的细菌主要在毛发根部，简单剔除表面毛发无助于清除细菌。此外，经显微电子扫描发现任何剃毛都会造成不同程度的皮肤损伤和细菌转移生长而成为感染源，即使操作熟练也会损伤皮肤，造成肉眼看不见的皮肤伤痕。而皮肤的完整性在防止细菌感染中有着极其重要作用，皮肤上的细小划痕也将成为细菌生长繁殖的场所，在剃毛处理的皮肤上的切口比未经处理的皮肤上的切口更容易感；剃毛会使病人感觉不适；剃毛相对于其他备皮方法，医务人员工作量最大。故现在主张仅剃除手术涉及的头发、腋毛、阴毛及明显可见的汗毛，防止其影响手术操作或进入伤口形成异物。但术前皮肤清洁极为重要，一般是术前三天开始用含有消毒剂的沐浴液或肥皂液清洁术野皮肤。

---

2. 消化道准备 一般手术前一天清洁灌肠 1～2 次，或口服缓泻剂。术前 8 小时禁食、4 小时禁饮。手术日早晨禁食、禁饮，以减少手术中因牵拉内脏引起恶心、呕吐反应，也使术后肠道得以休息，促使肠功能恢复。根据手术需要，手术可能涉及肠道时，手术前 3 天无渣半流质饮食，包括各种粥类、汤面、肉末等，并按医嘱给予肠道抗菌药物。

3. 阴道准备 术前 3 天开始根据术式进行阴道擦洗或坐浴,每天 2 次,常用 1 : 5000 的高锰酸钾坐浴或 0.2%的碘伏溶液进行阴道消毒等。术晨用消毒液为病人行阴道消毒,消毒后用大棉签蘸干,必要时涂甲紫。

4. 镇静剂的使用 为减轻病人的焦虑程度,保证病人充足睡眠,手术前遵医嘱给予镇静安眠药。若给第二次镇静剂,应在手术前 4 小时用药,以减少这些药物的协同作用,防止出现呼吸抑制状况。同时,护士应为病人提供安静、舒适、有助于保证病人获得充分休息和睡眠的环境。

5. 其他 与外科手术病人一样,护士要认真核对受术者的生命体征、药物敏感试验结果、交叉配血等情况,认真阅读各项实验室检查项目报告,发现异常及时与医师联系,确保病人术前处于最佳的身心状态。

三、妇科腹部手术的术日护理要点

手术日晨观察并测量病人生命体征,如体温、脉搏、呼吸、血压,取下病人可活动的义齿、假发、首饰及贵重物品交家属或护士长保管。为病人头戴布帽以防更换体位时弄乱头发或被呕吐物污染。常规留置导尿管,以避免术中伤及膀胱、术后尿潴留等并发症。一旦发现月经来潮、表现出过度恐惧的病人,须及时通知医生,若非急诊手术,应协商后重新确定手术时间。

术前适当给基础麻醉药物,目的在于缓解病人的紧张情绪并减少唾液腺分泌,防止支气管痉挛等因麻醉引起的副交感神经过度兴奋。

送病人进手术室前手术室护士、病房护士与病人/家属一起认真核对病人姓名、住院号、床号、手术名称、手术部位、手术标识等,核对无误后签字。病人被送往手术室后,病房护士应根据病人手术种类及麻醉方式,铺好麻醉床,准备好术后监护用具及急救用物。

四、妇科腹部手术的术后护理要点

(一)一般护理

1. 床边交接班 手术完毕、病人被送回病房时,值班护士须向手术室护士及麻醉师详细了解术中情况。及时为病人测量血压、脉搏、呼吸;观察病人的呼吸频率与深度。检查伤口敷料、阴道流血、各种管道的名称、固定及通畅情况,背部麻醉管是否拔除等,认真做好床边交班,详细记录观察的情况。

2. 体位 依据手术及麻醉方式决定病人的术后体位。全身麻醉病人应有专人守护,去枕平卧,头侧向一旁,稍垫高一侧肩胸,以免呕吐物、分泌物呛入气管,引起吸入性肺炎或窒息。蛛网膜下腔麻醉者,去枕平卧 12 小时;硬膜外麻醉者,去枕平卧 6~8 小时。

术后应告知病人家属,腰麻穿刺留下的针孔约需 2 周方能愈合。由于蛛网膜下腔的压力较硬膜外间隙高,脑脊液有可能经穿刺孔不断流出至硬膜外,致使颅内压力减低,颅内血管扩张而引起头痛,尤其在头部抬高时头痛加剧;平卧时,封闭针孔的血凝块不易脱落,可减少脑脊液流失量,减缓头痛。为此,腰麻者术后宜平卧 6~8 小时,以防头痛。如果病人情况稳定,术后次日晨可采取半卧位。护士要经常巡视病人,保持床单清洁、平整,协助病人采取舒适的姿势。鼓励病人活动肢体,防止下肢静脉血栓形成。每 2 小时鼓励病人翻身、咳嗽、做深呼吸一次,有助于改善循环和促进良好的呼吸功能。老年病人的卧床时间、活动方式及活动量根据具体情况进行调整。注意防止老年人因体位变化引起血压不稳定、突然起床时发生跌倒的情况,随时提供必要的扶助,护士需要耐心重复交代相关事项,直到确定其完全掌握为止。

3. 生命体征的观察 依据妇科病人手术大小、病情,认真观察并记录生命体征。通常术后每 0.5~1 小时观察血压、脉搏、呼吸并记录一次;直到平稳后,改为 4 小时一次。术后至少每天测量体温、血压、脉搏、呼吸 4 次,直至正常后 3 天。手术后 1~2 天体温稍有升高,但一般不超过 38℃,

此为手术后正常反应。如病人术后持续高热，或体温正常后再次升高，则提示可能有感染存在。

4. 出血的观察　护理人员应当注意观察病人有无出血的征象，如腹部伤口有无渗血、渗液、观察引流液的量、颜色、性质有无异常，如有异常要及时通知医生，警惕发生内出血及休克。

5. 排尿的观察及护理　在子宫切除术中，有可能伤及病人输尿管，术中分离粘连时牵拉膀胱、输尿管将会影响术后排尿功能。为此，术后应注意保持病人尿管通畅，观察尿量及性质，术后病人每小时尿量至少 50ml 以上。通常于术后 24 小时拔出尿管，身体虚弱者可延至 48 小时，特殊手术保留尿管时间有特殊要求。拔除尿管前应锻炼病人膀胱功能，排除后要协助病人排尿，观察膀胱功能恢复情况。留置尿管期间应予外阴擦洗，一天两次，保持局部清洁，防止发生泌尿系统感染。

6. 疼痛护理　不同病人对疼痛的感受不同，但总的来说妇科手术病人术后疼痛并不严重。麻醉作用消失后，病人会感到伤口疼痛，通常手术后 24 小时内最为明显。持续而剧烈的疼痛会使病人产生焦虑、不安、失眠、食欲不振，甚至保持被动体位，拒绝翻身、检查和护理。大多数病人只有在不痛的情况下才能主动配合护理活动，进行深呼吸、咳嗽和翻身。为此，须给予及时充分止痛处理以保证病人在舒适状态下完成护理活动，保证病人得到充足休息。同时，应注意告知病人疼痛止痛剂的使用应在术后 48 小时后逐渐减少，否则提示切口血肿、感染等异常情况。有关伤口的护理、术后饮食及止痛护理等内容与外科术后病人一样，其中要特别注意老年病人的特殊情况。

7. 饮食护理　一般妇科腹部手术后 6～8 小时可进流质饮食，忌牛奶及甜食，肛门排气后可进食半流质饮食，排便后开始进普食。进行胃肠减压的病人均应禁食。术后病人要加强营养，增加蛋白质及维生素的摄入，促进伤口愈合。

知识拓展

自控镇痛泵（patient control analgesia，PCA）的使用要点

　　妇科常用静脉 PCA（PCIA）和硬膜外 PCA（PCEA）予术后病人缓解疼痛。术前应指导病人或家属正确使用，既要避免由于知识缺乏和误解而在术后不痛时不停地自行给药，也要避免因害怕药物成瘾等而不能及时给药的情况。护士应详细介绍 PCA 的有关知识，多数 PCA 除自控给药外，还提供持续给药，从而使血浆镇痛药的浓度更为恒定，达到满意镇痛，该给药剂量即为背景剂量。PCA 开始后，病人疼痛未能完全消除或疼痛复发时可追加药物剂量（即追加量）。2 次 PCA 用药间隔设置有锁定时间，其目的在于防止在前次所用药物峰效应之前重复用药而造成过量中毒。一般常用 PCA 锁定时间为 15 分钟，PCEA 锁定时间为 30 分钟。

（二）术后常见并发症及护理

1. 腹胀　妇科病人术后腹胀多因术中肠管受到激惹，使肠蠕动减弱；同时，病人术后呻吟、抽泣、憋气等可吞咽大量不易被肠黏膜吸收的气体，加重腹胀。通常术后 48 小时恢复正常肠蠕动，一经排气，腹胀即可缓解。如术后 48 小时肠蠕动仍未恢复正常，应排除麻痹性肠梗阻、机械性肠梗阻的可能。可用生理盐水低位灌肠，热敷下腹部等促进肠蠕动。若肠蠕动已恢复但仍不排气，可针刺足三里，或皮下注射新斯的明（0.5mg）、肛管排气等。另外，应告知病人及家属术后早期下床活动可改善胃肠功能，预防或减轻腹胀。

2. 泌尿系统感染　尿潴留是盆腔内和经阴道手术后常见的并发症之一，是术后病人发生膀胱感染的重要原因之一，再加上留置尿管，容易发生上行性感染。为了预防尿潴留的发生，术后应鼓励病人定期坐起来排尿，床旁加屏风遮挡；去除留置尿管前，注意夹管定时开放以训练膀胱、恢复收缩力。同时，应重点关注老年病人、术后须长期卧床者及过去有尿路感染史的病人，因为他们都易发生泌尿系统感染。术后出现尿频、尿痛并有高热等症者，应按医嘱做尿培养，确定是否有泌尿系统感染。

3. 伤口血肿、感染、裂开　多数妇科腹部手术伤口是清洁封闭创口，能迅速愈合，很少形成瘢痕。如果创口上没有引流物，直到拆线都不必更换敷料。创口出血甚多，或切口压痛明显、肿胀、检查有波动感，应考虑为切口血肿。遇到异常情况，护士切忌慌张、失态，应及时报告医师，协助处理，尽量减少在床边做技术性讨论，为病人提供安全感。少数病人，尤其年老体弱或过度肥胖者，可出现伤口裂开的严重并发症。此时，病人自觉切口部位轻度疼痛，有渗液从伤口流出；更有甚者，腹部敷料下可见大网膜、肠管脱出，遇到此种情况，护士在通知医师的同时，立即用无菌手术巾覆盖包扎，送手术室协助缝合处理。

（三）出院指导

出院前护士要为病人提供详尽的出院计划，其目标是使个人自我照顾能力达到最大限度。为此，需要评估病人出院后所拥有的支持系统，根据病人的不同情况提供相应的出院指导，尽可能将家属纳入个案的健康教育计划内。健康教育内容应包括自我照顾技巧、生活形态改变后的适应、环境调整及追踪照顾的明确指导；还要提供饮食、药物使用、运动忍受度、可能的并发症及转化指导。为了保证效果，宜列出具体内容的细目单。例如，子宫切除术病人的出院前教育主要包括以下内容。

1. 指导术后病人进食高蛋白、高热量、高维生素的饮食，但应逐步增加饮食量。

2. 指导术后病人进行腹部肌肉增强运动的方法，加强因手术而影响的肌肉功能锻炼。

3. 术后 2 个月内避免提举重物，防止正在愈合的腹部肌肉用力，并应逐渐加强腹部肌肉的力量。

4. 避免从事会增加盆腔充血的活动，如跳舞、久站等，告知病人盆腔组织的愈合需要良好的血液循环。

5. 全子宫切除术后 3 个月禁止性生活和盆浴。子宫肌瘤剔除术、卵巢囊肿剔除术后 1 个月内禁止性生活及盆浴。否则会影响阴道伤口愈合，并引起感染。

6. 出现阴道流血、异常分泌物时应及时就诊。

7. 遵医嘱如期返院接受追踪检查。

五、妇科急诊手术的护理要点

对于妇科需要急诊手术的病人，要求护士动作敏捷，在最短时间内扼要、重点地了解病史，问清医师准备实施的手术类型，医护密切配合，使工作有条不紊。

1. 提供安全的环境　在病人对自己病情一无所知的情况下，护士通过实施娴熟技术，使病人确信自己正处于被救治中。配合医师向家属耐心解释病情，解答提问，并告知注意事项，让家属了解目前正为病人进行的各种术前准备工作。条件许可下允许家属陪伴，缓解病人初到新环境的孤独感。

2. 迅速完成术前准备　急诊病人通常病情危重，处于极度痛苦、衰竭甚至休克状态。病人到来后，护士须立即观察病情，记录体温、血压、脉搏、呼吸等。遇到失血性休克病人，除抢救休克外，手术前准备力求快捷。例如，用 2% 葡萄糖氯己定皮肤消毒液擦洗腹部皮肤；常规备皮后不必灌肠；如情况允许，刚进食者手术可推迟 2～3 小时进行；阴道准备可与手术准备同时进行；麻醉前也不必常规给药等。总之，在术前准备的全过程，要保证病人在舒适的环境中获得心理的安全感。医护人员要以熟练的专业技巧在最短时间内完成腹部手术准备，并取得病人和家属的信任，使护理对象确信自己在接受最佳的处理方案，这里的医护人员具备相当的经验，以利于病痛迅速缓解。

第二节　宫颈癌病人的护理

临床案例 15-1

病人，女，46 岁，因"接触性出血 1 年多，阴道反复排液"入院。病人月经周期尚规律，但是经期延长，经量增多；1年多来每次性生活后出现阴道流血，流血量不多；近5个月来阴道排液增多，白带增多，稀薄如米泔样，且有腥臭味，遂入我院就诊。查体：体温36.7℃，脉搏82次/分，呼吸18次/分，血压98/74mmHg；神志清楚，查体合作，心肺无阳性体征，腹部平坦，全腹无压痛、反跳痛，肝脾未触及，肠鸣音正常，移动性浊音（－）。妇科检查：外阴已婚经产型，分泌物增多，稀薄米泔样；宫颈前唇见一直径约3.5cm的赘生物，浸润至阴道穹部，呈菜花状，质脆，触之易出血；子宫前位，正常大小，活动良好，双侧附件无异常。辅助检查：肝、肾功能未见异常，胸部X线未见异常，凝血功能、血尿常规正常，宫颈活检病理报告：宫颈高分化鳞癌。病人于入院第5天进行了手术治疗，术后恢复良好。

问题：

1. 根据该病人病例资料，判断其最有可能诊断为什么肿瘤疾病，处于哪一期？为什么？
2. 病人确诊后，该选择何种治疗方案？
3. 该如何指导病人进行术后膀胱功能的锻炼？

一、概　　述

宫颈癌（cervical cancer）是最常见的妇科恶性肿瘤之一，发病率在女性恶性肿瘤中仅次于乳腺癌居第二位。病人年龄分布呈双峰状，35～39岁和60～64岁是发病的两个高峰，但近年来发现宫颈癌发病有年轻化趋势。近40年来，由于国内外普遍采用宫颈脱落细胞涂片检查方法进行普查，长期广泛开展防癌的宣传及普查、普治及三级预防工作，使宫颈癌发病率和死亡率明显下降。

（一）病因

宫颈癌的发病因素目前尚未完全清楚，但国内外大量资料表明与下列因素有关。

1. 病毒感染　人乳头瘤病毒（HPV）感染是宫颈癌的主要危险因素，特别是高危型HPV的持续感染，是宫颈癌和癌前病变的基本原因，检测发现90%以上宫颈癌病人伴有HPV感染。此外，单纯疱疹Ⅱ型病毒、人巨细胞病毒感染也可能与宫颈癌的发病有关。

2. 不良性行为及婚育史　早婚、早育、多产、性生活过早、性生活紊乱者宫颈癌的发病率明显增高。凡与有阴茎癌、前列腺癌或前妻曾患宫颈癌的高危男性有性接触的妇女，其宫颈癌的发病率增加。一些调查和研究显示，性混乱在宫颈癌病因中有重要作用。15岁以前开始性生活或有6个以上性伴侣者，其宫颈癌发病危险增加10倍，男性的性混乱也使配偶的患宫颈癌的概率增加。

3. 宫颈的炎症和创伤　由于宫颈的解剖和生理上的缘故，容易遭受包括创伤、激素和病毒等各种物理、化学和生物因素的刺激。宫颈炎症的长期存在和分娩的创伤可加重生殖道感染，增加患宫颈癌的危险性。

4. 其他　近年的流行病学调查显示，吸烟量和宫颈癌的发病危险呈正相关。吸烟者患宫颈癌的危险性增加2倍，吸烟加强了HPV感染因素。此外，宫颈癌发病率还与经济状况、种族和地理因素等有关。

（二）病理

宫颈癌的病变多发生在宫颈外口的原始鳞-柱交接部与生理性鳞-柱交接部间所形成的移行带区。根据肿瘤的组织来源，宫颈癌的病理类型有鳞状细胞癌、腺癌、腺鳞癌，其中以鳞状细胞癌为主，占80%～85%。每种类型的病理特点如下。

1. 宫颈鳞状细胞浸润癌　占宫颈癌的75%～80%，多数起源于鳞状上皮和柱状上皮交接处移行带区的非典型增生上皮或原位癌。

（1）巨检：早期浸润癌及极早期宫颈浸润癌肉眼观察常类似宫颈糜烂，无明显异常。随着病情发展，可表现为以下 4 种类型。

1）外生型：又称增生型或菜花型，此型最常见。癌组织向外生长，最初呈息肉样或乳头状隆起，继而发展为向阴道内突出的不等大小的菜花样赘生物，质脆，易出血。癌瘤体积较大，常累及阴道，较少浸润宫颈深层组织及宫旁组织。

2）内生型：又称浸润型。癌组织向宫颈深部组织浸润，宫颈肥大而质硬，但表面仍光滑或仅有表浅溃疡，整个宫颈段膨大如桶状，常累及宫旁组织。

3）溃疡型：不论是外生型还是内生型，病变进一步发展，癌组织坏死脱落，可形成凹陷性溃疡，严重者宫颈为空洞所代替，形如火山口。因常有继发性感染，故有恶臭的分泌物排出。

4）颈管型：癌灶发生于宫颈管内，常侵入宫颈及子宫下段供血层，并转移至盆腔淋巴结。与内生型不同，该型是由特殊的浸润性生长扩散到宫颈管。

（2）显微镜检

1）镜下早期浸润癌：在原位癌基础上显微镜检发现小滴状、锯齿状癌细胞团突破基底膜，浸润间质。

2）宫颈浸润癌：癌灶浸润间质范围已超过镜下早期浸润癌，多呈网状或团状浸润间质。根据癌细胞分化程度可分为：Ⅰ级，高分化鳞癌（角化性大细胞型）；Ⅱ级，中分化鳞癌（非角化性大细胞型）；Ⅲ级，低分化鳞癌（小细胞型）。

2. 宫颈腺癌 占宫颈癌的 20%～25%，来源于被覆宫颈管表面和颈管内腺体的柱状上皮。

（1）巨检：大体型态与宫颈鳞癌相同。来自宫颈管内，浸润管壁；或自颈管内向宫颈外口突出生长，常可侵犯宫旁组织；病灶向宫颈管内生长时，宫颈外观可正常，但因宫颈管向宫体膨大，宫颈管形如桶状。

（2）显微镜检：主要组织学类型有两种。

1）黏液腺癌：最常见，来源于宫颈管柱状黏液细胞。镜检时可见腺体结构，甚至腺腔内有乳头状突起。腺上皮细胞增生呈多层，细胞低矮，异型性明显，可见核分裂现象。

2）恶性腺瘤：属于高分化宫颈内膜腺癌。腺上皮细胞无异型性，但癌性腺体多，大小不一，形态多变，呈点状突起伸入宫颈间质深层，常伴有淋巴结转移。

3. 宫颈腺鳞癌 较少见，占宫颈癌的 3%～5%，是由储备细胞同时向腺癌和鳞癌上皮非典型增生鳞癌发展而形成。癌组织中含有腺癌和鳞癌两种成分，两种癌成分的比例及分化程度均可不同，低分化者预后极差。

（三）转移途径

宫颈癌主要转移途径是直接蔓延和淋巴转移，血行转移较少见。

1. 直接蔓延 是最常见的转移途径。癌组织局部浸润，向邻近器官及组织扩散。向上累及子宫下段和宫体；向下累及阴道壁；向两侧扩散可累及主韧带、阴道旁组织甚至延伸到骨盆壁；向前、后可侵犯膀胱或直肠，甚至造成癌性膀胱阴道瘘或直肠阴道瘘。晚期癌灶压迫或侵袭输尿管时，可引起输尿管阻塞及肾积水。

2. 淋巴转移 是浸润癌的主要转移途径。癌灶向间质浸润后可侵入淋巴管形成瘤栓，随淋巴液引流到达局部淋巴结，在淋巴管内扩散。淋巴转移的发生率与临床期别直接相关。期别越早，淋巴转移率就越低；期别越晚，淋巴转移率就越高。淋巴转移一级组织包括宫颈旁淋巴结、宫旁淋巴结、闭孔淋巴结、髂内淋巴结、髂外淋巴结、髂总淋巴结、骶前淋巴结；二级组织为腹股沟深浅淋巴结、腹主动脉旁淋巴结；晚期癌还可转移到左锁骨上淋巴结。

3. 血行转移 极少见，多发生在晚期或分化差的病人。可扩散到肺、肾、骨、肝、脑、脊柱和皮肤等部位。

（四）临床分期

宫颈癌的临床分期目前广泛采用的是国际妇产科联盟（FIGO）2009 年的分期标准，见表 15-1。

表 15-1 宫颈癌的临床分期（FIGO，2009）

期别	肿瘤范围
Ⅰ期	癌灶局限于子宫颈（包括累及宫体）
ⅠA	肉眼未见癌灶，仅在显微镜下可见浸润癌
ⅠA$_1$	间质浸润深度≤3mm，宽度≤7mm
ⅠA$_2$	间质浸润深度3～5mm，宽度≤7mm
ⅠB	肉眼可见癌灶局限于宫颈，或显微镜下可见病变>ⅠA$_2$
ⅠB$_1$	肉眼可见癌灶最大直径≤4mm
ⅠB$_2$	肉眼可见癌灶最大直径>4mm
Ⅱ期	癌灶超过宫颈，但未达盆壁；累及阴道，但未达阴道下1/3
ⅡA	无宫旁浸润
ⅡA$_1$	肉眼可见癌灶最大径线≤4cm
ⅡA$_2$	肉眼可见癌灶最大径线>4cm
ⅡB	有宫旁浸润
Ⅲ期	癌灶扩展至盆壁和（或）累及阴道下1/3，有肾盂积水或无功能肾
ⅢA	癌累及阴道下1/3，但未达盆壁
ⅢB	癌已达盆壁，或有肾盂积水或无功能肾
ⅣA	癌已扩散至真骨盆外，或癌浸润膀胱黏膜及直肠黏膜
ⅣB	远处转移

二、护理评估

（一）健康史

由于早婚、早育、多产、性生活过早、性生活紊乱、地理环境等因素与宫颈癌的发生有关，故在询问病史时详细了解病人婚育史、性生活史、慢性宫颈炎病史、高危男性接触史等。聆听有关主诉，重点关注年轻病人有无接触性出血及月经情况；老年病人有无绝经后不规则阴道流血情况。详细记录既往妇科检查发现、子宫颈刮片细胞学检查结果及处理经过。

（二）身体状况

1. 症状 早期宫颈癌病人常无明显症状，也无明显体征，与慢性宫颈炎病人无明显区别。接触性出血及绝经后出血常为宫颈癌的最早症状，晚期明显症状为阴道流血、排液、疼痛。

（1）阴道流血：当癌灶浸及间质内血管时出现阴道流血，出血量的多少与病灶的大小和浸及间质内血管情况有关。早期表现为性生活后、阴道灌洗或妇科检查后阴道有少量出血，称为接触性出血，以后可有月经间期或绝经后少量断续不规则出血。晚期病灶大则出血量较多，一旦侵蚀较大血管可能引起致命性大出血。年轻病人可表现为经期延长，经量增多；老年病人常表现为绝经后出现不规则阴道流血。

（2）阴道排液：多数病人有阴道排液增多。早期可呈白色或血性，稀薄如水样或米泔状，有腥臭。晚期常因癌组织坏死伴感染，可有大量泔水样或脓性恶臭白带。

（3）疼痛：为晚期症状。癌灶浸润宫旁组织或压迫神经，引起下腹、腰骶部痛；静脉、淋巴回流受阻，引起下肢肿胀疼痛。

（4）其他：癌灶压迫或累及输尿管时，可引起输尿管梗阻、肾盂积水甚至尿毒症。癌症末期病人可出现消瘦、发热、贫血、全身衰竭等恶病质状态。

2. 体征 原位癌及早期浸润癌，宫颈光滑或仅为柱状上皮异位，可无明显肉眼病灶。随着宫颈浸润癌的生长发展，病人可出现不同体征。外生型宫颈癌可见宫颈表面有呈息肉状、乳头状或菜花样的赘生物，质脆、触之易出血，常伴感染；内生型宫颈癌表现为宫颈肥大、质硬、宫颈管膨大如桶状，宫颈表面光滑或有表浅溃疡；晚期病人因癌组织坏死脱落，宫颈表面形成凹陷性溃疡，或被空洞替代，并盖有坏死组织，伴恶臭。阴道壁受累时，可见赘生物生长于阴道壁或阴道壁变硬；宫旁组织受累时，三合诊、双合诊检查可扪及宫颈旁组织增厚、结节状、质硬；浸润达盆壁时，可形成"冰冻骨盆"。

（三）心理-社会支持状况

宫颈癌病人因早期无自觉症状或症状轻微，常在普查中发现异常的子宫颈刮片病理报告，所以当明确诊断后，病人会像其他恶性肿瘤病人一样经历否认、愤怒、妥协、忧郁、接受的心理反应阶段。同时，在治疗过程中病人会担心身体的过度暴露，更顾虑手术治疗会使自己丧失某些功能，如担心切除子宫会引起早衰、丧失生育功能、影响夫妻关系等，因此子宫切除术可能会对病人及家属造成精神压力。此外，宫颈癌手术范围大，留置导管时间长、恢复慢，使病人较长时间不能正常地生活、工作，不能履行原有的各种角色职能，出现自我形象紊乱及角色功能缺陷。

（四）辅助检查

1. 盆腔检查 通过双合诊或三合诊可发现不同型宫颈癌的局部体征；宫旁组织受侵犯时，妇科检查可扪及宫旁双侧增厚，结节状，质地与癌组织相似；浸润盆壁时，形成"冰冻骨盆"。

2. 宫颈刮片细胞学检查 是普查宫颈癌的常用方法，也是目前发现宫颈癌前期病变和早期宫颈癌的主要方法。应在宫颈移行带区取材，行染色和镜检。临床宫颈细胞学诊断的报告方式主要为巴氏 5 级分类法和 the Bethesda System（TBS）系统分类。国内通常采用巴氏 5 级分类法：Ⅰ级正常；Ⅱ级炎症引起；Ⅲ级可疑；Ⅳ级可疑阳性；Ⅴ级阳性，Ⅲ级及以上者必须进一步检查，明确诊断。

3. 碘试验 正常宫颈阴道部鳞状上皮含丰富糖原，碘溶液涂染后呈棕色或深褐色，不能染色区说明该处上皮缺乏糖原，可为炎性或有其他病变区。因此，将碘液涂抹宫颈及阴道穹部，观察着色情况，在不着色处取材活检以提高宫颈癌检出率。

4. 阴道镜检查 宫颈刮片细胞学检查巴氏Ⅲ级或以上、TBS 法鳞状上皮内病变，均应在阴道镜下观察宫颈表面病变状况，选择可疑病变部分行活组织检查。

5. 宫颈及宫颈管活体组织检查 是确诊宫颈癌及癌前病变最可靠和不可或缺的方法。一般选择在宫颈鳞-柱状细胞交接部 3、6、9、12 点处取 4 点活体组织送病理检查，或在碘试验不着色区、阴道镜指导下、肉眼观察到的可疑癌变部位，行多点取材，送病理检查。宫颈刮片细胞学检查巴氏Ⅲ级或以上者，宫颈活检为阴性时，需用小刮匙搔刮宫颈管，将刮出物送检。

6. TCT 检测 是液基薄层细胞检测的简称，它是采用液基薄层细胞检测系统检测宫颈细胞并进行细胞学分类诊断。TCT 检查对宫颈癌细胞的检出率为 100%，与传统的宫颈刮片巴氏涂片检查相比明显提高了标本的满意度及宫颈异常细胞检出率。同时，还能发现部分癌前病变和微生物感染如霉菌、滴虫、病毒、衣原体等，所以它是目前国际上最先进的一种宫颈癌细胞学检查技术。

案例分析 15-1

1. 根据该病人病例资料，判断其最有可能诊断为什么肿瘤疾病，处于哪一期？为什么？

答：诊断为宫颈鳞状细胞癌ⅡA$_1$期。

（1）症状

1）阴道流血：1$^+$年来每次性生活后出现阴道流血，流血量不多；病人月经周期尚规律，经期延长，经量增多。

2）阴道排液：阴道排液、白带增多，稀薄如米泔样，且有腥臭味。

（2）体征：全身检查未见明显异常，妇科检查宫颈前唇见一直径约3.5cm的赘生物，浸润至阴道穹部，呈菜花状，质脆，触之易出血。

（3）辅助检查：宫颈活检病理报告为宫颈高分化鳞癌。

结合病人典型的症状、体征和活检结果可诊断为宫颈癌，且癌灶已超越子宫累及阴道，但未达阴道下1/3，直径小于4cm，故为宫颈鳞状细胞癌ⅡA₁期。

知识拓展

宫颈癌筛查的年龄和频率

美国妇产科医师学会（ACOG）最新制定的宫颈癌筛查指南指出，宫颈癌筛查应在21岁开始，不管女性第一次性生活发生在什么年龄或有其他与危险因素相关的行为，除HIV感染女性外，小于21岁的女性不做筛查。年轻女性如果出现HPV感染，而几乎所有人都可以在1～2年内依靠免疫系统清除病毒而不发生瘤变。因此，比指南建议的时间更早地进行筛查可能会增加病人的焦虑、患病率和花费，并导致过度随诊。

ACOG还在指南中推荐：21～29岁女性，每3年做一次细胞学筛查，不必每年行宫颈癌的筛查；30～65岁女性，每5年行细胞学和HPV联合检查，但每3年单独行细胞学检查也是可行的，不必每年筛查；超过65岁的女性如果筛查过往结果为阴性可以停止筛查。

（五）治疗原则

根据病人年龄、临床分期、生育要求及全身情况，结合医院医疗技术水平、设备条件综合考虑，制订个体化治疗方案。总原则为采用以手术和放疗为主、化疗为辅的综合治疗方案。

1. 手术治疗　主要用于ⅠA～ⅡA的早期宫颈癌病人，年轻病人可保留卵巢及阴道功能。ⅠA₁期病人主要选用全子宫切除术，对要求保留生育功能者可行宫颈锥形切除术；ⅠA₂～ⅡA期病人主要选用广泛子宫切除术及盆腔淋巴结清扫术，年轻病人卵巢正常者可予以保留。手术治愈率高，且手术技术不断提高，并发症较少。

2. 放射治疗　一般来讲，放射治疗是治疗宫颈癌的首选治疗方法，适用于ⅡB晚期、Ⅲ期、Ⅳ期病人，或无法手术病人。其主要包括腔内照射和体外照射，腔内照射用于控制局部癌灶，体外照射用于治疗盆腔淋巴结及宫旁组织等处的病灶。早期病人以局部腔内照射为主，体外照射为辅；晚期病人则以体外照射为主，腔内为辅。放射治疗的优点是疗效高、危险少；缺点是个别病人对放疗不敏感，还会引起放疗并发症，如放射性直肠炎、膀胱炎等。

3. 手术加放射治疗　可用于宫颈癌灶较大的病人，术前放射治疗使癌灶缩小后再手术；或手术治疗后有盆腔淋巴结转移，宫旁转移或阴道有残留癌灶者，可术后用放射治疗消灭残存癌灶减少复发。

4. 化疗　在宫颈癌的治疗中主要属于姑息治疗的范畴，适用于晚期或复发转移的宫颈癌病人。但近年来也有采用化疗作为手术或放疗的辅助治疗，可用于癌灶>4cm的术前化疗以缩小癌灶，便于手术，也可用于放疗增敏。

案例分析 15-1

2. 病人确诊后，该选择何种治疗方案？

答：宫颈癌可根据病人年龄、临床分期、生育要求及全身情况，结合医院医疗技术水平、设备条件综合考虑，制订个体化治疗方案。该病人诊断为宫颈鳞状细胞癌ⅡA₁期，具有手术适应证，且全身检查及各器官辅助检查无明确手术禁忌证，因此，建议行子宫广泛切除术及盆腔淋巴结清扫术。

三、计划护理

【常见护理诊断/问题】

1. 有感染的危险 与阴道出血、排液、手术切口及留置尿管有关。

2. 排尿异常 与肿瘤压迫尿道、肿瘤根治术影响膀胱正常张力有关。

3. 疼痛 与晚期病变浸润或广泛性子宫切除术后创伤有关。

4. 自我形象紊乱 与阴道流出恶臭液体及较长时间留置尿管有关。

5. 恐惧 与宫颈癌诊断有关。

6. 预感性悲哀 与子宫切除、丧失生育能力有关。

7. 知识缺乏 与缺乏疾病治疗相关知识相关。

【护理目标】

1. 住院期间病人不会出现阴道、尿道、伤口感染或原有感染减轻并消失。

2. 出院时病人恢复正常排尿功能。

3. 病人能用语言表达疼痛的性质和缓解疼痛的有效措施，病人住院期间疼痛减轻。

4. 病人树立正确的自我形象。

5. 病人对疾病知识有一定了解，焦虑、恐惧程度减轻，并能接受各种检查和治疗方案。

【护理措施】

1. 心理护理 经常与病人沟通，通过交流了解不同病人所处不同时期的心理特点，与病人一起寻找引起不良心理反应的原因。告诉病人宫颈癌发生、发展的过程及预后，并强调早发现、早治疗的好处。对于已经确诊宫颈癌的病人，运用相关护理心理专业知识，和家属一起帮助病人顺利度过否认、愤怒、妥协、忧郁、接受的心理反应阶段。同时，教会病人缓解心理应激的措施，学会应用积极的应对方法如向朋友、家属倾诉内心的感受，寻求别人的支持和帮助等。在住院治疗期间，注意保护病人的隐私，采用通俗易懂的语言耐心解答病人的疑问、纠正病人对子宫切除后的一些错误认识，为病人提供充分的信息支持，使病人相信在医院现有条件下，她将得到最好的治疗和照顾，能顺利度过手术过程。

2. 术前护理 一般术前护理内容与外科腹部手术、外阴手术相同，护士应遵医嘱做好病人的皮肤、肠道、配血准备等，特殊的专科术前护理内容如下。

（1）指导病人维持个人卫生：协助病人勤擦身、更衣，保持床单位清洁，注意室内空气流通，促进舒适。注意观察病人阴道流血和排液情况，对分泌物多或有脓性恶臭白带病人，指导病人保持外阴清洁，勤换会阴垫，会阴擦洗每天 2 次，便后及时清洗外阴并更换会阴垫。

（2）宫颈及阴道消毒：术前 3 天用消毒剂或氯己定等消毒宫颈及阴道，菜花型癌病人有活动性出血可能，需用消毒纱条填塞止血，并认真交班、按医嘱及时取出或更换；拟行全子宫切除术者，手术日晨常规消毒后，分别用 2.5%碘酒、75%乙醇消毒宫颈口，擦干后再用 1%甲紫涂宫颈及阴道穹，并用大棉球拭干。

3. 术后护理 宫颈癌病人术后体位、饮食、伤口及止痛护理等内容与外科腹部术后病人一样，妇科专科护理包括：

（1）病情观察：宫颈癌根治术涉及范围广，病人术后反应也较一般腹部手术者大。因此，护士应每 15～30 分钟观察并记录 1 次病人生命体征及出入量，平稳后改为 4 小时 1 次。

（2）保持引流管通畅：注意保持腹腔、盆腔各种引流管及阴道引流通畅，同时认真观察记录引流液的量、色、质。通常按医嘱于术后 48～72 小时撤出引流管。

（3）指导病人膀胱功能恢复训练：由于术中可能损伤支配膀胱的神经组织，膀胱功能恢复较慢，所以一般留置尿管于术后 7～14 天，甚至 21 天。而且拔出尿管应进行促进膀胱功能恢复的相关训练。

1）盆底肌肉锻炼：在手术前，教会病人进行肛门、阴道肌肉的缩紧与舒张练习，术后 2 天开始指导病人进行骨盆底肌肉群的缩紧与舒张训练，以强化膀胱外括约肌的张力。

2）膀胱肌肉锻炼：拔除尿管前 3 天开始夹管，每 2 小时开放一次，定时间断放尿以训练膀胱功能，促使恢复正常排尿功能。病人于拔管后 1～2 小时排尿 1 次，如不能自解应及时处理，必要时重新留置尿管。拔管后 4～6 小时测残余尿量 1 次，如少于 100ml 则应每天测 1 次，2～4 次均在 100ml 以内者，说明膀胱功能已恢复；如超过 100ml 则需继续留置尿管 3～5 天，再行拔管导残余量，直至残余尿量少于 100ml。

（4）活动指导：指导卧床病人进行床上肢体活动，如术后第 4 天鼓励病人开始腹部肌肉及下肢锻炼，以预防长期卧床导致并发症的发生。注意病人活动量的增加应循序渐进，包括参与生活自理。

（5）改善营养状态：针对肿瘤病人常有营养不良、体重减轻及恶病质状态，护士应与营养师一起评估病人目前的营养状况及摄入营养物的习惯等，为病人制订合理饮食计划，以多样化食谱满足病人需要，必要时可从静脉补充营养，提高机体抵抗力。

案例分析 15-1

3. 该如何指导病人进行术后膀胱功能的锻炼？

答：（1）首先给病人讲解膀胱功能锻炼的原因和重要性，增加病人依从性。

（2）盆底肌肉锻炼：在手术前，教会病人进行肛门、阴道肌肉的缩紧与舒张练习，术后 2 天开始指导病人进行骨盆底肌肉群的训练，以强化膀胱外括约肌的张力。

（3）膀胱肌肉锻炼：拔出尿管前 3 天开始夹管，每 2 小时开放一次，定时间断放尿以训练膀胱功能，促使恢复正常排尿功能。病人于拔管后 1～2 小时排尿 1 次，如不能自解应及时处理，必要时重新留置尿管，直至膀胱功能恢复。

---

4. 健康指导

（1）出院前，护士应与病人、家属一起制订出院康复计划，以保证出院计划的可行性。

（2）指导出院时保留尿管的少数病人的家庭护理尿管方法，如多饮水、清洁外阴，活动时勿将尿袋置于高于膀胱的位置，避免尿液倒流等。

（3）根据病人具体状况提供有关术后生活方式的指导，包括根据机体康复情况逐渐增加活动量和强度，适当参加社交活动或恢复日常工作。

（4）病人性生活的恢复需依据术后复查结果而定，护士应耐心听取病人对性问题和丧失子宫的看法和疑虑，提供定期随访和针对性帮助。

（5）对出院病人说明定期随访的重要性。一般认为，出院后第 1 年内，出院后 1 个月首次随访，以后每 2～3 个月复查 1 次；出院后第 2 年，每 3～6 个月复查 1 次；出院后第 3～5 年，每半年复查 1 次；第 6 年开始，每年复查 1 次。病人出现任何症状均应及时随诊。

【护理评价】

1. 病人住院期间是否出现感染或原有感染消失。

2. 病人出院时是否恢复正常排尿功能。

3. 病人的疼痛是否缓解或消失。

4. 病人出院时是否对切除子宫后的相关康复知识充分了解，并对适应术后生活方式有信心。

5. 病人恐惧程度是否减轻，情绪稳定，能接受各种检查、护理和治疗方案。

第三节　子宫肌瘤病人的护理

临床案例 15-2

病人女性，42 岁，因经量增多，经期延长 2 年，症状加重 6 个月入院。2 年前开始出现月经量增多，近 6 个月经期延长（行经期 6～7 天）、周期缩短为 16～17 天，量多（病人主诉如排尿），伴血块，常感头晕、乏力、心悸，每天尿频、尿急症状明显。月经史：14 岁初潮，行经期 5～6 天，月经周期 25～26 天，量中，经期无不适。体检：贫血貌。子宫前位，约妊娠 3 个月大小，宫体表面呈结节感、质硬、宫体活动度好，无明显压痛。辅助检查：血红蛋白 86g/L。病人刚入院时睡眠差，总是不停地问护士自己的病应该怎样治疗，医生有没有明确的治疗方案；同时，也常悄悄询问护士"能否吃止血药治疗，我怕手术、怕疼痛，做完手术是不是还可能影响今后的正常性生活……"。

问题：
1. 根据病人的症状和体征判断该病人的医疗诊断有哪些？
2. 护士如何向该病人解释治疗方案的选择？
3. 该病人可能的护理诊断及相应的护理措施是什么？

一、概　　述

子宫肌瘤（myoma of uterus）是女性生殖器官最常见的良性肿瘤，多见于 30～50 岁的育龄妇女。据尸检统计，30 岁以上的妇女约 20%患有子宫肌瘤，但因病人多无或少有临床症状，因此临床统计的子宫肌瘤发病率低于实际发病率。子宫肌瘤的确切病因尚不清楚，一般认为可能与体内性激素长期刺激有关。

（一）病理特点

1. 巨检　肌瘤为实质性球形包块，表面光滑，质地较子宫肌层硬，压迫周围肌壁纤维形成假包膜，肌瘤与假包膜间有一层疏松网状间隙故易剥除。肌瘤长大或多个相融合时呈不规则形状。肌瘤切面呈灰白色，可见漩涡状或编织状结构。肌瘤颜色和硬度与纤维组织多少有关。

2. 显微镜检　肌瘤主要由梭形平滑肌细胞和纤维结缔组织构成。肌细胞大小均匀，排列成漩涡状或栅状，核为杆状（图 15-1）。

（二）病理分类

1. 按肌瘤生长部位，分为宫体肌瘤（90%）和宫颈肌瘤（10%）。

2. 按肌瘤与子宫肌壁的关系分为三类（图 15-2）。

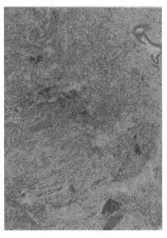

图 15-1　子宫多发性平滑肌瘤

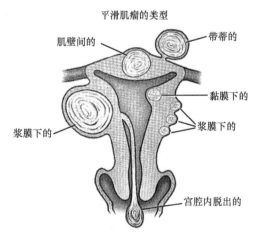

图 15-2　各型子宫肌瘤示意图

（1）肌壁间肌瘤：占 60%～70%，肌瘤位于子宫肌壁间，周围均被肌层包围。

（2）浆膜下肌瘤：约占 20%，肌瘤向子宫浆膜面生长，并突出于子宫表面，肌瘤表面仅由子宫浆膜覆盖。若肌瘤继续向浆膜面生长，仅有一蒂与子宫相连，称为带蒂浆膜下肌瘤，营养由蒂部血管供应。若血供不足，肌瘤可变性坏死。若蒂扭转断裂，肌瘤容易脱落形成游离性肌瘤。若肌瘤位于宫体侧壁向宫旁生长突出阔韧带两叶之间，则称为阔韧带肌瘤。

（3）黏膜下肌瘤：占 10%～15%，肌瘤向宫腔方向生长，突出于宫腔，仅为黏膜层覆盖。黏膜下肌瘤易形成蒂，在宫腔内生长犹如异物，常引起子宫收缩，肌瘤可被挤出宫颈外口而突入阴道。子宫肌瘤常为多个，各种类型肌瘤可发生在同一子宫，称为多发性子宫肌瘤。

知识拓展

子宫肌瘤合并妊娠

目前，子宫肌瘤合并妊娠占肌瘤病人的 0.5%～1%，占妊娠 0.3%～0.5%，肌瘤小且无症状者常被忽略，因此实际发生率高于报道。黏膜下肌瘤可影响受精卵着床导致早期流产；较大的肌壁间肌瘤因宫腔变形或内膜供血不足等引起流产；肌瘤也可影响胎先露正常下降，导致胎位异常、产道梗阻等情况。子宫肌瘤合并妊娠者应及时就诊，主动接受配合医疗指导。子宫肌瘤合并中晚期妊娠者需要定期接受妊娠期检查，多能自然分娩，不需急于干预；但要警惕妊娠期及产褥期肌瘤容易发生红色变性的临床表现，同时应积极预防产后出血；若肌瘤阻碍胎先露下降或致产程异常发生难产时，应做好剖宫产准备。

二、护理评估

（一）健康史

了解病人年龄、月经史、生育史，是否有因子宫肌瘤所致的不孕或自然流产史；是否有长期服用雌激素药物史。

（二）身体状况

1. 症状 多数病人无明显症状，仅在体检时偶然发现。症状与肌瘤部位、有无变性相关，而与肌瘤大小、数目关系不大，常见症状有：

（1）经量增多或经期延长：多见于大的肌壁间肌瘤及黏膜下肌瘤者，肌瘤使宫腔增大子宫内膜面积增加，影响子宫收缩可有经量增多、经期延长等症状。此外肌瘤可使肿瘤周围静脉受挤压，导致子宫内膜静脉丛充血与扩张，从而引起月经增多。黏膜下肌瘤伴坏死感染时，可有不规则阴道流血或血样脓性排液。长期月经量增多，病人会出现贫血、乏力、心悸等症状。

（2）白带增多：肌壁间肌瘤使宫腔面积变大，内膜腺体分泌增多，并伴盆腔充血使白带增多；子宫黏膜下肌瘤一旦感染可有大量脓样白带，如溃烂、坏死、出血时可有血性或脓血样有恶臭的阴道溢液。

（3）压迫症状：子宫前壁下段肌瘤可压迫膀胱时可出现尿频、尿急；子宫颈肌瘤可引起排尿困难、尿潴留；子宫后壁肌瘤可引起下腹坠胀不适、便秘等症状。阔韧带肌瘤或宫颈巨型肌瘤向侧方发展嵌入盆腔内压迫输尿管，形成输尿管扩张甚至发生肾盂积水。

（4）其他： 病人可引起不孕或流产；肿瘤发生蒂扭转或合并红色变性时，可发生急性腹痛；子宫黏膜下肌瘤由宫腔内向外排出时也可引起腹痛。

2. 体征 大肌瘤可在下腹部扪及实质性不规则肿块。妇科检查子宫增大，表面不规则单个或多个结节状突起。浆膜下肌瘤可扪及单个实质性球状肿块与子宫有蒂相连。黏膜下肌瘤位于宫腔内者子宫均匀增大，脱出子宫颈外口者可看到子宫颈口有肿物，粉红色，表面光滑，宫颈四周边缘清楚，如伴有感染可有坏死、出血及脓性分泌物。

案例分析 15-2

　　1. 根据病人的症状和体征判断该病人的医疗诊断有哪些?

　　答: 该病人主要的医疗诊断是子宫肌瘤并伴有贫血。判断依据:

　　(1)病人的主要症状: 经量增多伴血块, 经期延长, 症状加重 6 个月入院。

　　(2)出血多, 时间长, 常感头晕、乏力、心悸及辅助检查血红蛋白 86g/L 等, 说明病人出现贫血。

　　(3)结合体检: 贫血貌; 子宫前位, 约妊娠 3 个月大小, 宫体表面呈结节感、质硬、宫体活动度好, 无明显压痛等。

(三)心理-社会支持状况

　　大多数病人得知患有子宫肌瘤时, 首先担心是否患了恶性肿瘤及预后如何; 在治疗过程中有些病人担心因肌瘤手术会丧失女性特征或影响性生活; 有生育要求的年轻病人会担心以后的生育问题, 由此产生不同程度的焦虑、紧张或对手术治疗的恐惧心理。

(四)辅助检查

　　B 超是最常见的辅助检查方法, 也可通过诊断性刮宫、宫腔镜、腹腔镜等协助诊断。

(五)治疗原则

　　应根据病人的年龄、症状、肌瘤大小和部位及是否有生育要求等因素全面考虑。

　　1. 随访观察　适用于肌瘤小, 无症状病人, 一般不需治疗, 特别是近绝经期的妇女, 每 3～6 个月随访 1 次, 若肌瘤明显增大或出现症状可考虑进一步治疗。

　　2. 药物治疗　在近绝经期病人、肌瘤小于妊娠 2 个月子宫大小、症状较轻或全身状况不能手术者, 可给予药物对症治疗。常用的药物有雄激素、促性腺激素释放激素类似物(GnRH-a)、米非司酮等。

　　3. 手术治疗　适应于子宫增大超过 10 周妊娠大小、月经过多继发贫血、保守治疗无效、出现膀胱或直肠压迫症状或肌瘤生长较快、反复流产或不孕排除其他原因者。手术途径: 可经腹、经阴道或宫腔镜及腹腔镜下手术。术式包括:

　　(1)肌瘤切除术: 适用于 35 岁以下希望保留生育功能的病人。多采用剖腹或腹腔镜下切除; 黏膜下肌瘤部分可经阴道或宫腔镜摘除。

　　(2)子宫切除术: 适用于肌瘤多而大, 症状明显, 不要求保留生育功能, 或怀疑有恶变者, 可行子宫切除术。必要时可于术中行冷冻切片组织学检查。依具体情况决定是否保留双侧附件。

　　4. 其他治疗　子宫动脉栓塞术、宫腔镜子宫内膜切除术。

案例分析 15-2

　　2. 护士如何向该病人解释治疗方案的选择?

　　答: 子宫肌瘤的治疗方案应根据病人的年龄、症状、肌瘤大小和部位及是否有生育要求等因素全面考虑。针对病人提出的药物保守治疗, 要向病人解释药物治疗的适应证: 在近绝经期病人、肌瘤小于妊娠 2 个月子宫大小、症状较轻或全身状况不能手术者, 在排除子宫内膜癌的情况下, 可给予药物对症治疗。但该病人子宫增大超过 10 周妊娠大小、月经过多继发贫血, 出现膀胱压迫症状, 一般会采取手术治疗方案。

三、计划护理

【常见护理诊断/问题】

　　1. 有感染的危险　与阴道出血、肌瘤脱出阴道、手术切口等有关。

2. 排尿异常　与肿瘤压迫尿道有关。

3. 知识缺乏　与缺乏子宫肌瘤疾病及手术的相关知识有关。

【护理目标】

1. 住院期间病人不会出现阴道、尿道、伤口感染或原有感染减轻并消失。

2. 术前病人排尿困难症状缓解。

3. 住院期间病人能陈述子宫肌瘤的性质，能接受子宫切除的事实。

【护理措施】

1. 症状护理

（1）阴道出血：密切观察生命体征，了解有无头晕、眼花、乏力等症状，注意阴道出血量，收集病人的会阴垫，以正确评估出血量；协助医生完成血常规、凝血功能、血型检查，交叉配血备血；按医嘱给予止血药及宫缩剂；必要时输血、补液、抗感染或刮宫止血；维持正常血压并纠正贫血状况；注意外阴清洁，预防宫腔感染。

（2）压迫症状：肿瘤压迫膀胱时出现排尿困难、尿潴留者可给予导尿；压迫直肠便秘者，可用缓泻剂软化粪便，如用番泻叶 2～4g 冲饮。

（3）腹痛：注意观察腹痛部位、性质、程度。如出现剧烈腹痛，应及时报告医生，必要时备好腹部急症手术的准备。

（4）白带增多：注意保持外阴清洁，防止感染。

2. 随访观察的护理　使病人明确随访的目的、时间及联系方式，切不可忽视定期检查，应按时接受随访指导，以便根据病情修正治疗方案。

3. 手术治疗的护理　按腹部及阴道手术病人常规护理。若肌瘤脱出阴道内，应保持局部清洁，防止感染。采用腹腔镜手术病人术后因腹腔残留气体，容易出现腹胀、肩痛及上腹不适，应禁止病人食产气食物，鼓励病人尽早下床活动，以排出腹腔气体。

知识拓展

腹腔镜术后病人床上锻炼方法

针对多数腹腔镜术后病人会出现腹胀的情况，近年来学者们建议采用床上锻炼方法来减轻腹胀，具体方法如下。

（1）呼吸锻炼：麻醉清醒后指导病人深慢呼吸，每次 3～5 分钟，每天 3 次，避免呻吟和用口呼吸以减少吞气，术后持续 2～3 天。

（2）体位锻炼：术后采用头低足高位，下腹部和下肢抬高 15°～25°，保持 5 秒，每天 3 次，可让腹部残留的 CO_2 下移，有效缓和腹胀，术后持续 2～3 天。

（2）术后体操：病人平卧床上，双手自然放在身体两侧，左腿伸直尽量上抬，保持 5 秒后放平，右腿伸直尽量上抬保持 5 秒后放平，双腿同时上抬与身体成90°，保持 5 秒，每个动作做 10 次，每天 2 次。

---

4. 心理护理　运用相关专业知识帮助病人正确认识子宫肌瘤疾病这种良性肿瘤，纠正错误认识；针对手术病人术前焦虑的原因及所承受的心理压力，讲解手术方式、术前各项准备工作的方法和目的，告知病人无论子宫全切或次全切，只要保留了卵巢，不会影响性生活和改变女性特征。必要时提供一些科普书籍供病人阅读，并为病人提供表达内心顾虑、焦虑、紧张、惊恐的机会与环境，帮助病人分析住院期间及出院后的支持系统，减轻无助感。

5. 健康指导

（1）用药指导：对接受激素药物治疗病人应讲明药物名称、用药目的、剂量、方法及不良反应，服药过程中不能擅自停药或改变剂量。

（2）出院指导：出院以后，应根据自身情况适当活动、锻炼，注意劳逸结合，逐步恢复自理能力。明确手术病人术后 1 个月复诊的内容、具体时间、地点及联系人。病人的性生活恢复需通过术后复查全面评估身心状况后确定，一般于术后 2～3 个月阴道残端愈合后恢复。

（3）个人卫生指导：伤口拆线 1 周后可洗淋浴，1 周内用温水擦浴，每日清洗外阴，更换内裤。

（4）其他：术后 1～2 周，有些病人阴道可有少量粉红色分泌物，为阴道残端肠线溶化所致，为正常现象。若有血性分泌物，量如月经量，并伴有发热，可能出现了残端感染，应及时就诊。

> **案例分析 15-2**
>
> 3. 该病人可能的护理诊断及相应的护理措施是什么？
> （1）有感染的危险：与阴道出血、肌瘤脱出阴道、手术切口等有关。
> 监测体温变化；遵医嘱进行抗感染；保持伤口敷料干洁；保持床单位清洁；做好会阴部护理，保持外阴部清洁；注意个人卫生。
> （2）排尿异常：与肿瘤压迫尿道有关。
> 做好病情观察，如病人为肿瘤压迫膀胱时出现排尿困难、尿潴留者可给予导尿。
> （3）焦虑：与住院、需要手术治疗有关。
> 对病人进行心理护理：鼓励病人提出疑问，针对手术病人焦虑的原因及所承受的心理压力，对病情与手术进行耐心解释，指导病人分散注意力，减轻心理负担。
> （4）知识缺乏：与缺乏子宫肌瘤疾病及手术的相关知识有关。
> 对病人进行健康指导：活动、锻炼指导；明确复诊内容、具体时间、地点及联系人；性生活恢复指导；注意个人卫生；阴道残端症状指导等。

【护理评价】

1. 病人住院期间是否出现感染或原有感染消失。

2. 病人术前排尿困难症状是否减轻。

3. 病人出院时是否能对自己的生活方式做出计划。

第四节　子宫内膜癌病人的护理

> **临床案例 15-3**
>
> 某病人，女，56 岁，绝经后阴道不规则流血 4 个月入院。查体：生命体征平稳，一般状况良好，胸腹部检查未见异常。妇科检查：阴道通畅，阴道分泌物增多，呈浓性，稀薄水样，宫颈正常大小，光滑；宫体前位，质软，稍大，有压痛，双附件未触及异常。B 超示：子宫内膜增厚 1.5cm，其余未见异常。行分段诊断性刮宫，病理报告：子宫内膜及宫颈部位低分化腺癌。
> 1. 根据该病人病例资料，判断其最有可能诊断是什么疾病，为什么？
> 2. 该病人应该选择何种治疗方案？
> 3. 护士应该从哪些方面对病人进行评估？

一、概　　述

子宫内膜癌（endometrial carcinoma）是发生于子宫内膜的一组上皮性恶性肿瘤，又称宫体癌，为女性生殖道三大恶性肿瘤之一，占女性全身恶性肿瘤 7%，占女性生殖道恶性肿瘤 20%～30%。多见于老年妇女，好发年龄为 50～69 岁，绝经后妇女占 70%～75%。医学知识普及及诊断技术进步使子宫内膜癌能够早期发现和诊断，多数病人确诊时属于早期，故预后较好。如一旦蔓延至子宫颈、子宫肌层或子宫外，其预后极差。随着妇女寿命的延长，在欧美一些国家，子宫内膜癌的发生率已跃居女性生殖器官恶性肿瘤的第一位，近年我国该病的发病率有上升趋势，目前居女性生殖系统恶性肿瘤的第二位，仅次于宫颈癌。

（一）病因

子宫内膜癌的确切病因仍不清楚。可能与下列因素有关：

1. 子宫内膜增生　长期以来已公认可能与子宫内膜增生过长有关，尤其是在缺乏孕激素对抗而长期接受雌激素刺激的情况下，可发生子宫内膜增生，导致子宫内膜癌的发生。

2. 体质因素　未婚、少育、未育、肥胖、高血压、绝经延迟、糖尿病及其他心血管疾病病人发生子宫内膜癌的机会增多。

3. 绝经后延　据报道，绝经延迟妇女发生子宫内膜癌的危险性增加 4 倍。内膜癌病人绝经年龄比一般妇女平均晚 6 年。

4. 遗传因素　约20%子宫内膜癌病人有家族史。

（二）病理

1. 病理特点

（1）巨检：病变多发生在子宫底部的内膜。不同组织学类型的内膜癌肉眼表现无明显区别，大体可分为两种类型。

1）弥散型：子宫内膜大部分或全部为癌组织侵犯，并突向宫腔，常伴有出血、坏死，较少有肌层浸润。晚期癌灶可侵及深肌层或宫颈，若阻塞宫颈管可引起宫颈积脓。

2）局灶型：癌灶局限于宫腔的一小部分，多见于宫腔底部或宫角部，癌灶小，呈息肉或菜花状，易浸润肌层。

（2）显微镜检

1）内膜样腺癌：占 80%～90%，镜下见内膜腺体高度异常增生，上皮复层，并形成筛孔状结构。癌细胞异型明显，核大、不规则、深染、核分裂活跃，分化差的腺癌腺体少，腺结构消失，呈实性癌块。按腺癌分化程度分为 3 级：I 级为高度分化腺癌，II 级为中度分化腺癌，III 级为低度分化或未分化腺癌。分级越高，恶性程度越高。

2）腺癌伴鳞状上皮分化：腺癌组织中有时含鳞状上皮成分，伴化生鳞状上皮成分者称棘腺癌（腺角化癌），伴鳞癌者称鳞腺癌，介于两者之间称腺癌伴鳞状上皮不典型增生。

3）浆液性腺癌：占 1%～9%。癌细胞异型性明显，多为不规则复层排列，呈乳头状或簇状生长，1/3 可伴砂粒状。恶性程度高，易有深肌层浸润和腹腔、淋巴结及远处转移，预后极差。

4）透明细胞癌：多呈实性片状、腺管样或乳头状排列，癌细胞胞质丰富、透亮，核呈异型性，或靴钉状，恶性程度高，易早期转移。

2. 转移途径　多数子宫内膜癌生长缓慢，局限于内膜或宫腔内时间较长，部分特殊病理类型（浆液性腺癌、鳞腺癌）和低分化癌可发展迅速，短期内出现转移。主要转移途径有直接蔓延、淋巴转移，晚期可有血行转移。

（1）直接蔓延：癌灶初期沿子宫内膜蔓延生长，向上可沿子宫角延至输卵管，向下可累及宫颈管及阴道。若癌瘤向肌壁浸润，可穿透子宫肌壁，累及子宫浆肌层，广泛种植于盆腹膜、直肠子宫陷凹及大网膜。

（2）淋巴转移：为子宫内膜癌主要转移途径。当癌肿累及宫颈、深肌层或分化不良时易早期发生淋巴转移。转移途径与癌肿生长部位有关，按癌灶所在部位不同可分别转移至腹股沟的浅、深淋巴结，髂淋巴结及腹主淋巴结，有的可达卵巢，也可通过淋巴逆流至阴道及尿道周围淋巴结。

（3）血行转移：晚期病人经血行转移至全身各器官，常见部位为肺、肝、骨等。

3. 临床分期　子宫内膜癌的临床分期采用国际妇产科联盟（FIGO）2009 年的分期标准，见表

15-2。

表 15-2 子宫内膜癌的临床分期（FIGO，2009）

期别	肿瘤范围	期别	肿瘤范围
Ⅰ期	癌灶局限于宫体	ⅢC	盆腔和（或）腹主动脉旁淋巴结转移
ⅠA	无或<1/2 肌层浸润	ⅢC₁	盆腔淋巴结
ⅠB	≥1/2 肌层浸润	ⅢC₂	腹主动脉旁淋巴结转移
Ⅱ期	肿瘤累及宫颈间质，未超出子宫	Ⅳ期	膀胱和（或）直肠转移，和（或）远处转移
Ⅲ期	肿瘤局部扩散	ⅣA	膀胱和（或）直肠转移
ⅢA	肿瘤累及子宫浆膜和（或）附件	ⅣB	远处转移，包括腹腔内转移和（或）腹股沟淋巴结转移
ⅢB	阴道和（或）宫旁受累		

二、护 理 评 估

（一）健康史

子宫内膜癌发病虽可发生于任何年龄，但基本上是一种老年妇女病人的肿瘤。因此，要重点评估病人的高危因素，如老年、肥胖、绝经期推迟（≥52 岁）、未孕、糖尿病、高血压、长期使用雌激素等。询问近亲家属是否有乳腺癌、子宫内膜癌等肿瘤病史。

（二）身体状况

1. 症状 病人极早期无明显症状，以后出现阴道流血、阴道排液、疼痛等。

（1）阴道流血：主要表现为绝经后阴道流血，量一般不多。尚未绝经者可表现为月经增多、经期延长或月经紊乱。

（2）阴道排液：多为血性液体或浆液性分泌物，合并感染则有脓血性排液，恶臭。约 25%的病人因为阴道排液异常就诊。

（3）下腹疼痛及其他：若癌肿累及宫颈内口，可引起宫腔积脓，出现下腹胀痛及痉挛样疼痛。晚期浸润周围组织或压迫神经可引起下腹及腰骶部疼痛。晚期可出现贫血、消瘦及恶病质等相应症状。

2. 体征 早期子宫内膜癌病人妇科检查可无异常发现。晚期可有子宫明显增大，合并宫腔积脓时可有明显触痛，宫颈管内偶有癌组织脱出，触之易出血。癌灶浸润周围组织时，子宫固定或在宫旁触及不规则结节状物。

（三）心理-社会支持状况

子宫内膜癌多发于绝经后妇女，病人发现肿瘤，面对各种不熟悉的检查，精神上会有较强的失落感，内心充满恐惧与焦虑，担心失去生命和家庭。

（四）辅助检查

1. B 型超声检查 经阴道 B 超检查可了解子宫大小、宫腔形状、宫腔内有无赘生物、子宫内膜厚度、肌层有无浸润及深度，为临床诊断及处理提供参考。

2. 分段诊断性刮宫 是最常用的有价值的诊断方法。其优点是能获得子宫内膜的组织标本并进行病理诊断，同时还能鉴别子宫内膜和宫颈管腺癌，可也明确子宫内膜癌是否累及宫颈管，为制订治疗方案提供依据。

3. 子宫颈管搔刮及子宫内膜活检 对绝经后阴道流血，子宫颈管搔刮可协助鉴别诊断有无宫颈癌；若 B 超检查确定宫腔内有明显病变，做宫腔内膜活检也可明确诊断。

4. 宫腔镜检查 可直接观察宫腔及宫颈管内有无癌灶存在、大小及部位，直视下取材活检，减少对早期子宫内膜癌的漏诊。但是否可能促进癌细胞的扩散尚存在争议。

5. 其他 子宫内膜抽吸活检、血清 CA_{125} 测定等。

案例分析 15-3

1. 根据该病人病例资料，判断其最有可能诊断为什么疾病，为什么？

答：结合病人典型的症状、体征和辅助检查结果可诊断为宫颈内膜癌Ⅱ期。

（1）症状：①阴道流血，绝经后阴道不规则出血；②伴有阴道脓血性水样分泌物。

（2）体征：宫体前位，质软，稍大，有压痛。

（3）辅助检查：子宫内膜增厚 1.5cm；分段诊断性刮宫，病理报告：子宫内膜低分化腺癌。同时，癌细胞累及宫颈。

（五）治疗原则

应根据病人全身情况、癌变累及范围及组织学类型选用和制订适宜治疗方案。早期病人以手术治疗为主，辅助治疗为辅。晚期病人则采用手术、放疗、药物治疗等综合方案。

1. 手术治疗 为首选治疗方法。手术的目的是进行手术-病理分期和切除癌变的子宫及其他可能存在的转移病灶。

2. 放射治疗 是子宫内膜癌的治疗方法之一，可进行腔内照射和体外照射。术前放疗可缩小癌灶，为手术创作条件；术后放疗是内膜癌最主要的辅助治疗方法，可明显降低局部复发，提高生存率。

3. 孕激素治疗 主要用于晚期或复发子宫内膜癌的治疗。孕激素受体阳性者有效率可达 80%，常用药物有甲羟孕酮、己酸孕酮等。

4. 抗雌激素制剂治疗 适应证与孕激素相同，常用药物如他莫昔芬。

5. 化疗 为晚期或复发子宫内膜癌的综合治疗措施之一，也可用于术后复发高危因素病人治疗以期减少盆腔外的远处转移。常用药物有顺铂、阿霉素、紫杉醇、环磷酰胺、氟尿嘧啶、丝裂霉素、依托泊苷等，可单独应用，也可联合应用。

案例分析 15-3

2. 该病人应该选择何种治疗方案？

答：该病人应给予以手术治疗为主，放疗、化疗及孕激素治疗为辅的综合治疗方案。

3. 护士应该从哪些方面对病人进行评估？

答：护士应全面收集病人资料，包括现病史、既往史、家族史、用药史、各项实验室检查指标、病人的心理-社会状况。在评估临床表现时，应注意与其他疾病进行鉴别。

知识拓展

腹腔镜手术治疗子宫内膜癌

近年来，随着社会及医疗科技的发展，腹腔镜手术技术也随之不断完善和普及，具有创伤面小、术后恢复快、术后并发症少的特点，在子宫内膜癌治疗中逐步发挥出重要作用。相关研究表明腹腔镜手术治疗早期子宫内膜癌在手术时间、术中出血量、切口愈合时间、术后疼痛、术后并发症发生率、术后排气时间、住院时间等方面均明显优于开腹手术，但是开腹手术的术中并发症发生率比腹腔镜手术组低且手术时间短。总之，腹腔镜是一种微创、可供临床选择使用的治疗技术，但是要求操作者具有更高的技术水平及丰富的临床经验。

三、计划护理

【常见护理诊断/问题】

1. 焦虑 与子宫内膜癌诊断、担心手术危及生命及预后有关。

2. 营养失调：低于机体需要量 与肿瘤慢性消耗有关。

3. 睡眠形态紊乱 与环境变化（住院）有关。

4. 知识缺乏 与缺乏子宫内膜癌相关知识有关。

【护理目标】

1. 住院期间，病人将能主动参与诊断性检查过程，焦虑减轻。

2. 病人营养能得到改善，能耐受治疗。

3. 病人能叙述妨碍睡眠因素，并列举应对措施。

4. 病人获得子宫内膜癌治疗及护理知识。

【护理措施】

1. 一般护理

（1）加强病情观察：注意观察阴道出血量，发生大出血时，协助医生进行纱布填塞止血。

（2）营养指导：内膜癌病人通常年龄较大、身体虚弱，多数存在贫血、糖尿病、高血压等，因此应鼓励病人进高蛋白、高维生素、足够矿物质、易消化饮食。饮食不足或全身营养状况极差者，应遵医嘱从静脉补充营养。

（3）舒适护理：阴道排液多时，嘱病人可取半卧位，指导其勤换会阴垫，每日会阴擦洗1～2次。

2. 手术治疗的护理

（1）严格按腹部及阴道手术护理进行术前、术后护理（详见本章"外阴癌病人的护理"）。

（2）病人术后6～7天阴道残端羊肠线开始吸收或感染时容易出现残端出血，应严密观察和记录出血情况，此期间病人应减少活动。

3. 用药护理

（1）激素及其他药物治疗的护理：孕激素在治疗过程中以高效、大剂量和长期应用为宜，至少应用12周才能评定疗效，应鼓励病人具备配合治疗的耐心和信心，注意观察药物的不良反应，如水钠潴留、水肿、药物性肝炎等，此时应告诉病人不必紧张，停药后会逐渐好转；应用他莫昔芬这种抗雌激素类药物时，病人可能出现类似更年期综合征反应，如潮热、胃寒等，少数病人还可出现阴道流血、恶心、呕吐，如出现以上症状应及时就诊；晚期病人需化疗时，护理措施按照化疗病人护理内容开展。

（2）放疗的护理：病人除了按照放疗常规护理外，接受盆腔内放疗者，事先应灌肠并留置导尿管，以保持直肠、膀胱空虚状态，避免放射性损伤。腔内置入放射源期间，保证病人绝对卧床休息，但应进行床上肢体活动，以免出现因长期卧床而出现并发症。取出放射源后，鼓励病人渐进性下床活动并承担生活自理项目。

4. 心理护理 护士应善于理解病人，主动向病人讲解该病的相关知识，缓解焦虑评估病人对疾病及有关诊治过程的认知程度，鼓励病人及其家属讨论有关疾病及治疗的疑虑，耐心解答。针对个案需求及学习能力，采用有效形式向护理对象介绍住院环境、诊断性检查、治疗过程、可能出现的不适以求得主动配合。为病人提供安静、舒适的睡眠环境，减少夜间不必要的治疗程序。努力使病人确信子宫内膜癌的病程发展缓慢，是女性生殖器官恶性肿瘤中预后较好的一种，缓解其焦虑程度，增强治病信心。

5. 健康指导

（1）指导出院后的康复：术后 1 个月后适当做家务，注意饮食，加强营养；保持会阴清洁，术后 3 个月禁止性生活及盆浴。

（2）定期随访：向病人明确随访时间及目的，一般术后 2～3 年内每 3 个月复查 1 次，3 年后每 6 个月 1 次，5 年后每年 1 次。随访内容应包括详细病史、盆腔检查、阴道细胞学检查、X 线胸片、血清 CA_{125} 等。

（3）宣传和普及防癌知识：年龄 40 岁以上的妇女每年接受 1 次妇科检查，注意子宫内膜癌的高危因素，积极治疗高血压、糖尿病。绝经后出血是危险信号，一旦出现应立即就诊，及时治疗可获得满意效果。

【护理评价】

1. 病人是否能说出一些缓解心理压力的方法，焦虑减轻。

2. 病人是否营养状况得到改善。

3. 病人睡眠质量是否得到改善。

4. 病人是否能说出子宫内膜癌治疗和护理的相关知识。

第五节　卵巢肿瘤病人的护理

临床案例 15-4

　　病人，女，42 岁。因"右下腹隐痛 1 个月，发现盆腔肿物 1 周"入院。1 个月前无明显诱因自觉右下腹持续隐痛、腹胀、消瘦、乏力。查体：生命体征平稳，中度贫血貌，消瘦，胸腹部检查未见异常。妇科检查：外阴婚产型，阴道通畅，阴道穹不饱满，触痛（－），少量稀薄分泌物，无异味，宫颈 3.0cm，宫颈口闭合，举痛（＋），触血（－），盆腔正中偏右可及肿物约 12cm 大小，质地不均匀，触痛明显，边界不规则、欠清，左侧附件区增厚，无压痛。辅助检查：B 超提示子宫 6.0cm×5.3cm×4.2cm，右侧附件可见 8.7cm×9.1cm×6.6cm 无回声团，内壁可见不规则强回声乳头状，边界规则。肿瘤标志物 CA_{125} 183U/ml，CA_{199} 32U/ml，白细胞计数 $10.7×10^9$/L，中性粒细胞 0.91，ESR 95mm/h，血红蛋白 90g/L。控制感染后，行剖腹探查术后，石蜡病理提示：右卵巢透明细胞癌。术后病人精神状态不佳，拒绝用药，病人不愿配合护理操作。

问题：

　　1. 病人确诊后，该选择何种治疗方案？

　　2. 该病人主要的护理诊断及相应护理措施有哪些？

一、概　述

　　卵巢肿瘤（ovarian tumor）是女性生殖器常见肿瘤之一，可发生于任何年龄。卵巢肿瘤具有三大特点：①死亡率高居妇科恶性肿瘤之首。由于卵巢位于盆腔深部，无法直接窥视，早期无症状，且卵巢恶性肿瘤迄今缺乏完善的早期发现和诊断方法，晚期治疗效果又不佳，因此，卵巢恶性肿瘤的 5 年存活率低，徘徊在 25%～30%。②卵巢是全身各脏器肿瘤类型最多的部位。卵巢虽小，但组织复杂，卵巢肿瘤可以有各种不同的性质和形态：单一型或混合型、一侧或双侧、囊性或实质性、良性或恶性。③卵巢肿瘤可以长成全身最大的肿瘤，如黏液性囊腺瘤。卵巢恶性肿瘤是女性生殖器三大恶性肿瘤之一，目前，随着子宫颈癌和子宫内膜癌诊断和治疗的进展，卵巢恶性肿瘤已成为妇科肿瘤中对生命威胁最大的疾病。

（一）病因

卵巢肿瘤的发病可能与下列高危因素有关：

1. 遗传和家族因素　约20%卵巢恶性肿瘤病人有家族史。

2. 内分泌因素　卵巢癌病人平均妊娠数低，未婚、未育妇女发病率高，可能是妊娠后停止排卵，减少卵巢上皮损伤，从而保护妇女少患卵巢癌。另外，乳腺癌、子宫内膜癌多并发卵巢癌，此3种疾病都对雌激素有依赖性。

3. 环境因素　调查发现工业发达国家卵巢癌发生率高，可能与高胆固醇饮食有关。另外，电离辐射等会影响卵母细胞而增加诱发卵巢癌的机会，吸烟及维生素A、维生素C、维生素E的缺乏也可能与发病有关。

（二）病理

1. 病理特点　卵巢体积虽小，但卵巢组织成分非常复杂，是全身各脏器原发肿瘤类型最多的器官，不同类型卵巢肿瘤的组织学结构和生物学行为都存在很大差异。除组织类型繁多外，尚有良性、交界性和恶性之分，亦有胃肠道恶性肿瘤、乳腺癌、子宫内膜癌等常见转移部位。常见的卵巢肿瘤及病理特点如下。

（1）卵巢上皮性肿瘤：占原发性卵巢肿瘤的50%～70%，其恶性类型占卵巢肿瘤的85%～90%。多见于中老年妇女，很少发生在青春期前和婴幼儿。来源于卵巢表面的生发上皮，而生发上皮来自原始的体腔上皮，具有分化为各种苗勒上皮的潜能。若向输卵管上皮分化，形成浆液性肿瘤；向宫颈黏膜分化，形成黏液性肿瘤；向子宫内膜分化，形成子宫内膜样肿瘤。

1）浆液性囊腺瘤：较为常见，约占卵巢良性肿瘤的25%。多为单侧、圆球形、大小不等、表面光滑，囊内充满淡黄清澈浆液。其分为单纯性及乳头状两型，前者囊壁光滑，多为单房；后者有乳头状物向囊内突起，常为多房，偶尔向囊壁外生长。镜下见囊壁为纤维结缔组织，内为单层柱状上皮，乳头分支较粗，间质见砂粒状。

2）交界性浆液性囊腺瘤：约占卵巢浆液性囊腺瘤的10%。中等大小，多为双侧，较少在囊内乳头状生长，多向囊外生长。镜下见乳头分支纤细而密，上皮复层不超过3层，细胞核轻度异形，无间质浸润，预后好。

3）浆液性囊腺癌：是最常见的卵巢恶性肿瘤，占卵巢上皮性癌的75%。多为双侧，体积较大，伴实质性，囊壁有乳头生长，囊液混浊，有时呈血性。镜下见囊壁上皮明显增生，复层排列。癌细胞为立方形或柱状，细胞明显异型，并向间质浸润。肿瘤生长速度快，预后差。

4）黏液性囊腺瘤：约占卵巢良性肿瘤的20%，恶变率为5%～10%，是人体中生长最大的一种肿瘤。多为单侧多房性，肿瘤表面光滑，灰白色，囊液呈胶冻状。癌囊壁破裂，黏液性上皮种植在腹膜上继续生长，并分泌黏液，形成腹膜黏液瘤。镜下见囊壁为纤维结缔组织，内衬单层高柱状上皮，产生黏液。

5）交界性黏液性囊腺瘤：一般大小，多为单侧，表面光滑，常为多房。切面见囊壁增厚，有实质区和乳头状形成。镜下见细胞轻度异型性，细胞核大、深染，有少量核分裂，增生上皮细胞向腔内突出形成短粗乳头，上皮细胞不超过3层，无间质浸润。

6）黏液性囊腺癌：约占卵巢恶性肿瘤的20%，多为单侧，瘤体较大，囊壁可见乳头状或实质区，囊液混浊或为血性。镜下见腺体密集，间质较少，腺上皮超过3层，细胞明显异型，并有间质浸润。

（2）卵巢生殖细胞肿瘤：占卵巢肿瘤的20%～40%，多发于年轻妇女及幼女，青春前期病人占60%～90%，绝经后仅占4%。生殖细胞来源于生殖腺以外的内胚叶组织，在其发生、移行及发育过程中，均可发生变异，形成肿瘤。生殖细胞有发生多种组织的功能。未分化者为无性细胞瘤，胚胎多能者为胚胎癌，向胚胎结构分化为畸胎瘤，向胚外结构分化为内胚窦瘤、绒毛膜癌。

1）畸胎瘤：由多胚层组织构成的肿瘤，偶见含一个胚层成分。肿瘤组织多数成熟，少数未成熟，多数为囊性，少数为实性。肿瘤组织的良、恶性及恶性程度取决于组织分化程度，而不取决于肿瘤的质地。

A. 成熟畸胎瘤（皮样囊肿）：属良性肿瘤，占卵巢肿瘤的 10%～20%，占生殖细胞肿瘤的 85%～97%。中等大小、圆形、表面光滑，多为单房，腔内充满油脂和毛发，有时可见牙齿和骨质，囊壁上常见小丘样隆起突向腔内，称为"头节"。"头节"处上皮易恶变，形成鳞状细胞癌，恶变率为 2%～4%。

B. 未成熟畸胎瘤：属恶性肿瘤，占卵巢畸胎瘤的 1%～3%。肿瘤多为实性，由分化程度不同的未成熟胚胎组织构成，主要是原始神经组织。好发于青少年，年龄为 11～19 岁。肿瘤的恶性程度根据未成熟组织所占比例、分化程度及神经上皮含量而定。该肿瘤的复发及转移率均高，但复发后再次手术可见肿瘤组织有从未成熟向成熟转化的特点，即恶性程度的逆转现象。

2）无性细胞瘤：占卵巢恶性肿瘤的 5%，好发于青春期及生育期妇女，单侧居多，右侧多于左侧，实性，触之质韧，表面光滑或分叶状，切面呈淡棕色。镜下见圆形或多角形大细胞，核大、胞质丰富，间质有淋巴细胞浸润。对放疗特别敏感，纯无性细胞瘤的 5 年生存率可达 90%。混合型预后差。

3）卵黄囊瘤（内胚窦瘤）：较罕见，占卵巢恶性肿瘤的 1%，恶性程度高，多见于儿童及年轻妇女。多为单侧，肿瘤较大，圆形或卵圆形。切面实性或部分囊性，呈灰红或灰黄色，质脆，有出血坏死区。镜下见疏松网状和内皮窦样结构。瘤细胞可以产生甲胎蛋白（AFP），故测定病人血清总 AFP 浓度可作为诊断和治疗监护时的重要指标。该肿瘤生长迅速，预后差，平均生存期仅 1 年。

（3）卵巢性索间质肿瘤：占卵巢恶性肿瘤的 5%，来源于原始性腺中的性索及间质组织，可向男女两性分化。性索向上皮分化形成颗粒细胞瘤或支持细胞瘤；向间质分化形成卵泡膜细胞瘤或间质细胞瘤。此类肿瘤常有内分泌功能，又称功能性卵巢肿瘤。

1）颗粒细胞瘤：最常见的功能性肿瘤，成人型颗粒细胞瘤占 95%，可发生在任何年龄，45～55 岁为发病高峰，属于低度恶性肿瘤，可分泌雌激素。肿瘤多为单侧，大小不一，分叶状，表面光滑。镜下见颗粒细胞环绕成小圆形或菊花样排列。预后较好，5 年生存率达 80% 以上。

2）卵泡膜细胞瘤：能分泌雌激素，常与颗粒细胞瘤合并存在。为良性肿瘤，多为单侧，大小不一，表面被覆有光泽、薄的纤维包膜，切面实性，灰白色。镜下见瘤细胞呈短梭状，胞质富含脂质，细胞交错排列呈漩涡状。预后较一般卵巢癌为佳。

3）纤维瘤：为较常见的良性肿瘤，占卵巢肿瘤的 2%～5%，多见于中年妇女。单侧多见，中等大小，实性，坚硬，切面灰白色。镜下见纤维梭形细胞呈编织状排列。偶见病人产生胸腔积液、腹水，称梅格斯综合征（Meigs syndrome），一旦肿瘤切除，胸腔积液、腹水可自行消失。

4）支持细胞-间质细胞瘤：又称睾丸母细胞瘤。罕见，多发生在 40 岁以下妇女。单侧居多，通常较小，可局限在卵巢门区或皮质区，实性，切面灰白伴囊性变，含血性浆液或黏性液体。镜下见不同分化程度的支持细胞及间质细胞，10%～30% 呈恶性，5 年存活率为 70%～90%。

（4）卵巢转移性肿瘤：体内任何部位的原发性癌均可转移到卵巢。常见的有乳腺癌、胃、肠、生殖道、泌尿道肿瘤转移。库肯勃瘤是一种特殊的转移性腺癌，原发于胃肠道。肿瘤多为双侧、中等大小、肾型，切面实性，胶质样。镜下见典型的印戒细胞，能产生黏液。多伴腹水。

2. 分类 卵巢体积最小，卵巢肿瘤组织形态的复杂性居全身各器官之首，分类方法很多，目前普遍采用世界卫生组织（WHO，1995 年）修订后的卵巢肿瘤组织学分类法（部分内容）：①卵巢上皮性肿瘤包括浆液性囊腺瘤、黏液性囊腺瘤、子宫内膜样肿瘤、透明细胞瘤等。②卵巢性索间质肿瘤包括颗粒细胞瘤、间质细胞瘤、两性母细胞瘤、纤维瘤卵巢转移性肿瘤等。③卵巢生殖细胞肿瘤包括无性细胞瘤、内胚窦癌、畸胎瘤等。④卵巢瘤样病变包括妊娠黄体瘤、黄体囊肿、卵泡囊肿多发性滤泡囊肿（多囊卵巢）、子宫内膜异位症、异位妊娠及炎性病变等。

（三）卵巢恶性肿瘤的转移途径

直接蔓延及腹腔种植是卵巢恶性肿瘤主要转移途径，淋巴结也是重要的转移途径，血行转移较少见。转移特点：即使外观为局限肿瘤，也可在腹膜、大网膜、腹膜后淋巴结、横膈等部位有亚临床转移，癌细胞通过直接蔓延及腹腔种植广泛种植于腹腔膜及大网膜、横膈、肝表面。淋巴转移途径：沿卵巢血管经卵巢淋巴管向上至腹主动脉旁淋巴结；沿卵巢淋巴管达髂内、髂外淋巴结，经髂总至腹主动脉旁淋巴结；沿圆韧带进入髂外及腹股沟淋巴结。横膈为转移的好发部位，尤其右膈下淋巴丛密集最易受侵犯。晚期可转移到肺、胸膜及肝。

（四）卵巢恶性肿瘤的临床分期

目前主要采用 2000 年国际妇产科联盟（FIGO）制定的手术-病理分期（表 15-3）。

表 15-3　卵巢恶性肿瘤的手术-病理分期（FIGO，2000）

期别	肿瘤范围
Ⅰ期	肿瘤局限于卵巢
ⅠA	肿瘤局限于一侧卵巢，包膜完整，卵巢表面无肿瘤，腹水或腹腔冲洗液未找到恶性肿瘤
ⅠB	肿瘤局限于双侧卵巢，包膜完整，卵巢表面无肿瘤，腹水或腹腔冲洗液未找到恶性肿瘤
ⅠC	肿瘤局限于单侧或双侧卵巢并伴有如下任何一项：包膜破裂卵巢表面有肿瘤；腹水或腹腔冲洗液有恶性肿瘤
Ⅱ期	肿瘤累及一侧或双侧卵巢，伴有盆腔扩散
ⅡA	扩散和（或）种植至子宫和（或）输卵管，腹水或腹腔冲洗液无恶性肿瘤
ⅡB	扩散至其他盆腔器官，腹水或腹腔冲洗液无恶性肿瘤
ⅡC	ⅡA或ⅡB，伴腹水或腹腔冲洗液找到恶性肿瘤
Ⅲ期	肿瘤侵犯一侧或双侧卵巢，显微镜检证实盆腔外腹膜转移和（或）局部淋巴结转移，肝表面转移为Ⅲ期
ⅢA	显微镜证实的盆腔外腹膜转移
ⅢB	肉眼盆腔外腹膜转移灶最大径线≤2cm
ⅢC	肉眼盆腔外腹膜转移灶最大径线>2cm，和（或）区域淋巴结转移
Ⅳ期	远处转移（胸腔积液有癌细胞，肝实质转移）

（五）治疗原则

原则上卵巢肿瘤一经确诊首选手术治疗。手术范围取决于肿瘤性质、病变累及范围和病人年龄、生育要求、对侧卵巢情况及对手术的耐受力等。较小的卵巢良性肿瘤常采用腹腔镜手术，恶性肿瘤采用剖腹手术。

1. 良性肿瘤　年轻、单侧良性卵巢肿瘤者应行患侧卵巢肿瘤剥除术或卵巢切除术，保留患侧正常卵巢组织和对侧正常卵巢；双侧良性肿瘤者应行肿瘤剥出术。绝经后期妇女宜行子宫及双侧卵巢切除术，术中需判断卵巢肿瘤的良恶性，必要时做冷冻切片组织学检查，明确肿瘤的性质以确定手术范围。

2. 交界性肿瘤　主要采用手术治疗。年轻希望保留生育功能的Ⅰ期病人，可保留正常子宫和对侧卵巢。

3. 恶性肿瘤　采取综合治疗方案，以手术为主，化疗、放疗为辅。晚期卵巢癌病人行肿瘤细胞减灭术，其目的是切除所有原发灶，尽可能切除所有转移灶，使残余肿瘤的直径越小越好。

4. 卵巢肿瘤并发症　属急腹症，一旦确诊应立即手术。怀疑卵巢瘤样病变且囊肿直径小于 5cm 者可进行随访观察。

二、护理评估

（一）健康史

注意收集与发病相关的高危因素,如有无卵巢恶性肿瘤家族史,是否常进食富含高胆固醇食物,自身有无其他恶性肿瘤,如子宫内膜癌、乳腺癌。了解病人生育情况如是否未育等。

（二）身体状况

1. 症状

（1）卵巢良性肿瘤:初期肿瘤较小,病人多无症状,常在妇科检查时偶然发现。肿瘤增大时,病人可感腹胀,肿瘤继续长大占满盆、腹腔时,可出现尿频、便秘。气急、心悸等压迫症状。

（2）卵巢恶性肿瘤:早期常无症状,出现症状时多属晚期,主要症状为腹胀、腹部肿块及胃肠道症状。肿瘤向周围组织浸润或压迫,可引起腹痛、腰痛或下肢疼痛;压迫盆腔静脉可出现下肢水肿;功能性肿瘤可出现不规则阴道流血或绝经后阴道流血。晚期病人呈现明显消瘦、贫血等恶病质表现。

2. 体征

（1）卵巢良性肿瘤:检查见腹部膨隆,包块活动度良,叩诊实音,无移动性浊音。妇科检查可在子宫一侧或双侧触及圆形或类圆形肿块,多为囊性,表面光滑,活动,与子宫无粘连。

（2）卵巢恶性肿瘤:三合诊检查可在直肠子宫陷凹处触及质硬结节或肿块,肿块多为双侧,实性或囊实性,表面凹凸不平,活动差,与子宫分界不清,常伴有腹水。有时可在腹股沟、腋下或锁骨上触及肿大的淋巴结。

3. 并发症

（1）蒂扭转:约 10%卵巢肿瘤可发生蒂扭转（torsion of ovarian tumor）。为常见的妇科急腹症,好发于瘤蒂较长、中等大、活动度良好、重心偏于一侧的肿瘤,如畸胎瘤。常在体位突然改变或妊娠期、产褥期子宫大小、位置改变时突然发生蒂扭转。卵巢肿瘤扭转的蒂由骨盆漏斗韧带、卵巢固有韧带和输卵管组成。发生急性扭转后,因静脉回流受阻,瘤内充血或血管破裂致瘤内出血,导致瘤体迅速增大。若动脉血流受阻,肿瘤可发生坏死、破裂和继发感染。

蒂扭转的典型症状是体位改变后突然发生一侧下腹痛,常伴恶心、呕吐甚至休克。双合诊检查可扪及压痛的肿块,以蒂部最明显。有时不全扭转可自然复位,腹痛随之缓解。蒂扭转一经确诊,应尽快行剖腹手术。

（2）破裂:约 3%卵巢肿瘤会发生破裂,有自发性破裂和外伤性破裂。自发性破裂常因肿瘤发生恶变,肿瘤快速、浸润性生长穿破囊壁所致。外伤性破裂则在腹部受重击、分娩、性交、妇科检查及穿刺后引起。症状轻重取决于破裂口的大小、流入腹腔囊液数量和性质。小的囊肿或单纯浆液性囊腺瘤破裂时,病人仅有轻度腹痛;大囊肿或畸胎瘤破裂后,病人常有剧烈腹痛伴恶心呕吐。破裂也可导致腹腔内出血、腹膜炎及休克。妇查有腹部压痛、腹肌紧张,可有腹水征,盆腔原存在的肿块消失或缩小。考虑肿瘤破裂时应立即手术。

（3）感染:较少见,多继发于肿瘤扭转或破裂,也可来自邻近器官感染灶（如阑尾脓肿）的扩散。病人可有发热、腹痛、腹部压痛及反跳痛、腹肌紧张、腹肌肿块及白细胞升高等。感染者应抗感染治疗后,手术切除肿瘤;感染严重者,应尽快手术去除感染灶。

（4）恶变:肿瘤迅速生长尤其双侧性,应考虑有恶变可能,诊断后应尽早手术。

（三）心理-社会支持状况

当病人得知患有恶性卵巢肿瘤疾病时,会产生各种各样的恐惧和担心,护士应通过针对性的护理措施减轻病人的焦虑和恐惧,协助缓解心理压力。

（四）辅助检查

1. B超检查 临床诊断符合率＞90%，但不易测出直径＜1cm的实性肿瘤，可了解肿块的部位、大小、形态、囊性或实性，囊内有无乳头。

2. 肿瘤标志物

（1）血清CA_{125}：敏感性较高，特异性较差。80%卵巢上皮性癌病人血清CA_{125}水平升高；90%以上病人CA_{125}水平与病情缓解或恶化相关，故可用于病情监测。

（2）hCG：对原发性卵巢绒毛膜癌有特异性。

（3）性激素：颗粒细胞瘤、卵泡膜细胞瘤能产生较高水平雌激素。浆液性、黏液性囊腺瘤或勃勒纳瘤有时也可分泌一定量的雌激素。

3. 腹腔镜检查 可直接观察肿块外观和盆腔、腹腔及横膈等部位，在可疑部位进行多点活检，抽取腹水行细胞学检查。

4. 细胞学检查 可抽取腹水或腹腔冲洗液和胸腔积液，行细胞学检查。

案例分析 15-4

1. 病人确诊后，该选择何种治疗方案？

答：诊断明确后，首选手术治疗，手术范围取决于肿瘤性质、病变累及范围和病人年龄、生育要求、对侧卵巢情况及对手术的耐受力等，根据病人具体情况，建议尽快行卵巢癌分期探查术，术后尽早辅以化疗、放疗等综合治疗方案。

三、计 划 护 理

【常见护理诊断/问题】

1. 有感染的危险 与化疗药物治疗及腹部伤口、留置尿管等有关。

2. 营养失调：低于机体需要量 与癌症、化疗药物的治疗反应等有关。

3. 预感性悲哀 与切除子宫、卵巢有关。

4. 焦虑 与发现盆腔包块有关。

【护理目标】

1. 病人住院期间未出现感染或原有感染消失。

2. 病人将能说出影响营养摄取的原因，并列举应对措施。

3. 病人将用语言表达对丧失子宫及附件的看法，并积极接受治疗过程。

4. 病人将能描述自己的焦虑，并列举缓解焦虑程度的方法。

【护理措施】

1. 促进病人舒适 肿瘤过大或伴有腹水、出现压迫症状严重者，指导病人采取感觉舒适的体位，如侧卧位、半卧位，对长期卧床的病人做好生活护理，注意观察病人的腹胀、腹痛的程度和性质，如发现卵巢肿瘤并发症，及时报告医生，及早做好术前准备，如发现感染征象，遵医嘱给予抗感染治疗，不要盲目使用止痛剂，以免掩盖病情，贻误治疗。

2. 协助病人接受各种检查和治疗 需放腹水者，备好腹腔穿刺物品，协助医生完成操作过程。在放腹水过程中，严密观察病人有无头晕、心悸、气促、恶心、脉搏加快及面色苍白等不良反应。记录腹水性质。一次放腹水3000ml左右，不宜过多，以免腹压骤降发生虚脱，放腹水速度宜缓慢，一般不超过1000ml/h，操作后用腹带包扎腹部。协助送检标本，观察穿刺口有无液体外渗，敷料浸湿时及时更换。

3. 饮食指导 评估病人对营养摄入的认知水平，根据病人的营养状况及饮食习惯，为病人提供多样化饮食指导。鼓励病人进高蛋白、高营养、高维生素、易消化食物，避免高胆固醇饮食。必要时静脉补充营养品，如输血、白蛋白、氨基酸等。每周测量体重，定期监测血清球蛋白、白蛋白、总蛋白值，以观察病人治疗效果。

4. 心理护理　积极为病人提供表达情感的机会和环境，了解病人应对压力的方式方法；耐心向病人讲解病情，解答病人的提问；安排访问已康复的病友，分享感受，增强治愈信心，减少焦虑、悲伤等负面情绪；鼓励家属照顾病人，增强家庭支持作用。为病人提供安静、舒适、整洁环境，避免各种不良刺激。

5. 妊娠合并卵巢肿瘤病人的护理

（1）合并良性肿瘤：早孕者可等待妊娠 12 周后手术，以免引起流产；妊娠晚期发现肿瘤者可等待至妊娠足月行剖宫产术，同时切除卵巢。需为病人提供相应的手术护理。

（2）合并恶性肿瘤：诊断或考虑为恶性肿瘤者，应及早手术并终止妊娠，其处理和护理原则同非妊娠期。

6. 健康指导

（1）指导病人术后 2 个月内避免持重，要逐渐增加运动量，劳逸结合，避免重体力劳动。

（2）根据术后恢复情况指导性生活，一般 3 个月后可恢复性生活，未经允许，应避免阴道冲洗和性生活，以避免感染。

（3）卵巢恶性肿瘤者，遵医嘱进行长期随访，术后 1 年内，每月 1 次；术后 2 年，每 3 个月 1 次；术后第 3～5 年视病情每 4～6 个月 1 次；5 年以上者，每年 1 次检查。

（4）开展卫生宣传教育，提倡高蛋白、富含维生素 A、避免高胆固醇饮食，高危妇女可口服避孕药预防。

（5）积极开展普查，30 岁以上妇女每年应行妇科检查，高危人群每半年检查一次，必要时进行 B 型超声检查和检测血清 CA_{125} 等肿瘤标志物。

（6）卵巢非赘生性肿瘤直径<5cm 者，应定期（3～6 个月）接受复查及详细记录；卵巢实性肿瘤或囊性肿瘤卵巢>5cm 者应及时手术切除。盆腔肿块诊断不清或治疗无效者应及早行腹腔镜检查或剖腹检查。

（7）凡乳腺癌、胃肠癌等病人，治疗后应严密随访，定期做妇科检查。

知识拓展

卵巢癌腹腔灌注后体位指导

腹腔灌注化疗可使化疗药物直接作用于腹腔内肿瘤组织，在卵巢癌病人的治疗中应用十分广泛。为达到最佳的疗效，灌注后的体位十分重要。灌注完毕拔针后，用无菌纱布覆盖并加压包扎，指导病人 15～30 分钟变换 1 次体位，分别进行左侧卧位、右侧卧位、仰卧位、俯卧位、半坐卧位，使化疗药物在腹腔内均匀分布，与腹膜充分接触，以达到最佳的治疗效果。同时翻身时注意观察穿刺点有无渗血、渗液。

案例分析 15-4

2. 该病人主要的护理诊断及相应护理措施有哪些？

（1）有感染的危险：与手术切口及留置尿管有关。

相关措施：如发现感染征象，遵医嘱给予抗感染治疗；严格无菌操作；提供舒适环境，指导病人维持个人卫生，协助病人勤擦身、擦洗会阴、更衣，保持床单位清洁。

（2）预感性悲哀：与疾病预后有关。

相关措施：提供支持，为病人提供表达情感的机会和环境，评估病人焦虑的程度及应对压力的技巧；耐心向病人讲解病情，解答病人的提问。鼓励病人尽可能参与护理活动，接受病人无破坏性的应对压力方式以维持其独立性和生活自控能力。鼓励家属参与照顾病人，为他们提供单独相处的时间及场所，增进家庭成员间互动作用。

（3）营养失调：低于机体需要量，与贫血、肿瘤慢性消耗、化疗反应有关。

相关措施：评估病人对营养摄入的认知水平，根据病人的营养状况及饮食习惯，为病人提供多样化饮食指导。鼓励病人进高蛋白、高营养、高维生素、易消化食物，避免高胆固醇饮食。必要时静脉补充营养品，如输血、白蛋白、氨基酸等。每周测量体重，定期监测血清球蛋白、白蛋白、总蛋白值，以观察病人治疗效果。

【护理评价】

1. 病人住院期间是否出现感染或原有感染消失。

2. 病人治疗过程中是否能够摄入足够热量，维持营养平衡。

3. 病人住院期间病人是否能用语言表达对丧失子宫及附件的看法，并积极接受治疗过程。

4. 住院期间病人是否能主动参与诊断性检查过程，焦虑减轻。

第六节　外阴癌病人的护理

临床案例 15-5

病人，女，62 岁。因"外阴瘙痒 1 年，局部破溃 1 个月"入院就诊。病人近 1 年来逐渐出现外阴瘙痒，近 1 个月自觉症状加重，瘙痒难忍，经常用手搔抓，局部皮肤搔抓破损，疼痛不适。体格检查：生命体征平稳，神志清醒，查体合作；心、肺听诊正常；腹部平坦，全腹无压痛、反跳痛，肝脾未触及，肠鸣音正常，移动性浊音（－）。妇科检查：外阴已婚经产型，大阴唇有抓痕，皮肤破溃，形成浅表溃疡灶；右侧大阴唇上见一直径 0.5cm 的肿块。辅助检查：肝、肾功能未见异常，胸部 X 线未见异常，凝血功能、血尿常规正常；经外阴局部组织活检，诊断为外阴鳞状细胞癌。

问题：

1. 该病人存在的护理问题有哪些？

2. 该病人应该选择何种治疗方案？怎样为该病人进行术后护理？

一、概　　述

外阴癌（carcinoma of vulva）是外阴的恶性肿瘤，是女性外阴恶性肿瘤中最常见的一种，占女性生殖系统肿瘤的 3%～5%。占女性全身恶性肿瘤的 1%，常见于 60 岁以上的女性，但近年来随着人乳头瘤病毒（HPV）感染的增加，外阴癌在年轻妇女中也时有发生。外阴癌以外阴鳞状细胞癌最常见，约占 95%，其他还有恶性黑色素瘤、基底细胞癌、前庭大腺癌等。

（一）病因

外阴癌病因目前尚不清楚，与外阴长期受慢性刺激有关，常并发于外阴上皮肉瘤样病变（VIN），可能与下列因素有关。

1. 外阴白斑　此病与外阴癌关系密切。据统计外阴癌外阴结节发病前有外阴白斑者占 30%～50%，外阴白色病变为增生性改变者，10%～20%可癌变，而呈萎缩性改变者一般不恶变。

2. 外阴部长期慢性炎症刺激　部分妇女外阴洗涤不当或卫生不良，使阴唇间污垢长期积存，导致外阴慢性炎症，如外阴瘙痒、外阴慢性皮炎、外阴慢性溃疡等，外阴慢性炎症长期刺激可能成为致癌的一种慢性刺激。

3. 病毒感染　近年研究发现外阴癌的发生可能与单纯疱疹病毒Ⅱ型、人乳头瘤病毒（HPV）、巨细胞病毒等感染有关。

4. 梅毒性慢性外阴溃疡　国外许多报道及国内新中国成立初期的资料表明，外阴癌病人梅毒血清反应的阳性率及有性病史者明显增加。

5. 流行病学调查发现　糖尿病病人与肥胖病人易合并外阴癌外阴结节。

（二）病理特点

外阴癌的癌前病变称为外阴上皮内瘤样病变（VIN），包括外阴上皮不典型增生及原位癌。VIN分为3级，即轻度外阴不典型增生（VIN Ⅰ级）、中度外阴不典型增生（VIN Ⅱ级）、重度外阴不典型增生及原位癌（VIN Ⅲ级）。原发性外阴癌95%为鳞状细胞癌，只有少数发生于前庭大腺或汗腺的腺癌。镜检多数外阴鳞癌分化好，有角化癌珠和细胞间桥。前庭和阴蒂的病灶倾向于分化差或未分化，常有淋巴管和神经周围的侵犯，必要时可做电镜或免疫组化染色确定组织学来源。外阴病灶可呈现出小的浅表、高起的硬溃疡或小的硬结节，也可呈现出大片融合伴感染、坏死、出血的大病灶，周围皮肤可增厚及色素改变。多数癌灶周围伴有白色病变，或可能有糜烂或溃疡。

（三）转移途径

外阴癌转移早、发展快、高度恶性。转移途径以直接浸润、淋巴转移为主，晚期可经血行播散。

1. 直接浸润　直接浸润时癌组织沿皮肤及邻近黏膜向内浸及尿道、阴道、肛门，晚期可累及膀胱和直肠等。

2. 淋巴转移　外阴有丰富的淋巴管，而且两侧的淋巴管丛相互交通形成淋巴网。癌组织多向同侧淋巴结转移，一般浅淋巴结被癌灶侵犯后才转移至深淋巴结。所以，淋巴转移最初转移到腹股沟浅淋巴结，再至股深淋巴结，并经此进入盆腔淋巴结，最后转移至腹主动脉旁淋巴结。

3. 血行播散　晚期经血行播散，多见于肺、骨等。

（四）临床分期

根据国际妇产科联盟最新提出的临床分期法（FIGO，2009）分为4期（表15-4）。

表15-4　外阴癌临床分期（FIGO，2009）

FIGO	癌肿累及范围
Ⅰ期	肿瘤局限于外阴，无淋巴结转移。
ⅠA	肿瘤局限于外阴和（或）会阴，最大直径≤2cm，伴间质浸润≤1cm
ⅠB	肿瘤局限于外阴和（或）会阴，最大直径>2cm或伴间质浸润>1cm
Ⅱ期	肿瘤有或无侵犯下列任何部位：下1/3尿道、下1/3阴道、肛门，无淋巴结转移
Ⅲ期	肿瘤有或无侵犯下列任何部位：下1/3尿道、下1/3阴道、肛门，有腹股沟-股淋巴结转移。
ⅢA	（1）1个淋巴结转移（≥5mm）
	（2）1～2个淋巴结转移（<5mm）
ⅢB	（1）2个或以上淋巴结转移（≥5mm）
	（2）3个或以上淋巴结转移（<5mm）
ⅢC	淋巴结阳性伴淋巴结包膜外转移
Ⅳ期	肿瘤侵犯其他区域（上2/3尿道、上2/3阴道）或远处转移
ⅣA	肿瘤累及下列任何部位：
	（1）上尿道和（或）阴道黏膜、膀胱黏膜、直肠黏膜或达盆壁
	（2）腹股沟-股淋巴结固定或溃疡形成
ⅣB	任何远处转移，包括盆腔淋巴结转移

（五）治疗原则

外阴癌的治疗是以手术治疗为主，放疗、化疗为辅的综合治疗方案。

1. 手术治疗　手术是外阴癌的主要治疗方法，手术范围取决于临床分期、病变部位、肿瘤细胞的分化程度、浸润深度、病人的身体状况及年龄等因素。一般采用外阴根治术及双侧腹股沟深浅淋巴清扫术。如病理检查发现腹股沟深浅淋巴结有转移，应行盆腔淋巴清扫。

2. 放射治疗　常用于与手术配合行术前局部照射、缩小癌灶再手术、外阴广泛切除术后行盆腔淋巴结照射、术后局部残存癌灶或复发癌治疗等情况。

3. 化学治疗　多用于晚期癌或复发癌综合治疗，配合手术及放疗，可缩小手术范围或提高放射治疗效果。

二、护 理 评 估

（一）健康史

首先应评估病人的年龄，外阴癌一般发生在 60 岁以上的女性，评估该年龄组人群有无高血压、冠心病、糖尿病等病史，有无不良的生活习惯，如吸烟等，有无其他部位的恶性肿瘤。评估病人有无不明原因的外阴瘙痒史、外阴赘生物史、尖锐湿疣史等。

（二）身体状况

1. 症状

（1）外阴瘙痒：是外阴癌病人最常见的症状，主要表现为不易治愈的外阴皮肤瘙痒，且可持续 5～20 年。

（2）外阴结节：是外阴癌病人的主要症状，常伴有疼痛及瘙痒，随着硬结逐渐长大，可破溃继发感染，出现疼痛、渗液、出血。

（3）其他：当肿瘤侵犯尿道或直肠时，可出现尿频、尿急、尿痛、血尿、便秘、便血等症状；当血管被浸润时可发生大出血，危及生命。

2. 体征　癌灶最多见于大阴唇，也可见于外阴任何部位。早期起病时外阴局部出现丘疹、硬结、溃疡或赘生物，其形态如结节状、菜花状、溃疡状等，晚期呈不规则肿块，可发生溃疡、感染，流出脓性或血性分泌物。癌灶可转移到腹股沟淋巴结，触诊可扪及一侧或双侧腹股沟淋巴结增大、质硬且固定。

（三）心理-社会支持状况

因外阴局部的症状、分泌物的增加，影响病人正常工作及参与社会活动，常使病人感到烦躁。外阴癌为恶性肿瘤，病人的心理状态较复杂，病人担心死亡，害怕手术，常感到悲哀、恐惧、绝望。同时，外阴部手术面临切除外阴问题，有些病人担心失去女性外表标志、手术切口瘢痕可能会影响性生活。此外，有些家属对疾病的认识不足，缺乏对病人的关心和支持。

（四）辅助检查

1. 妇科检查　除常规妇科检查外，应仔细检查外阴色素变化和原发瘤的部位、形态、大小等特征。同时检查双侧腹股沟有无增大、质硬而固定的淋巴结。

2. 活检　外阴活体组织病理学检查是外阴癌唯一可靠的诊断方法。可采用 1%甲苯胺蓝涂抹外阴病变皮肤，待干后用 1%乙酸液擦洗脱色，在蓝染部位做活检，或用阴道镜观察外阴皮肤定出可疑灶后也有助于定位活检，以获得较准确的诊断结果。

3. 细胞学检查　病灶有糜烂、溃疡者可取分泌物涂片做细胞学检查，恶性黑色瘤应作细胞学印片。

4. 其他　B 超、CT、MRI 及膀胱、直肠镜检根据具体情况选用。

三、计 划 护 理

【常见护理诊断/问题】

1. 有感染的危险 与外阴溃疡、病人抵抗力低下、手术切口及留置尿管有关。

2. 疼痛 与晚期癌肿侵犯神经、血管、淋巴系统和手术切口有关。

3. 自我形象紊乱 与外阴切除术后性器官残缺有关。

4. 恐惧 与不了解外阴癌的治疗方法和预后有关。

> **案例分析 15-5**
>
> 1. 该病人现存的护理问题有哪些?
>
> **答**:根据病人目前的症状和体征可判断,其存在如下护理问题:
>
> (1)有感染的危险:与外阴局部浅表溃疡有关。
>
> (2)疼痛:与外阴局部破溃和癌肿侵犯神经有关。
>
> (3)恐惧:与不了解外阴癌的治疗方法和预后有关。

【护理目标】

1. 住院期间,病人的疼痛程度逐渐减轻。

2. 住院期间,病人手术部位不发生感染。

3. 手术后,病人有正确的自我认识。

4. 病人恐惧减轻,对治疗充满信心,并能积极主动配合治疗和护理。

【护理措施】

1. 心理护理 由于外阴癌的病变部位发生在隐私部位,常使病人的心理负担加重,因此为了减轻病人的心理负担,除了进行常规的心理护理外,还可运用倾听、支持、保证、疏导等心理护理方法,解除病人的心理障碍。护士在护理过程中应理解、关心体贴病人,善于倾听病人的感受,针对具体问题给予解释、帮助和支持,并鼓励家属理解、支持病人;在取得病人信任的基础上,给病人讲解外阴癌的相关知识、手术方法及手术配合技巧等,告知病人会阴手术治疗不会影响女性特征,并经过一段时间恢复,有些可以恢复正常性生活,对工作和劳动影响也较小;同时可以介绍一些成功的病例等,使病人对手术充满信心。在进行术前准备、检查和术后护理过程中,注意保护病人隐私,尽量减少暴露部位,减轻病人的羞怯感。

2. 术前准备

(1)全身情况准备:由于外阴癌病人常为老年妇女,常伴随高血压、冠心病、糖尿病等内科合并症,因此术前应进行详细的全面身体状况评估,遵医嘱积极纠正各种内科并发症,完善各项检查,并且做药物过敏试验、配血备用等;指导病人练习床上翻身、咳痰、深呼吸、使用便器、肢体功能锻炼的方法,以预防术后并发症。

(2)皮肤准备:外阴癌手术病人应特别注意个人卫生,每日清洗外阴。如外阴皮肤有溃疡、炎症者,则需采用局部涂抗生素、每日消毒液坐浴等方法治愈后方可手术。病人通常于术前一日行皮肤准备,备皮后洗净皮肤。备皮范围:上至耻骨联合上 10cm,两侧至腋中线,下至外阴部、肛门周围、臀部及大腿内侧上 1/3。

(3)肠道准备:指导病人术前进食高蛋白、低脂低渣食物。术前 3 天进少渣饮食,并按医嘱给肠道抗生素,常用庆大霉素口服;术前 8 小时禁食,4 小时禁水,给予静脉补液;手术前夜及当日晨行肥皂水清洁灌肠。

(4)阴道准备:为了预防术后阴道感染,术前 3 日开始阴道准备,常用 1∶5000 高锰酸钾、1∶20 聚维酮碘溶液等行阴道冲洗或坐浴,每日 2 次;术晨用消毒液擦洗阴道,并特别注意阴道穹,擦洗后用大棉签蘸干。

（5）膀胱准备：告知病人术前排空膀胱，并根据需要于术中、术后留置尿管。

（6）其他准备：外阴需植皮者，应在充分了解手术方式的基础上对植皮部位进行剃毛、消毒后用无菌治疗巾包裹；将术后病人用的绷带、棉垫、各种引流设备消毒备用。

3. 术后护理

（1）体位：指导病人术后采取平卧位，双下肢外展屈膝，膝下垫软枕以利静脉血和淋巴液回流，同时可减少腹股沟及外阴部的张力，有利于伤口的愈合。

（2）切口护理：严密观察外阴切口情况，保持引流通畅，注意引流物的量、色、性状及伤口有无渗血；观察皮肤有无红、肿、热、痛等感染征象和皮肤或皮下组织坏死，以及皮肤的颜色、温度、湿度等移植皮瓣的愈合情况；观察阴道分泌物的量、性质、颜色及有无异味；指导病人保持外阴清洁、干燥，每日会阴擦洗 2 次；术后 2 日起，会阴部、腹股沟部可用红外线照射，每天 2 次，每次 20 分钟，以保持创面干燥及促进伤口愈合；一般外阴切口术后 5 天开始间断拆线，腹股沟切口术后 7 天拆线。

（3）尿管护理：根据手术范围及病情，外阴术后留置尿管多需 3～10 日，期间应鼓励和协助病人多饮水，保持尿管通畅，注意观察尿色、尿量。拔管前 2 日应进行膀胱功能训练，拔出尿管后应鼓励病人尽早排尿，如有排尿困难者给予诱导、热敷等措施帮助排尿，必要时重新留置导尿。

（4）饮食、活动护理：指导病人合理饮食，术后 3～5 天少渣饮食，鼓励病人上半身及上肢活动，预防压疮；如病人便秘，术后第 5 天给予缓泻剂口服使粪便软化。

（5）疼痛护理：外阴癌手术麻醉清醒后，病人会因伤口而疼痛不已，轻微的震动或牵拉都可使疼痛加重，咳嗽、翻身等更甚，因此，应指导病人术后深呼吸、有效咳嗽和翻身的方法。同时，可遵医嘱适当使用镇痛药，在用药过程中，护士应注意观察病情，用药后记录镇痛效果及其不良反应；指导病人使用自控镇痛泵。此外，还可采用理疗、按摩和推拿等物理止痛方法，也可恰当地运用心理护理方法，转移病人对疼痛的注意力。

4. 放、化疗护理 按相关护理程序开展（见本章"子宫内膜癌病人护理"章节及第十四章"妊娠滋养细胞疾病病人的护理"相关章节）

病例分析 15-5

2. 该病人应该选择何种治疗方案？怎样为该病人进行术后护理？

答： 该病人应给予以手术治疗为主，放、化疗为辅的综合治疗方案。术后护理措施如下。

（1）心理护理：在护理过程中应理解、关心体贴病人，善于倾听病人的感受，针对具体问题给予解释、帮助和支持，并鼓励家属理解、支持病人；给病人讲解外阴癌的相关知识、手术方法及手术配合技巧等。

（2）体位：指导病人术后取平卧位、外展屈膝体位。

（3）切口护理：观察伤口情况，保持引流通畅；给予抗生素治疗；每天行外阴擦洗，保持局部清洁干燥，辅以红外线照射。

（4）饮食、活动护理：指导病人合理饮食，鼓励上半身及上肢活动，预防压疮；术后第 5 天给予缓泻剂口服，使粪便软化。

（5）疼痛护理：根据病人情况选择药物和非药物止痛，缓解病人疼痛。

---

5. 健康指导

（1）告知病人应于外阴根治术后 3 个月复诊，全面评估术后恢复情况，医生与病人一起探讨治疗及随访计划。

（2）指导病人术后保持乐观的情绪，增强战胜疾病的信心。

（3）外阴癌放疗后 2 年内复发者约占 80%，5 年内约占 90%，因此应指导病人定期随访。①随访时间：第一年 1～6 个月每月 1 次；7～12 个月每 2 个月 1 次；第 2 年每 3 个月 1 次；第 3～4 年每半年 1 次；第 5 年及以后每年 1 次。②随访内容：放疗效果、不良反应及有无肿瘤复发的征象等。

（4）加强社区防癌知识宣教，定期防癌普查。指导妇女注意外阴部清洁卫生，外阴瘙痒，外阴出现结节、溃疡或色素减退性疾病时及时就医，对症治疗。

【护理评价】

1. 住院期间，病人是否诉说疼痛减轻，可以忍受。

2. 住院期间，病人是否无感染及并发症发生。

3. 病人是否用语言或行为表达接受外表的改变，并积极配合治疗和护理。

思 考 题

1. 按肌瘤与子宫肌壁的关系，子宫肌瘤可以分成哪几种类型？

2. 不同类型的子宫肌瘤在临床表现上有什么特点？

3. 怎样对行子宫切除术的子宫肌瘤病人进行心理护理？

4. 子宫内膜癌、宫颈癌、卵巢癌及外阴癌的主要诊断方法及主要辅助检查项目是什么？

5. 子宫内膜癌、宫颈癌、卵巢癌及外阴癌的主要临床表现有哪些？

（郭洪花）

第十六章 子宫内膜异位症与子宫腺肌病病人的护理

【知识目标】

掌握 子宫内膜异位症与子宫腺肌病病人的护理评估和护理措施。

熟悉 子宫内膜异位症与子宫腺肌病病人的护理问题、治疗要点和主要的辅助检查方法。

了解 子宫内膜异位症与子宫腺肌病的病因、病理、分类。

【素质目标】

培养学生对子宫内膜异位症与子宫腺肌病病人的整体护理观念；引导学生重视对子宫内膜异位症与子宫腺肌病的健康教育、心理护理及人文关怀。

子宫内膜异位症（endometriosis，EMT）和子宫腺肌病（adenomyosis）均是妇产科常见病，临床上常可并存。两者均由具有生长功能的异位子宫内膜所引起，但它们的发病机制、组织发生学不相同，临床表现亦有差异。

第一节 子宫内膜异位症病人的护理

案例 16-1 临床资料

某女性，32 岁，3 年前开始出现痛经，并逐渐加重。妇科检查：子宫后位，常大，活动欠佳；左附件扣及一囊性肿物，大小约 4cm×3cm，质中，表面尚光滑，边界清，活动可，无压痛。辅助检查：B 超左侧卵巢囊肿（巧克力囊肿待排除）。

问题：

1. 根据病人的症状和体征判断该病人的医疗诊断有哪些？

2. 该病人有生育意愿，可供选择的治疗方案有哪些？

3. 该病人述月经期间疼痛难忍，适宜的护理措施是什么？

一、概　　述

具有生长功能的子宫内膜组织（腺体和间质）出现在子宫腔被覆内膜及宫体肌层以外的其他部位时称为子宫内膜异位症，简称内异症。异位子宫内膜可以侵犯全身任何部位，但绝大多数位于盆腔内，其中宫骶韧带、直肠子宫陷凹及卵巢为最常见的受侵犯部位，其次为子宫浆膜、输卵管、乙状结肠、腹膜脏层，阴道直肠隔亦常见（图 16-1）。异位内膜也可出现在身体的其他部位，如脐、膀胱、肾、输尿管、肺、胸膜、乳腺、淋巴结等。内异症在形态学上呈良性表现，但在临床行为学上具有类似恶性肿瘤的特点，如种植、侵袭及远处转移等。内异症会导致不孕和疼痛，影响病人的生活质量，目前没有治愈的方法，治疗的重点集中在减轻疼痛和改善生育。

由于内异症是性激素依赖性疾病，多见于生育年龄妇女，在自然绝经和人工绝经（包括药物作用、射线照射或手术切除双侧卵巢）后，异位内膜病灶可逐渐萎缩吸收；妊娠或使用性激素抑制卵巢功能，可暂时阻止疾病发展。

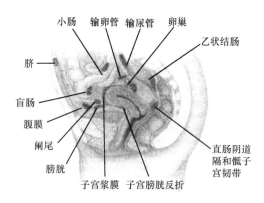

小肠　输卵管　输尿管　卵巢

乙状结肠

脐

盲肠

腹膜

阑尾

膀胱

直肠阴道隔和骶子宫韧带

子宫浆膜　子宫膀胱反折

图 16-1　盆腔子宫内膜异位症的部位

流行病学调查显示，全球范围内其患病率为 2%～10%，不孕症病人中患病率高达 50%。育龄期是内异症的高发年龄，其中 76% 在 25～45 岁，与内异症是激素依赖性疾病的特点相符合。生育少、生育晚的妇女发病率明显高于生育多、生育早者。近年来发病率呈明显上升趋势，与社会经济状况呈正相关，与剖宫产率增高、人工流产与宫腔镜操作增多有关。

二、病　因

异位子宫内膜来源节今尚未阐明，目前主要学说及发病因素有：

1. 异位种植学说　1921 年 Sampson 首先提出经期时子宫内膜腺上皮和间质细胞可随经血逆流，经输卵管进入盆腔，种植于卵巢和邻近的盆腔腹膜，并在该处继续生长、蔓延，形成盆腔内异症，也称为经血逆流学说，多数临床和实验资料均支持这一学说：①如很早以前就有研究在输卵管腔内和腹水中发现过子宫内膜细胞，以及在经血中存在体外培养可成活的细胞；经期腹腔镜手术证实，76%～90% 病人伴有经血逆流。②先天性阴道闭锁或宫颈狭窄等经血潴留病人常并发内异症，也说明经血逆流容易导致内膜种植。③动物实验将猕猴的经血注入腹腔可在盆腔内形成典型的内异症。④子宫内膜种植的分布也支持种植理论：种植和粘连最常见于直肠子宫陷凹及结肠旁沟等；后位子宫很少发生子宫膀胱陷凹的内膜异位，因为其子宫膀胱陷凹消失。尽管经血逆流内膜种植学说已被公认，但经血逆流理论无法解释盆腔外的内异症，也无法解释在多数育龄女性中存在经血逆流，但仅少数（10%～15%）女性发病。

2. 血行-淋巴播散学说　子宫内膜也可以通过淋巴及静脉向远处播散，发生异位种植。不少学者在光镜检查时发现盆腔淋巴管、淋巴结和盆腔静脉中有子宫内膜组织，提出子宫内膜可通过淋巴和静脉向远处播散。临床上所见远离盆腔的器官，如肺、四肢皮肤、肌肉等发生内异症，可能就是内膜通过血行和淋巴播散的结果。尚未有研究说明子宫内膜如何通过静脉和淋巴系统，且该学说无法解释盆腔外内异症的发病率极低的原因。

3. 体腔上皮化生学说　卵巢表面上皮、盆腔腹膜均是由胚胎期具有高度化生潜能的体腔上皮分化而来，Mayer 提出体腔上皮分化来的组织在受到持续卵巢激素或经血及慢性炎症的反复刺激后，能被激活转化为子宫内膜样组织。但目前仅有动物试验证实，小鼠卵巢表面上皮可经过 K-ras 激活途径直接化生为卵巢内异症病变。另有许多现象对此理论提出质疑，特别是内异症病灶分布缺乏与体腔上皮的一致性。另外，虽然腹膜和胸膜都由体腔上皮发育而来，但子宫内膜异位常见于盆腔。此外本病多发生于生育年龄妇女。如果本病确实由化生而来，发生率应随年龄增长而增加。

4. 遗传因素　流行病学调查发现内异症发病有以下特点：①家族聚集性。②病人一级亲属发病率显著高于人群发病率。③家族史阳性病人痛经严重程度显著高于家族阴性者。④家族中有多个病人时病人疼痛症状的发作年龄趋于一致。这些发病特点符合多基因遗传性疾病，推测内异症可能是一种多个基因位点致病作用积累，在环境因素继发作用下产生疾病表现型的多因子遗传性疾病。子宫内膜异位组织中存在非整倍体（11，16，17）、三倍体（1，7）、单倍体（9，17）及片段丢失（lp，22q，5p，6q，70 等）染色体异常。此外，有研究发现内异症与谷胱甘肽转移酶、半乳糖转移酶和雌激素受体的基因多态性有关，提示该病存在遗传易感性。

5. 免疫因素　越来越多的证据表明免疫调节异常在内异症的发生、发展各环节起重要作用。免疫异常对异位内膜的种植、黏附、增生具有直接或间接作用。表现为免疫监视、免疫杀伤功能的细胞如 NK 细胞、巨噬细胞等细胞毒作用减弱不能有效清除异位内膜，黏附分子协同促进异位内膜的移植、定位，免疫活性细胞释放的细胞因子促进异位内膜存活、增殖。

6. 其他因素　"在位内膜决定论"认为在位子宫内膜的生物学特性是内异症发生的决定因素，局部微环境是影响因素。内异症病人在位宫内膜的特性如黏附性、侵袭性、刺激形成血管的能力均强于非内异症病人的在位子宫内膜。环境因素也与内异症之间存在潜在联系，二噁英在内异症发病中有一定作用，可能与机体免疫功能受损有关。

三、病　理

异位种植的子宫内膜随卵巢激素的变化而发生周期性出血是内异症的主要病理表现，病灶局部反复出血和缓慢吸收导致周围纤维组织增生、粘连，出现紫褐色斑点或小疱，最后发展为大小不等的实质性瘢痕结节或形成囊肿。绝大多数内异症发生于盆腔，称为盆腔内异症。根据发生的部位不同，又大致可分为卵巢内异症和腹膜内异症。此外，还有深部浸润型内异症和其他部位的内异症。

1. 巨检

（1）卵巢内异症：约 80% 病人病变累及一侧卵巢，50% 病人双侧卵巢受累。卵巢内异症囊肿大小不一，一般直径多在 6cm 以下，但最大者直径可达 25cm 左右。囊肿表面呈灰蓝色。囊肿张力大、囊壁厚薄不均，易反复形成小的破裂，破裂后囊内容物刺激局部腹膜及卵巢导致炎性反应，卵巢破裂处与周围组织粘连，这种粘连多发生在子宫后方、阔韧带后叶及盆侧壁，使卵巢固定在盆腔内，活动受限。典型情况下，陈旧性血液聚集在囊内形成咖啡色黏稠液体，似巧克力样，故俗称卵巢"巧克力囊肿"。但如出血新鲜，囊内液也可为暗红色，稀薄状。此外，由于其他卵巢囊性肿物发生内出血时也可表现为巧克力样，最终诊断需靠组织病理学证实。如较大的囊肿由于外力或自发形成较大的破口，大量囊内容物流入盆腹腔，则可出现腹膜刺激症状，引起急腹症。根据子宫内膜异位囊肿的大小和粘连情况分为Ⅰ型和Ⅱ型。

Ⅰ型：囊肿直径多小于 2cm，囊壁多有粘连、层次不清，手术不易剥离。

Ⅱ型：又分为 A、B、C 三种。①ⅡA：卵巢表面小的内异症种植病灶合并生理性囊肿如黄体囊肿或滤泡囊肿，手术易剥离；②ⅡB：卵巢囊肿壁有轻度浸润，层次较清楚，手术较易剥离；③ⅡC：囊肿有明显浸润或多房，体积较大，手术不易剥离。

（2）腹膜内异症：分布于盆腔腹膜和各脏器表面，以子宫骶骨韧带、直肠子宫陷凹和子宫后壁下段浆膜最为常见。这些部位处于盆腔较低或最低处，与经血中的内膜碎片接触机会最多，故为内异症最好发部位。在病变早期，病灶局部有散在紫褐色出血点或颗粒状散在结节。随病变发展，子宫后壁与直肠前壁粘连，直肠子宫陷凹变浅，甚至完全消失。输卵管内异症亦多累及其管壁浆膜层，直接累及黏膜者较少。输卵管常与病变周围组织粘连，可因粘连和扭曲而影响其正常蠕动，严重者可致管腔不通，是内异症导致不孕的原因之一。

腹膜内异症亦分为两型。①色素沉着型：典型的蓝紫色或褐色腹膜异位结节，术中较易辨认；②无色素沉着型：为异位内膜的早期病变，较色素沉着型更常见，也更具生长活性，表现形式多种多样。依其外观又可分为红色病变和白色病变。手术中为辨认病灶可进行热色试验（heat color test，HCT），即将可疑病变部位加热，其内的含铁血黄素则呈现出棕褐色。无色素沉着的内膜异位病灶发展成典型的病灶需 6～24 个月。上述病理变化，在开腹手术和腹腔镜术所见略有不同。

（3）深部浸润型内异症指病灶浸润深度 5mm 的内异症，常见于宫骶韧带、直肠子宫陷凹、阴道穹、直肠阴道隔等。其中侵及直肠阴道隔包括两种情况，一种为假性阴道直肠隔内异症，即由于直肠窝的粘连封闭，病灶位于粘连下方；另一种为真性阴道直肠隔内异症，即病灶位于腹膜外，在阴道直肠隔内，直肠子宫陷凹无粘连或仅有轻度变形。

（4）其他部位的内异症包括瘢痕内异症（腹壁切口及会阴切口）及其他少见的远处内异症，如肺、胸膜等部位的内异症。

2. 镜检 异位内膜组织在显微镜下可见到子宫内膜上皮、子宫内膜腺体、子宫内膜间质、纤维素和红细胞/含铁血黄素。早期异位病灶一般可见到上述典型病理改变。异位内膜反复出血可使典型组织结构被破坏，出现临床表现极典型而病理组织学特征极不典型的现象。在镜下见到内膜间质细胞即可诊断此病。异位内膜极少发生恶变，恶变率低于 1%。

知识拓展

内异症恶变

内异症恶变率约为 1%，主要恶变部位在卵巢，多称为内异症相关的卵巢恶性肿瘤，其他部位如直肠阴道隔、腹壁或会阴切口内异症恶变较少。目前的研究表明，内异症增加卵巢上皮性癌（卵巢癌）如卵巢子宫内膜样癌和透明细胞癌的风险，但不增加卵巢高级别浆液性癌及黏液性癌的风险。临床有以下情况应警惕内异症恶变：①绝经后内异症病人，疼痛节律改变；②卵巢囊肿过大，直径>10cm；③影像学检查发现卵巢囊肿内部实性或乳头状结构，彩超检查病灶血流丰富，阻力低；④血清 CA_{125} 水平过高>200U/L（除外感染或子宫腺肌病）。治疗应循卵巢癌的治疗原则。重视内异症的早期诊断和治疗是防止恶变的最好策略。

四、护 理 评 估

（一）健康史

由于内异症常有下腹痛、痛经、性交不适和不孕的临床症状，故在询问病史时注意月经史、婚育史、性生活史及家族史等。详细记录既往检查结果及治疗经过。

（二）身体状况

1. 症状 常见有痛经、下腹痛、性交痛、月经异常和不孕。

（1）痛经和下腹痛：疼痛是内异症的主要症状之一。可能造成内异症病人疼痛的机制：脐周部腹膜炎症、深部浸润伴组织破坏、粘连形成、纤维增厚，以及种植灶中经血流出聚集、组织生理性运动引起的疼痛性牵拉。疼痛多位于下腹、腰骶及盆腔中部，有时可放射至会阴部、肛门及大腿，多于月经开始前 1～2 日出现，月经第 1 日最剧烈，以后逐渐减轻，至月经干净时消失。少数病人可表现为持续性下腹痛，经期加剧。粘连严重的卵巢异位囊肿病人可能并无疼痛，而盆腔内小的散在病灶却可引起难以忍受的疼痛，疼痛严重程度与病灶大小不一定成正比，有27%～40%病人无痛经症状。

（2）不孕：内异症病人不孕率高达 40%。引起不孕的原因复杂，如盆腔微环境改变影响精卵结合及运送、免疫功能异常导致抗子宫内膜抗体增加而破坏子宫内膜正常代谢及生理功能、卵巢功能异常导致排卵障碍和黄体形成不良等。中、重度病人可因卵巢、输卵管周围粘连而影响受精卵运输。

（3）性交不适：约30%病人可出现性交痛。多见于直肠子宫陷凹有异位病灶或因局部粘连使子宫后倾固定者。性交时碰撞或子宫收缩上提而引起疼痛，一般表现为深部性交痛，月经来潮前性交痛最明显。

（4）月经异常：15%～30%病人有经量增多、经期延长或月经淋漓不尽或经前期点滴出血。可能与卵巢实质病变、无排卵、黄体功能不足或合并有子宫腺肌病和子宫肌瘤有关。

（5）其他特殊症状：盆腔外任何部位有异位内膜种植生长时，均可在局部出现周期性疼痛、出血和肿块，并出现相应症状。肠道内异症可出现腹痛、腹泻、便秘或周期性少量便血，严重者可因肿块压迫肠腔而出现肠梗阻症状；手术瘢痕异位症病人常在剖宫产或会阴侧切术后数月至数年出现周期性瘢痕处疼痛，在瘢痕深部扪及剧痛包块，随时间延长，包块逐渐增大，疼痛加剧。

除上述症状外，卵巢子宫内膜异位囊肿破裂时，囊内容物流入盆腹腔引起突发性剧烈腹痛，伴恶心、呕吐和肛门坠胀，症状类似输卵管妊娠破裂，但无腹腔内出血。

2. 体征 卵巢异位囊肿较大时，妇科检查可扪及与子宫粘连的肿块。囊肿破裂时腹膜刺激征阳性。典型盆腔内异症双合诊检查时，可发现子宫后倾固定，直肠子宫陷凹、宫骶韧带或子宫后壁下方可扪及触痛性结节，一侧或双侧附件处触及囊实性包块，活动度差。病变累及直肠阴道间隙时，可在阴道穹后部触及，触痛明显，或直接看到局部隆起的小结节或紫蓝色斑点。

（三）临床分期

内异症的分期方案甚多，现常用的内异症分期方法是美国生殖医学学会（American Society for Reproductive Medicine，ASRM）分期。ASRM分期主要根据腹膜、卵巢病变的大小及深浅，卵巢、输卵管粘连的范围及程度，以及直肠子宫陷凹封闭的程度进行评分；共分为4期：I期（微小病变），1～5分；II期（轻度），6～15分；III期（中度），16～40分；IV期（重度），大于40分。此分期法对于评估疾病严重程度及选择治疗方案，在比较和评价不同疗法的疗效等方面有一定的作用，并有助于判断预后（表16-1）。其主要缺陷是对病人的妊娠结局、疼痛症状、复发无很好的预测性。

表 16-1 内异症 ASRM 分期评分表

粘连部位	粘连程度			病灶部位	病灶大小（cm）		
	<1/3	<1/3～2/3	>2/3		<1	1～3	>3
卵巢				腹膜			
右膜状	1	2	4	表浅	1	2	4
右致密	4	8	16	深部	2	4	6
左膜状	1	2	4	卵巢			
左致密	4	8	16	右表浅	1	2	4
输卵管				右深部	4	16	20
右膜状	1	2	4	左表浅	1	2	4
右致密	4*	8*	16	左深部	4	16	20
左膜状	1	2	4	直肠子宫窝			
右致密	4*	8*	16	部分消失	0	4	0
				完全消失	0	40	0

*输卵管完全粘连评16分

知识拓展

内异症生育指数

内异症生育指数（endometriosis fertility index，EFI）主要用于预测内异症合并不孕病人腹腔镜手术分期后的自然妊娠情况，评分越高，妊娠概率越高。预测妊娠结局的前提是男方精液正常，女方卵巢储备功能良好且不合并子宫腺肌病，见表 16-2。

表 16-2　内异症生育指数评分表

类别	评分
病史因素 I	
年龄≤35 岁	2
年龄 36～39 岁	1
年龄≥40 岁	0
不孕年限≤3 年	2
不孕年限＞3 年	0
原发性不孕	
继发性不孕	1
手术因素	
LF 评分 7～8 分	3
LF 评分 4～6 分	2
LF 评分 0～3 分	0
ASRM 评分（异位病灶评分之和）＜16 分	1
ASRM 评分（异位病灶评分之和）≥16 分	0
ASRM 总分＜71 分	1
ASRM 总分≥71 分	0

引自中华医学会妇产科学分会子宫内膜异位症协作组. 子宫内膜异位症的诊治指南. 中华妇产科杂志, 2015（3）：161-169.

注：LF，最低功能评分（least function），指对单侧（左侧或右侧）输卵管、输卵管伞端、卵巢 3 个部位各自进行评分，两侧均取单侧评分最低者，两者相加即为 LF 评分，以此纳入最后的统计。根据 3 个部位的情况，将评分分成 0～4 分，4 分：功能正常，3 分：轻度功能障碍，2 分：中度功能障碍，1 分：重度功能障碍，0 分：无功能或缺失。

LF 评分标准：

（1）输卵管：轻度功能障碍，输卵管浆膜层轻微受损；中度功能障碍，输卵管浆膜层或肌层中度受损，活动度中度受限；重度功能障碍，输卵管纤维化或轻中度峡部结节性输卵管炎，活动度重度受限；无功能，输卵管完全阻塞，广泛纤维化或峡部结节性输卵管炎。

（2）输卵管伞端：轻度功能障碍，伞端轻微损伤伴有轻微的瘢痕；中度功能障碍，伞端中度损伤伴有中度的瘢痕，伞端正常结构中度缺失伴轻度伞内纤维化；重度功能障碍，伞端重度损伤伴有重度的瘢痕，伞端正常结构大量缺失伴中度伞内纤维化；无功能，伞端重度损伤伴有广泛的瘢痕，伞端正常结构完全缺失伴输卵管完全性梗阻或积水。

（3）卵巢：轻度功能障碍，卵巢体积正常或大致正常，卵巢浆膜层极小或轻度受损；中度功能障碍，卵巢体积减小 1/3～2/3，卵巢表面中度受损；重度功能障碍，卵巢体积减小 2/3 或更多，卵巢表面重度受损；无功能，卵巢缺失或完全被粘连所包裹。

内异症：子宫内膜异位症；ASRM：美国生殖医学学会。

（四）心理-社会支持状况

内异症虽属良性疾病，但所导致疼痛、性交不适、不孕等给病人造成极大的心理压力，且复发率高，严重影响病人的生活质量，使病人出现焦虑及角色功能缺陷等表现。

（五）辅助检查

典型内异症可通过病史、体征及妇科检查诊断。但由于内异症的临床表现差异甚大，特别是轻度内异症的诊断更难。在所有的内异症病人中，痛经仅占 1/3，月经改变占 1/3，另有 1/3 的病人无任何症状。因此，仅靠临床常规检查往往不能明确诊断，需借助一些辅助诊断措施，才能提高诊断率。

1. 腹腔镜检查 是目前诊断内异症的最佳方法。在腹腔镜下见到大体病理所述典型病灶或对可疑病变进行活组织检查即可确诊，术中所见亦是临床分期的重要依据。虽然腹腔镜有放大作用，且较开腹探查更清楚但仍然有可能漏诊。这是因为内膜异位病灶在经期表现较明显，黄体高峰期则处于相对静止状态，容易漏诊。腹腔镜的不足之处是无法发现微小病灶、不能反复施行等，但仍然是目前最理想的诊断方法。特别是轻、中度内异症，可疑内异症造成的不孕和慢性盆腔痛，妇科检查有盆腔触痛性结节，而 B 型超声检查又无阳性发现的病人，有条件的应将腹腔镜作为首选确诊方法。

2. 影像学检查 阴道和腹部 B 型超声检查是鉴别卵巢子宫内膜异位囊肿和直肠阴道隔内异症的重要手段，可确定卵巢子宫内膜异位囊肿的位置、大小、形状和囊内容物，与周围脏器特别是与子宫的关系等。但由于囊肿的回声图像无特异性，不能单纯根据超声图像确诊。盆腔 CT 及 MRI 对盆腔内异症的诊断价值与 B 型超声相当，但费用较昂贵。MRI 对卵巢内膜异位囊肿、盆腔外内异症及深部浸润病变的诊断和评估有意义。

3. 血清 CA_{125} 测定 CA_{125} 浓度与子宫内膜的发育密切相关。中、重度内异症病人血清 CA_{125} 值可能会升高，但一般均为轻度升高，多低于 100U/L。但 CA_{125} 的特异性和敏感性均局限，且与多种疾病有交叉阳性反应，因此不能单独用作诊断或鉴别诊断。临床上常用测定 CA_{125} 来监测残留子宫内膜异位病灶的活性，早期诊断有无复发。目前认为，CA_{125} 测定在监测子宫内膜异位症病情的转归方面较诊断更有价值。

4. 抗子宫内膜抗体 正常妇女血清中抗子宫内膜抗体多为阴性，内异症病人则 60% 以上呈阳性。病人血液中检测出该抗体，说明体内有异位内膜刺激及免疫内环境改变，但敏感性不高。测定抗子宫内膜抗体有助于内异症诊断及疗效观察。

案例分析 16-1

1. 根据病人的症状和体征判断该病人的医疗诊断有哪些？

（1）病人的主要症状：逐渐加重的痛经。

（2）体征：轻度贫血貌。妇科检查：子宫后位，常大，活动欠佳；左附件扪及一囊性肿物，大小约 4cm×3cm，质中，表面尚光滑，边界清，活动可，无压痛。

（3）辅助检查：B 超左侧卵巢囊肿（巧克力囊肿待排除）。

根据以上特点，该病人可疑的医疗诊断是子宫内膜异位症、卵巢囊肿（左侧卵巢巧克力囊肿），有待腹腔镜进一步确诊。

（六）治疗原则

治疗目的：减灭和消除病灶，减轻和消除疼痛，改善和促进生育，减少和避免复发。治疗方案应根据年龄、生育要求、症状的严重性、既往治疗史、病变范围、病人的意愿等因素进行个体化制订。

1. 期待疗法 适用于无明显症状的轻度病人或近绝经期病人。对病人定期随访，对症处理病变引起的轻微痛经。对症治疗常用药物为非甾体抗炎药（NSAID）。

2. 药物治疗 可抑制卵巢功能，阻止内异症的发展，减少内异症病灶的活性，减少粘连的形成。其包括抑制疼痛的对症治疗及抑制雌激素合成使异位内膜萎缩、阻断下丘脑-垂体-卵巢轴的刺激和出血周期为目的的性激素治疗，适用于有慢性盆腔痛、经期痛经症状明显、有生育要求及无卵巢囊肿形成的病人。采用使病人假孕或假绝经性激素疗法，已成为临床治疗内异症的常用方法。在假孕期间，垂体与卵巢功能的抑制强于假绝经疗法。但对较大的卵巢内膜异位囊肿，特别是卵巢包块性质未明者，宜采用手术治疗。常用药物主要分为：非甾体抗炎药、口服避孕药、高效孕激素、雄激素衍生物及促性腺激素释放激素激动剂（GnRH-a）五大类。

3. 手术治疗 适用于药物治疗后症状不缓解、局部病变加剧或生育功能未恢复者，较大的卵巢内膜异位囊肿者。腹腔镜手术是首选的手术方法，目前认为腹腔镜确诊、手术+药物为内异症的金标准治疗。手术方式有：

（1）保守性手术：病灶切除术。保留病人的生育功能，手术尽量切除肉眼可见的病灶、剔除卵巢子宫内膜异位囊肿及分离粘连。适合于年龄较轻或需要保留生育功能者。保守性手术以腹腔镜作为首选。术后复发率约40%，因此术后应尽早妊娠或使用药物以预防复发。

（2）子宫切除术：切除全子宫，保留卵巢。主要适合无生育要求、症状重或者复发后经保守性手术或药物治疗无效，但年龄较轻希望保留卵巢内分泌功能者。

（3）子宫及双侧附件切除术：切除全子宫、双侧附件及所有肉眼可见的病灶。适合年龄较大、无生育要求、症状重或者复发后经保守性手术或药物治疗无效者。

> **知识拓展**
>
> **内异症病人的激素补充问题**
>
> 内异症病人绝经后或子宫及双侧附件切除术后可以进行激素补充治疗，以改善生命质量。
>
> 激素补充治疗根据病人的症状，进行个体化治疗。如有残存的内异症病灶，建议雌激素补充治疗同时应用孕激素。无残存病灶也可只应用雌激素补充治疗。有条件时，应检测血雌二醇水平，使雌激素水平符合"两高一低"的原则，即"高到不出现症状，高于不引起骨质丢失，低到内异症不复发"。

4. 药物与手术联合治疗 目前认为腹腔镜确诊、手术加药物治疗是内异症的标准诊疗方案。手术前后加用药物治疗以利手术，减少术后复发。术前给予3～6个月药物治疗后进行手术清除病灶，有利于缩小手术范围和手术操作；术后继续给予药物治疗，可减少复发。

5. 内异症合并不孕的处理步骤 ①发现及排除其他不孕病因。②如确诊内异症，则应及时手术清除病灶。③盆腔粘连广泛，以往无不孕手术史，可行保守性手术，恢复盆腔解剖关系。如无法恢复生殖功能或以往曾经手术，则应选择根治性手术。④药物诱发排卵及宫腔内人工授精。⑤以上疗效不好者，可行体外受精-胚胎移植术（图16-2）。

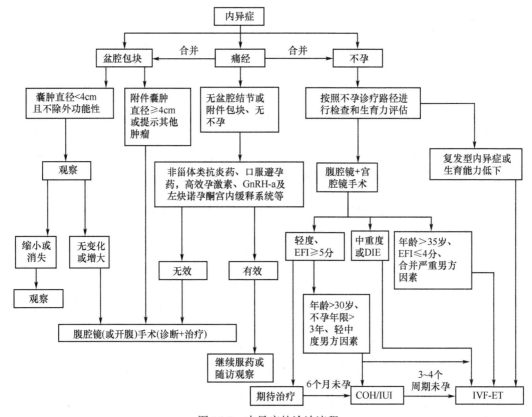

图 16-2 内异症的诊治流程

内异症：子宫内膜异位症；GnRH-a：促性腺激素释放激素激动剂；EFI：内异症生育指数；DIE：深部浸润型子宫内膜异位症；COH：
超促排卵；IUI：宫腔内人工授精；IVF-ET：体外受精-胚胎移植

知识拓展

内异症复发的治疗

内异症复发指内异症经手术和（或）药物治疗症状缓解后，临床症状再次出现，且恢复至治疗前水平或加重或者再次出现子宫内膜异位囊肿的情况。

1. 治疗原则　基本遵循初治的原则，但应个体化。

2. 子宫内膜异位囊肿的治疗　年轻需要保留生育功能者，可进行手术或超声引导下穿刺术，术后药物治疗或辅助生殖技术治疗。年龄较大或者影像学检查提示囊内有实性部分或有明显血流者，以手术为宜。

3. 痛经的治疗　手术治疗后复发，可先用药物治疗，仍无效，应考虑手术。如年龄较大、无生育要求且症状重者，可考虑行子宫切除或子宫及双侧附件切除术。

4. 合并不孕的治疗　如合并子宫内膜异位囊肿，首选超声引导下穿刺术，予 GnRH-a 3～6 个月后进行体外受精-胚胎移植（*in vitro* fertilization and embryo transfer，IVF-ET）。反复手术可能进一步降低卵巢储备功能，有卵巢功能早衰的风险。复发者 IVF-ET 的妊娠率是再次手术后妊娠率的 2 倍。未合并子宫内膜异位囊肿者，予 GnRH-a 3～6 个月后进行 IVF-ET。

案例分析 16-1

2. 该病人有生育意愿，可供选择的治疗方案有哪些？

针对病人的生育意愿，应排除子宫切除术与子宫及双附件切除术两种治疗方案；且病人年龄32岁，为避免高龄妊娠及生育力进一步下降，应尽快妊娠，不适宜采取期待疗法，应向病人介绍药物治疗方法及保守手术治疗方法。

五、计 划 护 理

【常见护理诊断/问题】

1. 知识缺乏 与缺乏子宫内膜异位症的相关知识有关。

2. 焦虑 与疼痛、不孕、病程长、疗效不肯定、担心疗效有关。

3. 疼痛 与异位内膜病灶引起痛经与持续性下腹痛、手术后伤口疼痛有关。

4. 自尊紊乱 与子宫内膜异位病灶所致性交痛及不孕影响夫妻感情、导致女性在家庭和社会地位受影响有关。

【护理目标】

1. 病人了解子宫内膜异位症的相关知识。

2. 病人情绪稳定，焦虑减轻。

3. 病人掌握减轻疼痛的方法，自觉疼痛减轻。

4. 病人能够面对疾病事实，接受子宫内膜异位症与不孕症的诊断，积极配合治疗。

【护理措施】

1. 饮食指导 加强营养，均衡饮食，经期不食生冷食物，可进食热的饮料，避免刺激血压上升、血管收缩，而造成疼痛痉挛。

2. 疼痛护理 向病人解释引起疼痛的原因，经期调整好情绪，保持心情愉快，注意休息、保暖。出现疼痛时可以用热水袋外敷下腹部以缓解疼痛，必要时可以服用止痛剂。对于尚未生育的病人，应劝其尽早妊娠，可以使病变组织坏死、萎缩，并且分娩后症状也可以缓解。

3. 用药护理 对接受药物治疗病人应讲明药物名称、用药目的、剂量、方法及不良反应，服药过程中不能擅自停药或改变剂量，如有异常应随时就诊。

（1）非甾体抗炎药：根据需要应用，间隔不少于6小时。作用机制：①抑制前列腺素的合成；②抑制淋巴细胞活性和活化的T淋巴细胞的分化，减少对传入神经末梢的刺激；③直接作用于伤害性感受器，阻止致痛物质的形成和释放。

副作用：主要为胃肠道反应，偶有肝肾功能异常。长期应用要警惕胃溃疡的可能。

（2）口服避孕药：连续或周期用药，持续6个月及以上，可较长时间用药。作用机制：抑制排卵。

副作用：较少，偶有消化道症状或肝功能异常。40岁以上或有高危因素（如糖尿病、高血压、血栓史及吸烟）的病人，要警惕血栓的风险。

（3）高效孕激素：连用6个月。作用机制：合成的高效孕激素可引起子宫内膜蜕膜样改变，最终导致子宫内膜萎缩；同时可负反馈抑制下丘脑-垂体-卵巢轴。

副作用：主要是突破性出血、乳房胀痛、体重指数增加、消化道症状及肝功能异常。

（4）孕三烯酮：2.5mg，2～3次/周，共6个月。作用机制：孕三烯酮是雄激素衍生物，是合成的19-去甲睾酮衍生物，是一种在体内有弱雌激素和雄激素作用，以及强孕激素和弱抗孕激素作用的甾体激素。主要作用机制是减少雌激素受体、孕激素受体水平、降低血中雌激素水平、降低性激素结合球蛋白水平，使异位内膜萎缩、吸收，也是一种假绝经的方法。

副作用：雄激素样作用如毛发增多、情绪改变、声音变粗。此外，还可能影响脂蛋白代谢，出现肝功能损害及体重指数增加等。

（5）GnRH-a：依不同的制剂有皮下注射或肌内注射，每28天1次，共用3~6个月或更长时间。作用机制：下调垂体功能，造成暂时性药物去势及体内低雌激素状态。也可在外周与GnRH-a受体结合，抑制在位和异位内膜细胞的活性。

副作用：主要是低雌激素血症引起的围绝经期症状，如潮热、阴道干燥、性欲下降、失眠及抑郁等。长期应用则有骨质丢失的可能。

4. 手术治疗的护理方法 同一般腹部手术护理。

5. 心理护理 让病人了解这是一种良性疾病，可以通过治疗缓解，树立病人战胜疾病的信心。鼓励病人参与治疗方案的讨论，促进配偶及家庭对病人的支持，使病人接受并配合治疗。为需采取辅助生殖技术者提供咨询。

6. 健康指导 ①劝告病人应及早治疗如先天性生殖道畸形、闭锁、狭窄和继发性宫颈粘连、阴道狭窄等引起经血逆流的疾病。以免经血逆流引起子宫内膜的异位种植。②经期应避免性生活、剧烈运动及妇科检查。月经前禁做输卵管通畅检查。③宣传计划生育，减少人工流产。防止医源性异位内膜种植，尽量避免多次的宫腔手术操作。④口服药物避孕者内异症发病风险降低，与避孕药抑制排卵、促使子宫内膜萎缩等有关，有高发家族史者，可以选择。

案例分析 16-1

3. 该病人述月经期间疼痛难忍，适宜的护理措施是什么？

（1）饮食指导：经期不食生冷食物，可进食热的饮料。

（2）疼痛护理：向病人解释引起疼痛的原因，经期保持心情愉快，注意休息、保暖。热敷下腹部可缓解疼痛，必要时可以服用止痛剂。应劝其尽早妊娠。

（3）遵医嘱用药：对接受药物治疗病人应讲明药物名称、用药目的、剂量、方法及不良反应，服药过程中不能擅自停药或改变剂量，如有异常应随时就诊。

【护理评价】

1. 病人疼痛是否减轻，日常生活、工作、性生活是否恢复正常。

2. 病人是否情绪稳定，焦虑、沮丧的不良心理状况是否得到改善。

3. 病人是否能积极治疗不孕症，正确进行自我评价。

第二节　子宫腺肌病病人的护理

案例 16-2　临床资料

病人女，48岁，两年前无明显诱因出现月经期延长，由既往5~6天延长至10余天，伴月经量改变，量时多时少，多时约如正常月经量2倍，夹杂少量血块，少时淋漓不尽。体格检查：轻度贫血貌。妇科检查：子宫前位，增大如妊娠2月余，表面不平，质中，无压痛；双附件（-）。辅助检查：经阴道彩超示：子宫内膜增厚，回声不均；子宫体积增大，宫壁回声不均（子宫腺肌症？）。血红蛋白：83g/L。

问题：

1. 根据病人的症状和体征判断该病人的医疗诊断有哪些？

2. 该病人在外院反复治疗两年无好转，询问护士是否有根治方法，请为其解答。

一、概　述

子宫腺肌病是指子宫内膜向肌层良性浸润并在其中弥漫性生长，其特征是在子宫肌层中出现了异位的内膜和腺体，伴有其周围的肌层细胞肥大和增生。内膜异位到全肌层-弥漫性子宫肌腺病，或局限性增生形成结节-局限性子宫腺肌病，又称子宫腺肌瘤（adenomyoma）。子宫腺肌病与内异症病因不同，但均受雌激素的调节。约15%子宫腺肌病同时合并内异症，约半数合并子宫肌瘤。

（一）病因

病因不清，当子宫内膜受到损伤，基底层内膜可直接侵入子宫肌层内生长，可能与子宫内膜基底层损伤有关。一般认为妊娠、刮宫术、人工流产手术及分娩可能是损伤子宫内膜基底层的主要原因。子宫内膜-肌层结合带内环境稳定性遭到破坏，基底层防御功能减退可能参与了发病。血管淋巴管播散、上皮化生、雌激素、孕激素和催乳素等也参与了发病过程。

（二）病理

1. 巨检　子宫多呈均匀增大，呈球形，一般不超过妊娠12周子宫大小。子宫肌层病灶有弥漫型及局限型两种。一般多为弥漫性生长，且多累及后壁，故后壁常较前壁厚。剖开子宫壁可见肌层明显增厚、变硬，在肌壁中见到粗厚的肌纤维带和微囊腔，腔中偶见陈旧血液。异位的子宫内膜腺体和间质在激素的影响下发生出血、肌纤维结缔组织增生，形成弥漫性病变或局限性病变。子宫腺肌瘤剖面缺乏子宫肌瘤明显且规则的漩涡状结构，周围无包膜，与四周肌层无明显分界，因而难以将其自肌层剥出。病灶内部可以出现含咖啡色液体的囊腔，如囊腔直径大于5mm称为囊性子宫腺肌病。

2. 镜检　子宫肌层内呈岛状分布的子宫内膜腺体与间质是本病的镜下特征。小岛在肌层中的深度至少要在内膜基底层下一个高倍镜视野的宽度，也有以肌层的上1/3为标准。由于异位内膜细胞属基底层内膜，也具有周期性的变化，但只对雌激素起反应，而对孕激素无反应，故异位腺体常处于增生期，偶尔见到局部区域有分泌期改变。

二、护 理 评 估

（一）健康史

约30%的子宫腺肌病病人没有临床表现，有症状的子宫腺肌病多发生于30~50岁经产妇。由于子宫腺肌病常有痛经、月经异常、性交不适和不孕的临床症状，故在询问病史时注意月经史、婚育史、性生活史及家族史等。

（二）身体状况

1. 症状　主要症状为经量过多、经期延长和逐渐加重的进行性痛经。有35%病人无典型症状。

（1）月经异常：月经过多、经期延长或不规则出血；子宫腺肌病病人中月经过多，发生率为40%~50%，表现为连续数个月经周期中月经期出血量多，一般大于80ml，并影响女性身体、心理、社会和经济等方面的生活质量。月经过多主要与子宫内膜面积增加、子宫肌层纤维增生使子宫肌层收缩不良、子宫内膜增生因素有关。

（2）痛经：半数以上病人有继发性痛经，渐进性加重，从月经来潮前1周开始到经期结束；疼痛的程度与小岛的多少有关，约80%痛经者为子宫肌层深部病变。异位内膜出血使前列腺素合成增加而刺激子宫的兴奋性也可引起痛经。

（3）其他症状：尿频、尿急或里急后重感与膀胱、肛管受压有关；未明原因的排卵期出血；性欲减退；子宫腺肌病不伴有其他不孕疾病时，一般对生育无影响，伴有子宫肌瘤时可出现肌瘤的各种症状。

2. 体征　子宫均匀性增大，呈球形，也可为突起不平，可合并子宫肌瘤和内异症。妇科检查子宫呈均匀增大或有局限性结节隆起，可有压痛。经期子宫变硬、压痛更甚。子宫腺肌病的子宫较子宫肌瘤子宫软。无症状者有时与子宫肌瘤不易鉴别（表 16-3）。

表 16-3 子宫内膜或肌肉组织异常疾病的区别

疾病	区别
子宫内膜异位症	子宫内膜异位症典型表现是继发性痛经，并随局部病变的进展而渐进性加重，多伴不孕。子宫内膜组织转移到宫腔、子宫肌层以外的部位种植和生长，形成病变。子宫内膜异位症最佳诊断方法为腹腔镜检查。常采用药物治疗和手术治疗
卵巢子宫内膜异位症	子宫内膜组织异位种植在卵巢上。典型情况下，陈旧性血液聚集在囊内形成咖啡色黏稠液体，似巧克力样，故俗称卵巢"巧克力囊肿"
子宫腺肌病	子宫腺肌病以经量增多、经期延长及逐渐加剧的进行性痛经为主要表现，是子宫基底层内膜细胞增生、侵入到肌层间质的结果。子宫变软、变大。目前尚无根治本病的有效药物，子宫切除术可根治
子宫腺肌瘤	子宫基底层内膜组织在子宫壁局限性增生形成结节，可内含平滑肌组织，周围无包膜，与四周肌层无明显分界。子宫腺肌瘤也可以向子宫腔内突出生长，类似内膜息肉
子宫肌瘤	子宫平滑肌细胞原位增生形成结节，通常有包膜，又称"纤维瘤"。这些良性增生可位于子宫的各部位。

（三）心理-社会支持状况

子宫腺肌病病人常表现出对疼痛的恐惧和对月经失调的担忧。周期性、进行性加重的痛经，使病人恐惧月经来临，每于月经前期和月经期表现出紧张、恐惧、焦虑情绪。同时月经期延长、经量增多也使病人疑虑不安。

（四）辅助检查

1. 利用阴道 B 超和 MRI 的 T_2 加权图像测定子宫连接层厚度有助于诊断子宫腺肌病。其诊断基础是子宫腺肌病的病理变化为子宫内膜腺体和（或）间质深入子宫内膜与肌层的连接处。

2. 血清 CA_{125} 水平可升高。

3. 病理检查为"金标准"。

案例分析 16-2

1. 根据病人的症状和体征判断该病人的医疗诊断有哪些？

（1）病人的主要症状：经量过多、经期延长。

（2）体征：轻度贫血貌。妇科检查：子宫前位，增大如妊娠 2 月余，表面不平，质中，无压痛，双附件（一）。

（3）辅助检查：经阴道彩超示：子宫内膜增厚，子宫体积增大（子宫腺肌症）。血红蛋白：83g/L。

根据以上特点，该病人可疑的医疗诊断是子宫腺肌症、轻度贫血，有待病理检查进一步确诊。

（五）治疗原则

应视疾病的严重程度、病人的年龄及有无生育要求而定。

1. 期待疗法 用于无症状、无生育要求者。

2. 药物治疗 用法同内异症治疗，但疗效不如内异症。对于年轻、希望保留子宫者使用口服避孕药或含孕激素节育器；子宫增大明显或疼痛症状严重者，可先应用 GnRH-a 治疗 3～6 个月后，再使用。含孕激素节育器是暂时缓解症状的最有效方式。

3. 手术治疗 为唯一的根治方法。年轻且要求保留生育功能者可以进行病灶切除或子宫楔形切除术，也可合并使用子宫动脉离断术；无生育要求伴月经量增多者，可行子宫内膜去除术；痛经明显者可以考虑子宫动脉栓塞术；对已经完成生育，年龄较大而症状明显者应行子宫切除术，可根治本病。

4. 合并不孕的治疗 对于有生育要求的子宫腺肌病病人，可选择药物治疗（GnRH-a）或保守性手术加药物治疗后积极行辅助生殖技术治疗。应注意保守性手术后妊娠子宫破裂的风险。

> **案例分析 16-2**
> 2. 该病人在外院反复治疗两年无好转，询问护士是否有根治方法，请为其解答。
> 答：手术治疗是唯一的根治方法。无生育要求伴月经量增多者，可行子宫内膜去除术；痛经明显者可以考虑子宫动脉栓塞术；该病人已经完成生育，年龄较大而症状明显者可行子宫切除术。

三、计划护理

【常见护理诊断/问题】

1. 知识缺乏 与缺乏子宫腺肌病的相关知识有关。

2. 恐惧 与害怕月经来潮及痛经加剧有关。

3. 疼痛 与异位内膜病灶引起痛经有关。

【护理目标】

1. 病人了解子宫腺肌症的相关知识。

2. 病人情绪稳定，恐惧减轻。

3. 病人掌握减轻疼痛的方法，自觉疼痛减轻。

【护理措施】

1. 饮食指导 加强营养，均衡饮食，经期不食生冷食物，可进食热的饮料，避免刺激血压上升、血管收缩，而造成疼痛痉挛。经量过多者，应建议多摄入含铁丰富的动物性食物，以补充体内丢失的铁。

2. 疼痛护理 向病人解释引起疼痛的原因，经期调整好情绪，保持心情愉快，注意休息、保暖。出现疼痛时可以用热水袋外敷下腹部以缓解疼痛，必要时可以服用止痛剂。

3. 药物治疗护理 对接受药物治疗病人应讲明药物名称、用药目的、剂量、方法及不良反应，服药过程中不能擅自停药或改变剂量。

4. 手术治疗的护理方法 同一般腹部手术护理。

5. 心理护理 让病人了解疾病的机制、治疗方案、流程，树立病人战胜疾病的信心。

【护理评价】

1. 病人疼痛是否减轻，日常生活、工作、性生活是否恢复正常。

2. 病人对痛经的恐惧是否减轻。

思 考 题

1. 子宫内膜异位性疾病分成哪几种类型？

2. 子宫内膜异位症的临床表现有什么特点？

3. 如何对子宫内膜异位症病人进行用药护理？

（徐　钦）

第十七章 女性盆底损伤及功能障碍病人的护理

女性盆底支持组织因退化、创伤等因素导致其支持薄弱，从而发生盆底功能障碍（pelvic floor dysfunction，PFD）。女性盆底创伤主要包括会阴部撕裂伤、撞击伤及外阴癌，盆底功能障碍性疾病主要包括子宫脱垂、尿瘘、压力性尿失禁等，女性盆底损伤及功能障碍症状严重者将会影响病人的生活质量。

第一节 外阴及阴道手术病人的一般护理

一、概 述

会阴部手术是指女性外生殖器部位的手术，在妇科应用比较广泛。女性阴道与前方的尿道、后方的直肠相毗邻。会阴部手术区域组织松软，富含丰富的血管、神经。上述这些特点使病人容易出现疼痛、出血、感染等相关的护理问题。由于手术暴露部位涉及身体特别隐私处，病人在心理上常具有身体心像紊乱、自尊感低下等护理问题。

（一）会阴部手术常见适应证

1. 外阴阴道创伤。

2. 外阴肿瘤 主要为外阴鳞状细胞癌（vulvar squamous cell carcinoma）。

3. 女性生殖器发育异常 处女膜闭锁、先天性无阴道及两性畸形（包括真两性畸形和假两性畸形）。

4. 女性生殖器官损伤性疾病、阴道前后壁膨出、子宫脱垂、生殖器官瘘等疾病的手术治疗。

（二）会阴部手术的种类

根据手术范围区分，包括外阴癌根治术、外阴切除术、局部病灶切除术、前庭大腺切开引流术、前庭大腺切除术、处女膜切开术、宫颈手术、陈旧性会阴裂伤修补术、阴道成形术、阴道前后壁修补术、尿瘘修补术、子宫黏膜下肌瘤摘除术、阴式子宫切除术等。

二、手术前护理

1. 健康史　询问病人年龄、婚姻等一般情况，如先天性无阴道病人常常为青春期，而子宫脱垂病人多为老年妇女。了解病人发病时间和病程中的症状变化，确定病人是否需急诊手术及手术的方式、范围。

2. 身体状况　详细了解全身重要脏器的功能，评估病人对手术的耐受力。了解病人有无贫血、营养不良、高血压、心脏病、糖尿病等内科合并症并给予治疗。测量体温、脉搏、血压等生命体征。评估病人有无异常阴道出血，以及出血的量及性质，并及时通知医生。

3. 心理-社会支持状况　评估病人对疾病的认识程度，对外阴、阴道手术方式的选择是否知情并同意，了解术前病人紧张、焦虑状态，以及病人对手术预后的心理反应。

【**常见护理诊断/问题**】

1. 知识缺乏　与缺乏疾病发生、发展、治疗及护理相关知识有关。

2. 自尊紊乱　与外阴、阴道疾病，手术暴露或手术切除外阴有关。

【**护理目标**】

1. 病人获得疾病的治疗、护理相关知识。

2. 病人维持自尊，积极配合手术治疗。

【**护理措施**】

1. 心理护理　因会阴部手术暴露部位涉及身体隐私处，手术前护理应充分注意病人的心理特点。病人可能会存在担心损伤其身体的完整性；手术的切口瘢痕导致今后生活质量下降及将来性生活的不协调；裸露隐私部位所致身体心像紊乱、自尊感低下等护理问题。因此，应尽可能保护病人隐私，有条件者，住单人房间，进行各项护理技术操作时宜用屏风。护士应与病人一起讨论缓解心理应激的方法，为病人提供讨论病情的环境，以亲切和蔼的语言与病人交流，在取得病人信任的基础上，鼓励病人表达自身的感受，帮助病人选择积极的应对措施。同时，应做好家属的健康宣教工作，帮助其理解病人，嘱咐家属经常看望，解除病人心理障碍，使病人积极配合手术治疗。

2. 健康指导

（1）根据病人的具体情况，向其介绍相关手术的名称、术前准备的目的、方法及主动配合的技巧等；讲解疾病的相关知识，术后保持外阴阴道清洁的重要性、方法及拆线时间等。

（2）外阴、阴道手术病人通常卧床时间较腹部手术病人长，床上使用便器的机会多。为此，应让病人术前练习，习惯床上排便。由于手术部位接近尿道口及肛门，需注意观察局部切口早期感染征象。

（3）向病人讲解外阴、阴道手术过程常用的体位及术后维持相应体位的重要性，以便病人在护理人员指导下保持合适的体位，减轻对伤口的压迫、促进伤口愈合。教会病人床上肢体锻炼的方法，以预防术后并发症。

（4）用药指导：为缓解病人术前的紧张、焦虑，并保证其获得充分的睡眠，在完成术前准备后，可按医嘱给病人适量的镇静剂，如异戊巴比妥（阿米妥）、地西泮（安定）等，使病人在术前充分休息。

3. 皮肤准备　会阴部手术病人在术前应注意个人卫生，每日清洗外阴。积极治疗外阴处的炎症、溃疡、湿疹等，待其愈合后方可进行手术。通常在术前 1 天进行病人皮肤准备，备皮范围上至耻骨联合上缘 10cm，下至外阴部、肛门周围、臀部及大腿内侧上 1/3，两侧至腋中线，备皮后清洁皮肤。

4. 肠道准备 阴道与肛门位置相邻，排便易污染手术视野及会阴部伤口，因此手术前应认真做好肠道准备。可能涉及肠道的手术病人术前 3 天进少渣饮食，遵医嘱给予肠道抗生素，每日肥皂水灌肠 1 次或 20%甘露醇 250ml 加等量水口服。大型手术需在术前禁食 1 日，并在手术前夜及术日晨行小量多次灌肠，直至排出的灌肠液中无大便残渣为止。

5. 阴道准备 术前 5 天用 1∶5000 的高锰酸钾溶液坐浴；术前 3 天开始进行阴道冲洗，每日 2次，常用 1∶5000 的高锰酸钾溶液、0.2‰的碘伏或 1∶1000 苯扎溴铵（新洁尔灭）溶液等。术日晨用消毒液进行阴道局部消毒，特别注意小阴唇之间黏膜皱襞、阴道穹的消毒，消毒后用大棉签蘸干。必要时在宫颈、阴道穹处涂甲紫以做手术标记。

6. 膀胱准备 一般不需要放置尿管，但需带导尿包到手术室备用。术中发现膀胱充盈随时导尿，术后根据需要留置导尿管。

7. 特殊用物准备 根据不同的手术做好各种用物的准备，会阴部手术多采取膀胱截石位，为避免下肢血液循环障碍，手术室应准备软垫。需采取膝胸卧位者，准备支托等，根据手术需要准备阴道模型、丁字带、绷带等。

【护理评价】

1. 病人是否获得疾病的治疗、护理相关知识，能够积极配合治疗。

2. 病人术前紧张、焦虑程度是否缓解，手术前睡眠是否充足。

三、手术后护理

1. 健康史 同手术前护理。

2. 身体状况

（1）手术切口：观察手术切口有无渗血，红、肿、热、痛等炎性反应，注意局部皮肤的颜色、温度、湿度，有无皮肤或皮下组织坏死等。注意观察术后病人阴道出血情况及分泌物的量及性状，发现异常情况及时通知医生。

（2）疼痛：正确评估病人疼痛的程度，定期、动态地评估疼痛程度；注意病人的精神状态。评估疼痛对病人睡眠及日常休息的影响程度。

（3）其他：注意观察留置尿管引流是否通畅。外阴癌手术范围大，过早排便可增加腹压，增大伤口张力，且容易污染创面，因此应密切观察病人首次排便时间、有无便秘等情况。

3. 心理-社会支持状况 外阴癌切除术、阴式子宫切除术等病人均有不同程度的紧张、恐惧、沮丧、焦虑等心理。需评估术后病人对隐私部位暴露所致的紧张、恐惧、焦虑等情绪状态，对手术预后的心理反应，病人自我防卫心理及性格特点。评估家庭成员对病人治疗及康复护理的支持程度，尤其是病人丈夫对手术的态度及对病人的关心程度。

【常见护理诊断/问题】

1. 疼痛 与手术创伤有关。

2. 潜在并发症：感染 与手术部位接近尿道口及肛门有关。

3. 情境性自我贬低 与隐私部位暴露所致的羞愧、内疚有关。

【护理目标】

1. 病人疼痛减轻。

2. 病人无感染发生。

3. 病人自我贬低的心理状况得到纠正。

【护理措施】

术后护理与腹部手术病人相似，以预防感染、减少疼痛和促进伤口愈合为目标，应特别注意会阴部护理。

1. 基础护理　术后应密切监测血压、心率、呼吸、SPO₂等，如有异常情况立即报告医师并配合处理。会阴部术后需平卧5～7天，因此应鼓励病人咳嗽、排痰，协助其改变体位，指导病人早期四肢活动，每2小时翻身1次，以减少肺部并发症，翻身时动作应协调，避免引流管脱落；按摩受压的骨突部位，协助病人两腿屈曲，用软垫或软毛巾放在膝部下，以减轻创口张力，防止活动时过度牵拉，引起伤口裂开和出血。

2. 体位　根据手术需要采取相应的体位。处女膜闭锁及有子宫的先天性无阴道病人，术后应采取半卧位，以利于经血流出；外阴癌病人行外阴根治术者采取平卧位，双腿外展屈膝，膝下垫软枕头，以减少腹股沟及外阴部的张力，利于伤口的愈合；行阴道前后壁修补或盆底修补术者以平卧位为宜，禁止半卧位，术后5～7天方可起床活动，以防伤口裂开或出血。

3. 切口护理　会阴部因肌肉组织少、张力大，切口不易愈合，因此保持外阴清洁，局部用消毒纱布或丁字带保护尤为重要。在观察伤口渗血、渗液情况，保持无菌敷料干燥无渗血的同时，应注意观察局部皮肤的颜色、温度、湿度，有无皮肤或皮下组织坏死等。注意观察术后病人阴道出血情况及分泌物的量及性状，发现异常情况及时通知医生。每天行外阴擦洗2次，勤换内衣裤，每次大小便后用温无菌生理盐水冲洗会阴，无菌棉球拭干，注意避免冲洗液流入阴道内，不宜做阴道冲洗或检查，以防损伤伤口。术后3天后外阴部可行烤灯，保持伤口干燥，促进愈合。阴道内为止血填塞的纱条一般在术后12～24小时内取出，取出时注意核对数目，并在病历单上记录。

4. 尿管通畅护理　病人留置尿管期间，保持引流通畅，每日更换尿袋，注意外阴清洁、干燥，避免尿液污染周围伤口，每日用消毒液抹洗外阴2次；留置尿管2日后，每4小时开放导尿管1次，锻炼膀胱功能，伤口拆线后，鼓励病人自行排尿，保持尿道通畅，以防膀胱充盈，引起尿路逆行感染。

5. 排便护理　会阴部手术范围大者，过早排便可增加腹压，增大伤口张力，且易污染创面。因此为防止感染，促进伤口愈合，应控制首次排便时间，一般以5～7天为宜。肠功能恢复后，给予无渣或少渣高蛋白、高热量、高维生素饮食；并给予口服盐酸洛哌丁胺（易蒙停）1周，以推迟排便时间；开始排便后，选择适量高纤维素性食物，并给予口服乳果糖、液状石油、果导片、开塞露等预防便秘；每次排便后清洁外阴，用1：5000高锰酸钾溶液坐浴，每天2次，减少污染的机会。

6. 下肢循环障碍的护理　外阴癌根治术、外阴切除术等手术范围大者，可导致淋巴循环障碍，术后5天给予病人抬高下肢15°～30°的体位，持续1周，以利于血液、淋巴回流，减轻下肢水肿。另外，由于卧床时间长，易形成血栓性静脉炎，遵医嘱给予静脉滴注低分子右旋糖酐，改善血液循环、降低血液黏稠度；同时术后鼓励病人早期床上活动，嘱病人主动或被动做下肢屈伸运动，每天4～6次，每次3～5分钟。

7. 疼痛护理　外阴神经末梢丰富，疼痛尤为敏感。麻醉药物的作用消失后，应正确评估病人疼痛，及时给予止痛处理，保证病人的休息与睡眠。可针对病人的个体差异，采取不同缓解疼痛的方法，如更换体位减轻伤口的张力、自控镇痛泵的应用、按医嘱及时给予止痛剂等。同时，应注意观察用药后的止痛效果。

8. 用药护理　术后病人可能需要使用静脉注射抗生素预防感染，补充晶体胶体液以维持生理需要量，或者需要药物治疗其他内科合并症，护士需注意输注过程中发生的药物不良反应并及时汇报医生。

9. 健康指导

（1）会阴部手术的病人伤口局部愈合较腹部手术者慢，常需间断拆线，经历换药过程直至伤口愈合，病人回家后应保持外阴部的清洁。

（2）术后病人一般休息3个月，康复期间注意逐渐增加活动量，避免重体力劳动，向病人讲解腹部压力增加对伤口的影响，告诉病人避免增加腹压的动作，如下蹲、用力排大便等，以免增加局部伤口的张力，从而影响切口的愈合。

（3）出院 1 个月后应及时到门诊检查术后恢复情况，并于术后 3 个月再次复查，经医生检查确定伤口完全愈合后方可恢复性生活。出院休息过程中，如有异常应及时就诊。

（4）术后 1 周开始指导病人进行功能锻炼，行双腿合拢、分开、前屈、后伸、外展、内收等运动，每天 2～3 次，每次 10 分钟，动作轻柔缓慢，范围由小到大。另外，手术治疗后，外阴解剖结构破坏，阴道自净作用受到影响，致病菌易入侵，应指导病人注意保持外阴清洁，出院后嘱病人用 1∶5000 高锰酸钾溶液局部浸浴 5～10 分钟，水温 40℃以下，持续 10～20 天，以软化瘢痕组织，增加皮肤弹性，减少术后生殖道上行感染的机会。

【护理评价】

1. 病人住院期间伤口是否无感染、愈合良好。

2. 病人术前排尿困难症状是否减轻。

3. 病人出院时是否能对自己的生活方式做出计划。

第二节　会阴部损伤

> **案例 17-1　临床资料**
>
> 　　王某，女，36 岁，在家中高处取物时不慎摔下，会阴部位骑跨式撞击一硬物致使会阴部损伤，疼痛难忍，遂来我院就诊。查体：体温 37.5℃，脉搏 80 次/分，呼吸 20 次/分，血压 109/70mmHg，双侧大阴唇血肿 5cm×5cm，未见活动性出血，余亦未见异常。病人主述疼痛难以忍受，担心治疗不当留下后遗症，会影响今后生活质量。
>
> **问题：**
>
> 　　1. 根据病人的症状和体征判断该病人的医疗诊断有哪些？
>
> 　　2. 护士如何向该病人解释治疗方案？
>
> 　　3. 该病人可能的护理诊断及相应的护理措施是什么？

一、病　　因

（一）分娩损伤

导致外阴、阴道创伤的主要原因，分娩时易导致外阴、阴道部位软组织受伤出血。

（二）外伤

不慎跌倒或碰撞，外阴骤然触于有棱角的硬物上，创伤可伤及阴道，或穿过阴道损伤尿道、膀胱或直肠。幼女受到强暴致软组织受伤；初次进行性生活时可使处女膜破裂，绝大多数可自行愈合，偶见裂口延至小阴唇、阴道或伤及穹窿，引起大量阴道流血，甚至导致休克。

二、护　理　评　估

（一）健康史

了解导致创伤的原因，判断是因外伤或遭强暴所致，还是性生活后阴道出血或分娩会阴部撕裂伤未及时缝合而留下的创伤。根据病人的临床表现，评估疼痛的程度、性质、相关因素，因轻伤或性生活所致的外阴血肿，轻者自觉症状不明显，或尚能忍受；损伤范围较大、出血多者病人疼痛明显，常有贫血及休克表现；感染者有局部红、肿、热、痛等炎性反应及体温升高等。

（二）身体状况

1. 症状　由于创伤的部位、深浅、范围和就诊时间不同，临床表现存在差异。常见症状有：

（1）疼痛：为主要症状，疼痛可轻可重，病人由于疼痛坐卧不安，行走困难。随着局部肿块的逐渐增大，疼痛逐渐加重，甚至出现疼痛性休克。

（2）其他：出血量多者，可有头晕、乏力、脉快、心慌、出汗等出血性休克或贫血的表现，合并感染时可有发热和局部红、肿、热、痛等。

2. 体征

（1）局部肿胀：为血肿或水肿，是常见的表现。由于外阴部皮肤、黏膜下组织疏松，血管丰富，局部受伤后可导致组织液渗出，血管破裂，血液、组织液在疏松结缔组织中迅速蔓延，形成外阴或阴道血肿。妇科检查可见外阴部有紫蓝色块状物突起，压痛明显。如处理不及时可向上扩展，形成巨大阴道盆腔血肿。

（2）外出血：由于局部组织损伤、血管破裂，少量或大量的鲜血自阴道流出。检查外阴可见处女膜裂伤、局部裂伤或血肿，外阴皮肤、皮下组织或阴道有明显裂口及活动性出血。

> **案例分析 17-1**
> 　1. 根据病人的症状和体征判断该病人的医疗诊断有哪些？
> 　（1）病人的主要症状：在家中高处取物时不慎摔下，呈骑跨式会阴部撞击一硬物致使会阴部损伤，疼痛难忍。
> 　（2）查体发现：病人体温 38.5℃，双侧大阴唇血肿。根据以上特点，该病人主要的医疗诊断是会阴部急性损伤。

（三）心理-社会支持状况

由于意外事件，病人及家属表现出明显的忧虑和担心。护士需要评估病人及家属对损伤的反应，并识别其异常的心理反应。

（四）辅助检查

1. 妇科检查　可发现处女膜裂伤，了解外阴裂伤或血肿的部位和程度，观察外阴、阴道血肿的大小；伤口有无红、肿及脓性分泌物。此外，应注意局部创伤有无穿透膀胱、直肠，甚至腹腔等。如伤及膀胱、尿道，有尿液自阴道流出；伤及直肠，可见直肠黏膜外翻。

2. 实验室检查　出血多者红细胞计数及血红蛋白值下降，伤口有感染者，可见白细胞数目增高。

（五）治疗原则

以止痛、止血、抗休克和抗感染为主要原则。有活动性出血者应迅速缝合止血。对小于 5cm 的血肿，应立刻进行冷敷，使血管收缩，减少出血，也可用棉垫、丁字带加压包扎，防止血肿扩散。对大的外阴、阴道血肿应在抢救休克的情况下，切开血肿，找到出血点进行血管结扎及血肿清除术，然后加压包扎，术后加用大剂量抗生素。

> **案例分析 17-1**
> 　2. 护士如何向该病人解释治疗方案？
> 　**答**：会阴部损伤的治疗以止痛、止血、抗休克和抗感染为主要原则，根据病人的会阴部损伤部位是否存在活动性出血、血肿或水肿面积大小选择缝合止血、加压包扎或血肿清除术。由于会阴部皮肤、黏膜下组织疏松，血管丰富，局部受伤后容易导致血液、组织液在疏松结缔组织中蔓延，形成外阴或阴道血肿，患处应加压冷敷，使血管收缩，减少出血，并给予抗生素预防感染。

三、计 划 护 理

【常见护理诊断/问题】

1. 恐惧　与突发创伤事件有关。

2. 急性疼痛　与外阴、阴道创伤有关。

3. 潜在并发症　失血性休克。

【护理目标】

1. 病人能积极配合医护医疗与护理工作，恐惧程度减轻。

2. 住院期间，病人疼痛逐渐减轻。

3. 病人在治疗的 24 小时内，不出现休克的症状和体征。

【护理措施】

1. 症状护理

（1）密切观察病人血压、脉搏、呼吸等生命体征及尿量的变化，并准确记录。观察血肿的大小及其变化。对于外出血量多或较大血肿伴面色苍白者立即使病人平卧、吸氧，并做好血常规检查及配血；遵医嘱进行止血，并及时输液、输血，预防失血性休克。

（2）血肿小于 5cm，没有活动性出血者采取保守治疗，嘱咐病人采取平卧位，避免血肿受压。保持外阴部的清洁、干燥，大便后及时清洁外阴。遵医嘱给予止血、止痛药。会阴部损伤处 24 小时内冷敷，使血管收缩，减少出血，也可降低局部神经敏感性，减轻病人疼痛及不适感；24 小时后可以热敷或行外阴部红外线照射，促进水肿或血肿的吸收。

（3）遵医嘱及时给予抗生素，预防感染。

2. 手术治疗的护理

（1）术前准备：外阴、阴道创伤多属急诊入院，病人有急诊手术的可能，应做好配血、皮肤准备，嘱病人暂时禁食，向病人及家属讲解手术的必要性、手术的过程及注意事项，取得配合，使病人及家属以良好的状态接受手术。

（2）术后护理：会阴部病人术后疼痛程度较腹部手术病人明显，应积极止痛；外阴、阴道创伤手术后阴道常填塞纱条或外阴加压包扎，阴道纱条如数取出或外阴包扎松解后，应密切观察阴道及外阴伤口有无出血，病人有无进行性疼痛加剧或阴道、肛门坠胀等再次血肿的症状；保持外阴部清洁、干燥。

3. 心理护理　突然的创伤，导致病人紧张焦虑，而剧烈的疼痛进一步增加了病人的恐惧心理及家属的担忧。护士对病人的反应表示理解，使用亲切温和的语言安慰病人，耐心讲解会阴部疼痛的解剖学特点，消除病人的紧张情绪，鼓励病人面对现实、积极配合治疗，争取获得良好的结果。

4. 健康指导

（1）告知病人造成会阴部损伤的原因和防治措施，使病人能积极配合治疗，达到早日康复的目的。

（2）注意休息，避免重体力劳动，避免手提重物，保持外阴部清洁。待手术伤口完全愈合后，复诊无异常方可恢复性生活。

（3）自我监测：出院后应注意有无异常阴道流血、疼痛等症状，注意随诊。

案例分析 17-1

　　3. 该病人可能的护理诊断及相应的护理措施是什么？

　　（1）疼痛：与外阴、阴道创伤引起局部血肿有关。

病人双侧大阴唇血肿 5cm×5cm，血压正常，未见活动性出血，故采取保守治疗；为避免外阴血肿受压，采取平卧位；急性创伤 24 小时内局部冷敷，使血管收缩，减少出血，减轻疼痛及不适感；剧烈疼痛则遵医嘱给予止痛剂，防止疼痛性休克。

（2）恐惧：与突发创伤事件有关。

护士对病人的焦虑状态表示理解，使用亲切温和的语言安慰病人，耐心讲解会阴部疼痛的解剖学特点，以及在病人血肿 5cm×5cm，血压正常，未见活动性出血的情况下，可采取保守治疗；详细讲解冷、热敷的护理原理，消除病人紧张情绪，争取早日康复。

【护理评价】

1. 手术 24 小时后，病人诉说疼痛是否明显减轻。

2. 病人在治疗 24 小时内，生命体征和血流动力学指标是否正常。

3. 住院期间病人是否心情平静，是否积极配合治疗护理。

第三节　处女膜闭锁

案例 17-2　临床资料

程某，13 岁，经常下腹部疼痛一年余，妈妈张女士带程某先后在三家医院的外科、内科、儿科就诊，被怀疑为阑尾炎、膀胱结石、肠梗阻等疾病，经检查后均予以排除。辗转 4 个科室之后，仍未确诊，内科建议转诊妇科。因程某尚未来月经，故一直未到妇科就诊，且家属对做妇科检查十分抗拒，担心损伤女儿的处女膜。经过医生反复解释，才同意做检查。妇科查体：处女膜向外膨隆，表面呈紫蓝色，无阴道开口。盆腔 B 型超声检查：子宫及阴道内有积液。确诊为处女膜闭锁。

问题：

1. 根据病人的症状和体征判断该病人的医疗诊断是什么？

2. 护士如何向该病人解释治疗方案？

3. 该病人可能的护理诊断及相应的护理措施是什么？

一、概　　述

处女膜闭锁又称无孔处女膜（imperforate hymen），是一种常见的女性生殖道发育异常。一般很少在青春期前被发现，常是在青春期因原发性闭经、腹痛或婚后因性生活困难就医时被确诊。

正常胎儿发育过程中，阴道板腔化成一孔道，下段有一层薄膜称处女膜，在胚胎 7 个月后贯穿使孔与阴道前庭相通。如在胚胎发育过程中受到某些内在或外来因素的干扰，导致发育异常，尿生殖窦上皮未能贯穿前庭部，则形成处女膜闭锁。

二、护　理　评　估

（一）健康史

评估病人的年龄，详细询问病人有无周期性下腹部疼痛，肛门、外阴胀痛等症状。

（二）身体状况

1. 症状　在月经来潮前无症状。常在青春期表现为原发闭经，出现周期性下腹部坠胀，部分严重者可出现便秘、肛门坠胀、尿频、尿急等压迫症状。由于月经来潮时经血不能排出，沉积于阴道，导致肛门、阴道胀痛，疼痛可暂时缓解，但呈进行性加重。

2. 体征 可见处女膜向外膨出，表面呈紫蓝色，无阴道开口。

（三）心理社会状况

处女膜闭锁者常为青春期的学生，情绪不稳定。当出现下腹胀痛后除害怕、恐惧以外，还因羞怯而不好意思对母亲及其他亲人述说，导致不能及时得到治疗。护理人员注意评估病人的紧张、羞怯心理及对处理方案的疑虑。

（四）辅助检查

1. 妇科检查 肛查可叩及阴道内有球状包块，积血较多时张力大，向直肠突出并有明显的触痛。双合诊可在下腹部扪及位于阴道包块上方的小包块（为经血潴留的子宫），压痛明显。如用手往下按压此包块时，可见处女膜向外膨隆。

2. B 型超声 盆腔 B 型超声检查可发现子宫及阴道内有积液。

案例分析 17-2

1. 根据病人的症状和体征判断该病人的医疗诊断是什么？
（1）病人的主要症状：经常下腹部疼痛一年余。
（2）妇科查体：处女膜向外膨隆，表面呈紫蓝色，无阴道开口。
（3）盆腔 B 型超声检查：子宫及阴道内有积液。
根据以上特点，该病人主要的医疗诊断是处女膜闭锁。

（五）治疗原则

确诊后立即手术治疗。在处女膜最膨出处做"十"字切开，吸尽积血后剪去多余的处女膜瓣，使切口呈圆形，可吸收缝线缝合切口边缘黏膜，以保持引流通畅和防止创缘粘连。术后留置导尿管 1～2 日，外阴部置消毒会阴垫，每日擦洗外阴 1～2 次直到积血排净为止。术后给予抗生素预防感染。

案例分析 17-2

2. 护士如何向该病人解释治疗方案？
答：手术切开处女膜是治疗处女膜闭锁最有效的方法，其手术操作简单、快速，能迅速减轻病人的痛苦，手术成功率高。在处女膜最膨出处做"十"字切开，吸尽积血后剪去多余的处女膜瓣，使切口呈圆形，可吸收缝线缝合切口边缘黏膜，以保持引流通畅和防止创缘粘连。术后留置导尿管 1～2 日，外阴部置消毒会阴垫，每日擦洗外阴 1～2 次直到积血排净为止。术后给予抗生素预防感染。

三、计 划 护 理

【常见护理诊断/问题】

1. 疼痛 与经血潴留，导致周期性下腹部胀痛有关。

2. 恐惧 与缺乏应对能力有关。

3. 焦虑 与害怕手术有关。

4. 知识缺乏 与缺乏处女膜闭锁及手术的相关知识有关。

【护理目标】

1. 病人恐惧、焦虑逐渐消失，以良好心境积极配合治疗。

2. 住院期间病人疼痛逐渐减轻。

【护理措施】

1. 心理护理　青春期的女性遇异常情况通常表现为害怕、恐惧，家长多数也较为紧张。病人由于腹痛和对疾病知识的缺乏，情绪低落，表现为恐惧和自卑。护士应和蔼对待病人及家属，用通俗易懂的语言，通过健康教育书面资料、讲解、挂图等方式主动介绍疾病的相关知识，告诉病人及其家属处女膜闭锁只是覆盖在阴道外口的处女膜无孔造成的，手术切开后完全可以治疗处女膜闭锁，不影响结婚生育。病人及家属理解后情绪稳定，消除顾虑和恐惧，积极配合治疗和护理。让病人及家属理解，减少其紧张情绪。术后认真倾听病人的感受，肯定病人应对的能力，根据不同的心理特点进行护理。治疗中注意保护病人的隐私，增强病人对护理人员的信任感，顺利接受手术治疗。

2. 症状护理

（1）术前准备：包括血常规、尿常规及生化检查，术前肠道准备内容同外阴及阴道手术病人的一般护理。

（2）体位护理：处女膜闭锁术后应采取半卧位或将床头抬高 15°～30°，每 2 小时协助病人翻身 1 次，达到预防压疮的目的，术后 1 日鼓励病人早期下床活动，利于阴道积血排出。

（3）伤口护理：密切观察生命体征尤其是体温的变化，观察外阴敷料有无渗血渗液，若有异常及时报告医生进行处理，保持外阴敷料的清洁干燥，妥善固定外阴敷料，防止敷料脱落污染伤口。遵医嘱给予抗生素预防感染。

（4）排尿：鼓励病人术后尽早排尿，由于病人阴道内填充油纱卷，会给病人造成排尿困难，协助病人去除外阴敷料，采取坐位自行排尿；排尿后及时清洁外阴伤口，更换敷料。

（5）疼痛护理：处女膜闭锁病人多处于青春期，术后对疼痛敏感。正确评估病人的疼痛程度，遵医嘱给予术后止痛药物；术后 2 小时协助病人翻身，保持舒适体位，告知病人深呼吸技巧，减轻疼痛。

3. 健康教育　出院前，应教会病人保持外阴部清洁、干燥的方法；出院后 1 周内每日用 1：5000 高锰酸钾清洁外阴；1 个月、3 个月后到门诊复查伤口愈合情况；嘱病人及家属注意下个周期月经来潮时经血是否通畅，正确鉴别痛经与再次发生处女膜粘连闭锁腹痛的区别，如仍有月经期经血量少伴下腹部胀痛及肛门坠胀等症状，应及时就诊。

案例分析 17-2

3. 该病人可能的护理诊断及相应的护理措施是什么？

（1）焦虑：与住院、需要手术治疗有关。

对病人进行心理护理：用通俗易懂的语言告诉病人及其家属经常性腹痛的原因是阴道外口的处女膜无孔造成的，手术切开后完全可以治疗处女膜闭锁。针对手术治疗进行耐心解释，指导病人分散注意力，减轻心理负担。

（2）疼痛：与经血潴留，手术治疗处女膜闭锁有关。

处女膜闭锁术后应采取半卧位或将床头抬高 15°～30°，利于积血排出；密切观察外阴敷料有无渗血渗液，若有异常及时报告医生进行处理；正确评估病人的疼痛程度，遵医嘱给予术后止痛药物，保持舒适体位，嘱病人深呼吸，减轻疼痛。

（3）知识缺乏：与缺乏处女膜闭锁及手术的相关知识有关。

对病人进行健康指导：保持外阴部清洁、干燥的方法；出院后 1 周内每日用 1：5000 高锰酸钾清洁外阴；1 个月、3 个月来院复查；正确鉴别痛经与处女膜粘连闭锁腹痛的区别，如仍有月经期经血量少伴下腹部胀痛及肛门坠胀症状，应及时就诊。

【护理评价】

1. 手术以后病人自述疼痛是否逐渐减轻或消失，下次月经来潮时经血通畅。

2. 住院期间，病人是否能说出自己的不适，积极配合治疗护理。

3. 住院期间病人是否能保持稳定情绪。

第四节 压力性尿失禁

案例 17-3 临床资料

刘女士，女，55 岁，因主述"用力咳嗽、跑步时出现小便不自主流出，之后上述症状间断出现 3 年，目前起立活动时，出现频繁的小便不自主流出"于 2016 年 12 月 18 日入院，查体：体温 36.5℃，脉搏 70 次/分，呼吸 20 次/分，血压 109/70mmHg。入院后行血常规、肝肾功能、电解质、凝血酶原、尿常规、卡式血型、心电图、胸片、彩超、尿流率等辅助检查。尿流率提示：低速灌注膀胱顺应性和稳定性正常，逼尿肌压力曲线未见明显异常。诊断为压力性尿失禁。医生拟定治疗方案为无张力尿道中段吊带术。病人对手术治疗效果存怀疑态度，担心手术一旦失败，不仅不能缓解目前尿失禁的状态，还会严重影响今后的生活质量。

问题：

1. 根据病人的症状和体征判断该病人的医疗诊断有哪些？

2. 护士应如何向该病人解释治疗方案？

3. 该病人可能的护理诊断及相应的护理措施是什么？

一、概　　述

压力性尿失禁（stress urinary incontinence，SUI）指喷嚏、咳嗽或运动等腹压增高时出现不自主的尿液自尿道外口漏出。女性人群中 23%～45% 有不同程度的尿失禁，其中约 50% 为压力性尿失禁，其症状表现为喷嚏、咳嗽、大笑等腹压增加时不自主漏尿。

（一）病理生理

1. 膀胱颈及近端尿道下移　正常情况下，在腹压增加引起膀胱压增加的同时，腹压可同时传递至尿道，增加尿道关闭能力，以防止压力性尿失禁的发生。各种原因引起盆底肌肉及结缔组织退变、受损而薄弱，导致膀胱颈及近端尿道下移、尿道松弛、功能性尿道变短时，增高的腹压仅传至膀胱而较少传递至尿道，以致尿道压力不能同步升高，从而引起尿失禁。

2. 尿道黏膜的封闭功能减退　正常尿道黏膜皱襞有密封垫作用，可阻止尿液的渗漏。随着年龄的增长等因素，尿道黏膜萎缩变薄、弹性下降，可导致其封闭功能减退。尿道炎及尿道损伤等原因造成尿道黏膜广泛受损，导致黏膜纤维化，也可使尿道黏膜的封闭功能减退或消失。

3. 尿道固有括约肌功能下降　尿道平滑肌、尿道横纹肌、尿道周围横纹肌功能退变及受损，导致尿道关闭功能下降。

4. 神经系统功能障碍　尿道及尿道周围的神经功能障碍均可导致尿道关闭功能不全而发生尿失禁。

（二）病因

1. 年龄　随着年龄增长，女性尿失禁患病率逐渐增高，高发年龄为 45～55 岁。年龄与尿失禁的相关性可能与随着年龄增长而出现的盆底松弛、雌激素减少和尿道括约肌退行性变等有关。但老年人压力性尿失禁的发生率趋缓，可能与其生活方式改变有关，如日常活动减少等。

2. 生育　生育次数、初产年龄、生产方式、胎儿的大小及妊娠期间尿失禁的发生率均与产后尿失禁的发生有显著相关性。高龄产妇、多次妊娠、巨大儿、经阴道分娩及使用助产钳、胎头吸引器和催产素助产均可增加尿失禁的可能性。

3. 盆腔脏器脱垂　盆腔脏器脱垂（pelvic organ prolapse，POP）和压力性尿失禁严重影响中老年妇女的健康和生活质量。压力性尿失禁和盆腔脏器脱垂紧密相关，两者常伴随存在。盆腔脏器脱垂病人盆底支持组织平滑肌纤维变细、排列紊乱、结缔组织纤维化和肌纤维萎缩可能与压力性尿失禁的发生有关。

4. 肥胖　肥胖女性发生压力性尿失禁的概率显著增高，减肥可降低尿失禁的发生率。

5. 种族和遗传因素　遗传因素与压力性尿失禁有较明确的相关性。压力性尿失禁病人的患病率与其直系亲属患病率显著相关。白种女性尿失禁的患病率高于黑人女性。

二、护 理 评 估

（一）健康史

了解病人年龄、月经史、生育史、既往病史、生活习惯、活动能力、并发疾病和使用药物等。

（二）身体状况

1. 症状　大笑、咳嗽、喷嚏或行走等各种使腹压增加时尿液是否漏出；停止加压动作时尿流是否随即终止。压力性尿失禁症状按尿失禁程度分为以下几种情况。

（1）尿失禁轻度：一般活动及夜间无尿失禁，腹压增加时偶发尿失禁，不需佩戴尿垫。

（2）尿失禁中度：腹压增加及起立活动时，有频繁的尿失禁，需要佩戴尿垫生活。

（3）尿失禁重度：起立活动或卧位体位变化时即有尿失禁，严重地影响病人的生活及社交活动。

（4）其他症状：血尿、排尿困难、尿路刺激症状、下腹或腰部不适等。

2. 体征　压力性尿失禁症状轻者常无明显体征，症状严重者外阴部由于长期漏尿易出现皮疹伴感染所引起的异味。

（三）心理-社会状况

压力性尿失禁病人常在大笑、咳嗽、喷嚏或行走等各种使腹压增加的活动时，尿液不由自主漏出；症状严重者外阴部皮肤长期受到尿液的刺激，易引起皮疹、感染并伴有异味。这些均会引发病人的紧张、焦虑和自尊感低下。

（四）辅助检查

1. 全身检查　检查生命体征、步态及身体活动能力、精细程度及对事物的认知能力。神经系统检查包括下肢肌力、会阴部感觉、肛门括约肌张力及病理征等；腹部检查注意有无尿潴留体征。

2. 妇科检查　外阴部有无长期感染所引起的异味、皮疹；双合诊检查子宫位置、大小，盆底肌肉收缩力等；肛门指诊检查括约肌肌力及有无直肠膨出，外生殖器有无盆腔脏器膨出及膨出程度。

3. 特殊检查　无单一的压力性尿失禁的诊断性试验。以病人的症状为主要依据，除全身检查、妇科检查及相关的神经系统检查外，特殊检查包括压力诱发试验、指压试验、棉签试验和尿动力学检查试验等和国际尿失禁咨询委员会尿失禁问卷表简表，同时排除急迫性尿失禁、充盈性尿失禁及感染等情况。

案例分析 17-3

1. 根据病人的症状和体征判断该病人的医疗诊断有哪些？

（1）病人的主要症状：用力咳嗽，跑步时出现小便不自主流出，之后上述症状间断出现 3 年。

（2）辅助检查：尿垫试验，1 小时漏尿<10g。尿流率提示：低速灌注膀胱顺应性和稳定性正常，逼尿肌压力曲线未见明显异常。

根据以上特点，该病人主要的医疗诊断是压力性尿失禁。

（五）治疗原则

盆底肌肉训练等非手术治疗适用于轻、中度病人和手术前后的辅助治疗，手术治疗适用于中重度压力性尿失禁病人。

1. 保守治疗

（1）盆底肌功能训练（pelvic floor muscle training，PFMT）：对女性压力性尿失禁的预防和治疗作用已被证实。此法方便易行、有效，适用于各种类型的压力性尿失禁。必须要使盆底肌达到相当的训练量才可能有效。

（2）其他方法：包括阴道重锤训练，电刺激治疗和磁刺激治疗。阴道重锤训练，阴道内放入重物（20g 或 40g），为避免重物脱出而加强盆底肌收缩，以训练盆底肌。电刺激治疗，原理：①电流反复刺激盆底肌肉，增加盆底肌的收缩力；②反馈抑制交感神经反射，降低膀胱活动度。存在的副作用为阴道感染、出血、会阴部不适及皮疹等。磁刺激治疗，与电刺激治疗原理基本相似，不同之处在于本治疗是利用外部磁场进行刺激。

2. 药物治疗 主要作用原理在于增加尿道闭合压，提高尿道关闭功能，目前常用的药物有以下几种。

（1）选择性 α_1-肾上腺素受体激动剂：激活尿道平滑肌 α_1 受体及躯体运动神经元，合并使用雌激素或盆底肌肉训练等方法时疗效较好。副作用为高血压、心悸、头痛和肢端发冷，严重者可发作脑中风。

（2）丙咪嗪：抑制肾上腺素能神经末梢的去甲肾上腺素和 5-羟色胺再吸收，增加尿道平滑肌的收缩力。用法：50～150mg/d。副作用为口干、视物模糊、便秘、尿潴留和直立性低血压等胆碱能受体阻断症状；镇静、昏迷等组胺受体 α_1 阻断症状。

（3）β-肾上腺素受体拮抗剂：阻断尿道 β 受体；增强去甲肾上腺素对 α 受体的作用。副作用为直立性低血压；心功能失代偿。

（4）雌激素：促进尿道黏膜、黏膜下血管丛及结缔组织增生；增加 α 肾上腺素能受体的数量和敏感性。通过作用于上皮、血管、结缔组织和肌肉 4 层组织中的雌激素敏感受体来维持尿道的主动张力。可口服或经阴道黏膜外用。副作用为增加子宫内膜癌、乳腺癌和心血管病的风险。

3. 手术治疗 主要适应证包括：非手术治疗效果不佳或不能坚持，不能耐受，预期效果不佳的病人；中重度压力性尿失禁，严重影响生活质量的病人；生活质量要求较高的病人；伴有盆腔脏器脱垂等盆底功能病变需行盆底重建者，应同时行抗压力性尿失禁手术。

案例分析 17-3

2. 护士应如何向该病人解释治疗方案？

答：盆底肌肉训练等保守治疗适用于轻、中度病人和手术前后的辅助治疗，手术治疗适用于中、重度压力性尿失禁病人。该病人 55 岁，目前起立活动时，出现频繁的小便不自主流出，属于手术治疗的适应证范围。医生拟采用无张力尿道中段吊带术，该手术短期疗效均在 90% 以上，最大优势在于疗效稳定、损伤小、并发症少。

三、计划护理

【常见护理诊断/问题】

1. 自我形象紊乱 与压力性尿失禁症状、担心异味被人歧视等有关。

2. 疼痛 与手术治疗有关。

3. 有感染的危险 与病人年龄大、抵抗力低下、手术创面有关。

【护理目标】

1. 病人自尊感提高，积极配合各项治疗。

2. 住院期间，病人疼痛程度逐渐减轻。

3. 伤口愈合过程中，病人不发生创面感染。

【护理措施】

1. 心理护理　尿失禁在社会、心理、家庭、职业及性功能等各方面影响着病人，她们始终处于自卑、焦虑、恐惧的心理状态。应根据病人的心理特征进行心理疏导。尿失禁程度轻，主要表现为紧张、焦虑、羞于启齿的心理障碍，渴望尽快得到治疗；尿失禁程度较重，有明显的心理障碍，有异味怕被人歧视，有罪恶感，不敢参加社交活动，甚至出现自杀倾向等严重心理问题。护士应主动热情地关心病人，营造舒适温馨的环境和良好的人际关系氛围，安抚病人的情绪。在术前给予充分的沟通。开展健康教育，消除病人的紧张情绪和害怕心理，使其树立战胜疾病的信心。

2. 症状护理

（1）术前护理：术前指导病人学会有效咳嗽，取膀胱截石位，嘱病人深吸气后屏气片刻，然后用力咳嗽以产生明显尿失禁，以配合医生术中进行悬吊松紧度的判断和调节，术前1天行会阴准备，阴道冲洗2次（当晚及次日晨各1次），术前6小时禁水。

（2）术后护理

1）按硬膜外麻醉术后常规护理，加强巡视，观察生命体征及病情变化。注意切口有无出血情况，留置尿管是否通畅，有无血尿等。为防止伤口出血，术中阴道内常规填塞纱条，部分病人术后会出现阴道胀痛等情况，应向病人做好解释工作，并注意纱条有无脱出。

2）排尿护理：术后排尿的护理是重点。术后保留尿管应注意观察引流液的色、质、量，保持尿管通畅，严格无菌操作，嘱病人多饮水，增加尿量，达到自我冲洗的目的，减少尿路感染的机会；术后24小时拔除尿管后让病人自行排尿，排尿时会阴部会有疼痛感，病人常不能及时排尿，老年病人由于膀胱感觉迟钝容易出现排尿延迟，应指导病人在尿管拔除后无明显尿意时尽早排空，避免膀胱过度充盈。如病人诉排尿困难，协助病人抬高臀部并听流水声，同时给予病人安慰，避免个别病人出现反复留置尿管引起的心理恐惧。

3）盆底肌功能训练：手术后制订盆底肌功能训练护理计划，帮助病人恢复控制能力，提升其功能与作用。方法：持续收缩盆底肌（提肛运动）2~6秒，松弛休息2~6秒，如此反复10~15次。每天训练3~8次，持续8周以上或更长。也可在每次排尿时有意识反复中断排尿动作使尿道外括约肌收缩。同时，养成良好的生活习惯，定时排尿，注意避免使腹压增高的行为方式，如久蹲、久站、剧烈运动和重体力劳动等。帮助病人建立正常排尿反射，指导病人有尿意时不要立即上厕所，而应先集中注意力放松膀胱，抑制尿液，然后缓慢走向厕所。

4）并发症护理：①出血，穿刺时如伤及阴部静脉丛可出现活动性出血，除严密监测血压、脉搏外，还应将膀胱充盈2小时，同时下腹部加压，阴道内填塞纱布，如观察到填塞的纱布浸血，应增加纱布重新填塞止血。②其他特殊并发症，如吊带暴露，应告知病人若出现阴道异物等症状时，给予相关疾病知识健康宣教，消除其紧张情绪，并及时复诊。

3. 健康教育

（1）出院指导：术后需指导病人进行盆底肌的功能训练，及时防治呼吸道疾病，避免咳嗽，保持大便通畅，术后4周内避免重体力劳动和性生活；对于今后可能妊娠的女性，应告知其妊娠可能影响手术效果，导致尿失禁复发。

（2）随访指导：对于采取保守治疗的轻、中度压力性尿失禁病人，应在盆底肌肉功能训练2~6个月内进行随访，了解盆底肌肉功能训练的效果。药物治疗随访的时间多为3~6个月。除判定疗效外还应密切注意有无出现药物的不良反应。手术治疗后6周内至少进行1次随访，密切注意出血、血肿形成、感染、膀胱尿道损伤、尿生殖道瘘、神经损伤和排空障碍等近期并发症；6周以后主要了解远期并发症及手术疗效。压力性尿失禁是女性高发病，首先应提高公众意识，增加该病的了解和认识，早期发现、早期处理，将其对病人生活质量的影响降到最低限度。

案例分析 17-3

3. 该病人可能的护理诊断及相应的护理措施是什么？

（1）自我形象紊乱：与压力性尿失禁症状有关。

对病人进行心理护理：营造舒适温馨的环境，主动热情地关心病人，安抚病人的情绪。在术前给予充分的沟通。开展关于压力性尿失禁预防、术后康复知识等健康教育，消除病人的紧张情绪和害怕心理，使其树立战胜疾病的信心。

（2）知识缺乏：与缺乏压力性尿失禁、手术治疗及术后康复的相关知识有关。

对病人进行健康指导：压力性尿失禁病人，应注意心理辅导，向病人及家属说明本病的发病情况及主要危害，解除其心理压力；避免诱发压力性尿失禁的危险因素，如家族中有尿失禁发生史、肥胖、吸烟、高强度体力运动及多次生育史等；产后及妊娠期间进行盆底肌训练，可有效降低压力性尿失禁的发生率及其严重程度；选择性剖宫产可作为预防尿失禁方法之一，可一定程度上预防和减少压力性尿失禁的发生；盆底肌肉训练等非手术治疗适用于轻、中度病人；经手术治疗病人，术后 6 周内随访，密切注意近期和远期并发症，同时术后应进行盆底肌功能训练。

【护理评价】

1. 住院期间，病人诉说疼痛可以忍受或活动逐渐增加。

2. 病人用语言表达或行为展示对外表的接受。

3. 治疗期间，病人伤口无红肿及渗血，体温正常，白细胞计数及分类维持在正常范围。

第五节 尿 瘘

案例分析 17-4 临床资料

26 岁农村妇女，停经 40 周，宫口全开 24 小时，在当地试产 2 天失败，急诊入院，诊断为孕 1 产 0，妊娠 40 周，先兆子宫破裂、滞产，入院后行剖宫产术，由于胎头入盆较深，术中取胎头时子宫沿切口向右撕裂，术中修补子宫撕裂口，术后 24 小时取下尿管后病人可自行排尿，5 天后自诉阴道流水，清亮。B 超提示：盆腔可见游离液体，最大深度 3.6cm。给予膀胱注入亚甲蓝注射液，可见蓝色液体自阴道流出，提示为膀胱阴道瘘。

问题：

1. 根据病人的症状和体征判断该病人的医疗诊断有哪些？

2. 护士应如何向该病人解释治疗方案？

尿瘘（urinary fistula）是指生殖道与泌尿道之间形成的异常通道，表现为尿液不断外流，病人无法自主排尿。根据泌尿生殖瘘发生的部位分为膀胱阴道瘘、尿道阴道瘘、膀胱宫颈阴道瘘及输尿管阴道瘘。临床上以膀胱阴道瘘最为常见。生殖器官瘘管是一种极为痛苦的损伤性疾病。由于排尿不能自行控制，外阴部长期浸泡在尿液中，不仅给妇女带来肉体上的痛苦，而且病人因害怕与群众接近，不能参加生产劳动，精神上的负担也很大。

一、病 因

（一）产伤

引起尿瘘的主要原因（约占 90%）为难产处理不当所致，根据病因可分为坏死型和创伤型两类。坏死型尿瘘是由于骨盆狭窄或头盆不称所致分娩时产道软组织受压过久，使局部组织缺血坏死形成；创伤型尿瘘是由于剖宫产手术或产科助产手术直接损伤所致。

（二）妇科手术损伤

经阴道或经腹的手术，可因盆腔严重粘连，解剖层次不清楚，操作不细致误伤膀胱、尿道或输尿管，造成尿瘘。

（三）其他

晚期生殖系统癌症、膀胱结核、生殖器放射治疗后、长期放置子宫托等也可导致生殖道瘘。

二、护 理 评 估

（一）健康史

了解病人有无难产及盆腔手术史、既往史，尤其是与肿瘤、结核、接受放射治疗等相关的病史。

（二）身体状况

1. 症状

（1）漏尿：为主要的临床表现。尿液经漏孔从阴道流出，无自主排尿。产道软组织压迫所致的坏死型尿瘘一般在产后 3～7 天坏死组织脱落后开始漏尿，手术直接损伤者术后立即出现漏尿。

（2）外阴皮炎：由于长期尿液刺激，病人感外阴不适、瘙痒、灼痛、行走不便等。

（3）尿路感染：因泌尿道与生殖道相通，可带来泌尿道逆行感染，病人可有尿频、尿急、尿痛等尿路感染的症状。

（4）闭经：有的病人出现长期闭经或月经稀少，可能与精神创伤有关。

2. 体征　病人外阴部、臂部、大腿内侧可见皮疹，甚至表浅溃疡。

（三）心理-社会状况

询问病人漏尿的症状，尿瘘时间及表现形式。由于漏孔的部位不同，其漏尿的表现形式不一，一般尿道阴道瘘在膀胱充盈时漏尿；如只有一侧的输尿管阴道瘘，表现为漏尿同时仍有自主排尿；膀胱内的小漏孔则表现为病人取某种体位时漏尿。由于漏尿，身体发出异常的气味，病人表现为不愿意出门、与他人接触交往减少伴有无助感，心理上出现自卑、失望等。了解病人及家属对漏尿的感受，有助于缓解负性情感。

（四）辅助检查

1. 妇科检查　观察外阴部是否存在湿疹，并注意湿疹面积的大小、涉及的范围、有无溃疡等；通过阴道检查观察是否有尿液自阴道流出及尿液自阴道流出的具体位置及方式。

2. 特殊检查　用于评估漏孔的具体位置、性质、大小及数目。

（1）亚甲蓝试验：将稀释好的 200ml 亚甲蓝溶液经尿道注入膀胱，观察是否有蓝色尿液自阴道流出，如蓝色液体经阴道壁小孔溢出为膀胱阴道瘘、自宫颈口溢出为膀胱宫颈瘘，如阴道内流出清亮液体者则为输尿管阴道瘘。

（2）靛胭脂试验：用于亚甲蓝试验不能确诊者。将靛胭脂 5ml 注入静脉，5～7 分钟后如看见蓝色液体流入阴道，可确诊输尿管阴道瘘。

（3）其他：膀胱镜检可看见膀胱的漏孔及辨别一侧输尿管瘘；肾图、排泄性尿路造影等也可帮助诊断尿瘘。

案例分析 17-4

1. 根据病人的症状和体征判断该病人的医疗诊断有哪些？

（1）病人的主要症状为：术中取胎头时子宫沿切口向右撕裂，术中修补子宫撕裂口，术后 24 小时取下尿管后病人可自行排尿，5 天后自诉阴道流水，清亮。

（2）辅助检查：B超提示盆腔可见游离液体，最大深度3.6cm。给予膀胱注入美蓝注射液，可见蓝色液体自阴道流出。

根据以上特点，该病人主要的医疗诊断是膀胱阴道瘘。

2. 护士应如何向该病人解释治疗方案？

答：手术治疗是目前治疗尿瘘的主要手段。根据漏孔的类型及部位可以选择经阴道、经腹或经阴道联合经腹手术方式。该病人在当地试产2天失败，滞产，入院后行剖宫产术，由于胎头入盆较深，术中取胎头时子宫沿切口向右撕裂，术中修补子宫撕裂口，术后24小时取下尿管后病人可自行排尿，5天后自诉阴道流水，清亮，该病人尿瘘为滞产时间过长导致产道软组织受压、坏死，形成坏死型尿瘘，一般采用较长时间留置尿管、变换体位等方法，部分病人的瘘口可自愈。如保守治疗无效，可采用膀胱阴道修补术治疗。

（五）处理原则

处理原则以手术治疗为主。根据漏孔的类型及部位选择经阴道、经腹或经阴道联合经腹手术方式。一般膀胱、尿道瘘以经阴道手术为宜，输尿管瘘则需经腹手术。如肿瘤、结核者应积极治疗原发疾病。由缺血坏死所致的产后或妇科手术后7日左右的漏尿者，一般采用较长时间留置尿管、变换体位等方法，部分病人的瘘口可自愈。

三、计划护理

【常见护理诊断/问题】

1. 皮肤完整性受损　与长期尿液刺激有关。

2. 社交孤独　与长期漏尿，不愿与人交往有关。

3. 自尊感低下　与长期漏尿，应对无效有关。

【护理目标】

1. 病人皮肤完整性恢复。

2. 病人社交活动逐渐恢复。

3. 病人恢复自尊感。

【护理措施】

1. 症状护理

（1）妇科手术后所致小漏孔的尿瘘病人：留置尿管并保持漏孔高于尿液面的卧位，部分病人小漏孔可自行愈合。

（2）补充体液：漏尿病人往往自己限制饮水量，甚至不饮水，造成尿液酸性增加，对局部皮肤刺激加大。应嘱咐病人不限制液体的摄入量，每天饮水大于3000ml，必要时按医嘱静脉输液，以保证液体入量，达到稀释尿液，自身冲洗膀胱的目的，减少酸性尿液对皮肤的刺激，从而缓解病人的不适。

（3）术前准备：除按一般外阴、阴道手术病人的准备以外，术前3～5天每天用1：5000的高锰酸钾、0.2‰的碘伏或1：1000新洁尔灭溶液坐浴，外阴部有湿疹者，坐浴后可行红外线照射，然后涂氧化锌软膏，使局部舒适干燥；有尿路感染者，按医嘱使用抗生素治疗；闭经者或老年妇女术前1周使用雌激素，如倍美力，或阴道局部使用含雌激素的软膏等，促使术后阴道上皮生长，有利于术后伤口愈合；创伤型尿瘘手术应在发现漏孔后及时修补或术后3～6个月后再行修补；结核或肿瘤放疗所致的尿瘘应在病情稳定1年后择期手术治疗。

（4）术后护理：术后病人的护理是手术成功的关键，除一般护理外，应根据病人漏孔的位置决定体位，膀胱阴道瘘如漏孔在膀胱后底部者，应取俯卧位；漏孔在侧面者应健侧卧位，使漏孔居于高位，减少尿液对修补伤口处的浸泡。保留尿管者，除按保留尿管病人的一般护理外，应保持尿管通畅，避免尿管受压、脱落，以免膀胱过度充盈影响伤口的愈合，尿管一般留置 10～14 天后拔除，拔管后协助病人每 1～2 小时排尿 1 次，然后逐步延长排尿时间。

2. 心理护理 护士应经常主动与病人沟通，了解病人的诉求，评估病人情绪紧张、焦虑状态，不能因异味而疏远病人；告诉病人和家属通过放置导尿管等保守治疗或手术治疗能使尿瘘痊愈，让病人和家属对治疗充满信心；指导家属关心病人、理解病人的感受；让病人感觉到她正与家属、医护人员一起战胜疾病。

3. 健康教育 按医嘱继续服用抗生素或雌激素药物；3 个月内禁止性生活及重体力劳动；对尿瘘修补术后妊娠者应加强妊娠期检查；如手术失败者，应教会病人保持外阴清洁的方法，尽量避免外阴皮肤的刺激。同时，告之下次手术的时间，让病人有信心再次手术。

【护理评价】

1. 住院期间，病人皮肤完整性受损情况是否得到改善。

2. 病人是否能用语言表达或行为展示对手术的接受。

第六节 子宫脱垂

> **案例 17-5 临床资料**
>
> 病人 65 岁，孕 5 产 4，近十余年来排便时感觉有块状物脱出，平卧时能消失。近半年，脱出物经休息亦不能回纳。大笑、咳嗽时有小便流出，伴尿频，有白带增多、发黄，间或伴出血或脓性分泌物，有异味。病人的正常生活受到影响，非常苦恼。该病人到医院就诊，疑为子宫脱垂。该病人妇科检查的结果：会阴Ⅱ度陈旧性裂伤，阴道前壁膨出，宫颈及部分宫体脱出于阴道口外，宫颈重度糜烂。子宫略小，两侧附件未触及。诊断为子宫脱垂。
>
> **问题：**
>
> 1. 根据病人的症状和体征判断该病人的医疗诊断有哪些？
> 2. 护士应如何向该病人解释治疗方案的选择？

一、概 述

子宫脱垂（uterine prolapse）是指子宫从正常位置沿阴道下降，宫颈外口达坐骨棘水平面以下，甚至子宫全部脱出于阴道口外。病人常伴有阴道前后壁膨出（图 17-1）。

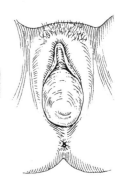

图 17-1 子宫脱垂

二、病 因

（一）分娩损伤

分娩损伤是最主要的发病原因。足月胎儿分娩通过软产道时压迫使子宫颈展平扩张，阴道、外阴均逐步扩大以便胎儿通过，如宫口未开全、产妇过早屏气用力，特别是阴道助产或第二产程延长者，盆底肌、筋膜及子宫韧带均过度延伸，张力降低，甚至撕伤，而分娩结束后未进行修补或修补不佳，导致支持子宫的筋膜及韧带不能恢复。

（二）产褥期早期体力劳动

分娩以后支持子宫的筋膜、韧带恢复要经过一定的过程，一般需要 42 天。如产后产妇过早参加体力劳动，尤其是重体力劳动，致使腹压增大，而未复旧的子宫轴与阴道轴位置相一致，过高的腹压将子宫推向阴道，出现脱垂。

（三）长期腹压增加

由于长期的慢性咳嗽，排便困难，经常超重负荷如举重、蹲位、肩挑、腹腔巨大肿瘤、大量腹水等，使腹压增加或直接长期压力作用于子宫，使子宫下移，导致脱出。

（四）盆底组织松弛

子宫脱垂偶见于未产妇或处女，多系先天性盆底组织发育不良或营养不良所致，此类病人常伴有其他脏器的下垂。一些年老病人及长期哺乳的妇女，由于雌激素水平的下降导致盆底组织缺乏弹性，萎缩、退化也可导致子宫脱垂或使脱垂程度加重。

三、护 理 评 估

（一）健康史

了解病人分娩经过，有无产程过长、阴道助产及盆底组织撕伤等。同时，还应评估病人其他系统健康状况，如有无慢性咳嗽、盆腹腔肿瘤、便秘等。

（二）身体状况

1. 症状 子宫脱垂Ⅰ度者无明显的临床表现，Ⅱ、Ⅲ度者主要有如下症状。

（1）下坠感及腰背酸痛：由于下垂子宫对韧带的牵拉使盆腔充血所致。常在久站、走路、蹲位、重体力劳动以后加重，卧床休息以后减轻。

（2）肿物自阴道脱出：常在走路、蹲、排便等用力时，阴道口有一肿物脱出。为Ⅱ度以上子宫脱垂病人的主要症状。由于脱出的子宫长期暴露摩擦，可见宫颈及阴道壁溃疡，有少量出血或脓性分泌物。

（3）排便异常：由于膀胱、尿道的膨出，出现排尿困难、尿潴留或尿失禁，咳嗽时常出现溢尿症状。可继发泌尿道感染而出现尿频、尿急、尿痛等症状。如合并有直肠膨出的病人可有便秘、排便困难。

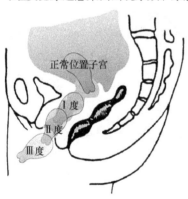

图 17-2　子宫脱垂分度示意图

2. 体征 病人排空膀胱，取膀胱截石位，进行妇科检查。在不用力情况下，子宫脱离正常位置，症状轻者宫颈口至处女膜缘的距离小于 4cm，严重者子宫颈和子宫体甚至全部脱出至阴道口；病人可合并会阴裂伤、阴道壁和宫颈溃烂及阴道壁脱垂。

以病人平卧用力向下屏气时子宫下降的程度，将子宫脱垂分为三度（图 17-2）。

Ⅰ度：轻型者为宫颈外口至处女膜缘的距离小于 4cm，但未达处女膜缘；重型者为宫颈已达处女膜缘，但未超出，检查时在阴道口见到宫颈。

Ⅱ度：轻型者为宫颈已脱出阴道口，但宫体仍在阴道内；重型者为宫颈或部分宫体已脱出阴道口。

Ⅲ度：子宫颈和子宫体全部脱出至阴道口。

> **知识拓展**
>
> ### 子宫脱垂的 POP-Q 分度
>
> 国际上多采用盆腔器官脱垂定量分度法（pelvic organ prolapse quantitation，POP-Q），取阴道上 6 个指示点（表 17-1）与处女膜之间距离描述子宫脱垂程度，处女膜部位为 0，指示点位于处女膜以上为负数，以下为正数。另外还有 3 个衡量指标：①生殖道缝隙（尿道外口中点至阴唇后联合之间的距离）；②会阴体（阴道后联合至肛门中点的距离）；③阴道总长度（TVL）。POP-Q 通过记录以上各测量值，客观反映盆腔器官脱垂情况。

表 17-1　盆腔器官脱垂定量分度法

指示点	内容描述	范围（cm）
Aa	阴道前壁中线距处女膜 3cm 处	−3～+3
Ba	阴道顶端或前穹窿到 Aa 之间阴道前壁上段中的最远点	无阴道脱垂时为−3，子宫切除术后阴道完全外翻时为+TVL
C	宫颈或子宫切除后阴道顶端所处的最远端	−TVL～+TVL
D	有宫颈时的阴道穹后部位置	−TVL～+TVL 或空缺
Ap	阴道后壁中线距处女膜 3cm 处	−3～+3
Bp	阴道顶端或后穹窿到 Ap 点之间阴道后壁上段中的最远点	无阴道脱垂时为−3，子宫切除术后阴道完全外翻时为+TVL

案例分析 17-5

1. 根据病人的症状和体征判断该病人的医疗诊断有哪些？

（1）病人的主要症状：近十余年来排便时感觉有块状物脱出，平卧时能消失。近半年，脱出物经休息亦不能回纳。

（2）大笑、咳嗽时有小便流出，伴尿频，有白带增多、发黄，间或伴出血或脓性分泌物，有异味。

（3）结合体检：会阴Ⅱ度陈旧性裂伤，阴道前壁膨出，宫颈及部分宫体脱出于阴道口外，宫颈重度糜烂。

根据以上特点，该病人主要的医疗诊断是子宫脱垂伴宫颈重度糜烂。

（三）心理-社会支持状况

长期的子宫脱出使病人行动不便，工作受到影响，导致其出现烦恼的心理反应；严重者性生活受到影响，病人常出现焦虑，情绪低落等。了解病人对子宫脱垂的感受、疾病造成心理问题的程度，及社会、家庭支持的方式和程度等。

（四）辅助检查

1. 妇科检查　注意评估脱垂子宫的程度、宫颈、阴道壁有无溃疡及溃疡面的大小、深浅等。同时，应注意有无直肠膨出。以病人平卧用力向下屏气时子宫下降的程度，将子宫脱垂分为三度。

2. 压力性尿失禁的检查　检查方法见压力性尿失禁相关内容。

（五）治疗原则

无症状的子宫脱垂病人不需治疗，有症状者可采用保守治疗或手术治疗，治疗方案应个体化，以安全、简单、有效为原则。

1. 保守治疗　用于Ⅰ度轻型子宫脱垂、年老不能耐受手术或有生育需求的年轻病人。

（1）支持疗法：积极治疗便秘、慢性咳嗽及腹腔巨大肿瘤等增加腹压的疾病；加强营养避免重体力劳动。

（2）子宫托：是一种支持子宫和阴道壁并使其维持在阴道内而不脱出的工具，此方法是一种古老而有效的保守治疗的方法。常用的有喇叭形、球形和环形，一般采用喇叭形，适用于各度子宫脱垂及阴道前后壁膨出者。重度子宫脱垂伴盆底肌肉明显萎缩者，及宫颈、阴道壁有炎症、溃疡者不宜使用。

2. 手术治疗　治疗目的是消除症状，修复缺陷的盆底支持组织，用于非手术无效或Ⅱ、Ⅲ度子宫脱垂。根据病人的年龄、全身状况及生育要求可分别采取阴道前后壁修补术、阴道前后壁修补术加主韧带缩短及宫颈部分切除术（Manchester 手术）、阴道全子宫切除术及阴道纵隔形成术等。

案例分析 17-5

2. 护士应如何向该病人解释治疗方案的选择？

答：子宫脱垂的治疗方案应根据病人的年龄、子宫脱垂严重程度及是否伴有宫颈炎、压力性尿失禁等症状全面考虑。对于 I 度轻型子宫脱垂、年老不能耐受手术或需生育的年轻病人可采用保守治疗；对于非手术无效或 II、III 度子宫脱垂，根据病人的年龄、全身状况及生育要求采取不同方式的手术治疗。本案例中病人 65 岁，子宫脱垂程度为 II 度重型伴宫颈重度糜烂、阴道前壁膨出和会阴 II 度陈旧性裂伤，该病人无生育要求。因此，手术方案可以选择阴道全子宫切除术及阴道前后壁修补术。

四、计划护理

【常见护理诊断/问题】

1. **焦虑** 与长期的子宫脱出影响性生活有关。

2. **疼痛** 与子宫下垂牵拉韧带、宫颈，阴道壁溃疡有关。

3. **尿失禁/尿潴留** 与脱垂的子宫压迫膀胱颈部有关。

【护理目标】

1. 住院以后，病人焦虑程度减轻。

2. 手术后，病人疼痛减轻，出院以后消失。

3. 手术后，病人恢复正常的排尿方式。

【护理措施】

（一）一般护理

改善病人一般情况，加强病人营养，并教会病人做盆底肌肉、肛门肌肉的运动锻炼，增强盆底肌肉、肛门括约肌的张力，每天 3 次，每次 5～10 分钟。同时，积极治疗引起腹压增高的原发疾病，如慢性咳嗽、便秘等；不过度劳累或超负荷长时间负重。

（二）心理护理

子宫脱垂一般病程较长，严重者子宫脱出经休息亦不能回纳。且时常在大笑、咳嗽时伴随压力性尿失禁症状，严重影响病人的生活质量，病人往往有烦躁情绪，部分病人自尊受损。护士应亲切对待病人，理解病人；鼓励病人说出自己的疾苦；讲解子宫脱垂的疾病知识和预后；做好家属的工作，让家属理解病人，协助病人早日康复。

（三）症状护理

1. **接受保守治疗病人的护理** 教会病人子宫托的放取方法，以喇叭形子宫托为例，首先指导病人选择大小适宜的子宫托；放置前让病人排尽大小便，并洗净双手；然后病人取蹲位，两腿分开，一手持子宫托盘倾斜进入阴道，将托柄边缘向内推，并向阴道顶端旋转，直至托盘达于子宫颈；最后，将托柄弯度朝前，对正耻骨弓后面便可。取子宫托时，手指捏住子宫托的柄部，上、下、左、右轻轻摇动，等负压消失后向后外方牵拉，可从阴道内滑出子宫托。另外，应每天早上将子宫托放入阴道，睡前取出清洁后备用，避免放置过久压迫生殖道而致糜烂、溃疡，甚至坏死造成生殖道瘘。绝经后妇女一般先使用阴道雌激素霜 4～6 周后，再放置子宫托并在佩戴过程中长期使用阴道雌激素霜。上托以后，第 1、3、6 个月各到医院检查 1 次，以后每 3～4 个月到医院检查 1 次。

2. 接受手术治疗病人的护理

（1）术前准备：术前 5 天开始进行阴道准备，Ⅰ度子宫脱垂病人应每日坐浴 2 次，一般采取 1：5000 的高锰酸钾或 0.2‰的碘伏液；对Ⅱ、Ⅲ度子宫脱垂的病人，特别是有溃疡者，用阴道冲洗，应在冲洗以后局部涂 40%紫草油或含抗生素的软膏，因子宫颈无感觉，易导致病人局部烫伤，所以应特别注意冲洗液的温度，一般以 41～43℃为宜，冲洗后戴上无菌手套将脱垂的子宫还纳于阴道内，让病人平卧于床上 30 分钟；积极治疗局部炎症，按医嘱使用抗生素及涂含雌激素的软膏。

（2）术后护理：术后除按一般外阴、阴道手术病人的护理外，应卧床休息 7～10 日；尿管留置 10～14 日；避免增加腹压的动作，如蹲、咳嗽等；术后用缓泻剂预防便秘；每天行外阴冲洗 3 次，并注意观察阴道分泌物的特点。

（四）健康教育

1. 出院指导 手术治疗术后一般休息 3 个月；出院后 1 个月到医院复查伤口愈合情况；3 个月后再到门诊复查，医生确认完全恢复以后方可进行性生活；半年内避免重体力劳动。

2. 预防 提倡晚婚晚育，防止生育过多、过频；正确处理产程，避免产程延长；提高助产技术，注意保护会阴，有指征者及时行剖宫产结束妊娠；避免产后过早参加重体力劳动；积极治疗慢性咳嗽、便秘等增加腹压的疾病，提倡做产后保健操。

【护理评价】

1. 病人是否能说出减轻焦虑的应对措施，并积极运用。

2. 病人是否能参与减轻疼痛护理，自述疼痛减轻。

3. 病人是否能恢复正常排尿功能，无尿潴留或用力后的溢尿症状。

思 考 题

1. 简述外阴、阴道手术病人术后护理要点。

2. 简述外阴癌的临床表现及护理措施。

3. 简述压力性尿失禁的预防措施。

4. 简述子宫脱垂的临床表现及临床分度标准。

5. 病人李某 65 岁，患子宫脱垂 10 年，目前拟行手术治疗，术后的护理要点是什么？

（周晨慧）

第十八章　不孕症病人的护理

【知识目标】

掌握　不孕症的概念、护理评估、护理措施、护理诊断，辅助生育技术的护理常规。

熟悉　不孕症的原因、常用检查方法、辅助生育技术的并发症。

了解　辅助生育技术的适应证，辅助生育技术的相关伦理、法律问题。

【素质目标】

培养学生对不孕症病人的整体护理观念；引导学生重视对不孕症的健康教育、心理护理及人文关怀。

　　不孕症是一组由多种病因导致的生育障碍状态，是育龄夫妇的生殖健康不良事件。不孕症虽不是致命性的疾病，因其生理、心理因素并存，可造成个人身心痛苦、夫妻感情破裂、家庭不和等社会问题。随着环境污染、饮食结构改变及延迟生育现象日益普遍，不孕症的发病率近年有所上升。几十年来，辅助生殖技术发展迅猛，帮助许多不孕家庭获得后代，但因技术本身存在一些伦理和法律问题，需要严格管理和规范。

第一节　不孕症病人的护理

> **案例 18-1　临床资料**
>
> 　　病人王女士，30 岁，因"不孕不育"到生殖中心门诊寻求帮助。5 年前因"左侧输卵管妊娠"行左侧输卵管开窗取胚术，3 年前再次"左侧输卵管妊娠"遂行"左侧输卵管切除术"，1 年前因"右侧输卵管妊娠破裂"行右侧输卵管切除术。既往曾有阑尾炎病史。
>
> **问题：**
>
> 　　1. 该病例是否发生了不孕症，如何判断？
>
> 　　2. 经过交谈发现王女士较为焦虑，若你是接诊护士，应提供哪些护理？
>
> 　　3. 可供选择的辅助生殖技术有哪些？

一、概　述

　　女性卵母细胞、男性精子和男女生殖道解剖与功能，任何一个环节的异常均可以导致不孕（育）症的发生。

　　女性无避孕性生活至少 12 个月而未孕，称为不孕症（infertility），在男性则称为不育症。不孕症分为原发性和继发性两大类。既往从未有过妊娠史，无避孕而从未妊娠者为原发不孕；既往有过妊娠史，而后无避孕连续 12 个月未孕者，称为继发不孕。不孕症发病率因国家、民族和地区不同存在差别，在我国不孕症发病率为 7%～10%。人群中不孕症的发病率随着年龄增加而增加（表 18-1）。

表 18-1　女性年龄与不孕症

女性年龄（岁）	不孕的比率（%）
20～29	8.0
30～34	14.6
35～39	21.9
40～44	28.7

二、病　因

多项流行病学调查结果显示，不孕夫妇中，女方因素占 40%～55%，男方因素占 25%～40%，男女双方共同因素的占 20%～30%，不明原因的约占 10%。

1. 女性不孕因素　女性不孕中，输卵管性因素约占 40%，排卵因素约占 40%，不明原因约占 10%，另外 10% 为不常见因素，包括子宫因素、宫颈因素、免疫因素等。

（1）输卵管因素：输卵管具有运送精子、摄取卵子及把受精卵送到子宫腔的重要作用，若输卵管功能障碍或管腔不通，则可导致女性不孕。导致输卵管病变的因素包括输卵管的结构异常或输卵管非特异性炎症、子宫内膜异位症、各种输卵管手术、输卵管的周围病变、输卵管发育不良等。性传播疾病如淋球菌、沙眼衣原体、支原体的感染引起的不孕，可能是由于感染造成了输卵管损伤。

（2）排卵障碍：各种因内分泌系统紊乱或者异常引起的排卵障碍也是女性不孕的主要因素之一。引起排卵障碍的因素有卵巢病变（如特纳综合征、单纯性腺发育不全及未破裂黄素化综合征）、垂体疾病（如垂体肿瘤、席汉综合征）、下丘脑损伤（如颅咽管瘤、脑外伤等）及甲状腺或肾上腺功能亢进或低下、重症糖尿病等。另外，黄体功能不足或黄体功能不全也可影响囊胚植入，导致不孕。

（3）宫颈与子宫因素：宫颈与子宫性不孕约占女性不孕症的 10%。宫颈形态和宫颈黏液功能直接影响精子上游进入宫腔；子宫具有储存和输送精子、孕卵着床及孕育胎儿的功能。常见原因：宫颈与子宫解剖结构异常、感染、宫颈黏液功能异常、宫颈免疫学功能异常、宫腔粘连等。

（4）外阴与阴道因素：处女膜发育异常、阴道部分或者完全闭锁、阴道受机械性损伤后发生的瘢痕狭窄等均可以影响正常性生活、阻碍精子进入宫颈口。严重的阴道炎改变阴道酸碱度，引起大量微生物和白细胞增生，降低精子活力，减少精子在阴道的生存时间，甚至吞噬精子等，均可引起不孕。

2. 男性不育因素　男方不育原因常见于精子生成障碍与精子运送障碍。

（1）精子生成障碍：精索静脉曲张、睾丸炎症、严重的生殖道感染均可以破坏正常的生精过程；隐睾、睾丸发育不良、下丘脑-垂体-睾丸轴的功能紊乱或者身体其他内分泌系统如甲状腺疾病、肾上腺疾病或者糖尿病等亦可以影响精子发育过程；理化因素如致癌、致突变物质、放化疗、慢性酒精中毒等也可以造成精子减少甚至无精子。

（2）精子运送障碍：精子运送通道异常包括先天性双侧输精管缺如、精囊缺如等，男性生殖系统外伤和手术损伤也可引起精子运送障碍；功能性病变如阳痿、逆行射精、不射精等性功能异常引起的精子排出障碍也是男性不育的常见因素。

（3）精子异常：精子本身不具备受精能力，如精子顶体蛋白酶缺乏等不能穿破卵子放射冠和透明带，不能引起卵子受精。

3. 免疫因素　精子、精浆、透明带和卵巢这些生殖系统抗原均可产生自身免疫或同种免疫，产生相应的抗体，阻碍精子与卵子的结合导致不孕。

（1）精子免疫：精子有大量特异性表达的精子抗原，可以引起男性的自身免疫反应，也可以引起女性的同种免疫反应。

1）自身免疫：由于睾丸局部血睾屏障的存在，睾丸是人体的免疫豁免器官之一。当血睾屏障受破坏时，如输精管损伤、睾丸附睾炎症等，都将导致精子的特异性抗原接触循环系统的免疫细胞产生抗精子抗体。结合于精子膜表面的抗精子抗体可引起精子的凝集现象，并影响精子的运动和受精功能。

2）同种免疫：宫颈上皮细胞能产生分泌型 IgA、IgG 和极少量的 IgM，当女性生殖道黏膜炎症破损或精浆中的免疫抑制物受破坏时，精子和精浆中的抗原物质会引起女方的同种免疫反应。宫颈上皮细胞产生致敏的分泌型 IgA、IgG 与精子结合后被覆在精子表面，使精子制动，难以进入宫腔；而 IgG 还可通过补体固定发挥细胞毒作用，使精子发生凝集。

（2）女性体液免疫异常：女性体内可产生抗透明带抗体，改变透明带的性状或阻止受精乃至植入过程，从而导致不孕。抗心磷脂抗体可引起种植部位小血管内血栓形成，导致胚胎种植失败。

（3）子宫内膜局部细胞免疫异常：子宫内膜局部存在大量的免疫细胞，它们在胚胎种植中发挥帮助绒毛实现免疫逃逸和绒毛周围组织的溶细胞作用，有利于胚胎种植。因此，子宫内膜局部的免疫细胞如 NK 细胞、T 细胞和 B 细胞的功能异常都可能导致种植失败和不孕。

4. 男女双方因素　夫妻双方的性生活障碍、对性知识缺乏及心理精神高度紧张，也可以导致不孕。

5. 不明原因不孕　指经过不孕症的详细检查，依靠现今检查方法尚未发现明确病因的不孕症，约占总不孕人群的 10%。

三、护　理　评　估

一般认为对试孕 1 年未妊娠的夫妇应考虑进行不孕症的评估，但在某些情况下，如无排卵或者有严重盆腔炎性疾病病史可以提前进行。此外，由于受孕率与年龄高度相关，有学者认为对于年龄大于 35 岁的妇女，应在试孕 6 个月时即开始进行不孕症的评估。不孕症通常是男女双方多种因素同时存在异常造成，需要对双方同时进行全面检查。

（一）健康史

详细询问病史，从起因、症状与发展经过，可为诊断提供重要的依据。应询问月经史和婚育史。婚育史应包括过去妊娠史、不育时间、性生活频率、人工流产、中期引产、异位妊娠史。既往史应注意询问：以往的手术史、结核及其他疾病史，特别是盆腹腔疾病和手术史，以及精神打击、生活方式改变、服用药物史等。男方应详细询问：婚育史、性生活频率、性功能等情况，既往是否有腮腺炎、结核病史、外生殖器外伤史、手术史。

（二）身体状况

1. 女方检查

（1）体格检查：应注意检查生殖器和第二性征发育，身高体重、生长发育、多毛、溢乳等；必要时行胸片检查排除结核、MRI 检查排除垂体病变等。

（2）超声影像学检查：超声检查是诊断不孕的常用手段，具有无损伤、方便、检出率和准确率高、可摄像记录以做比较等优点。B 型超声检查可发现子宫、卵巢、输卵管的器质性病变，连续 B 型超声监测卵泡发育、排卵、黄体形成等征象，对不孕病因的诊断有很大帮助。B 型超声检查可显示卵巢窦卵泡的数目，以判断卵巢储备功能（图 18-1）。

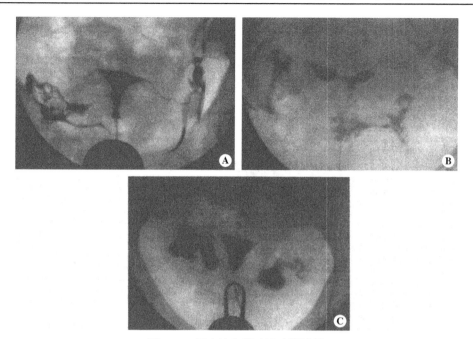

图 18-1　子宫输卵管碘油造影结果

这图像是反转片，充血造影剂在透明的背景下显示成黑色。A. 正常的子宫输卵碘油造影。造影剂充盈子宫腔并由双侧输卵管溢出进入腹腔。在子宫内膜轮廓的下方能够看到造影导管；B. 空腹粘连综合征。造影剂灌注到一个小的开状不规则的子宫内膜腔，经常被描述为具有"蛙虫样"外观；C. 双侧输卵管积水。注意有明显的输卵管膨胀，并且在输卵管伞端没有造影剂溢出

（3）排卵及内分泌功能测定：基础体温测定、子宫颈黏液评分、血清内分泌激素的检测及 B 超监测卵泡发育、排卵的情况等是常用方法。激素检测常包括血清 FSH、LH、E_2、P、T、PRL 的检查。必要时测定甲状腺、肾上腺皮质功能及其他内分泌功能以排除全身性内分泌异常导致的卵巢功能异常。子宫内膜病理检查有助于了解有无排卵及黄体功能。

（4）输卵管通畅试验：包括子宫输卵管通液术、子宫输卵管碘液造影、腹腔镜直视下行输卵管通液。输卵管通液术是一种简便价廉的方法，但准确性不高。子宫输卵管碘液造影能显示子宫腔及输卵管内情况。在腹腔镜直视下行输卵管通液（亚甲蓝液）是更客观准确的方法。也有采取 B 型超声下过氧化氢溶液或其他阳性造影剂行子宫输卵管显影的方法。有条件者也可采用输卵管镜，新型的光纤显微输卵管镜能直视输卵管是否存在病变，并可进行活检及分离粘连等，疗效较为显著。

（5）宫颈与子宫因素检查：除常规妇科检查外，可采用阴道、宫颈分泌物细胞学、细菌学和病原体检查、宫颈黏液评分及性交后试验（post coital test，PCT）等。必要时可行宫腔镜或腹腔镜检查。

（6）生殖免疫学检查：包括精子抗原、抗精子抗体、抗子宫内膜抗体的检查。有条件者可进一步做体液免疫学检查，包括 CD50、IgG、IgA、IgM 等。

2. 男方检查

（1）体格检查：除全身检查外，重点检查外生殖器，注意发育情况、是否存在炎症、畸形及瘢痕等异常。

（2）精液检查：参考指标为精液量≥2ml，精子密度≥$20×10^6$/ml，总精子数≥$40×10^6$/ml，前向运动精子≥50%，活精子≥50%，正常精子形态≥30%，白细胞<$1×10^6$ml，圆形细胞<$5×10^6$ml。精子数目或者活动度低于以上指标为异常。

知识拓展

性生活后试验

性生活后试验用以评价宫颈黏液的性状是否正常。要求受试夫妇在排卵日进行性生活，数小时内女方到医院就诊，医生用镊子或注射器在宫颈采集宫颈黏液的标本。结果如图18-2所示。

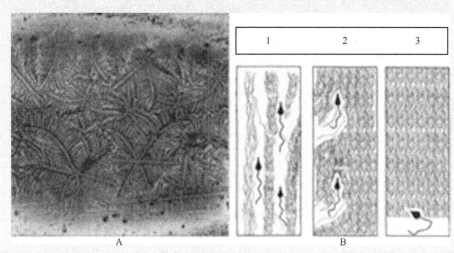

图 18-2　宫颈黏液玻片

A. 接近排卵期的宫颈黏液于载玻片上干燥后，在显微镜下呈羊齿状；B. 性生活后试验的载玻片标本，载玻片1宫颈黏液形成的条柱状结构帮助引导精子进入宫腔；载玻片2、3.对于逐渐黏稠度增加的不相容的宫颈黏液，精子表现为活动力降低

（三）心理-社会支持状况

所有病人都盼子心切，46.3%的病人心理压抑，13%夫妇关系受到影响，甚至7.6%的病人有自杀倾向。很多病人诉说自己所忍受的伤心、痛苦、绝望和耻辱，痛不欲生，处于精神和社会舆论的折磨之中。25%病人表示"不惜一切代价治疗不孕症"，反映出不孕病人的迫切愿望。不孕的诊断及其治疗给女性带来了生理和心理上的不安。同时，不孕夫妇在希望和失望之中反复受到波折而影响心理健康。与男性比较而言，女性更容易出现心理问题，严重的将导致身体意象紊乱和自尊紊乱。护理评估要仔细评估不孕夫妇双方的心理反应，根据情况有时需要夫妇在一起完成评估，有时则分别对不孕夫妇进行评估。

案例分析 18-1

1. 该病例是否发生了不孕症，如何判断？

答：该女士为双侧输卵管切除术后，不能自然受孕，可判断为输卵管性不孕。

（四）女性不孕症的治疗

不孕与年龄的关系，是不孕症最重要的因素之一，选择恰当治疗方案应充分估计女性卵巢的生理年龄、治疗方案的合理性和有效性，以及其性能价格比。尽量采取自然、安全、合理的方案进行治疗。首先应改善生活方式，对体重超重者减轻体重至少5%～10%；对体质瘦弱者，纠正营养不良和贫血；戒烟、戒毒、不酗酒；掌握性知识，了解自己的排卵规律，性生活频率适中，以增加受孕机会。

对不孕症的治疗应根据诊断的病因进行：

1. 治疗生殖道器质性病变

（1）输卵管因素不孕的治疗

1）一般疗法：对男方精液指标正常，女方卵巢功能良好、不孕年限<3 年的年轻夫妇，可先试行期待治疗，也可以配合中医药的调整。

2）输卵管成形术：对输卵管不同部位阻塞或粘连，可行腹腔镜下输卵管造口术、整形术、吻合术及输卵管子宫移植术等，以达到输卵管再通的目的。手术效果取决于伞端组织保留的完整程度。对较大的输卵管积水，目前主张切除或结扎，阻断炎性积水对子宫内膜环境造成的干扰，为辅助生殖技术创造条件。

（2）卵巢肿瘤：有内分泌功能的卵巢肿瘤可影响卵巢排卵，应予切除；性质不明的卵巢肿块，应尽量于不孕症治疗前得到诊断，必要时手术探查，根据快速病理诊断考虑是否进行保留生育能力的手术。

（3）子宫病变：子宫肌瘤、内膜息肉、子宫中隔、子宫腔粘连等如果影响宫腔环境，干扰受精卵着床和胚胎发育，可行宫腔镜下切除、粘连分离或矫形手术。

（4）子宫内膜异位症：首诊应进行腹腔镜诊断和治疗，对于复发性子宫内膜异位症、卵巢功能明显减退的病人，慎重手术。对中重度病例术后可辅以孕激素或 GnRH-a 治疗 3～6 个周期。重症和复发者可考虑辅助生殖技术。

（5）生殖系统结核：活动期应行抗结核治疗，用药期间应采取避孕措施。因盆腔结核多累及输卵管和子宫内膜，多数病人需借助辅助生殖技术妊娠。

2. 诱发排卵　促排卵治疗只应用于女方排卵障碍所致不孕症或用于正常排卵妇女在进行助孕技术超排卵刺激周期。在应用促排卵治疗前必须明确输卵管情况并除外男方因素。促排卵药物有多种，作用在下丘脑-垂体-卵巢轴的不同水平，并通过不同机制产生效应。必须严格观察病人的反应以调整剂量或改变方案（图 18-3）。如应用不当不但效果不好，有时还会产生不良反应，如严重的卵巢过度刺激综合征、多胎妊娠导致的流产、早产、孕产期并发症。

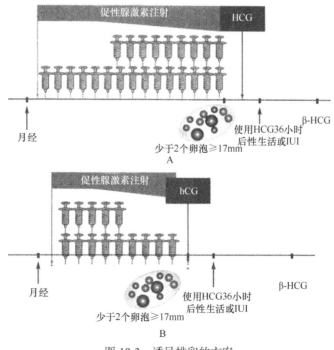

图 18-3　诱导排卵的方案

A. 递增方案；B. 递减方案；HCG=人绒毛膜促性腺激素；IUI=宫腔内人工授精

（1）氯米芬（clomiphene）：利用其与垂体雌激素受体结合产生低雌激素效应，反馈性诱导内源性促性腺激素分泌，促使卵泡生长。适用于体内有一定雌激素水平者和下丘脑-垂体轴反馈机制健全的病人。月经周期第 3～5 日起，每日口服 50mg（最大剂量达 150mg/d），连用 5 日。排卵率可达 70%～80%，每周期的妊娠率为 20%～30%。用药周期应行经阴道超声监测卵泡生长，卵泡成熟后用人绒毛膜促性腺激素（HCG）5000U 肌内注射，36～40 小时后可自发排卵。排卵后可加用孕酮 20～40mg/d 肌内注射，或微粒化孕酮 200mg，2 次/天口服，或地屈孕酮片 20mg/d 口服，或 HCG 2000U，隔 3 日 1 次肌内注射，共 12～14 日进行黄体功能支持。

（2）HCG：结构与黄体生成素（LH）极相似，常在促排卵周期卵泡成熟后，一次注射 5000U，模拟内源性 LH 峰值作用，诱导卵母细胞成熟分裂和排卵发生。

（3）尿促性素（HMG）：系从绝经后妇女尿中提取，又称绝经后促性腺激素，75U 制剂中理论上含促卵泡素（FSH）和 LH 各 75U，可促使卵泡生长发育成熟。一般于周期第 2～3 日起，每日或隔日肌内注射 50～150U，直至卵泡成熟。用药期间需经阴道超声和（或）血雌激素水平监测卵泡发育情况，卵泡发育成熟后 HCG 5000U 肌内注射，促进排卵及黄体形成，排卵后黄体支持同前。

3. 不明原因不孕的治疗　因病因尚不确定，目前缺乏肯定有效的治疗方法和疗效指标，一般对年轻、卵巢功能良好的夫妇，可行期待治疗，一般不超过 3 年。对卵巢功能减退和年龄＞30 岁的夫妇，一般慎重选择期待。可行宫腔内夫精人工授精 3～6 个周期诊断性治疗。

4. 辅助生殖技术　包括人工授精、体外受精-胚胎移植及其衍生技术等（详见本章第二节）。

四、计 划 护 理

【常见护理诊断/问题】

1. 知识缺乏　与缺乏解剖知识和性生殖常识有关。

2. 长期自尊低下　与不孕症诊治过程中繁杂的检查、无效的治疗效果有关。

3. 社交孤立　与缺乏家人的支持、不愿与其他人沟通有关。

【护理目标】

1. 妇女可以表达对不孕的感受，评价其治疗效果。

2. 妇女能够寻找自我控制的方法。

3. 妇女可以正确评价自我能力。

【护理措施】

不孕症涉及男、女双方的问题，也是一种疾病，由于各种条件的限制，对不能达到生育目的的夫妇，应注重心理支持。

1. 向妇女解释诊断性检查可能引起的不适　子宫输卵管碘油造影可能引起腹部痉挛感，在术后持续 1～2 小时。腹腔镜手术后 1～2 小时能感到一侧或双侧肩部疼痛，可遵医嘱给予药物止痛。子宫内膜活检后可能引起下腹部的不适感如痉挛、阴道流血等。

2. 指导妇女服药　①教会妇女在月经周期的正确时间服药；②说明药物的作用及副作用；③提醒妇女及时报告药物的不良反应，如潮热、恶心、呕吐、头痛；④指导妇女在发生妊娠后立即停药。

3. 注重心理支持　研究证实心理压力为影响助孕结局的重要因素之一，因此必须注重对不孕夫妇的心理支持。

4. 教会妇女提高妊娠率的技巧　①治疗合并症，保持健康状态，如戒烟、限酒、注重营养、减轻压力、增强体质；②与伴侣进行沟通；③不要把性生活单纯看作是为了妊娠而进行；④在性生活前、中、后勿使用阴道润滑剂或进行阴道灌洗；⑤不要在性生活后立即如厕，而应该卧床，并抬高臀部，持续 20～30 分钟以便精子进入宫颈；⑥自我监测体温，预测排卵期，在排卵期增加性生活次数。

5. 与不孕夫妇一起讨论影响决策的因素　①社会、文化、宗教信仰因素；②治疗的难易度；③成功的可能性，如考虑到妇女年龄问题的影响；④经济问题。

6. 帮助分析和比较几种辅助生殖技术　详见第二节。

7. 提示不孕症治疗的结局　包括：①治疗失败，妊娠丧失；②治疗成功，发生妊娠；③治疗失败，停止治疗。一些情况下可选择领养。

案例分析 18-1

2. 经过交谈发现王女士较为焦虑，若你是接诊护士，应提供哪些护理？

答：不孕不育病人承受了来自于配偶、家庭与社会舆论的压力，加之不孕症治疗过程的复杂性和结果的不可预测性，使其经历更多的负性情绪，以焦虑和抑郁较为多见。应设身处地地与病人进行沟通、互动，协助其接受各种检查及治疗，了解受孕的原理，指导进行合宜的性生活，介绍人工生殖技术的法规和社会资源，探讨领养的可能性。在给予心理支持的过程中应了解病人的情绪需求及一些非理性的想法，保持不具批判性的接纳态度，多倾听，了解症结，提供情绪支持，以获得更好的沟通效果。若能安排其他的不孕夫妇一起分享与讨论，更有助于情绪的抒发，帮助不孕夫妇减轻心理压力。

【护理评价】

1. 病人是否获得不孕症的相关知识。

2. 病人是否能积极治疗不孕症，正确进行自我评价。

3. 病人是否可表达对不孕的感受，获取家庭社会关系支持。

第二节　辅助生殖技术

辅助生殖技术（assisted reproductive techniques，ART）指在体外对配子和胚胎采用显微操作技术，帮助不孕夫妇受孕的一组方法，包括人工授精、体外受精-胚胎移植及其衍生技术等。1978 年 Edward 和 Steptoe 采用体外受精与胚胎移植技术诞生世界第一例婴儿（俗称"试管婴儿"），这是人类生殖医学技术的重大突破。随着 ART 的不断深入开展与普及，由 ART 带来的技术本身及社会、伦理、道德、法律等诸多方面的问题也日益突出，其应用的安全性值得深入探讨。

一、人类辅助生殖技术伦理规范

（一）基本原则

根据生命伦理的三项基本原则：①尊重；②有利/不伤害；③公正。将卫生资源合理分配，使人人享有获得一个完整家庭的权利，让辅助生殖技术真正惠及每一对不孕夫妇。严格遵守中华人民共和国国家卫生和计划生育委员会制定的《人类辅助生殖技术伦理原则》。

（二）人类辅助生殖技术伦理原则

1. 利于病人的原则

（1）考虑病人病理、生理、心理及社会因素，医务人员有义务告诉病人可供选择的治疗手段、利弊及其所承担的风险，在病人充分知情的情况下，提出由医学指征的选择和最有利于病人的治疗方案。

（2）禁止以多胎和商业化供卵为目的的促排卵。

（3）不育夫妇对实施人类辅助生殖技术过程中获得的配子、胚胎拥有其选择处理方式的权利，技术服务机构必须对此有详细的记录，并获得夫、妇或双方的书面知情同意。

（4）病人的配子和胚胎在未征得其知情同意的情况下，不得进行任何处理，更不得进行买卖。

2. 同意的原则

（1）人类辅助生殖技术必须在夫妇双方自愿同意并签署书面知情同意书后方可实施。

（2）医务人员对具有人类辅助生殖技术适应证的夫妇，须使其了解：实施该技术的必要性、实施程序、可能承受的风险及为降低这些风险所采取的措施、该机构稳定的成功率、每周期大致的总费用及进口、国产药物等与病人做出合理选择相关的实质性信息。

（3）接受人类辅助生殖技术的夫妇在任何时候都有权利提出终止该技术的实施，并且不会影响对其今后的治疗。

（4）医务人员必须告知接受人类辅助生殖技术的夫妇对其本人及其将出生的孩子随访的必要性。

（5）医务人员有义务告知卵子捐赠者对其进行健康检查的必要性，并获取书面知情同意书。

3. 保护后代的原则

（1）医务人员有义务告知配子（精子或卵子）受者通过人类辅助生殖技术出生的后代与自然受孕分娩的后代享有同样的法律权利和义务，包括后代的继承权、受教育权、赡养父母的义务、父母离异时对孩子监护权的裁定等。

（2）医务人员有义务告知接受人类辅助生殖技术治疗的夫妇，他们对通过该技术出生的孩子（包括对有出生缺陷的孩子）负有伦理、道德和法律上的权利和义务。

（3）如果有证据表明实施人类辅助生殖技术将会对后代产生严重的生理、心理和社会损害，医务人员有义务停止该技术的实施。

（4）医务人员不得对近亲间及任何不符合伦理、道德原则的精子和卵子实施人类辅助生殖技术。

（5）医务人员不得实施代孕技术。

（6）医务人员不得实施胚胎赠送助孕技术。

（7）在尚未解决人卵细胞胞质移植和人卵核移植技术安全性问题之前，医务人员不得实施以治疗不孕为目的的人卵细胞胞质移植和人卵核移植技术。

（8）同一供者的精子、卵子最多只能使5名妇女受孕。

（9）医务人员不得实施以生育为目的的嵌合体胚胎技术。

4. 社会公益原则

（1）医务人员必须严格贯彻国家人口和计划生育法律法规，不得对不符合国家人口和计划生育法规和条例规定的夫妇及单身妇女实施人类辅助生殖技术。

（2）根据《母婴保健法》，医务人员不得实施非医学需要的性别选择。

（3）医务人员不得实施生殖性克隆技术。

（4）医务人员不得将异种配子和胚胎用于人类辅助生殖技术。

（5）医务人员不得进行各种违反伦理、道德原则的配子和胚胎实验研究及临床工作。

5. 保密原则

（1）互盲原则：凡使用供精实施的人类辅助生殖技术，供方与受方夫妇应保持互盲、供方与实施人类辅助生殖技术的医务人员应保持互盲、供方与后代应保持互盲。

（2）机构和医务人员对适用人类辅助生殖技术的所有参与者（如卵子捐赠者和受者）有实行匿名和保密的义务。匿名是藏匿供体的身份；保密是藏匿受体参与配子捐赠的事实及对受者有关信息的保密。

（3）医务人员有义务告知捐赠者不可查询受者及其后代的一切信息，并签署书面知情同意书。

6. 严防商业化的原则

（1）医疗机构和医务人员对要求实施人类辅助生殖技术的夫妇，要严格掌握适应证，不能受经济利益驱动而滥用人类辅助生殖技术。

（2）供精、供卵只能是以捐赠助人为目的，禁止买卖，但是可以给予捐赠者必要的误工、交通和医疗补偿。

7. 伦理监督的原则

（1）为确保以上原则的实施，实施人类辅助生殖技术的机构应建立生殖医学伦理委员会，并接受其监督和指导。

（2）生殖医学伦理委员会应由医学伦理学、心理学、社会学、法学、生殖医学、护理学专家和群众代表等组成。

（3）生殖医学伦理委员会应依据上述原则对人类辅助生殖技术的全过程和有关研究进行监督，开展生殖医学伦理宣传教育，并对实施中遇到的伦理问题进行审查、咨询、论证和建议。

知识拓展

欧洲人类生殖及胚胎学会提出辅助生殖技术领域十个伦理课题

1. 着床前胚胎的地位。
2. 人胚胎冷冻保存。
3. 配子与胚胎捐赠。
4. 人胚胎干细胞研究。
5. 性别选择及其他伦理问题。
6. 辅助生殖技术与多胎妊娠。
7. 配子/生殖腺冷冻用于自身生育。
8. HIV（＋）病人的辅助生殖技术。
9. 植入前胚胎遗传学诊断用于人类白细胞抗原分型。
10. 代孕母亲。

二、我国辅助生殖技术规范化管理

随着生殖医学迅速发展、辅助生殖技术的普及，世界各国逐渐认识到加强辅助生殖技术管理、应对生殖伦理挑战的重要性，并通过立法或规范等手段对开展专项的机构、人员、技术及治疗者从多方面做出严格规定，管理与伦理建设日趋得到重视和加强。1985 年国际妇产科学联合会有关人类生殖和妇女保健伦理专门委员会（简称 FIGO 伦理委员会）成立，主要任务及目标是"记录和研究源于妇女卫生保健工作的基本伦理问题，使之引起关注"，呼吁世界各国和地区维护增进妇女健康与权益。同年，欧洲人类生殖及胚胎学会（European Society of Human Reproduction and Embryology，ESHRE）成立，1990 年英国设立人类受精与胚胎管理机构（Human Fertilisation and Embryology Authority，HFEA），美国早在 1944 年于芝加哥成立美国生殖医学协会（American Society for Reproductive Medicine，ASRM）并随着辅助生殖技术的发展逐步形成其下属机构辅助生殖技术协会（Society for Assisted Reproductive Technology，SART）。这些机构致力于促进生殖生物学和胚胎学研究成果共享与传播，颁布相关指南、制定法律法规、建立数据系统，对辅助生殖技术进行管理。目前约有 30 余个国家制定了辅助生殖技术相关法律和法规。

自 1988 年中国大陆首例"试管婴儿"诞生，中国辅助生殖技术经历了起步、快速发展到规范化管理三个阶段。初始十年在摸索中进行，技术状况参差不齐，不规范现象屡见不鲜。2001 年 2 月 20 日卫生部第 14 号和 15 号部长令颁布《人类辅助生殖技术管理办法》和《人类精子库管理办法》（简称《两个办法》）。2001 年 5 月 14 日，卫生部颁布《人类辅助生殖技术规范》、《人类精子库基本标准》、《人类精子库技术规范》和《实施人类辅助生殖技术伦理原则》（简称《技术规范、基本标准和伦理原则》），自此我国"试管婴儿"技术进入规范化管理和准入评审的进程。

2003 年 6 月 27 日，卫生部公布修订《技术规范、基本标准和伦理原则》，以卫科教发〔2003〕177 号颁发《人类辅助生殖技术与人类精子库评审、审核和审批管理程序》（以下简称《审批管理程序》），依据公平、公正、公开原则，形成我国该专业的规范化管理制度，引导辅助生殖技术步入有序发展的轨道。

2006 年 2 月 7 日，卫生部以卫科教发〔2006〕44 号颁发了《卫生部人类辅助生殖技术与人类精子库校验实施细则》(以下简称《校验实施细则》),组织开展全国生殖中心培训基地评审工作,《校验实施细则》对评审与校验申报的相关内容明确阐述,对机构场地、设备、技术等细节做出详细规定。

三、常用辅助生殖技术

目前,常用辅助生殖技术有人工授精和体外受精-胚胎移植及其衍生技术两大类。

1. 人工授精(artificial insemination,AI) 是将精子通过非性交方式注入女性生殖道内,使其受孕的一种技术。人工授精技术根据精液放置位置可以分为阴道穹后部人工授精、宫颈管内人工授精和宫腔内人工授精。宫腔内人工授精(intrauterine insemination,IUI)将洗涤处理后的精子悬液通过导管注入子宫腔内(图18-4)。此法是目前最为常用且妊娠率较高的人工授精方法,对男性不育因素、女性宫颈因素、免疫因素及不明原因的不孕症治疗有较好疗效。依据精子的来源,又分夫精人工授精(artificial insemination with husband's sperm,AIH)和供精人工授精(artificial insmination by donor,AID)。夫精人工授精的适应证:①男性因少精、弱精、液化异常、性功能障碍、生殖器畸形等不育;②宫颈因素不育;③生殖道畸形及心理因素导致性交不能等不育;④免疫性不育;⑤原因不明不育。供精人工授精适应证:①不可逆的无精子症、严重的少精症、弱精症和畸精症;②输精管复通失败;③射精障碍;④男方和(或)家族有不宜生育的严重遗传性疾病;⑤母儿血型不合不能得到存活新生儿。按国家法规,目前供精人工授精精子来源一律由国家卫生和计划生育委员会认定的人类精子库提供和管理。

由于供精人工授精实施中存在很多伦理问题,所以国家卫生和计划生育委员会规定实施供精人工授精的医疗机构需要经过特殊审批后方可实施此项技术。为了防止近亲婚配,严格控制每一位供精者的冷冻精液最多只能使5名妇女受孕。

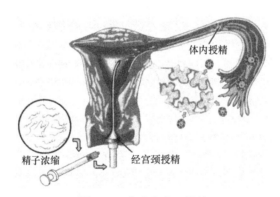

图18-4 宫腔内人工授精

在IUI之前,先对配偶或者供者的精子进行清洗和浓缩,在可能排卵的时候,把一根细而长的导管穿过宫颈推入宫腔,把一个装有精子浓缩液的注射器连接到导管末端,然后把精子注入内膜腔

知识拓展

供精者基本条件

国家卫生和计划生育委员会制定的《人类精子库技术规范》对供精者的基本条件和健康标准提出了明确的要求。

1. 供精者必须原籍为中国公民;并愿意提供真实、有效的个人身份信息,主要包括姓名、年龄、身份证号和生物学特性的标志(如指纹)等。并保证只在一处精子库供精。

2. 供精者赠精是一种自愿的人道主义行为。

3. 供精者必须达到供精者健康检查标准。

4. 供精者对所供精液的用途、权利和义务完全知情并签订供精知情同意书。

2. 体外授精-胚胎移植及其衍生技术 包括从不孕妇女体内取出卵子,在体外与精子授精后培养至早期胚胎,然后移植回子宫,使其继续发育着床、生长成为胎儿的过程(图18-5)。主要有体外受精-胚胎移植、配子或合子输卵管内移植、卵细胞胞质内单精子显微注射及植入前胚胎遗传学诊断等。

(1)常规体外授精与胚胎移植:体外受精—胚胎移植技术(*in vitro* fertilization and embryo transfer,IVF-ET)指从妇女卵巢内取出卵子,在体外与精子发生授精并培养3~5日,再将发育到卵裂期或囊胚期阶段的胚胎移植到宫腔内,使其着床发育成胎儿的全过程,俗称为"试管婴儿"。主要适用于:①女方各种因素导致的配子运输障碍;②排卵障碍;③子宫内膜异位症;④男方少、弱精子症;⑤不明原因的不育;⑥免疫性不孕。主要步骤:

1)控制性超促排卵(controlled ovarian hyperstimulation,COH):此方案主要包括使用GnRH激动剂降调节的超排卵方案、无降调节的超排卵方案及使用GnRH-a拮抗剂的超排卵方案。

2)取卵:通常在给予HCG 34~36小时后取卵。B型超声引导下,经阴道针刺卵泡负压吸引卵泡液获取卵母细胞,取卵后应用抗生素预防感染。

3)体外授精:取出卵母细胞在试管内与优化处理的精子混合授精,体外培养授精卵。

4)胚胎移植:将分裂为4~8个细胞的早期囊胚移植入宫腔。

5)黄体支持:应用孕酮或HCG肌内注射支持黄体功能,以提高妊娠率。

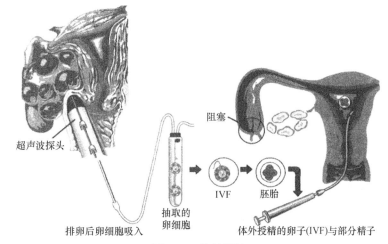

图18-5 体外授精

(2)卵细胞胞质内单精子注射(intracytoplasmic sperm injection,ICSI):单精子卵细胞胞质内显微注射是在显微操作系统帮助下,在体外直接将精子注入卵母细胞胞质内使其授精(图18-6)。

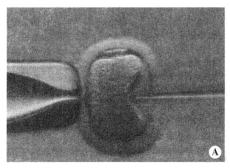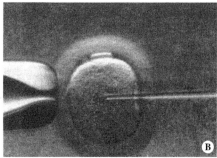

图18-6 卵细胞内单精子注射的显微照片

可克服严重的男性少、弱精症病人在体外授精中由于精子数量过少或精子功能障碍不能穿透卵母细胞透明带达到精卵融合、因而无法授精或授精率低下的问题。ICSI 也适用于阻塞性或部分非阻塞性无精症病人。然而，此技术避开了人类生殖的自然选择过程，可能会增加后代出生缺陷的发生率，应严格掌握适应证，并重视术前的遗传学咨询及检查。

（3）植入前胚胎遗传学诊断（preimplantation genetic diagnosis，PGD）：此方法是利用现代分子生物学技术与显微操作技术，在授精卵分裂为 8 细胞左右时，取出 1～2 个细胞，进行特定的遗传学性状检测，以选择合适的囊胚进行移植的技术。遗传学性状检测方法以荧光原位杂交或各种 PCR技术为主。目前常用于某些单基因疾病、染色体数目或结构异常及性连锁性遗传病的携带者等有可能分娩遗传性疾病后代的高危夫妇的胚胎选择。该技术的主要目的与不孕症的治疗无关，但以辅助生殖技术为基础。应用 PGD 技术，可以避免反复的选择性流产或引产和遗传性疾病患儿的出生。

（4）配子输卵管内移植（gamete intrafallopian transfer，GIFT）：在开腹或腹腔镜下将取到的卵母细胞与处理后的精液一起注入双侧输卵管内。适用于输卵管正常的不孕妇女。GIFT 由于省去了体外胚胎培养阶段，实验方法简便，但在配子移植时需开腹或行腹腔镜手术（包括全麻），对病人损伤大。同时，由于难以了解受精过程和胚胎发育情况，成功率为 20%～30%，目前已很少应用。

（5）未成熟卵子体外培养（in vitro maturation，IVM）：是模拟体内卵母细胞的成熟环境，将从卵巢采集的未成熟卵母细胞在体外培育直至成熟的技术。IVM 避免了 IVF 治疗中卵巢过多刺激综合征发生的风险，适用于 PCOS 等易发生卵巢高反应的不孕病人。

案例分析 18-1

3. 可供选择的辅助生殖技术有哪些？

答：由于该病人双侧输卵管切除后，无法自然受孕，须使用体外授精-胚胎移植及其衍生技术。

知识拓展

辅助生殖技术的发展前景

1. 卵细胞胞质置换或卵细胞核移植技术　通过与年轻女性卵细胞胞质进行置换或直接将卵细胞生殖泡核移植到去除生殖泡核的年轻女性卵细胞胞质中，就可以使高龄不孕妇女获得自己血亲的后代。然而，此技术可能将供卵者卵细胞胞质中线粒体 DNA 带入受卵者细胞基因中，这是不可忽视的严重问题。在没有确切了解这项技术对人类遗传的影响之前必须慎重使用。目前，我国禁止使用该项技术。

2. 生殖冷冻技术　人类精子、卵子或卵巢组织和胚胎冷冻技术等生殖冷冻技术是生殖工程技术中非常重要的一部分。人类精子和卵子包括卵巢组织冷冻获得成功，不仅可长期保存生殖细胞或生殖组织，还能为肿瘤病人和那些暂不想生育但担心将来可能因生育能力下降而致不育的正常女性"储存"生育力。胚胎冷冻可以将病人多余胚胎保存起来，以利选择合适的时机移植。此外，卵子冷冻的成功使赠卵试管婴儿更易于控制。卵细胞对低温非常敏感，冷冻后的卵子会发生不同程度的细胞损伤、染色体异常等，故卵子及卵巢组织的冷冻技术还有待进一步完善。

总之，辅助生殖技术的发展已经超越了单纯治疗不孕的范围，逐渐进入了对生命奥秘的探索和研究阶段，其内涵也从辅助生殖过渡到生殖工程。

四、辅助生殖技术主要并发症

1. 卵巢过度刺激综合征（ovarian hyperstimulation syndrom，OHSS）　指诱导排卵药物刺激卵

巢后，导致多个卵泡发育、雌激素水平过高及颗粒细胞的黄素化，引起全身血流动力学改变的病理情况。OHSS 的发病机制尚不完全清楚，可能与多种因素有关。绒毛膜促性腺激素的使用是触发 OHSS 发生的重要因素。OHSS 的发生与所使用超排卵药物的种类、剂量、治疗方案及病人的内分泌状况、是否妊娠等因素有关。在接受超排卵治疗的病人中，OHSS 的总体发生率约为 20%，其中重度者为 1%～10%。妊娠周期 OHSS 发生率高于非妊娠周期，程度也较重。OHSS 的高危因素见表 18-2。

表 18-2　OHSS 的高危因素

高危因素	标准
原发因素（病人本身因素）	
高抗米勒管激素（AMH）水平（A 级证据）	>3.36μg/L 可独立预测 OHSS
低龄（A 级证据）	<33 岁可预测 OHSS
既往 OHSS 病史（B 级证据）	既往有中、重度 OHSS 史，住院病人
多囊样（PCO）卵巢（A 级证据）	双侧卵巢窦卵泡计数>24 枚
基础窦卵泡计数（AFC）（A 级证据）	AFC>14 枚
低体质量指数（存争议）	结论存在争议
过敏体质（自身免疫性疾病）（存争议）	结论尚不确定
甲状腺功能低下（存争议）	促甲状腺激素使卵泡增大
继发因素（卵巢功能相关因素）	
中/大卵泡数量多（存争议）	≥13 个直径≥11mm 的卵泡或>11 个直径≥10mm 的卵泡
高的或增长迅速的雌二醇（E_2）水平及大量卵泡（存争议）	E_2≥5000ng/L 和（或）≥18 个卵泡可预测重度 OHSS
获卵数（存争议）	获卵数>11 个
应用 HCG 触发排卵或黄体支持（A 级证据）	HCG 触发排卵或黄体支持与 OHSS 有关
早期妊娠（HCG）（A 级证据）	早期妊娠致内源性 HCG 增高与晚发型 OHSS 相关

OHSS 主要的病理生理变化是毛细血管的通透性增加、体液大量外渗并继发一系列的改变，导致腹水、胸腔积液；血液浓缩、有效血容量降低；血液呈高凝状态；肾灌流量减少，导致尿量减少甚至无尿，同时可伴水、电解质与酸碱平衡失调。临床表现为病人双侧卵巢增大，胃肠道不适、腹胀、呼吸困难、少尿等，严重者心、肺功能降低，肝、肾功能受损，静脉血栓形成等。OHSS 的分级见表 18-3。

表 18-3　OHSS 的分级

OHS 等级	临床表现	实验室检查
轻度	腹胀、不适；轻度恶心、呕吐；轻度呼吸困难；腹泻；卵巢增大	无
中度	所有轻度症状；超声检查出现腹水	血液浓缩（血细胞比容>41%）；白细胞>15 000/ml
重度	所有轻度和中度症状；出现腹水的临床表现；重度呼吸困难；少尿或无尿；顽固性恶心、呕吐	严重血液浓缩（血细胞比容>55%）；白细胞>25 000/ml；内生肌酐清除率<50ml/min；血肌酐>1.6mg/dl；血钠<135mmol/L；血钾>5mmol/L；肝酶升高
极重度	血压/中心静脉压降低；胸腔积液；体重快速增加（>1kg/24h）；昏厥；剧烈腹痛；静脉血栓形成；无尿/急性肾衰竭；心律失常；血栓栓塞；心包积液；胸腔大量积液；动脉血栓；成人呼吸窘迫综合征；脓毒血症	以上结果恶化

治疗的主要措施包括提高循环胶体渗透压，解除胸腔积液、腹水的压迫，改善微循环及毛细血管通透性，纠正水、电解质与酸碱平衡失调和血液浓缩状态，保持有效血容量，维持正常的尿量。出现器官功能障碍者给予相应处理。必要时使用抗凝治疗以预防血栓形成。近年来，中药治疗 OHSS 也成为中西医结合研究热点，中药具有通利小便、恢复肾脏功能的作用，药效持续和缓，如有妊娠还可同时安胎。另外，心理干预对于 OHSS 的治疗具有良好的辅助作用，医务人员的热情、真诚可以缓解病人对疾病的焦虑，树立战胜疾病的信心。对病情严重且难以控制的病人应果断终止妊娠。

2. 多胎妊娠 促排卵药物的使用或多个胚胎的移植可导致多胎妊娠的发生。使用克罗米酚后多胎妊娠率达 5%～10%，应用绝经期促性腺激素后的多胎妊娠率为 20%～40%，体外受精与胚胎移植技术后高达 25%～50%，甚至出现三胎以上妊娠。多胎妊娠可导致孕妇的妊娠并发症及围生儿并发症明显升高，围生儿死亡率也明显升高。

为减少多胎妊娠的发生，应严格促排卵药物应用的适应证，并实施适度的超排卵。此外，在辅助生殖技术中减少移植胚胎的数目，通过选择高质量的胚胎进行移植或改善子宫内膜的接受性从而提高所移植胚胎的植入率，取代通过增加移植胚胎数目而提高妊娠率的方法。多胎妊娠发生后，减胎术可作为一种补救的措施。减胎术是实时超声显像引导下的介入方法，包括经阴道和经腹部两种途径。对妊娠 7 周前后的早期胚胎可经阴道途径进行胚胎的吸引，较大的胚胎可采用胚心部位注入 10%KCl 致死胚胎的方法。妊娠物可逐步被完全吸收或形成纸样儿在分娩时排出。术后应监测母体的凝血功能，注意感染、出血等并发症。减胎术后的流产率为 5.4%～9.1%。

3. 其他并发症 体外受精技术穿刺取卵时可能损伤邻近肠管、输尿管甚至血管，引起出血和感染等并发症。辅助生殖技术妊娠与自然妊娠比较，其流产率、早产率、异位妊娠率、宫内外同时妊娠率均较高。

采用辅助生殖技术的妊娠均应视为高危妊娠，加强和重视围生期保健，及时防治产科并发症，以得到良好的产科结局。

五、辅助生殖技术护理常规

1. 辅助生殖技术术前病人护理
（1）指导就诊程序与复诊时间。
（2）指导术前检查的时间与注意事项。
（3）介绍有关证件准备的重要性。
（4）鼓励病人遵循医嘱。
（5）及时、准确地处理和记录病人的各种不良反应，包括心理问题。
（6）接受病人咨询。
（7）安排和指导治疗时间。
（8）收集护理疑难问题并不断改进护理措施。
（9）学习、运用护理新概念。

2. 辅助生殖技术术中病人护理
（1）介绍有关医护人员与环境。
（2）指导治疗程序、时间与注意事项。
（3）审核病人证件，并在治疗程序开始前复印留存。
（4）引导病人完成主诉，协助医师完善病历。
（5）指导病人完成各项治疗。
（6）准确执行医嘱。
（7）及时、准确地处理和记录病人的各种不良反应，包括心理问题。
（8）接受病人咨询。

（9）协调各相关系统人员工作。

（10）收集护理疑难问题并不断改进护理措施。

（11）学习、运用护理新概念。

3. 辅助生殖技术术后病人护理

（1）鼓励病人遵循医嘱。

（2）介绍术后注意事项。

（3）指导病人认识治疗后随访的目的与重要性，并完善记录随访结果。

（4）妊娠期保健知识宣教。

（5）指导病人就诊。

（6）接受病人咨询。

（7）收集护理疑难问题并不断改进护理措施。

（8）学习、运用护理新概念。

查找不孕原因是诊断的关键，女方不孕的常见原因有盆腔因素和排卵障碍。女性不孕症的治疗主要包括生殖道整形手术、诱导排卵和辅助生殖技术。体外授精和胚胎移植技术适用于其他常规治疗无法妊娠者。常见并发症为诱导排卵引起的卵巢过度刺激综合征和多个胚胎移植导致的多胎妊娠。体外授精衍生技术主要用于特殊种类的不孕（育）症或常规体外授精和胚胎移植失败者的治疗，或为解决有严重遗传性疾病夫妇的生育问题。

思 考 题

1. 女性不孕症的常见原因是什么？

2. 女性不孕症的常用检查有哪些？

3. 辅助生殖技术常见的并发症是什么？

（徐　钦）

第十九章 妇女保健

【知识目标】

熟悉 妇女保健工作的目的、意义、方法及组织机构，妇女的各期保健、计划生育指导，以及贯彻落实妇女劳动保健制度。

了解 妇女保健工作的任务及妇女保健统计指标。

【技能目标】

能够正确应用孕产期保健质量统计指标，评价围生期妇女保健工作质量。

【素质目标】

培养学生建立健康教育意识，具备整体护理理念。

第一节 概 述

一、妇女保健工作的目的、意义及方法

（一）妇女保健工作的意义

妇女保健是我国卫生保健事业重要组成部分，其宗旨是维护和促进妇女身心健康。以"保健为中心，临床为基础，保健与临床相结合，以生殖健康为核心，面向基层，面向群体"为工作方针，提高民族综合素质，维护家庭幸福和后代健康，促进计划生育基本国策的贯彻和落实。

（二）妇女保健工作的目的

通过落实妇女各期的普查、预防保健、监护和治疗措施，减少患病率和伤残率，消灭和控制某些疾病及遗传病的发生，阻止性传播疾病的传播，降低孕产妇及围生儿死亡率，从而促进妇女的身心健康。

> **知识拓展**
>
> **妇女保健与生殖健康**
>
> 生殖健康（reproductive health）是 20 世纪 80 年代国际社会提出的一个新概念。1994 年世界卫生组织正式通过了生殖健康的定义：生殖健康不仅是生殖过程没有疾病和失调，而且是心理、生理和社会的一种完好状态，并在此状态下完成生殖。同年 9 月生殖健康概念被在开罗召开的"国际人口与发展会议"所采纳，将其写入行动纲领中。
>
> 生殖健康的主要内涵：能够进行满意和安全的性生活，没有疾病传染和意外妊娠发生；有生育能力，并有权决定是否生育和生育时间；夫妇有权知道和获取安全、有效和可接受的计划生育方法；妇女有权获得适宜生殖保健服务，安全通过妊娠和分娩，保障婴儿存活并健康成长。生殖健康的提出特别强调以妇女为中心，把保护妇女健康提高到人权水平，强调社会参与和政府责任及多学科的合作，是人类社会文明和医学科学发展的体现。

（三）妇女保健工作的方法

妇女保健工作是一个社会系统工作，应充分发挥各级妇幼保健专业机构及三级妇幼保健网的作用。开展以生殖健康为核心的妇女保健，做到以人为中心，以服务对象的需求为评价标准，强调社

会参与及政府责任，将妇女儿童健康纳入医改和卫生事业发展规划中，为妇幼卫生发展提供强有力的制度和组织保障。切实做到：①加强基层保健人员妇幼卫生信息网络建设，使信息上报途径畅通，数据采集准确、及时。有计划地组织培训及继续教育，推广妇幼保健适宜技术，不断提高专业队伍的综合素质和业务技能水平。②深入调查研究，制订切实可行的工作计划、防治措施及质量评价体系，强调监督机制，重视过程管理，实行目标管理。③广泛开展社会宣传和健康教育，提高妇女的自我保健和参与意识，做到基础保健与临床保健相结合，防与治相结合。④建立健全相关法律法规和规章制度，保障妇女的合法权利。

二、妇女保健工作的组织机构

（一）卫生行政机构

1. 卫健委内设妇幼保健与社区卫生司（简称妇社司），下设妇女保健处、儿童保健处、社区卫生处、健康促进与教育处等处室，领导全国妇幼保健工作。

2. 省（自治区、直辖市）级卫生厅设妇幼保健与社区卫生处（简称妇社处）。

3. 市（地）级卫生局内设妇幼卫生科或防保科。

4. 县（市）级卫生局一部分设防保股，一部分设业务股，少数县由专人分管。

（二）专业机构

1. 妇幼卫生专业机构　包括各级妇幼保健机构、各级妇产科医院、综合医院妇产科、计划生育科、预防保健科，中医医疗机构中的妇科，不论其所有制关系（全民、集体、个体）均属妇幼卫生专业机构。

2. 各级妇幼保健机构情况　①国家级，目前为国家妇幼保健中心负责管理。②省级妇幼保健机构（自治区、直辖市）设立省级（自治区、直辖市）妇幼保健院及部属院校妇产科、妇幼系。③市（地）级设立市（地）级妇幼保健院；④县级设立县妇幼保健院（所）。

各级妇幼保健机构均属于业务实体，都必须接受同级卫生行政部门的领导，认真贯彻妇幼卫生工作方针。

第二节　妇女保健工作的任务

一、妇女各期保健

（一）青春期保健

青春期保健应根据青春期女性的生理、心理、社会行为特点，重视其身心健康与行为方面的问题。主要做好三级预防，以加强一级预防为重点。

1. 一级预防　加强健康教育，使青少年了解自己生理、心理上的特点，懂得自爱，学会保护自己，培养良好的个人生活习惯，合理安排生活和学习，有适当的运动与正常的娱乐，注意劳逸结合。注意营养成分的搭配，提供足够的热量，定时定量，三餐有度。体育锻炼对身体健康成长十分重要，注意运动负荷量，不宜过量，经期应避免剧烈的跑跳动作。重点指导经期卫生保健及乳房保健，进行青春期心理卫生和性知识及性道德教育，正确对待和处理性发育过程中的各种问题，以减少非意愿妊娠率，预防性传播疾病。

2. 二级预防　早期发现疾病和行为异常，减少危险因素，通过学校保健等普及对青少年的体格检查，及早筛查出健康和行为问题。

3. 三级预防　对女青年疾病的治疗与康复。

（二）婚前保健

婚前保健是为即将婚配的男女双方在结婚登记前所提供的保健服务，包括婚前医学检查、婚前卫生指导和婚前卫生咨询。婚前医学检查是通过医学检查手段发现有影响结婚和生育的疾病，给予及时治疗，并提出有利于健康和出生子代素质的医学意见。婚前卫生指导能促进服务对象掌握性保健、生育保健和新婚避孕知识，以达到生殖健康的目的。婚前卫生咨询针对医学检查结果发现的异常情况以及服务对象提出的具体问题进行解答、提供信息，改变不利于健康的行为，对促进健康、保障健康生育起到积极的保护作用。需要通过耐心、细致的咨询服务，方能达到保护母婴健康和减少严重遗传性疾病患儿出生的目的，一是"暂缓结婚"，如精神病在发病期间，指定传染病在传染期间，重要脏器疾病伴功能不全，患有生殖器官发育障碍或畸形；二是"不宜结婚"，双方为直系血亲或三代以内旁系血亲；三是"不宜生育"，如严重遗传性疾病病人。总之，婚前保健保障个人和家庭幸福，减少遗传病蔓延，为优生优育打下良好基础，也为计划生育提供保证。

（三）生育期保健

此期根据妇女的生理、心理及社会特征，主要是维护生殖功能的正常，保证母婴安全，降低孕产妇死亡率和围生儿死亡率。切实落实三级预防保健工作，一级预防：普及孕产期保健和计划生育技术指导；二级预防：早期发现、早期治疗妇女在生育期因孕育或节育导致的各种疾病，提高防治质量；三级预防：提高对高危孕产妇的处理水平，降低孕产妇死亡率和围生儿死亡率。其中以一级预防为重点，确保生育期妇女的身心健康。

（四）围生期保健

围生期保健指一次妊娠从妊娠前、妊娠期、分娩期、产褥期、哺乳期为孕产妇和胎儿及新生儿的健康所进行的一系列保健措施，从而保障母婴安全，降低孕产妇死亡率和围生儿死亡率。

1. 妊娠前期保健 指导选择最佳的受孕时机，如适宜年龄（女性 21～29 岁为宜，男性 23～30 岁为宜）、最佳的身体心理状态、良好的社会环境等，以减少或避免危险因素和高危妊娠的发生，确保优生优育。女性 <18 岁或 >35 岁是妊娠危险因素，易造成难产及其他产科并发症，以及胎儿染色体异常。积极治疗对妊娠有影响的疾病，如病毒性肝炎、心脏病等，选择适宜时间受孕，不宜妊娠者应及时告知。仔细评估既往慢性疾病史、家族史和遗传病史，对使用长效避孕药物避孕者需改为工具避孕，6 个月后再受孕；高龄孕妇或有不良孕产史、遗传病、传染病史者，此次受孕前应接受产前咨询和遗传咨询，妊娠前 3 个月补充叶酸或含叶酸的多种维生素可明显降低胎儿神经管畸形等风险，充分做好妊娠前准备，以减少高危妊娠和高危儿的发生。此外，妊娠前期妇女尽量保持良好的精神状态，饮食均衡、营养丰富，生活有规律，戒烟酒、避免接触有毒物质和放射线、工作适度，睡眠充足，保证身体健康尤为重要。

2. 妊娠期保健 目的是加强母儿监护，预防和减少妊娠期并发症的发生，确保孕妇和胎儿在妊娠期间的安全、健康，开展出生缺陷产前筛查和产前诊断，及早干预，确保母儿安全。妊娠期保健可分为妊娠早期保健、妊娠中期保健、妊娠晚期保健。

（1）妊娠早期保健：妊娠早期是胚胎、胎儿分化发育阶段，此期易受外界因素及孕妇疾病的影响，导致胎儿畸形或发生流产，应注意防病、防致畸。妊娠早期保健的主要内容：①尽早确诊妊娠，建立妊娠期保健手册。评估妊娠前保健情况。做好预防流产相关知识宣教，指导妊娠早期营养和生活方式，如注意营养，戒烟酒，避免过劳，生活起居有规律。②确定基础血压、基础体重。进行高危妊娠初筛，了解有无不良孕产史、有无慢性病史，如高血压、心脏病、糖尿病、肝肾疾病等，及时请相关学科会诊，不宜继续妊娠者应告知并及时终止妊娠。③询问家族成员有无遗传病病史。④了解有无接触过有害的化学制剂及长期放射线接触史。⑤应避免精神刺激，保持心情舒畅；保持室内空气清新；患病时遵医嘱服药，以防药物致畸。⑥高危妊娠者，严密观察，严格执行转诊制度。

（2）妊娠中期保健：妊娠中期是胎儿生长发育较快的阶段。此期胎盘已形成，不易发生流产，妊娠晚期并发症尚未出现，应仔细检查妊娠早期各种影响因素对胎儿是否有损伤，加强产前诊断和产前治疗，妊娠晚期并发症的预防也需从妊娠中期开始。进行妊娠中期营养、生活方式、妊娠生理知识、早产的认识与预防、妊娠期糖尿病筛查意义等宣教；在妊娠中期行胎儿畸形筛查，对疑有畸形或遗传病及高龄孕妇的胎儿要进一步做产前诊断和产前治疗。适当补充铁剂和钙剂，监测胎儿生长发育的各项指标，预防和及早发现胎儿发育异常，并预防和治疗生殖道感染，可以减少妊娠晚期、产时、产后的并发症。指导孕妇产检和胎教，促进母亲角色转换，鼓励丈夫积极参与。

（3）妊娠晚期保健：妊娠晚期胎儿生长发育最快，体重明显增加。此期应注意补充营养、防治妊娠并发症和积极治疗合并症，加强孕妇自我监护及胎儿生长发育监测。定期行产前检查，监测胎儿生长发育的各项指标，防治妊娠并发症和合并症，及早发现并矫正胎位异常，注意胎盘功能和胎儿宫内安危的监护，预防胎儿宫内窘迫，及时纠正胎儿缺氧。做好分娩前的心理准备，考虑对母儿合适的分娩方式。指导孕妇做好乳房准备，有利于产后哺乳。

3. 分娩期保健 指分娩与接产时的各种保健和处理，这段时间虽短，但很重要且复杂，是保证母儿安全的关键。提倡住院分娩，建议高危孕妇提前入院，确保分娩顺利，母儿安全。持续性地给予产妇生理上、心理上和精神上的帮助和支持，缓解疼痛和焦虑。

近年卫健委会针对分娩期保健提出"五防、一加强"，内容是：防出血（及时纠正宫缩乏力，及时娩出胎盘，注意产后 2 小时的出血量），防感染（严格执行无菌操作规程，院外未消毒分娩者应用破伤风抗毒素注射防新生儿破伤风，防产妇产褥期感染），防滞产（注意胎儿大小、产道情况、产妇精神状态，密切观察宫缩，定时了解宫颈扩张和胎先露部下降情况），防产伤（尽量减少不必要干预及不适当操作或暴力，提高接产质量），防窒息（及时处理胎儿窘迫，接产时做好新生儿抢救准备）；"一加强"是加强产时监护和产程处理。

4. 产褥期保健 均在初级保健单位进行，产后访视应在产后 3 日内、产后 14 日、产后 28 日进行。目的是预防产后出血、感染等并发症的发生，促进产妇产后生理功能恢复。由于产后家庭关系和产妇身心改变及亲子关系的建立等因素，使产妇处于一种压力情境中，因此护理人员在产褥期提供相应的身心指导和帮助是非常重要的。

（1）健康教育：指导产妇保持身体清洁，尤其是会阴部皮肤和乳房的清洁；居室应安静、舒适；营养合理，防止便秘；注意休息，至少 3 周以后才能进行全部家务劳动。经阴道自然分娩的产妇，产后 6～12 小时可起床做轻微活动，避免直立性低血压现象，动作宜缓慢，坐起后无眩晕感后方可站立行走；产后第 2 天可在室内随意活动；产后按时做健身操，有利于恢复体力，避免和减少血栓性静脉炎的发生，有利于恢复盆底肌及腹肌的张力；会阴部有切口或剖宫产者，可先进行深呼吸等促进血液循环的运动，待拆线后切口不感觉疼痛时，做产后健身操；运动量应根据自身情况渐进性增加。

（2）家庭适应及产后亲子关系的建立：遵循以家庭为中心的产科护理理念，促进家庭和谐发展。正确评估父亲或母亲角色转换情况、为他们提供机会谈论妊娠分娩的经验；表达对新生儿的看法、鼓励父亲或母亲检查新生儿身体，并与新生儿有面对面或眼对眼的接触；指导他们对新生儿进行语言交流，表达情感，促进亲子互动；鼓励家人积极参与育婴活动，如沐浴、抚触、喂奶等；母亲获得家人支持的多少与母性行为的适应成正比，因此，需帮助母亲获得更多的家人支持，促进正向和积极的亲子互动，建立良好家庭关系，维护家庭稳定幸福。

（3）产后检查及计划生育指导：产后检查包括产后访视及产后健康检查。产后访视应在产妇出院后 3 天内、产后 14 天和 28 天，共 3 次，如有必要可酌情增加访视次数。访视内容包括产妇的子宫复旧、会阴部切口或剖宫产切口愈合等，检查乳房及母乳喂养情况，以及孕产妇的饮食、休息及婴儿的健康状况等，并给予正确的指导和处理。产褥期内禁止性生活。产后 42 天产妇应到医院接受全面的健康检查，包括全身检查和妇科检查，同时给予计划生育指导，使夫妇双方知情选择适宜的避孕措施。

5. 哺乳期保健 哺乳期是指产妇用自己的乳汁喂养婴儿的时期，时间通常为 2 年。近年来，国际上将保护、促进和支持母乳喂养作为妇幼保健工作的重要内容，因此，哺乳期保健的主要目的是促进和支持母乳喂养。

（1）母乳喂养的好处：①母乳是婴儿最理想的营养食品，营养丰富，适合婴儿消化、吸收。②母乳喂养省时、省力，经济又方便。③母乳含丰富抗体和其他免疫活性物质，能增加婴儿抵抗力，预防疾病。④通过母乳喂养，母婴皮肤频繁接触，可增强母子感情。

（2）为提高母乳喂养率，WHO 提出"促进母乳喂养的十项措施"：①向所有卫生保健人员常规传达母乳喂养政策。②培训所有保健人员，执行此方针。③向所有孕妇宣传母乳喂养优点。④协助产妇分娩后半小时内即开始喂奶。⑤指导母亲如何喂奶，以及在必须与婴儿分开的情况下如何保持泌乳。⑥除医疗上需要外，只喂母乳，不给新生儿任何其他食品和饮料。⑦实行母婴同室。⑧按需哺乳。⑨不给婴儿吸橡皮奶嘴。⑩促进母乳喂养支持组织的建立，并将出院的母亲转给妇幼保健组织。

我国目前三级医疗保健网较健全，将出院的母亲转给街道妇幼保健组织，对母婴进行家庭访视。

（3）目前母乳喂养率不断提高，但母乳不足的发生率也随婴儿月龄增长而逐月上升。其实母乳不足并不说明母亲没有足够奶水，而是婴儿未能吃到足够乳汁。原因：①母乳喂养因素，表现在产后开奶延迟，开奶前使用过奶瓶和橡皮奶头，喂奶次数少，尤其夜间不喂，哺乳时间过短，乳房未被吸空；②母亲心理因素：信心不足，心情紧张、忧虑、疲劳，不愿哺乳。③母婴健康状况：产后母亲服用利尿药、避孕药，使乳量减少，婴儿生病或口腔畸形。④暂时性供需不足：生后 2 个月婴儿体重增长最快，需要营养相对增加，而乳汁分泌尚未随之增多。

处理方法：①保健人员亲自观察母亲哺乳全过程，找出问题所在。②教会母亲判断婴儿是否获得足够奶量的方法，观察婴儿体重增长情况，正常情况下，婴儿体重增长每月应不少于 600g；观察和记录婴儿排尿情况，通常婴儿昼夜至少排尿 6～8 次，尿外观色淡而无味。③提供有关母乳喂养知识和哺乳技巧，频繁、有效地吸吮会使乳汁越吸越多，并增强母亲哺乳信心，克服紧张、焦虑情绪。许多药物能通过乳汁进入婴儿体内，哺乳产妇用药需慎重，哺乳期最好采用工具避孕。

（4）哺乳期保健人员职责：①定期访视。评估母亲身心康复情况，指导母亲饮食、休息、清洁卫生及产后适度运动。②评估母乳喂养及婴儿生长发育情况。重点了解哺乳的次数、是否按需哺乳、哺乳的姿势并予以正确指导、大小便次数及性状、婴儿睡眠、母子情感交流及正确养育婴儿的方法。③指导母亲在哺乳期合理用药及采取正确的避孕措施。④评估家庭支持系统，完善家庭功能。

（五）绝经过渡期保健

绝经过渡期是指妇女 40 岁左右开始出现内分泌、生物学变化和临床表现直至绝经。在绝经过渡期前后可出现因性激素减少而引发的一系列躯体和精神心理症状，故此期保健的主要目的是提高绝经过渡期妇女的自我保健意识和生活质量。

绝经过渡期保健内容：①通过多途径健康宣教，使绝经过渡期妇女了解这一特殊时期的生理、心理特点，合理安排生活，重视蛋白质、维生素及微量元素的摄入，保持心情舒畅，注意锻炼身体。②指导保持外阴部清洁，预防萎缩的生殖器发生感染；防治绝经过渡期月经失调，重视绝经后阴道流血。此期是妇科肿瘤的好发年龄，应每 1～2 年定期体检。③指导妇女进行缩肛运动，加强盆底组织支持力，预防子宫脱垂及压力性尿失禁；在医师的指导下，采用激素替代治疗、补充钙剂等方法防治围绝经期综合征、骨质疏松、心血管疾病等。④经期紊乱时，宫内节育器即需取出；也可停经后取出，但时限不超过 1 年；此期虽然生育能力下降，仍应避孕至月经停止 12 个月以后。

（六）老年期保健

由于社会经济发展，医疗服务技术水平的提高，使人类的平均寿命延长。国际老年学会规定，65 岁以上为老年期。老年期是一生中生理和心理上的一个重大转折点，由于生理上的明显变化，使老年期妇女的心理和生活发生巨大的变化，较易患各种身心疾病，如萎缩性阴道炎、子宫脱垂和膀胱膨出、直肠膨出、妇科肿瘤、脂代谢紊乱、老年性痴呆等。因此，应指导老年人定期体格检查，合理应用激素类药物，加强身体锻炼，适度参加社会活动和从事力所能及的工作，以利身心健康，提高生命质量。

二、妇女常见疾病和恶性肿瘤的普查普治

　　妇女保健也包括建立健全妇女保健网络，定期进行妇女常见病及良恶性肿瘤的普查普治工作，35 岁以上妇女每 1~2 年应普查 1 次。普查内容：妇科检查（外阴、阴道、宫颈、双合诊、三合诊）、阴道分泌物检查、宫颈细胞学检查、B 型超声检查。当普查发现异常时，应进一步进行阴道镜检查、宫颈活组织检查、分段诊刮术、CT、MRI 等特殊检查。对妇科恶性肿瘤做到早期发现、早期诊断及早期治疗，提高妇女生命质量。针对普查结果，制订预防措施，降低发病率，提高治愈率，维护妇女健康。

三、计划生育技术指导

　　积极开展计划生育技术咨询，普及节育科学知识，以妇女为中心，大力推广以避孕为主的综合节育措施。使育龄妇女了解各种节育方法的安全性和有效性，指导夫妇双方选择适宜的节育方法，以降低非意愿妊娠，而且屏障式避孕措施还能预防性病的传播。人工流产只能作为避孕失败后的最后补救手段，不应作为避孕措施。保证和提高节育手术质量，减少和防止手术并发症的发生，确保受术者安全与健康。

四、妇女劳动保护

　　在职业性有害因素的作用下，妇女的生殖器官和生殖功能可能受到影响，并且可以通过妊娠、哺乳等影响胎儿、婴儿的健康。因此，我国政府十分重视保护劳动妇女的健康。采用法律手段，贯彻预防为主的方针，确保女职工在劳动工作中的安全与健康。目前我国已建立较为完善的妇女劳动保护和保健的法律，有关规定如下。

（一）月经期

　　职工在月经期不得从事装卸、搬运等重体力劳动及高处、低温、冷水、野外作业及用纯苯作为溶剂而无防护措施的作业；不得从事连续负重（每小时负重次数在 6 次以上者）单次负重超过 20kg，间断负重每次负重超过 25kg 的作业。

（二）妊娠期

　　妇女妊娠后在劳动时间进行产前检查，可按劳动工时计算；妊娠期不得加班、加点，对妊娠 7 个月以上的女职工，用人单位不得延长劳动时间或者安排夜班劳动，并应当在劳动时间内安排一定

的休息时间；不得从事工作中频繁弯腰、攀高、下蹲的作业；不允许在女职工妊娠期、产期、哺乳期降低基本工资或解除劳动合同；对有两次以上自然流产史，现又无子女的女职工，应暂时调离有可能导致流产的工作岗位。

（三）产期

女职工顺产假为 188 日（各地规定有所不同），其中产前休息 15 日，难产增加产假 15 日。生育多胞胎的，每多生育 1 个婴儿，增加产假 15 日。女职工妊娠未满 4 个月流产的，享受 15 日产假；妊娠满 4 个月流产的，享受 42 日产假。

（四）哺乳期

调近不调远，哺乳时间为 1 年，不得安排夜班及加班。用人单位应当在每日的劳动时间内为哺乳期女职工安排 1 小时哺乳时间；女职工生育多胞胎的，每多哺乳 1 个婴儿每日多增加 1 小时哺乳时间。

（五）绝经过渡期

绝经过渡期女职工应该得到社会广泛的体谅和关怀；经医疗保健机构诊断为绝经综合征者，经治疗效果不佳，已不适应现任工作时，应暂时安排其他适宜的工作。

（六）其他

妇女应遵守国家计划生育法规，但也有不孕的自由；各单位对妇女应定期进行以防癌为主的妇女病普查普治；女职工的劳动负重，单人负重一般不得超过 25kg，两人抬运不得超过 50kg。

五、女性心理保健

健康的心理对妇女的身心健康有不可忽视的意义，尤其对女性度过一生中几个特定的时期更重要。

（一）月经期心理卫生

月经初潮来临，身心发生的巨大变化会造成少女困惑、焦虑和烦躁，这需要对少女进行适当的性教育。月经周期中激素水平变化可能和相应的情绪变化有关，在经前期雌激素水平低时，情绪常消极；经期前后的乏力、烦躁不安、嗜睡、少动为常见的心理行为症状，需适当运动加以放松。相反，生活方式改变、环境变迁、工作紧张等引起的情绪障碍，也可导致月经周期混乱和闭经。

（二）妊娠期和分娩期心理卫生

妊娠期的心理状态分为 3 个时期：较难耐受期、适应期和过度负荷期。孕妇最常见心理问题为焦虑或抑郁状态：对妊娠、分娩、胎儿和产后等方面的关心或担心。这时的心理卫生保健重点是充分休息，进行心理咨询和心理疏导。分娩期常见的心理问题是不适应心理（对于环境陌生和对分娩的紧张）、焦虑紧张心理（担心新生儿有缺陷、分娩不顺利，会影响宫缩而难产）、恐惧心理（会加剧分娩的疼痛，大量消耗体力和精力，导致宫缩乏力、产程延长）、依赖心理。因此，在分娩过程中，医护人员要耐心安慰孕妇，提倡开展家庭式产室，有丈夫或家人陪伴，以消除产妇的焦虑和恐惧。

（三）产褥期心理卫生

产妇在产后 2 周内特别敏感，情绪不稳定，具有易受暗示和依赖性强等特点。常见的心理问题是焦虑和产后抑郁症，而心理因素可直接兴奋或抑制大脑皮质，刺激或抑制催乳素及缩宫素释放，影响母乳喂养。产褥期的心理保健要依靠家人和社区妇幼保健人员，及时了解产妇的心理需要和心理问题，鼓励进行母乳喂养和产后锻炼，并进行心理疏导。

（四）辅助生育技术相关的心理卫生

人工授精解决男性不育问题，其中使用供体的精子前需经已婚夫妻双方同意，要求他们签署知情同意书。孩子出生后，应保护妇女和孩子的利益，不得歧视她们。体外受精解决妇女因输卵管堵塞而引起的不孕问题，体外受精的成功率目前仍较低，可能导致多胎妊娠，导致孕妇的病患率和死亡率增加，而且这些妇女还承受着为丈夫传宗接代的心理压力，所以要密切观察她们的身心健康。

（五）绝经过渡期及老年期心理卫生

绝经过渡期及老年期妇女体内雌激素水平显著降低，引起神经体液调节紊乱，导致绝经前后的心理障碍。主要是抑郁、焦虑及情绪不稳定、身心疲劳、孤独、个性行为改变，随着机体逐步适应，内分泌环境重新建立平衡，这些心理反应也会逐渐消失。必要时加强心理咨询、健康教育和激素替代治疗，并鼓励从事力所能及的工作，增加社会文体活动。

第三节　妇女保健统计

妇女保健统计指标是客观地反映妇幼保健工作的水平，评价其工作的质量和效果，并为制订妇幼保健工作计划、指导及开展妇幼保健工作和科研工作提供科学依据。规范妇女保健统计、落实孕产妇死亡和危重症评审制度对提高妇女保健工作水平有重要意义。

一、妇女病普查普治常用统计指标

1. 妇女病普查率=期内（次）实查人数/期内（次）应查人数×100%

2. 妇女病患病率=期内患病人数/期内受检查人数×10万/10万

3. 妇女病治愈率=治愈例数/患妇女病总例数×100%

二、孕产期保健指标

（一）孕产期保健工作统计指标

1. 产前检查覆盖率=期内接受一次及以上产前检查的孕妇数/期内孕妇总数×100%

2. 产前检查率=期内产前检查总人次数/期内孕妇总数×100%

3. 产后访视率=期内产后访视产妇数/期内分娩的产妇总数×100%

4. 住院分娩数=期内住院分娩产妇数/期内分娩产妇总数×100%

（二）孕产期保健质量指标

1. 高危孕妇发生率=期内高危孕妇数/期内孕（产）妇总数×100%

2. 妊娠期高血压疾病发生率=期内患病人数/期内孕妇总数×100%

3. 产后出血率=期内产后出血人数/期内产妇总数×100%

4. 产褥感染率=期内产褥感染人数/期内产妇总数×100%

5. 会阴破裂率=期内会阴破裂人数/期内产妇总数×100%

（三）孕产期保健效果指标

1. 围生儿死亡率=（妊娠28足周以上死胎数+生后7日内新生儿死亡数）/（妊娠28足周以上死胎数+活产数）×1000‰

2. 孕产妇死亡率=年内孕产妇死亡数/年内孕产妇总数×10万/10万

3. 新生儿死亡率=期内生后28日内新生儿死亡数/期内活产数×1000‰

4. 早期新生儿死亡率=期内生后7日内新生儿死亡数/期内活产数×1000‰

三、计划生育统计指标

1. 人口出生率=某年出生人数/该年平均人口数×1000‰
2. 人口死亡率=某年死亡人数/该年平均人口数×1000‰
3. 人口自然增长率=年内人口自然增长数/同年平均人口数×1000‰
4. 计划生育率=符合计划生育的活胎数/同年活产总数×100%
5. 节育率=落实节育措施的已婚育龄夫妇任一方人数/已婚育龄妇女数×100%
6. 绝育率=男和女绝育数/已婚育龄妇女数×100%

思 考 题

1. 护士如何为妊娠期妇女提供围生期保健指导?
2. 试述婚前、围生期、绝经过渡期各期保健内容。

（张英艳）

第二十章 计划生育妇女的护理

【知识目标】

掌握 计划生育妇女的护理评估、护理诊断及护理措施；终止妊娠方法的适应证、并发症及其护理要点。

熟悉 各种避孕方法的避孕原理、不良反应和并发症及其防治、绝育方法和护理要点。

了解 各种避孕方法和绝育方法的适应证、禁忌证。

【技能目标】

能够指导妇女选择合适的避孕方法；能够配合人工节育技术；能够配合人工流产技术。

【素质目标】

培养学生对计划生育妇女的整体护理观念。

计划生育（family planning）是妇女生殖健康的重要内容，是采用科学的方法，推进生育服务管理改革，实施全面两孩政策，引导家庭负责任、有计划地安排生育；科学地控制人口数量、提高人口素质，是我国实行计划生育的一项基本国策。做好避孕节育、优生优育、生殖健康、妇幼保健各项服务，提高出生人口素质和母婴健康水平；做好避孕方法知情选择，是实现计划生育优质服务的根本。常用的女性避孕方法有工具避孕、药物避孕及外用避孕法。目前男性避孕的主要方法有输精管结扎及阴茎套。本章主要介绍女性采取的避孕方法、绝育及避孕失败补救措施的护理。

第一节 计划生育妇女的一般护理

案例 20-1 临床资料

李某，女，30 岁，已婚，到门诊咨询避孕措施。足月顺产后 5 个月，母乳喂养，月经已复潮。自诉平素体健，产后恢复好。相关检查：未及明显异常，排除早孕。

问题：

1. 该女性选择何种避孕方法为佳？

2. 若该妇女选择放置宫内节育器，其存在的主要护理问题及相应护理措施有哪些？

一、概 述

计划生育措施主要包括避孕（工具避孕、药物避孕和其他避孕方法）、绝育（经腹输卵管结扎术、经腹腔输卵管绝育术等）及避孕失败的补救措施（早期人工流产术、中期妊娠引产术）。计划生育手术其质量好坏直接关系到妇女一生的健康和家庭的幸福，护士应不断提高技术水平，以强烈的责任心、爱心和科学的态度，积极配合医师完成计划生育工作，保证妇女的安全。

二、护 理 评 估

（一）健康史

通过询问了解采取计划生育妇女的现病史、既往史、月经状况、婚育史等，了解有无计划生育措施的禁忌证，如对欲采用宫内节育器者，应了解有月经过多过频、带器脱落史等；对欲采用药物避孕者，应了解有无严重心血管疾病（高血压病、冠心病等）、内分泌疾病（甲状腺功能亢进、糖尿病等）、肿瘤及血栓性疾病等；对欲行输卵管结扎术者，应了解有无神经症及盆腔炎后遗症等。

（二）身体状况

1. 症状 对欲采取计划生育措施的妇女要全面评估身体状况，评估有无感染及急、慢性疾病的症状等。

2. 体征 通过妇科检查，了解外阴、阴道有无赘生物及皮肤黏膜完整性；宫颈有无糜烂、裂伤；白带的性状、数量和气味；子宫位置、大小、活动度、有无压痛及脱垂；附件有无肿块等。

（三）心理-社会支持状况

妇女对采取不同计划生育措施存在思想顾虑，如采用药物避孕者可能担心月经异常、体重增加或增加肿瘤的发生率等；采用宫内节育器避孕者害怕节育器脱落、移位及带器妊娠等；接受输卵管结扎术的妇女，易出现担心疼痛、手术后遗症、手术影响性生活而焦虑，甚至出现恐惧等复杂心理。

（四）辅助检查

1. 血、尿常规和出凝血时间检查。

2. 生命体征测量， 尤其要评估欲采取计划生育妇女的体温、血压。

3. 其他 根据病史及体格检查情况，按需选择相应的检查内容，如肝、肾功能，心电图、白带常规检查及细菌培养等。

三、计 划 护 理

【常见护理诊断/问题】

1. 知识缺乏 与缺乏计划生育的相关医学知识有关。

2. 有感染的危险 与腹部皮肤伤口或子宫腔创面有关。

【护理目标】

1. 采取计划生育措施的妇女获得相关知识，焦虑减轻，能够以良好的心态积极配合整个过程。

2. 采取计划生育措施的妇女未发生感染。

【护理措施】

1. 协助选择最佳计划生育措施

（1）避孕与绝育措施的选择：①短期内不想生育的新婚夫妇，可选用男用避孕套或女用阴道套，若避孕套脱落或破裂时需采用紧急避孕法；也可采用口服短效避孕药或女性外用避孕药。②哺乳期妇女宜选用避孕套或宫内节育器，不宜选用药物避孕。③已有 1 个子女夫妇，宫内节育器是首选方法，如需要再生育，取出宫内节育器即可，也可选用避孕药物（口服避孕药或皮下埋植避孕）；有两个及两个以上孩子的夫妇，最好采用绝育措施。④围绝经期妇女一般选用宫内节育器、避孕套或外用避孕药物。年龄超过 45 岁的妇女一般不用口服避孕药。

（2）终止妊娠方式的选择：当妊娠期妇女因某些原因需要终止妊娠时，护士应根据其孕周、现病史、既往史等因素，协助其选择相应的终止妊娠的方式。如终止早期妊娠在无禁忌证的情况下，药物流产适用于妊娠49天内；负压吸引术适用于妊娠10周内；钳刮术适用于妊娠10～14周。

案例分析 20-1

1. 该女性选择何种避孕方法为佳？

答： 该妇女宜选用避孕套或宫内节育器避孕。哺乳期妇女宜选用避孕套或宫内节育器，不宜选用药物避孕。

2. 缓解疼痛，预防感染　医护人员需与受术者共同讨论、分析缓解疼痛的方法。术后尽量为其提供安静舒适的休息环境。根据手术的需要，安排休息和活动情况。密切观察术后阴道出血、腹痛等情况。住院期间定时测量生命体征，注意观察宫腔内有无感染征象，保持外阴清洁。按医嘱给予镇静、止痛、抗生素等药物，以缓解疼痛、预防感染、促进康复。对于受术者宫内节育器引起的疼痛，及时告知医生，按医嘱指导服用抗炎药物及解痉药物。

3. 健康指导

（1）宫内节育器放置、取出术及人工流产手术均可在门诊进行，术后无须住院，经休息后可回家休养。告知如阴道出血量多，持续时间长，腹痛严重者及时就诊。放置、取出宫内节育器者术后应禁止性生活2周；人工流产手术术后应禁止性生活3周。

（2）输卵管结扎术需住院，术后应休息3～4周，禁止性生活1个月。经腹腔镜手术者，术后静卧数小时后即可下床活动，注意观察有无腹痛、腹腔内出血或脏器损伤等征象，勿做使腹压增高的动作，如有咳嗽等宜用腹带包扎腹部。

（3）钳刮术者术后休息3～4周，保持外阴清洁，1个月内禁性生活及盆浴；协助受术者落实避孕措施；术后1个月门诊随访1次，如有腹痛、出血多者，随时就诊。

（4）采用药物避孕及其他工具避孕者，教会其使用方法、观察其不良反应及一般应对措施。

> **案例分析 20-1**
>
> 2. 若该妇女选择放置宫内节育器，其存在的主要护理问题及相应护理措施有哪些？
>
> **答**：（1）疼痛：与手术伤口、宫缩等有关。
>
> （2）有感染的危险：与腹部皮肤伤口或子宫腔创面有关。
>
> 对于宫内节育器引起的疼痛，及时告知医生，按医嘱指导服用抗炎药物及解痉药物，缓解疼痛，预防感染。
>
> （3）知识缺乏：与缺乏计划生育的相关医学知识有关。
>
> 术后无须住院，经休息后可回家休养。告知如阴道出血量多，持续时间长，腹痛严重者应及时就诊。放置宫内节育器者术后应禁止性生活2周。

【护理评价】

1. 夫妻双方在获得计划生育知识基础上，是否积极与医护人员配合共同协商采取适宜计划生育的措施。

2. 受术者焦虑程度是否减轻，是否能够积极配合手术。

3. 疼痛程度是否缓解，并逐渐消失。

4. 是否未发生感染。

第二节　常用避孕方法及护理

> **案例 20-2　临床资料**
>
> 王某,女,31岁,剖宫产术后7个月,现正处于哺乳期。自诉产后恢复好。查体:体温 36.5℃,脉搏 78 次/分, 呼吸 18 次/分, 血压 115/72mmHg。余无异常。
>
> **问题**:
>
> 1. 该妇女最适宜的避孕方法是什么？
>
> 2. 该避孕方法的避孕原理是什么？
>
> 3. 采取该避孕方法后，可能有哪些不良反应？
>
> 4. 采取该避孕方法后，会有出现哪些并发症？

一、概　述

避孕（contraception）是计划生育的重要组成部分，是采用科学手段使妇女暂时不受孕。避孕主要控制生殖过程中 3 个关键环节：①抑制精子与卵子产生。②阻止精子与卵子结合。③使子宫环境不利于精子获能、生存，或不适宜受精卵着床和发育。理想的避孕方法，应符合安全、有效、简便、实用、经济的原则，对性生活及性生理无不良影响，为男女双方均能接受及乐意持久使用。常用的避孕方法有工具避孕、药物避孕。

二、工　具　避　孕

工具避孕是指利用工具阻止精子与卵子结合或改变宫腔内环境以达到避孕的目的。

（一）阴茎套

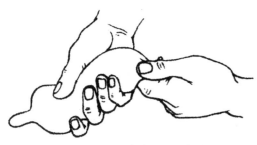

图 20-1　阴茎套检查法示意图

阴茎套（condom）也称避孕套，为男性避孕工具。作为屏障阻止精子进入阴道而达到避孕目的。正确使用避孕率高，达 93%～95%。其为筒状优质薄型乳胶制品，顶端呈小囊状，排精时精液储留在囊内，容量为 1.8ml。阴茎套分为 29mm、31mm、33mm、35mm 4 种规格。使用前应先行吹气检查有无漏孔，同时排去小囊内空气，射精后在阴茎尚未软缩时，即捏住套口和阴茎一起取出（图 20-1）。使用时选择合适阴茎套型号，不宜过大或过小。每次性交时均应全程使用，不能反复使用。阴茎套还具有防止性传播性疾病的作用，近年来受到了全球重视。

（二）女用避孕套

女用避孕套（female condom），又称阴道套（vaginal pouch），是由聚氨酯（或乳胶）制成长 15～17cm 的宽松、柔软袋状物，开口处连接直径为 7cm 的柔韧"外环"，套内有一直径 6.5cm 的游离"内环"。女用避孕套既有避孕作用，又有防止艾滋病等性传播疾病的作用。Ⅱ度子宫脱垂及对女用避孕套过敏者不宜使用。

（三）宫内节育器

宫内节育器（intrauterine device，IUD）是一种安全、有效、简便、经济、可逆的避孕工具，为我国育龄妇女的主要避孕措施。

1. 种类　一般将宫内节育器分为惰性和活性两大类（图 20-2）。

（1）惰性宫内节育器（第一代 IUD）：由惰性材料如金属、硅胶、塑料等制成。由于金属单环脱落率及带器妊娠率高，1993 年已停止生产使用。

（2）活性宫内节育器（第二代 IUD）：内含有活性物质如铜离子（Cu^{2+}）、激素及药物等，这些物质可提高避孕效果，减少副作用。其分为含铜 IUD 和含药 IUD 两大类。

1）含铜 IUD：是目前我国应用最广泛的 IUD。在宫内持续释放具有生物活性、有较强抗生育能力的铜离子。从形态上分为"T"形、"V"形、"宫"形等多种形态。不同形态的 IUD，根据含铜的表面积，分为含不同表面积的 IUD，如 TCu-220（"T"形，含铜表面积 220mm^2）、TCu-380A、VCu-200 等。含铜宫内节育器的避孕效果与含铜表面积成正比。临床副作用主要表现为点滴出血。避孕有效率均在 90% 以上。

2）含药 IUD：将药物储存于节育器内，通过每日微量释放提高避孕效果，降低副作用。目前我国临床主要应用含孕激素 IUD 和含吲哚美辛 IUD。

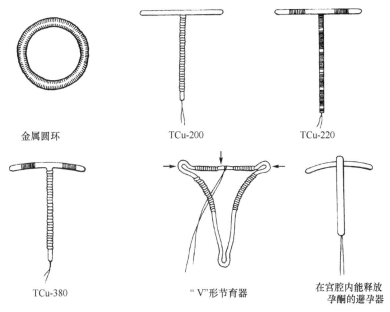

金属圆环   TCu-200   TCu-220

TCu-380   "V"形节育器   在宫腔内能释放
孕酮的避孕器

图 20-2 常用的宫内节育器

2. 避孕原理 宫内节育器的避孕机制复杂，至今尚不完全清楚。大量研究表明，主要是宫内节育器放置后成为子宫腔内异物刺激子宫内膜，改变子宫腔内环境导致子宫内膜表层的无菌性炎性反应，从而阻碍受精卵着床。也可使损伤的子宫内膜产生前列腺素，改变输卵管蠕动，使受精卵的运行与子宫内膜发育不同步而影响受精卵着床。

3. 宫内节育器放置术

（1）适应证：凡育龄妇女无禁忌证、要求放置 IUD 者。

（2）禁忌证：①妊娠或妊娠可疑。②生殖道急性炎症。③人工流产出血多，怀疑有妊娠组织物残留或感染可能；中期妊娠引产、分娩或剖宫产胎盘娩出后，子宫收缩不良有出血或潜在感染可能。④生殖器官肿瘤。⑤生殖器官畸形如中隔子宫、双子宫等。⑥宫颈内口过松、重度陈旧性宫颈裂伤或子宫脱垂。⑦严重的全身性疾病。⑧宫腔<5.5cm 或>9.0cm（除外足月分娩后、大月份引产后或放置含铜无支架 IUD）。⑨近 3 个月内有月经失调、阴道不规则流血。⑩有铜过敏史。

（3）放置时间：①月经干净3~7 日无性交。②人工流产后立即放置。③产后 42 日恶露已净，会阴伤口愈合，子宫恢复正常。④剖宫产后半年放置。⑤含孕激素 IUD 在月经第 3 日放置。⑥自然流产于转经后放置；药物流产 2 次正常月经后放置。⑦哺乳期放置应先排除早期妊娠。⑧性生活后 5 日内放置为紧急避孕方法之一。

> **案例分析 20-2**
>
> 1. 该妇女最适宜的避孕方法是什么？
>
> **答**：该病人剖宫产术后 7 个月，适宜的避孕方法是宫内节育器。宫内节育器是一种安全、有效、简便、经济、可逆的避孕工具，剖宫产后半年可放置。
>
> 2. 该避孕方法的避孕原理是什么？
>
> **答**：避孕原理是宫内节育器放置后成为子宫腔内异物刺激子宫内膜，改变子宫腔内环境导致子宫内膜表层的无菌性炎性反应，从而阻碍受精卵着床。也可使损伤的子宫内膜产生前列腺素，改变输卵管蠕动，使受精卵的运行与子宫内膜发育不同步而影响受精卵着床。

（4）放置方法：受术者排空膀胱后取膀胱截石位。外阴阴道部常规消毒铺巾，双合诊检查子宫大小、位置及附件情况。阴道窥器暴露宫颈后消毒宫颈与宫颈管，以宫颈钳夹持宫颈前唇，用子宫探针顺子宫位置探测宫腔深度。用放置器将节育器推送入宫腔，IUD 上缘必须抵达宫底部，带有尾丝的 IUD 在距宫口 2cm 处剪断尾丝。观察无出血即可取出宫颈钳和阴道窥器。

（5）护理要点

1）节育器大小的选择："T"形带铜节育器按其横臂宽度（mm）分为 26 号、28 号、30 号 3 种。协助医生选择适当大小的节育器：宫腔深度＞7cm 以上者适用 28 号或 30 号，宫腔深度≤7cm 者可选 26 号。

2）术前准备：①术前护士应向受术者介绍操作步骤，取得合作。受术者测体温正常后，排空膀胱，取膀胱截石位，冲洗外阴及阴道。②物品。弯盘 1 个，放环器 1 个，子宫探针 1 个，宫颈钳 1 把，节育器 1 个，阴道窥器 1 个，卵圆钳 2 把，剪刀 1 把，洞巾 1 块，长棉签 2 支，棉球若干，无菌手套 1 副，0.5%聚维酮碘液。

3）术后健康指导：①术后应休息 3 天，1 周内避免重体力劳动，2 周内禁止性生活及盆浴。②告知受术者保持外阴清洁，如出现腰痛、发热、出血多时应随时就诊。③3 个月内每次月经期或排便需注意有无节育器脱落。④术后第一年 1、3、6、12 个月进行随访，以后每年随访 1 次直至停用。

4. 宫内节育器取出术

（1）适应证：①放置节育器后因不良反应严重或出现并发症治疗无效者。②带器妊娠者。③计划再生育者。④改用其他避孕措施或绝育者。⑤放置期限已满需更换者。⑥绝经 1 年以上者。⑦确诊节育器嵌顿、移位或脱落者。

（2）禁忌证：①并发生殖道炎症时，先给予抗感染治疗，治愈后再取出。②全身情况不良或在疾病的急性期，应待病情好转后再取出。

（3）取器方法：常规消毒后，有尾丝者，用血管钳夹住尾丝轻轻牵引取出。无尾丝者，需在手术室进行，按进宫腔操作程序操作，用取环钩或取环钳将 IUD 取出。取器困难可在 B 型超声下进行操作，必要时在宫腔镜下取出。

（4）护理要点

1）取器时间：①以月经干净后 3～7 日为宜。②带器早期妊娠行人工流产同时取器。③带器异位妊娠术前行诊断性刮宫时，或在术后出院前取出 IUD。④子宫不规则出血者，随时可取，取 IUD 同时需行诊断性刮宫，刮出组织送病理检查，排除子宫内膜病变。

2）术后休息 1 天，禁止性生活和盆浴 2 周，并保持外阴清洁。

5. 宫内节育器的副作用

（1）阴道流血：不规则阴道流血是放置 IUD 常见的副作用，主要表现为经量增多、经期延长或少量点滴出血，一般不需处理，3～6 个月后逐渐恢复，故不需特殊处理。但若 6 个月后不见缓解且经治疗无效者可取出更换，仍无效应改用其他避孕方法。

（2）腰腹酸胀感：主要是节育器与宫腔大小及形态不符时，可引起子宫频繁收缩而出现腰腹酸胀感，应根据具体情况明确诊断后对症处理。

案例分析 20-2

3. 采取该避孕方法后，可能有哪些不良反应？

答：阴道流血、腰腹酸胀感。

---

6. 放置宫内节育器的并发症及护理

（1）感染：常因放置节育器时不按无菌操作规程操作或因"T"形节育器尾丝长期暴露于阴道内，病原微生物上行感染所致。一旦发生感染，应用抗生素积极治疗并取出节育器。

（2）节育器异位：多因操作过于粗暴损伤宫壁引起子宫穿孔，其发生率虽低，但危害极大。因此，术前应查清子宫位置及大小，操作轻柔，尤其哺乳期及瘢痕子宫，术时甚易穿孔。节育器异位的临床症状不明显。确诊节育器异位后，应经腹或在腹腔镜下将节育器取出。

（3）节育器嵌顿或断裂：多由于放置时损伤宫壁或放置时间过长，也可因节育器过大或表面不光滑，致部分节育器嵌入子宫肌壁或发生断裂。一经确诊应及时取出。若取出困难，应在 B 型超声下、X 线直视下或在宫腔镜下取出。

（4）节育器下移或脱落：多发生在放置节育器一年之内，尤其是前 3 个月。可因放置时未将节育器送至宫底部；节育器与宫腔大小、形态不符；宫颈内口松弛；月经量过多，劳动强度过大等。因此，放置节育器 1 年内应定期随访。

（5）带器妊娠：多见于 IUD 下移、脱落或异位。一经确诊，行人工流产的同时取出 IUD。

> **案例分析 20-2**
> 　4. 采取该避孕方法后，会有出现哪些并发症？
> 　答：感染；节育器异位；节育器嵌顿或断裂；节育器下移或脱落；带器妊娠。

三、药 物 避 孕

药物避孕也称激素避孕（hormonal contraception），指女性使用甾体激素达到避孕，是一种高效避孕方法。目前国内常用的几乎都是女用避孕药，主要为人工合成的甾体激素避孕药，激素的成分主要是雌激素和孕激素。

（一）甾体激素避孕药的作用机制

1. 抑制排卵　避孕药中雌激素、孕激素负反馈抑制下丘脑释放 GnRH，从而抑制垂体分泌 FSH 和 LH，同时直接影响垂体对 GnRH 的反应，不出现排卵前 LH 峰，排卵受到抑制。

2. 改变宫颈黏液性状　孕激素使宫颈黏液量减少，黏稠度增加，拉丝度降低，不利于精子穿透。单孕激素制剂改变宫颈黏液作用可能为主要的避孕机制。

3. 改变子宫内膜形态与功能　子宫内膜的正常生理变化，为胚胎着床创造必要条件，避孕药抑制子宫内膜增殖变化，使子宫内膜与胚胎发育不同步，不适于受精卵着床。

4. 改变输卵管的功能　在雌激素、孕激素作用下，输卵管上皮纤毛功能、肌肉节段运动和输卵管液体分泌均受到影响，改变受精卵在输卵管内正常运动，干扰受精卵着床。

（二）甾体激素避孕药的种类

甾体激素避孕药包括口服避孕药、长效避孕针、缓释避孕药和探亲避孕药。常用药物种类见表 20-1。

表 20-1　常用甾体激素避孕药的种类

类别		名称	成分		剂型	给药途径
			雌激素含量（mg）	孕激素含量（mg）		
复方短效口服避孕药	单相片	复方炔诺酮（口服避孕片1号）	炔雌醇 0.035	炔诺酮 0.625	片剂、纸剂、滴剂	口服
		复方甲地孕酮（口服避孕片2号）	炔雌醇 0.035	甲地孕酮 1.0	片剂、纸剂、滴剂	口服
		0 号片	炔雌醇 0.035	炔诺酮 0.3	片剂	口服
		国产 0 号片	炔雌醇 0.035	甲地孕酮 0.5		
		复方炔诺孕酮	炔雌醇 0.03	炔诺孕酮 0.3	片剂	口服

续表

类别		名称	成分		剂型	给药途径
			雌激素含量（mg）	孕激素含量（mg）		
复方短效口服避孕药	单相片	复方去氧孕烯（妈富隆）单相片	炔雌醇 0.03	去氧孕烯 0.15	片剂	口服
		复方孕二烯酮（敏定偶）	炔雌醇 0.03	孕二烯酮 0.075	片剂	口服
	双相片	妈富隆双相片				
		第一相（第1~7片）	炔雌醇 0.04	去氧孕烯 0.25	片剂	口服
		第二相（第8~21片）	炔雌醇 0.03	去氧孕烯 0.125	片剂	口服
	三相片	复方左旋炔诺孕酮三相片				
		第一相（第1~6片）	炔雌醇 0.03	左炔诺孕酮 0.05	片剂	口服
		第二相（第7~11片）	炔雌醇 0.04	左炔诺孕酮 0.075	片剂	口服
		第三相（第12~21片）	炔雌醇 0.03	左炔诺孕酮 0.125	片剂	口服
探亲避孕药		甲地孕酮探亲片（探亲避孕片1号）		甲地孕酮 2.0	片剂	口服
		炔诺酮探亲避孕片（天津探亲避孕片）		炔诺酮 5.0	滴丸	口服
		炔诺孕酮探亲片		炔诺孕酮 3.0	片剂	口服
		双炔失碳酯探亲避孕片（53号探亲避孕片）		双炔失碳酯 7.5	片剂	口服
长效口服避孕药		复方18甲长效口服避孕药	炔雌醚 3.0	炔诺孕酮 12.0	片剂	口服
		复方左旋18甲长效口服避孕药	炔雌醚 3.0	左炔诺孕酮 6.0	片剂	口服
		复方炔雌醚长效口服避孕药（三合一月服片）	炔雌醚 3.0	氯地孕酮 6.0 / 炔诺孕酮 6.0	片剂	口服
长效避孕注射剂		复方己酸孕酮避孕针（避孕针1号）	戊酸雌二醇 5.0	己酸孕酮 250.0	针剂	肌内注射
		复方甲地孕酮避孕针	17环戊丙酸雌二醇 5.0	甲地孕酮 25.0	针剂	肌内注射
		复方甲地孕酮注射液（美尔伊）	雌二醇 3.5	甲地孕酮 25.0	针剂	肌内注射
		复方庚炔诺酮	戊酸雌二醇 5.0	庚炔诺酮 80.0	针剂	肌内注射
		醋酸甲羟孕酮（DMPA）		醋酸甲羟孕酮 150.0	针剂	肌内注射
		庚炔诺酮		庚炔诺酮 200.0	针剂	肌内注射
缓释避孕药	皮下埋植剂	Norplant Ⅰ		左旋炔诺酮 36×6		皮下埋植
		Norplant Ⅱ		左旋炔诺酮 70×2		皮下埋植
	缓释阴道避孕环	甲硅环		甲地孕酮 200 或 250		阴道放置
	微球和微囊避孕针	庚炔诺酮微球针		更贵孕酮 65 或 100	针剂	皮下注射
		左旋18甲基炔诺酮微球针		左旋炔诺孕酮 50	针剂	皮下注射

1. 口服避孕药 包括复方短效口服避孕药和复方长效口服避孕药。

（1）复方短效口服避孕药：是雌激素、孕激素组成的复合制剂。雌激素成分为炔雌醇，孕激素成分各不相同，构成不同配方及制剂。

1）用法：复方炔诺酮片、复方甲地孕酮片，于月经第 5 日开始服用第 1 片，连服药 22 日，停药 7 日后服第 2 周期。复方去氧孕烯片、复方孕二烯酮片、屈螺酮炔雌醇片和炔雌醇环丙孕酮片，于月经第 1 日服药，连服 21 日，停药 7 日后服用第 2 周期的药物。

2）注意事项：若有漏服应及早补服，且警惕有妊娠可能。若漏服 2 片，补服后要同时加用其他避孕措施。漏服 3 片应停药，待出血后开始服用下一周期药物。单相片在整个周期中雌激素、孕激素含量是固定的。三相片中每一相雌激素、孕激素含量，是根据妇女生理周期而制订不同剂量，药盒内的每一相药物颜色不同，每片药旁标有星期几，提醒服药者按箭头所示顺序服药。三相片的服用方法也是每日 1 片，连服 21 日。复方短效口服避孕药的主要作用为抑制排卵，正确使用避孕药的有效率接近 100%。

（2）复方长效口服避孕药：主要由长效雌激素和人工合成孕激素配伍制成，服药 1 次可避孕 1 个月。口服后被胃肠道吸收，储存于脂肪组织内，缓慢释放起长效避孕作用。避孕有效率达 96%～98%。复方长效口服避孕药激素含量大，副作用较多，如类早孕反应、月经失调等，已较少应用，将被淘汰。

2. 长效避孕针 目前有单纯孕激素类和雌激素、孕激素复合制剂两种。有效率达 98% 以上。单纯孕激素类长效避孕针因不含雌激素，适用于哺乳期妇女避孕。雌激素、孕激素复合制剂肌内注射 1 次，可避孕 1 个月。长效避孕针有月经紊乱、点滴出血或闭经等副作用。

用法及注意事项：①首次于月经周期第 5 日和第 12 日各肌内注射 1 支，以后在每次月经周期第 10～12 日肌内注射 1 支。一般于注射后 12～16 日月经来潮。②复合制剂，由于激素剂量大，副作用大，很少用。③单孕激素制剂：醋酸甲羟孕酮避孕针，每隔 3 个月注射 1 针，避孕效果好；庚炔诺酮避孕针，每隔 2 个月肌内注射 1 次。

3. 探亲避孕药 除双炔失碳酯外，均为孕激素类制剂或雌激素、孕激素复合剂。适用于短期探亲夫妇。有抑制排卵、改变子宫内膜形态与功能、宫颈黏液变稠等作用。探亲避孕药的避孕效果可靠。但是由于目前激素避孕种类不断增加，探亲避孕药的剂量又大，现已经很少使用。

4. 缓释避孕药 又称缓释避孕系统。缓释避孕药是以具备缓慢释放性能的高分子化合物为载体，一次给药在体内通过持续、恒定、微量释放甾体激素，主要是孕激素，达到长效避孕目的。

（1）皮下埋植剂：是一种缓释系统的避孕剂，有效率达 99% 以上。皮下埋植剂最早用于临床是 Noplant Ⅰ型，含 6 根以硅胶为载体的棒，每根硅胶棒含左炔诺孕酮 36mg（LNG），总量 216mg。使用年限 5～7 年。以后生产的 Noplant Ⅱ型，由 2 根硅胶棒组成，每根含 75mg，总量 150mg，有效期 5 年。近年来随着皮下埋植剂的发展，单根埋植剂——依托孕烯植入剂已经在国内上市，内含依托孕烯 68mg，埋植一次放置 3 年。其放置简单，副作用更小，有效率达 99% 以上。

用法：在月经周期开始的 7 日内均可放置，用 10 号套管针将硅胶棒埋入左上臂内侧皮下，呈扇形。放置后 24 小时发挥避孕作用。

（2）缓释阴道避孕环：胶为载体含孕激素的阴道环，国产阴道环内含甲地孕酮，称为甲地孕酮硅胶环，管断面直径 4mm，含甲地孕酮 200mg 或 250mg，避孕效果好，妊娠率 0.6/100。

用法：月经干净后将甲硅环放入阴道穹后部或套在宫颈上，有效期 1 年，缓释阴道避孕环具有取、放方便的优点。

（3）避孕贴片：药放在特殊贴片内，粘贴在皮肤上，每日释放一定剂量避孕药，通过皮肤吸收达到避孕目的。每周 1 片，连用 3 周，停用 1 周，每月共用 3 片。

（三）甾体激素避孕药的禁忌证

1. 严重心血管疾病、血栓性疾病不宜应用，如高血压、冠心病、静脉栓塞等。雌激素有促凝功能，可增加心肌梗死及静脉栓塞发生率。

2. 急、慢性肝炎或肾炎。

3. 恶性肿瘤、癌前病变。

4. 内分泌疾病，如糖尿病、甲状腺功能亢进症。

5. 哺乳期不宜使用复方口服避孕药，因雌激素可抑制乳汁分泌。

6. 年龄＞35 岁的吸烟妇女服用避孕药，可增加心血管疾病发病率，不宜长期服用。

7. 精神病病人。

8. 有严重偏头痛，反复发作者。

（四）甾体激素避孕药的副作用及处理

1. 类早孕反应 服药初期约 10%妇女出现食欲缺乏、恶心、呕吐、乏力、头晕等类似妊娠早期的反应，一般不需特殊处理，坚持服药数个周期后副作用自然消失。症状严重者需考虑更换制剂或停药改用其他措施。

2. 不规则阴道流血 服药期间阴道流血又称突破性出血。多数发生在漏服避孕药后，少数未漏服避孕药也能发生。轻者点滴出血，不用处理，随着服药时间延长而逐渐减少直至停止。流血偏多者，可按医嘱每晚加服炔雌醇 0.005mg，直至停药 。流血似月经量或流血时间已近月经期，则停止服药，作为一次月经来潮。于出血第 5 日再开始服用下一周期的药物，或更换避孕药。

3. 闭经 1%～2%妇女发生闭经，常发生于月经不规则妇女。对原有月经不规则妇女，使用避孕药应谨慎。停药后月经不来潮，需除外妊娠，停药 7 日后可继续服药，若连续停经 3 个月，需停药观察。

4. 体重及皮肤变化 一般不需做处理，停药后多数能自然恢复。如症状显著者可改用其他避孕措施。

5. 其他 个别妇女服药后出现头痛、复视、乳房胀痛等，可对症处理，必要时停药做进一步检查。

（五）长期应用甾体激素避孕药对人体的影响

1. 对机体代谢的影响 ①长期应用甾体激素避孕药对糖代谢的影响与避孕药中雌激素、孕激素成分及剂量有关。部分使用者对胰岛功能有一定影响，可出现糖耐量改变，但无糖尿病征象，停药后恢复正常。②对脂代谢的影响，目前认为雌激素使低密度脂蛋白（LDL）降低，高密度脂蛋白（HDL）升高，也可使三酰甘油升高。而孕激素可对抗三酰甘油升高，使高密度脂蛋白降低。③甾体激素避孕药对蛋白质代谢的影响较小，无临床症状。

2. 对心血管系统的影响 由于甾体激素避孕药对脂代谢的影响，长期应用甾体激素避孕药对心血管系统有一定的影响，增加卒中、心肌梗死的发病率。对有心血管疾病高危因素的妇女（如年龄较大长期吸烟者，有高血压等心血管疾病者）不宜长期用甾体激素避孕药。目前使用的低剂量甾体激素避孕药对心血管疾病的风险明显降低，尤其是年轻（年龄＜35 岁）、无吸烟、无高血压史或服药期间血压不增高的妇女。

3. 对凝血功能的影响 雌激素可使凝血因子升高，使用较大剂量的雌激素可发生血栓性疾病。目前国内使用的甾体避孕药含雌激素 30～35μg，属于低剂量甾体激素避孕药，并不增加血栓性疾病的发病率。

4. 对肿瘤的影响 复方口服避孕药中孕激素成分对子宫内膜有保护作用，可减少子宫内膜癌的发病率。长期服用复方口服避孕药也可降低卵巢癌的发病风险。长期用甾体激素避孕药是否增加乳腺癌的发生，近年仍有争议，有待进一步研究。

5. 对子代的影响 有证据显示，复方短效口服避孕药停药后，妊娠不增加胎儿畸形的发生率。由于复方短效口服避孕药，激素含量低，停药后即可妊娠，不影响子代生长与发育。长效避孕药内含激素成分及剂量，与短效避孕药有很大不同，停药后 6 个月妊娠安全。

四、其他避孕方法

（一）紧急避孕

紧急避孕（postcoital contraception）是指在无防护性措施性生活后或避孕失败后几小时或几日内，妇女为防止非意愿性妊娠的发生而采取的避孕方法。包括放置宫内节育器和口服紧急避孕药。

1. 适应证　①避孕失败，包括阴茎套破裂、滑脱；未能做到体外排精；错误计算安全期；漏服短效避孕药；宫内节育器脱落。②性生活未使用任何避孕措施。③遭受性暴力。

2. 方法　可采用避孕药物和宫内节育器。

（1）避孕药物及用法：①激素类，主要包括雌孕激素复方制剂和单孕激素制剂。复方制剂以复方为代表，无保护性生活后 72 小时内即服 4 片，12 小时再服 4 片；左炔诺孕酮片为单孕激素制剂，无保护性生活后 72 小时内即服 1 片，12 小时后再服 1 片。激素类药物可有恶心、呕吐、不规则阴道出血等不良反应。②非激素类：米非司酮为抗孕激素制剂，在无保护性生活后 120 小时内服用，单次口服 25mg，一片即可。米非司酮不良反应较轻。

（2）宫内节育器：为带铜宫内节育器，无防护性生活 120 小时内放置。适合于希望长期避孕且符合放置宫内节育器的妇女。

（二）安全期避孕

安全期避孕又称自然避孕，是指不用其他药具避孕而单靠避开易孕期性生活而达到避孕目的方法。成熟卵子自卵巢排出后受精能力最强的时间是排卵后 24 小时内，可在妇女体内存活 1～2 日；而精子进入女性生殖道后可存活 2～3 日；故排卵前后 4～5 日内为易孕期，其余时间不易受孕，被视为安全期。采用自然避孕法需要根据本人的月经周期，基础体温测定和宫颈黏液变化特点来推算安全期，基础体温的曲线变化与排卵时间的关系并不恒定，宫颈黏液的观察需要经过培训才能掌握。因此，安全期避孕法（自然避孕法）并不十分可靠，不宜推广。

（三）外用杀精剂

外用杀精剂是在性生活前置入女性阴道，具有灭活精子作用的一类化学避孕制剂。目前临床常用有避孕栓剂、片剂、胶冻剂、凝胶剂及避孕薄膜等，由活性成分壬苯醇醚与基质制成。使用时应注意：①每次性生活前均需使用。②片剂、栓剂和薄膜置入阴道后，需等待 5～10 分钟，溶解后才能起效而后性生活。若置入 30 分钟尚未进行性生活，必须再次放置。③绝经过渡期妇女阴道分泌物少，不易溶解。最好选用胶冻剂或凝胶剂，不宜选用其他杀精剂。正确使用外用杀精剂，有效率达 95% 以上。使用失误，失败率高达 20% 以上，不作为避孕首选药。

（四）黄体生成激素释放激素类似物避孕

在正常生理情况下，下丘脑释放 GnRH 能促进 FSH、LH 合成和分泌，从而促进卵泡发育和排卵，并释放性激素。当外源性非脉冲式给予大剂量 LHRHa 时，其作用相反，可能是其持续作用使垂体 LHRH 受体失去敏感性，不再对 LHRHa 产生反应，从而抑制卵泡发育和排卵。

（五）免疫避孕法

免疫避孕法主要分为抗生育疫苗和导向药物避孕。前者是筛选生殖系统或生殖过程的抗原成分制成疫苗，通过介导机体细胞或体液免疫反应，攻击相应的生殖靶抗原，以阻断正常生殖生理过程中的某一环节，起到避孕作用。导向药物避孕是利用单克隆抗体将抗生育药物导向受精卵透明带或滋养层细胞，引起抗原抗体反应，干扰受精卵着床和抑制受精卵发育，达到避孕目的。

第三节　女性绝育方法及护理

案例 20-3　临床资料

刘某，女，27 岁，已婚，育有 2 子，健康。产后曾采用避孕套、宫内节育器、安全期避孕法，但失败率高，为此曾三次人工流产，感到非常烦恼，遂到院做结扎术。自诉平素健康。查体：体温 36.5℃，脉搏 78 次/分，呼吸 18 次/分，血压 115/72mmHg。实验室检查无异常。

问题：

1. 如该妇女做经腹输卵管结扎术，该手术的适应证和禁忌证是什么？

2. 护士如何配合该手术？

3. 如选择经腹腔镜输卵管结扎术，术后护理要点是什么？

一、概　　述

输卵管绝育术是一种安全、永久性节育措施，通过手术将输卵管结扎或用药物使输卵管腔粘连堵塞，阻断精子与卵子相遇而达到绝育。绝育方式可经腹、经腹腔镜或经阴道操作。目前常用方法为经腹输卵管结扎或腹腔镜下输卵管绝育，经阴道手术已基本不做。

二、经腹输卵管结扎术

经腹输卵管结扎术是国内应用最广的绝育方法，具有切口小、组织损伤小、操作简易、安全、方便等优点。

（一）适应证

1. 要求接受绝育手术且无禁忌证者。

2. 患严重全身疾病不宜生育者。

（二）禁忌证

1. 24 小时内两次体温达 37.5℃或以上。

2. 各种疾病急性期，全身状况不佳，如心力衰竭、血液病等，不能胜任手术。

3. 患严重的神经症。

4. 腹部皮肤有感染灶或患有急、慢性盆腔炎。

案例分析 20-3

1. 该妇女做经腹输卵管结扎术，该手术的适应证和禁忌证是什么？

答：适应证：要求接受绝育手术且无禁忌证者；患严重全身疾病不宜生育者。

禁忌证：①24 小时内两次体温达 37.5℃或以上。②各种疾病急性期；全身状况不佳，不能胜任手术。③患严重的神经症。④腹部皮肤有感染灶或患有急、慢性盆腔炎。

（三）术前准备

1. **手术时间选择**　非孕妇女在月经干净后 3～7 日；人工流产或分娩后宜在 48 小时内施术；哺乳期或闭经妇女应排除早期妊娠后再行绝育术。

2. 解除受术者思想顾虑，做好解释和咨询。

3. 详细询问病史，并做全身检查与妇科检查，实验室检测阴道分泌物常规、血尿常规、凝血功能、肝功能等检查。

4. 按妇科腹部手术前常规准备。

（四）手术步骤及配合

1. 受术者排空膀胱，取仰卧位，留置导尿管。

2. 手术野按常规消毒、铺巾。

3. 麻醉 采用局部浸润麻醉或硬膜外麻醉。

4. 切口 一般在下腹正中耻骨联合上方 3～4cm 处做约 2cm 纵切口，产后妇女则在宫底下 2cm 处做纵切口，逐层切开，进入腹腔。

5. 提取输卵管 术者左示指伸入腹腔，沿宫底滑向一侧，到卵巢或输卵管后，右手持卵圆钳将输卵管夹住并轻轻提至切口外。亦可用指扒法或吊钩法提取输卵管。

6. 确认输卵管 用鼠齿钳替代卵圆钳夹持输卵管，再以 2 把无齿镊交替使用依次夹提输卵管直至露出伞端，并检查卵巢。

7. 结扎输卵管 目前广泛应用结扎输卵管的方法是抽心近端包埋法，具有血管损伤少、并发症少、成功率高等优点。方法：在输卵管峡部背侧浆膜下无血管区注入 0.5%～1%普鲁卡因 1ml 使浆膜膨胀，用尖刀切开膨胀的浆膜层，再用弯蚊钳轻轻游离出该段输卵管，两端分别用弯蚊钳钳夹，在相距 1.5cm 处以 4 号丝线各做一道结扎，剪除其间输卵管。最后用 1 号丝线连续缝合两层浆膜，将近端包埋于输卵管系膜内，远端包埋于系膜外。检查无出血后，松开鼠齿钳，将输卵管送回腹腔。同法处理对侧。

8. 清点纱布、器械，关闭腹腔，手术结束。

> **案例分析 20-3**
> 2. 护士如何配合该手术？
> **答：** 做好术前准备；麻醉；受术者排空膀胱，取仰卧位，留置导尿管；按常规消毒、铺巾；选择切口；提取输卵管；确认输卵管；结扎输卵管；清点纱布、器械，关闭腹腔，手术结束。

（五）护理要点

1. 协助医师掌握适应证和禁忌证，选择恰当手术时间，做好术前及术时护理。

2. 术后密切观察生命体征及有无腹痛等。

3. 保持伤口敷料干燥，清洁，以免感染。

4. 严格执行医嘱。

5. 鼓励、协助受术者早日下床活动。

6. 术后休息 3～4 周，禁止性生活 1 个月。

（六）术后并发症及防治措施

一般不易发生并发症，多因操作不当，未按常规进行所致。

1. 出血、血肿 多因过度牵拉，损伤输卵管及其系膜所致，也可见创面血管漏扎或结扎不紧引起出血，一旦发现须立即止血。血肿多见于腹壁，输卵管系膜，偶见于腹腔内。因此，术时应避免损伤血管，严格止血。

2. 感染 分内源性和外源性。多因手术中不执行无菌操作规程或手术指征掌握不严。表现为腹壁切口，盆腔与腹腔不同程度感染，但败血症极少见。因此，要加强无菌观念，规范操作程序，严格掌握手术指征，治疗体内原有的感染灶，预防发生感染。

3. 脏器损伤 多为操作不熟练，术前未排空膀胱，解剖关系辨认不清而损伤膀胱或肠管。因此，手术应严格执行操作规程，一旦发现损伤要及时处理。

4. 绝育失败 由于绝育措施本身的缺陷，或技术操作误差，绝育术后再孕的情况偶有发生。此时除宫内妊娠外，还应警惕异位妊娠情况。

三、经腹腔镜输卵管绝育手术

（一）适应证

同经腹输卵管结扎术。

（二）禁忌证

腹腔粘连，心肺功能不全，膈疝者禁用，余同输卵管结扎术。

（三）术前准备

术前日晚做肥皂水灌肠，术时取头低仰卧位。余同输卵管结扎术。

（四）手术步骤

局麻浸润麻醉或硬膜外麻醉。于脐孔下缘做 1～1.5cm 的横弧形切口，将气腹针插入腹腔，充气（二氧化碳）2～3L，然后换置腹腔镜。在腹腔镜直视下将弹簧夹或硅胶环钳夹或环套于输卵管峡部，以阻断输卵管通道。也可采用双极电凝烧灼输卵管峡部 1～2cm。

（五）术后护理

严密观察受术者的体温、脉搏、腹痛、腹腔内出血或脏器损伤的征象；术后需静卧数小时后下床活动。

经腹腔镜行输卵管结扎术简单易行、安全、效果好，近年来我国已逐渐推广使用。

> **案例分析 20-3**
>
> 3. 如选择经腹腔镜输卵管结扎术，术后护理要点是什么？
>
> 答：严密观察受术者的体温、脉搏、腹痛、腹腔内出血或脏器损伤的征象；术后需静卧数小时后下床活动。

第四节　避孕失败补救措施及护理

> **案例 20-4　临床资料**
>
> 王某，女，27 岁，1-0-2-1，自然分娩后半年，母乳喂养，月经未复潮，近 3 周出现晨起恶心、呕吐，无阴道流血或腹痛。既往健康。查体：体温 36.5℃，脉搏 78 次/分，呼吸 18 次/分，血压 115/72mmHg。B 型超声检查见宫腔内妊娠囊及胎心波动，诊断为早期妊娠，夫妇决定终止妊娠。
>
> **问题：**
>
> 1. 适宜王某终止妊娠的方法是什么？
>
> 2. 终止妊娠后的护理要点是什么？

一、概　述

采用工具避孕、药物避孕和绝育术，均有一定的失败率。避孕失败且已确诊妊娠而需要终止妊娠者，护士应协助其及早发现并及时采取适宜的避孕失败补救措施。人工流产（induced abortion）是避孕失败的补救方法，是指因意外妊娠、疾病等原因而采用人工方法终止妊娠。避免或减少意外妊娠是计划生育工作的真正目的。终止早期妊娠的人工流产方法包括手术流产和药物流产。

二、早期妊娠终止方法

（一）药物流产

药物流产也称药物抗早期妊娠，是用药物而非手术终止早期妊娠的一种避孕失败的补救措施。目前临床应用的药物为米非司酮（mifepristone）与米索前列醇（misoprostol），米非司酮是一种类固醇类的抗孕激素制剂，具有抗孕激素及抗糖皮质激素作用。米索前列醇是前列腺素类似物，具有子宫兴奋和宫颈软化作用。两者配伍应用终止早期妊娠完全流产率达 90%以上。

1. 适应证

（1）妊娠≤49 日，本人自愿、年龄<40 岁的健康妇女。

（2）血或尿 HCG 阳性，B 型超声确诊为宫内妊娠。

（3）人工流产术高危因素者，如瘢痕子宫、哺乳期、宫颈发育不良或严重骨盆畸形。

（4）多次人工流产术史，对手术流产有恐惧和顾虑心理者。

2. 禁忌证

（1）有使用米非司酮禁忌证，如肾上腺及其他内分泌疾病、妊娠期皮肤瘙痒史、血液病、血管栓塞等病史。

（2）有使用前列腺素药物禁忌证，如心血管疾病、青光眼、哮喘、癫痫、结肠炎等。

（3）带器妊娠、异位妊娠。

（4）其他：过敏体质、妊娠剧吐、长期服用抗结核、抗癫痫、抗抑郁、抗前列腺素药等。

3. 用药方法　米非司酮分顿服法和分服法。顿服于用药第 1 日顿服 200mg。分服法 150mg 米非司酮分次口服，服药第 1 日晨服 50mg，8～12 小时再服 25mg；用药第 2 日早晚各服米非司酮 25mg；第 3 日上午 7 时再服 25mg。每次服药前后至少空腹 1 小时。顿服法于服药的第 3 日早上口服米索前列醇 0.6mg，前后空腹 1 小时；分服法于第 3 日服用米非司酮后 1 小时服米索前列醇。

服药后应严密观察，除了服药过程中可出现恶心、呕吐、腹痛、腹泻等胃肠道症状外，出血时间长、出血多是药物流产的主要副作用，用药物治疗效果较差。极少数人可大量出血而需急诊刮宫终止妊娠，药物流产必须在有正规抢救条件的医疗机构开展。

（二）手术流产

手术流产是采用手术方法终止妊娠，包括负压吸引术和钳刮术。

1. 适应证

（1）妊娠 14 周内自愿要求终止妊娠而无禁忌证。

（2）患有某种严重疾病不宜继续妊娠。

2. 禁忌证

（1）生殖道急性炎症。

（2）各种急性传染病，或慢性传染病急性发作期。

（3）全身情况不良，不能耐受手术。

（2）术前相隔 4 小时两次体温在 37.5℃以上者。

3. 术前准备　详细询问病史，进行全身检查及妇科检查；血或尿 HCG 测定，超声检查确诊；实验室检查包括阴道分泌物常规、血常规及凝血方面检测；术前测量体温、脉搏、血压；解除病人思想顾虑；排空膀胱。

4. 手术流产阵痛与麻醉　手术流产操作时间短，一般不需要麻醉，为了减轻受术者疼痛，也可在麻醉下进行。常用的麻醉方法有依托咪酯（etomidate）静脉注射法，是目前手术流产较常用的方法；宫旁神经阻滞麻醉；宫腔、宫颈表面麻醉和氧化亚氮吸入麻醉。

5. 操作方法

（1）负压吸引术：适用于妊娠 10 周以内者。

1）体位及消毒：受术者排空膀胱后，取膀胱截石位，常规外阴、阴道消毒，铺消毒洞巾。做双合诊检查，查清子宫位置、大小及附件情况。手术者按常规准备。

2）消毒宫颈：用阴道窥器暴露宫颈并消毒。

3）探测宫腔及扩宫颈：用宫颈钳夹持宫颈前唇（或后唇），用子宫探针顺子宫屈向探测子宫屈向和深度。以执笔式宫颈扩张器按子宫屈向扩张宫颈，自 5 号起逐步扩张至所用吸管半号或 1 号。扩张时手法应注意稳、准、轻、用力适度，切忌强行伸入。

4）吸管吸引：连接好吸引管，进行负压吸引试验无误后，一般按顺时针方向吸引宫腔 1～2 周，所用最大负压不宜超过 500mmHg。当感觉子宫壁粗糙，子宫缩小，吸头上下移动受阻时，可慢慢取出吸管，如出现少量血性泡沫而无出血时，表示已吸净。吸引结束后，退出吸管，用小号刮匙绕宫腔轻刮一周，特别注意宫底及两侧宫角处。将全部吸出物用纱布过滤，仔细检查有无绒毛及胚胎组织，肉眼观察发现异常者送病理检查。

（2）钳刮术：适用于妊娠 10～14 周者。该手术应先通过机械或药物方法使宫颈松软，然后用卵圆钳钳夹胎儿及胎盘。由于此时胎儿较大、骨骼形成，容易造成出血多、宫颈裂伤、子宫穿孔等并发症。术后注意预防出血与感染。

6. 护理要点

（1）协助医师做好辅助检查，严格掌握手术适应证、禁忌证，做好术前、术中护理，遵医嘱给予药物治疗。

（2）术后在观察室休息 1～2 小时，注意观察腹痛及阴道流血情况。

（3）嘱受术者保持外阴清洁，1 个月内禁止性生活、盆浴。

（4）吸宫术后休息 3 周；钳刮术后休息 4 周。有腹痛或出血多、持续流血达 1 周以上者，应随时就诊。

（5）术后注意休息，加强营养，适当使用抗生素预防感染。

（6）指导夫妇双方采用科学方法避孕。

案例分析 20-4

1. 适宜王某终止妊娠的方法是什么？

答：负压吸引术。

2. 终止妊娠后的护理要点是什么？

答：术后在观察室休息 1～2 小时，注意观察腹痛及阴道流血情况；保持外阴清洁，1 个月内禁止性生活、盆浴；术后休息 3 周；发现异常，随时就诊；指导夫妇双方采用科学方法避孕。

案例 20-4 临床资料（续）

为其行人工流产负压吸引术，术中病人突然主述胸闷，出现面色苍白、出汗多、心律紊乱、血压下降等症状。

问题：

1. 该病人出现了什么情况？

2. 护士对其需实施何种相应的护理措施？

3. 行人工流产负压吸引术还可有哪些并发症？

---

7. 人工流产术并发症及处理

（1）出血：妊娠月份较大时，因子宫较大，子宫收缩欠佳，出血量多。可在扩张宫颈后，宫颈注射缩宫素，并尽快取出绒毛组织。吸管过细、胶管过软或负压不足引起出血，应及时更换吸管和胶管，调整负压。

（2）子宫穿孔：是人工流产术的严重并发症。发生率与手术者操作技术及子宫本身情况（如哺乳期妊娠子宫、剖宫产后瘢痕子宫再次妊娠等）有关。手术时突然感到无宫底感觉，或手术器械进入深度超过原来所测得深度，提示子宫穿孔，应立即停止手术。穿孔小，无脏器损伤或内出血，手术已完成，可注射子宫收缩剂保守治疗，并给予抗生素预防感染。同时密切观察血压、脉搏等生命体征。若宫内组织未吸净，应由有经验医师避开穿孔部位，也可在 B 型超声引导下或腹腔镜下完成手术。破口大、有内出血或怀疑脏器损伤，应剖腹探查或腹腔镜检查，根据情况做相应处理。

（3）人工流产综合反应：指手术时疼痛或局部刺激，使受术者在术中或术毕出现恶心呕吐、心动过缓、心律不齐、面色苍白、头昏、胸闷、大汗淋漓，严重者甚至出现血压下降、昏厥、抽搐等迷走神经兴奋症状。这与受术者的精神紧张、身体状况及手术操作有关，还与宫体及宫颈受机械性刺激导致迷走神经兴奋、冠状动脉痉挛、心脏传导功能障碍等有关。发现症状应立即停止手术，给予吸氧，一般能自行恢复。严重者可加用阿托品 0.5～1mg 静脉注射。术前重视精神安慰，术中动作轻柔，吸宫时掌握适当负压，减少不必要的反复吸刮，均能降低人工流产综合反应的发生率。

> **案例分析 20-4（续）**
>
> 1. 该病人出现了什么情况？
>
> **答**：人工流产综合反应。
>
> 2. 护士对其需实施何种相应的护理措施？
>
> **答**：立即停止手术，给予吸氧，一般能自行恢复。严重者可加用阿托品 0.5～1mg 静脉注射。

（4）漏吸或空吸：施行人工流产术未吸出胚胎及绒毛而导致继续妊娠或胚胎停止发育，称为漏吸。漏吸常见由子宫畸形、位置异常或操作不熟练引起。一旦发现漏吸，应再次行负压吸引术。误诊宫内妊娠行人工流产术，称为空吸。术毕吸刮出物肉眼未见绒毛，要重复妊娠试验及 B 型超声检查，宫内未见妊娠囊，诊断为空吸，必须将吸刮的组织全部送病理检查，警惕异位妊娠。

（5）吸宫不全：指人工流产术后部分妊娠组织物的残留。与操作者技术不熟练或子宫位置异常有关，是人工流产术常见的并发症。手术后阴道流血时间长，血量多或流血停止后再现多量流血，应考虑为吸宫不全，血或尿 HCG 检测和 B 型超声检查有助于诊断。无明显感染征象，应尽早行刮宫术，刮出物送病理检查。术后给予抗生素预防感染。若同时伴有感染，应控制感染后再行刮宫术。

（6）感染：多因器械、敷料消毒不严或操作无菌观念不强；吸宫不全或流产后过早恢复性生活所致。多表现为子宫内膜炎、盆腔炎甚至腹膜炎，出现体温升高、下腹疼痛、白带混浊或不规则阴道出血等症状。病人需要卧床休息，给予支持疗法，并及时抗感染。如宫腔内有残留妊娠物者，应按感染性流产处理。

（7）羊水栓塞：少见，主要因扩张宫颈时引起宫颈损伤、胎盘剥离使血窦开放，使羊水进入母体血液系统。即使并发羊水栓塞，其症状及严重性不如晚期妊娠发病凶猛，死亡率较低。此时应做给氧、解痉、抗过敏、抗休克等处理。

（8）远期并发症：有宫颈粘连、宫腔粘连、慢性盆腔炎、月经失调、继发性不孕等。

> **案例分析 20-4（续）**
>
> 3. 行人工流产负压吸引术还可有哪些并发症？
>
> **答**：出血；子宫穿孔；漏吸或空吸；吸宫不全；感染；羊水栓塞；远期并发症如宫颈粘连、宫腔粘连、慢性盆腔炎、月经失调、继发性不孕等。

三、中期妊娠终止方法

孕妇患有严重疾病不宜继续妊娠或为防止先天畸形儿出生需要终止中期妊娠,可以采取依沙吖啶(利凡诺)引产和水囊引产。

(一)依沙吖啶(利凡诺)引产

利凡诺是乳酸依沙吖啶的衍生物,一种强力杀菌剂。当将其注入羊膜腔内、羊膜外引产时,胎儿因药物中毒而死,能刺激子宫平滑肌兴奋、内源性前列腺素升高导致宫缩。利凡诺引产用量的范围大(不超过100mg)、安全性高,其引产成功率一般为90%~100%。但易发生胎盘胎膜残留,故在胎盘及胎体排出后需清宫。常用羊膜腔内注入法及宫腔内羊膜腔外注射法两种。

1. 适应证 妊娠13~28周,自愿终止妊娠无禁忌证者;因患疾病,不宜继续妊娠者;妊娠期接触导致胎儿畸形因素者;因各种原因不愿继续妊娠者。

2. 禁忌证 有急慢性肝、肾疾病及严重心脏病、高血压、血液病等;各种急性感染性疾病、各种疾病急性期(如急性传染病、生殖器官炎症);剖宫产术或子宫肌瘤切除术2年内者;术前体温两次超过37.5℃者;前置胎盘或局部皮肤感染者。

3. 术中注意事项

(1)一般给药量为50~100mg,不超过100mg。

(2)宫腔内羊膜腔外注药,必须将药物稀释为浓度不超过0.4%的溶液。

(3)如穿刺时从穿刺针向外溢血或针管内抽出血液时,应向深部进针或向后退针,仍有血,则应立即更换穿刺部位。

(4)所有操作应严格执行无菌操作。

4. 并发症

(1)全身反应:常在用药后24~48小时内偶见体温升高,一般不超过38℃,胎儿排出后很快恢复正常。

(2)产后出血:80%受术者出血量不超过100ml,极少数可超过400ml。

(3)产道损伤:受术者可见不同程度的软产道损伤。

(4)胎盘胎膜残留:发生率较低,预防措施多主张胎盘排出后即行清宫术。

(5)感染:发生率低,但发生感染严重者可致死亡。

5. 护理要点

(1)做好术前准备工作。

(2)术中操作过程中,注意孕妇有无羊水栓塞症状(呼吸困难、发绀等)。

(3)用药后注意定时测量生命体征,观察并记录宫缩、胎心、胎动消失的时间及阴道流血等情况。为防出现突然破水等情况,孕妇应尽量卧床休息。

(4)产后仔细检查软产道、胎盘及胎膜的完整性,常规做清宫术。注意观察产后宫缩、阴道流血、排尿功能的恢复情况及有无感染体征。

(5)即刻采取退乳措施,术后6周内禁止盆浴及性生活,为产妇提供科学避孕措施指导。

(6)对中期引产终止妊娠者进行心理护理。给予同情、宽慰、鼓励和帮助,减轻病人无助感,为其提供表达内心顾虑、恐惧、自我贬低等情感的机会。

(7)给药5天后仍未临产者视为引产失败,通报医师、家属及孕妇,协商再次给药或改用其他方法。

(二)水囊引产

水囊引产是将消毒后囊内注入一定量生理盐水的囊置于子宫壁和胎膜之间,使子宫膨胀,宫内压力增高刺激子宫引起宫缩,使妊娠物排出。水囊引产时间短,简便有效,无药物反应及副作用,并发症较少,但应注意无菌操作,预防感染。

1. 适应证与禁忌证

（1）适应证：同依沙吖啶（利凡诺）引产。

（2）禁忌证：除同依沙吖啶（利凡诺）引产外，还禁用于子宫壁有瘢痕、宫颈或子宫发育不良、前置胎盘，妊娠期有反复流血史者。

2. 注意事项

（1）水囊注入生理盐水量不超过 600ml。

（2）水囊引产最好只用一次，再次放置应在前次取出水囊的 72 小时后，注意无菌操作。

3. 并发症 同依沙吖啶（利凡诺）宫腔内注入引产法。

4. 护理要点 同依沙吖啶（利凡诺）引产。放置水囊后出现临产应取出水囊。不论有无宫缩，水囊放置的时间最长不超过 48 小时。如子宫收缩过强、出血多或体温超过 38℃者，则应立即取出，并设法终止妊娠。如宫缩乏力，取出水囊后无宫缩或有较多阴道出血时，应加用催产素静脉点滴以加强宫缩。

思 考 题

1. 简述甾体激素避孕药的副作用及处理方法。

2. 简述宫内节育器放置术的护理要点。

3. 简述人工流产术并发症及处理方法。

4. 简述短效口服避孕药的药物副作用。

5. 简述药物流产适应证与禁忌证。

6. 王某，女，31 岁，因"停经 56 天"来门诊行人工流产术。既往体健，月经规律，13 岁初潮，月经周期为 28～30 天，持续 5～7 天，量中，经期无不适。4 年前足月顺产一女婴，产后曾采用避孕套、安全期避孕法，但失败率高，为此曾两次人工流产，此次又因避孕措施失败再次接受人工流产术。感到非常烦恼，希望你能落实一种较为可靠的避孕措施。

（张英艳）

参 考 文 献

安力彬，陆虹. 2017. 妇产科护理学. 6 版. 北京：人民卫生出版社.

安力彬，张新宇. 2015. 妇产科护理学. 2 版. 北京：人民卫生出版社.

蔡文智，钟梅. 2015. 助产学. 西安：西安交通大学出版社.

曹泽毅. 2013. 中华妇产科学. 3 版. 北京：人民卫生出版社.

杜立丛. 2007 妇产科护理学. 北京：科学出版社.

丰有吉，沈铿. 2010. 妇产科学（八年制）. 2 版. 北京：人民卫生出版社.

冯进. 2016. 妇产科护理学. 北京：中国中医药出版社.

葛均波，徐永健. 2013. 内科学. 8 版. 北京：人民卫生出版社.

何仲，吴丽萍. 2014. 妇产科护理学. 北京：中国协和医科大学出版社.

胡丽娜. 2010. 图标妇产科学. 北京：人民卫生出版社.

黄美凌. 2014. 妇产科护理学. 北京：中国协和医科大学出版社.

姜梅. 2013. 产科临床护理思维与实践. 北京：人民卫生出版社.

金惠铭，王建枝. 2012. 病理生理学. 北京：人民卫生出版社.

李乐之. 2012. 外科护理学. 北京：人民卫生出版社.

刘风华，杨业洲，张松英，等. 2015. 辅助生殖技术并发症诊断及处理共识. 生殖与避孕，35（7）：431-439.

卢碧瑛，顾惠珍，琪华，等. 2008. 产科护理学. 台北：华杏出版股份有限公司.

陆虹. 何荣华. 2015. 妇产科护理学. 北京：北京大学医学出版社.

罗琼. 2010. 妇产科护理学. 北京：科学出版社.

南桂英. 2015. 妇产科护理学. 北京：科学出版社.

沈铿，马丁. 2015. 妇产科学. 3 版. 北京：人民卫生出版社.

孙耀华. 2012. 妇科护理. 北京：科学出版社.

王迪，马彩玲，叶远征，Srijana Sharma. 2013. 腹腔镜与开腹手术比较治疗子宫内膜癌疗效与安全性的 Meta 分析. 中国循证医学杂志，13（5）：596-604.

王满凤，熊永芳. 2014. 妇科、产科分册. 长沙：湖南科学技术出版社.

王席伟. 2013. 助产学. 北京：人民卫生出版社.

王玉琼. 2016. 母婴护理学. 北京：人民卫生出版社.

伟华，刘晓英，王爱华. 2017. 妇产科护理学. 武汉：华中科技大学出版社.

魏碧蓉. 2009. 高级助产学. 北京：人民卫生出版社.

谢辛，苟文丽. 2013. 妇产科学. 8 版. 北京：人民卫生出版社.

谢幸，苟文丽. 2014. 妇产科学. 北京：人民卫生出版社.

新生儿早期基础保健指南. 2013. WHO 西太平洋地区健康新生儿行动计划（2014-2020）.

杨慧霞. 2015. 产科诊治指南解读·病例分析. 北京：人民卫生出版社.

杨明. 2013. 母婴护理学. 南京：江苏科学技术出版社.

杨颖. 2017. 腹腔镜与开腹手术治疗早期子宫内膜癌的临床疗效分析. 现代肿瘤医学，25（6）：939-941.

张宏玉，蔡文智. 2014. 助产学. 北京：中国医药科技出版社.

张宏玉，王爱华，徐鑫芬. 2015. 助产学. 北京：科学技术文献出版社.

张慧敏. 2007. 妇产科护理学，西安：第四军医大学出版社.

郑修霞. 2013. 妇产科护理学. 北京：人民卫生出版社.

中华医学会. 2009. 临床诊疗指南：辅助生殖技术与精子库分册. 北京：人民卫生出版社.

中华医学会妇产科学分会产科学组. 2009. 产后出血预防与处理指南(草案). 中华妇产科杂志, 44(7): 554-557.

中华医学会妇产科学分会产科学组. 2013. 前置胎盘的诊断与处理指南. 中华妇产科杂志, 48（2）：148-150.

中华医学会妇产科学分会产科学组. 2014. 产后出血预防与处理指南（2014）. 中华妇产科杂志, 49（9）.

中华医学会妇产科学分会产科学组. 2014. 新产程标准及处理的专家共识. 中华妇产科学杂志, 49（7）.

中华医学会妇产科学分会产科学组. 2015. 胎膜早破的诊断与处理指南（2015）. 中华妇产科杂志, 50（1）：3-8.

中华医学会妇产科学分会妊娠期高血压疾病学组. 妊娠期高血压疾病诊治指南（2015）. 中华妇产科杂志, 50（10）721-728.

中华医学会妇产科学分会子宫内膜异位症协作组. 2015. 子宫内膜异位症的诊治指南. 中华妇产科杂志,（3）：161-169.

Practice Committee of the American Society for Reproductive Medicine. 2016. Prevention and treatment of moderate and severe ovarian hyperstimulation syndrome：a guideline. Fertility & Sterility，106（7）：1634.

中英文名词对照索引